AF821593

Verhandlungen

der

Deutschen Pathologischen Gesellschaft.

Im Auftrage des Vorstandes

herausgegeben von dem derzeitigen Schriftführer

E. Ponfick in Breslau.

Fünfte Tagung,

gehalten zu Karlsbad vom 22.—26. September 1902.

Mit 6 Tafeln und 51 Textfiguren.

Berlin.

Druck und Verlag von Georg Reimer.

1903.

Inhalts-Verzeichnis.

I. Wissenschaftliche Sitzung.

II. Wissenschaftliche Sitzung.

III. Wissenschaftliche Sitzung.

IV. Wissenschaftliche Sitzung.

V. Wissenschaftliche Sitzung.

Fünfte Tagung der deutschen pathologischen Gesellschaft in Karlsbad 1902.

I. Wissenschaftliche Sitzung.

I.

Der Einführende der Abteilung für Allgemeine Pathologie und Pathologische Anatomie der Versammlung Deutscher Naturforscher und Ärzte, Herr Dr. Schuman-Leclerq-Karlsbad, begrüßt die Erschienenen im Namen der Geschäftsleitung und bittet darauf Herrn von Recklinghausen-Straßburg, den Vorsitz zu übernehmen.

II.

Der stellvertretende Vorsitzende, Herr F. von Recklinghausen-Straßburg, eröffnet die 5. Tagung mit folgender Ansprache:

Verehrte Kollegen!

Tiefe Trauer durchzieht in diesen Tagen die Herzen in Deutschland, in Europa, in der ganzen gebildeten Welt. Rudolf Virchow ist uns genommen, der Führer der Medizin des 19. Jahrhunderts, der Reformator der Pathologie, ein Herrscher zugleich auf den Gebieten der Biologie und der Anthropologie. Noch ist bei uns Allen im frischen Gedächtnis die rauschende Feier seines achtzigsten Geburtstages; noch manches Jahr war ihm, dem rüstigen Altmeister, — so lauteten alle Gratulationen aus dem Erdenrund —, gewünscht worden. In seinen „Worten des Dankes an die Freunde“

versprach er uns, „zu versuchen, noch eine Reihe größerer Arbeiten aus jungen Jahren zu einem auch für die große Welt brauchbaren Abschluß zu bringen“. Wie rasch sind diese Hoffnungen versiegt, wie grausam sind unsere Glückwünsche getäuscht worden! In den ersten Tagen des neuen Jahres trat der verhängnisvolle Unfall ein, dessen Nachwirkungen der große Arbeiter an allem Werk der Humanität erliegen sollte, mochte auch seine große Willenskraft den Gebrechen des Körpers lange Widerstand leisten, mochten auch die Organe seiner rastlosen Tätigkeit angepaßt und von jeher gewohnt sein, sich dieser gewaltigen Seele dienstbar zu erhalten. Wenn auch von den Seinigen seit Wochen gefürchtet, erschien der Tod ihm selbst doch unerwartet als eine Euthanasie im sanften Schlafe, eigentlich ohne daß ihm die Gefahr des nahenden Endes zum Bewußtsein gekommen wäre. Lebte er doch, selbst bis zu seinen letzten Tagen, in der festen Überzeugung, daß er zu voller Arbeit zurückkehren, daß es ihm dereinst beschieden sein würde, „noch in den Sielen zu sterben“.

Was war Virchow uns, seinen Freunden, seinen Zeit- und Arbeitsgenossen? So muß sich heute beim Beginn ihrer Verhandlungen die deutsche pathologische Gesellschaft fragen, um, bewegten Herzens, die Größe des Verlustes, den sie erlitten, zu empfinden, zugleich aber den Umfang und die Art des geistigen Erbes zu bemessen, die wissenschaftlichen Leistungen, die heilbringenden Fortschritte, die er der Mitwelt errungen, der Nachwelt hinterlassen hat.

In den zahlreichen Leitartikeln seines Archivs, schon in der medizinischen Reform, dem Vorläufer des Archivs, in manchen seiner Kongreßreden und Programmen, auch noch bei Eröffnung von Tagungen unserer Gesellschaft hat Virchow den Gedanken ausgesprochen und von den „Einheitsbestrebungen“ und dem Aufruf zur medizinischen Reform der vierziger Jahre an bis zu den rückschauenden Publikationen in jüngster Zeit den Satz verteidigt, daß „die pathologische Physiologie (sc. Pathologie) die Veste der wissenschaftlichen Medizin ist, an der die pathologische Anatomie und die Klinik nur Außenwerke sind“. Mit gleicher Energie erhob Virchow während des letzten Jahrzehnts in seinen zu London, Moskau, Hamburg gehaltenen Reden und im Jubelband des Archivs, dem 150., den Anspruch, die Pathologie als eine biologische Wissenschaft anzuerkennen. Kam doch innerhalb des 19. Jahrhunderts, schon seit dem Anfang seines vierten Jahrzehnts, aller Fortschritt der medizinischen Erkenntnis wesentlich durch die Einführung derjenigen Forschungsmethode, welche die naturwissenschaftliche genannt wird, zu stande, seitdem nämlich die exakte, immer wiederholte und experimentell geprüfte Beobachtung an die Stelle der philosophischen Konstruktion und des Suchens nach einem Schema, nach dem richtigen System der Krankheitslehre, gerückt worden war! Späterhin wurde von Virchow die logische Konsequenz gezogen, daß alle Schranken gegen die Naturwissenschaften schwinden müssen. Andererseits richtete er noch am vorigen Pathologentag an die Vertreter der übrigen biologischen Fächer, besonders auch an die Bakteriologen, die Mahnung, nunmehr von den Ergebnissen der pathologischen Forschung für das eigene Haus einen umfassenderen Gebrauch zu machen. Da Virchow in der vordersten Reihe der Propheten des naturwissenschaftlichen Jahrhunderts gestanden, da er als der Pionier unter den Pathologen jener von den exakten Wissenschaften entlehnten Betrachtungsweise die Bahn gebrochen hatte, so war er zum Führer der neuen Pathologie geworden, vor dessen Urteil jeder Mediziner sich beugte, dessen Spruch in so manchen medizinischen Fragen, die im 19. Jahrhundert auftauchten, die Welt begehrlich erwartete.

Doch erst an den Früchten, an den geförderten Entdeckungen sollte diese moderne Welt die Richtigkeit der der medizinischen Forschung neu gewiesenen Bahn bemessen. Die Mittel für diese Wertschätzung lieferten alsbald schon die klassischen, von dem Meister der naturwissenschaftlichen Methode ausgeführten Detailuntersuchungen, welche auf den verschiedenen Gebieten der theoretischen Medizin staunenswerte Erkenntnisse zu Tage förderten und zu den Marksteinen der heutigen Pathologie geworden sind. Um diese großen, Aufsehen erregenden Resultate seiner Forschungen in Ihre Erinnerung zu bringen, um Ihnen den Grund des wachsenden Ansehens, welches sich der junge Gelehrte im Sturm erwarb, deutlich zu machen, genügt es, — auch zu einer flüchtigen Skizzierung würde die Zeit nicht reichen —, Ihnen, einem Forum von Männern, denen der Entwicklungsgang der modernen Pathologie ganz geläufig ist, die 4 Worte zu nennen: Thrombose, Embolie, Cellularpathologie, Metaplasie. Wie umfangreich, wie inhaltsschwer sind doch diese Begriffe! Sie auf exakte tatsächliche Beobachtungen begründet, sie der ärztlichen Welt zum Gemeingut und aller weiteren pathologischen Forschung zum Muster gesetzt, in ihnen dem Neubau der Krankheitslehre das sichere Fundament gelegt zu haben, das ist es, was wir laut rühmend Virchows Werk nennen, das Opus aere perennius, weil auf dieser Grundlage immerfort neue fruchtbare Gedanken aufgebaut, für die Pathologie maßgebende Erkenntnisse an das Tageslicht gefördert worden sind. Wir brauchen uns nur in der medizinischen Literatur vom heutigen Tage umzusehen. Fast ohne Ausnahme knüpft jede Mitteilung über krankhafte Vorgänge an die Schilderungen Virchows an, wie die Publikationen in früherer Zeit immer von Hippokrates' Lehren ausgingen. Die Richtigkeit der Beobachtung, die Virchow über einen speziellen Gegenstand ausführte, mag bestritten, die von ihm gegebene Deutung kann verworfen, sogar widerlegt werden, aber selbst der eifrigste Gegner würde es eine Frivolität nennen, die Detailarbeiten Virchows beiseite zu lassen; sie zu mißachten, gälte als ein aller Wissenschaft zugefügtes Attentat. Unzählbar sind für uns, wenigstens für diese Stunde, die übrigen Virchowschen Untersuchungen und Entdeckungen, die unser Wissen vom gesunden und vom kranken Menschen vermehrten und seinem Ehrenkranze neue Blüten hinzufügten. Durch diese Errungenschaften ist es gekommen, daß bis zum heutigen Tage in aller Welt Virchow in erster Linie gemeint ist, wenn vom Pathologen schlichtweg geredet wird. Unser grobanatomisches Denken über die Krankheiten, über ihren Sitz und ihre Ursachen verdanken wir dem 18. Jahrhundert, einem Morgagni. Wer in der Gegenwart seit dem riesigen Fortschritt, den die Pathologie auf dem Wege der mikroskopischen Erforschung der Gewebselemente genommen hat, alle Lebensvorgänge, auch die krankhaften, in die Zelle verlegt, der denkt und spricht nach den Grundzügen und in den Begriffen der Cellularpathologie; er bewegt sich auf der Bahn der großen Virchowschen Gedanken.

Aber noch auf einem andern Gebiete liegen unvergängliche Verdienste, die sich Virchow um die Menschheit erworben hat; noch anderer Titel seines Ruhmes muß in dieser Stunde wehmütiger Erinnerung gedacht werden. Schon der junge Pathologe Virchow hob an der Medizin ihre große Bedeutung für die menschliche Gesellschaft hervor und nannte sie eine soziale Wissenschaft. Der Kampf gegen die Infektionskrankheiten, — diese Bezeichnung ist erst durch ihn in den allgemeinen Gebrauch gekommen —, die Ergründung der großen Volksseuchen war ihm ans Herz gewachsen, so daß er sich besonders dazu berufen fühlte, ihr Wesen zu erforschen und ihre Ursachen darzulegen, alsdann aber auch das Signal zu geben zum energischen Kampfe gegen die erkannten Quellen, gegen die sozialen Mißstände. In den „Dankesworten an seine Freunde“ schildert Virchow rückwärts schauend mit sichtlichem Behagen, wie durch seine Mission zur Erforschung des 1847—1848 in Oberschlesien herrschenden Hungertyphus aus dem beobachtenden Pathologen der praktische Hygieniker und der unablässige Streiter für die Pflege der Volkswohlfahrt geworden ist, wie aus jenen Studien und Erfahrungen über die Seuchen sich der Politiker Virchow entwickelte, der sich und andern die Aufgabe setzt, „der praktischen Medizin den Einfluß auf die politische Gesetzgebung des Landes zu gewinnen“. Allgemein bekannt ist es auch, daß er als Berliner Stadtverordneter die Gelegenheit suchte und den Anlaß fand, die Ergebnisse der Wissenschaft bei den städtischen Einrichtungen in die Praxis einzuführen und auf den Gebieten des Spitalwesens, der Schulhygiene und der Kanalisation der Städte unsterbliche Werke zu schaffen. Auch diese Leistungen mehrten seinen Ruhm. Nur eine natürliche Folge seines wachsenden Ansehens war es, wenn Virchow später von Seiten anderer Stadtgemeinden, von Prag, Leipzig z. B., um sein Urteil und seinen Rat für die gleichen Dinge angegangen wurde, wenn ihm die Landesregierungen von Bayern, Schweden-Norwegen, Rußland, Österreich-Bosnien Fragen der öffentlichen Gesundheitspflege zur Begutachtung vorlegten, wenn er bei fast allen internationalen Beratungen über die Abwehr der Volksseuchen an die Spitze der beratenden Kommissionen, — ich nenne die Cholera-, die Lepra- und die Tuberkulose-Kommissionen —, berufen wurde. Auch dem internationalen medizinischen Kongreß, der sich in der letzten Hälfte des Dezember in Kairo in Ägypten versammeln soll, war er gewonnen worden als der geborene Präsident.

Was war wohl der tiefere Grund dieses allgemeinen Vertrauens, das man Virchow entgegenbrachte? Überhaupt, worin lagen denn die starken Wurzeln seiner Kraft? Nicht allein in den großen wissenschaftlichen Leistungen, nicht allein in seinem ungewöhnlich scharfen kritischen Sinn oder in der unermüdlichen Bereitschaft zu Rat und Tat, — meines Erachtens vertraute man ihm wegen der großen Überzeugungstreue und der ausgesprochenen Festigkeit des Glaubens an sich selbst, die bei allen seinen Aktionen so leuchtend zu Tage traten. Hilf Dir selber, so hilft Dir Gott! das war sein Wahlspruch. Schon die Veröffentlichungen über den schlesischen Hungertyphus atmen diese felsenfeste Zuversicht auf die Richtigkeit und Zuverlässigkeit des von ihm objektiv Beobachteten; man lernt aber daraus zugleich Virchows Tapferkeit kennen und bewundern, wie er keine Scheu trägt, die objektiv erkannten Übelstände der Autorität gegenüber beim richtigen Namen zu nennen und die Ausrottung der Wurzel des Übels zu verlangen. Wie ein Heros vom fatalistischen Zwange, so wird Virchow durch das unerschütterliche Vertrauen auf die eigene Kraft getrieben, bei jedem passenden Anlaß die erkannte Wahrheit zu verkünden und heldenhaft zu verteidigen, mit der Beharrlichkeit, die kein Ermatten kennt. Die zwingende Macht der Tatsache, die Virchow offenbart hat, ruft ihn immer wieder in die Arena der Diskussion; unablässig ist er bemüht, den Gegner davon zu überzeugen; nichts liegt ihm ferner, als der Versuch, diesen mit glänzenden Worten zu überreden. Gerade dadurch aber bekam seine Rede den faszinierenden Einfluß auf seine Zuhörer, namentlich auch im persönlichen Verkehr. Das habe ich oft genug an mir selbst wahrnehmen können. So wie Virchow hat kein anderer Lehrer oder Schriftsteller auf mich den aktuellen Eindruck gemacht, die Wirklichkeit richtig erkannt und das Wesen der Dinge, die er besprach, erfaßt zu haben. In dieser Beziehung wüßte ich neben unserm Hochmeister des Denkens nur noch den allgewaltigen Beherrscher der Seelen: Bismarck zu nennen, der nach meinem Empfinden wohl noch ein größerer Meister im Wägen des realen und idealen Wertes der Dinge war, ebenso mächtig des geeigneten Wortes, den Nagel auf den Kopf zu treffen, wie unser Virchow.

Nach den hier bezeichneten Zügen des Charakters und der geistigen Anlage begreifen wir es, daß Virchow der Mitwelt als ein Fürst im Reiche der Gelehrten erschien; die Nachwelt wird sein Bild übernehmen als das eines gewaltigen Sehers und Bekenners der Wahrheit; für alle Zeiten bleiben wird er ein

Admirabile constantiae et fortitudinis exemplum.

Mit diesen Zügen soll sein strahlendes Vorbild auch fortleben in der Erinnerung der deutschen pathologischen Gesellschaft, die heute klagt, daß sie in ihm ihr geistiges Haupt, ihren besten Freund und Erzieher, zugleich ihren ständigen Vorsitzenden verloren hat.

Bezeugen wir ihm unsere unbegrenzte Liebe und dankbare Verehrung, beharren wir treu unserem gegebenen Versprechen in den Bahnen, die sein starker und freier Geist unserer Vereinigung gezogen hat! Möge diese Gesellschaft zur steten Erinnerung an ihren Gründer den Namen Virchow pietätvoll auf ihr Schild setzen; möge ihr dieser Titel auch die beste Bürgschaft einer glücklichen Zukunft werden! Der unbeschränkten Verehrung, die dem großen Toten zu zollen ist, dem tiefen Trauergefühl um den allgeliebten Menschen Virchow wollen Sie, verehrte Anwesende, sichtbaren Ausdruck geben, indem Sie sich gemäß altem Brauche von Ihren Plätzen erheben!

III.

Herr Eugen Albrecht-München:

Neue Beiträge zur Pathologie der Zelle.

M. H. Unsere ganzen diesmaligen Verhandlungen werden wohl ein fortlaufender Nekrolog auf den großen Toten sein, dessen Herr v. Recklinghausen soeben in so warm empfundenen Worten gedacht hat. Denn es gibt kaum eine wichtige Frage in der Pathologie, die nicht durch seine Arbeit entweder überhaupt erst aufgerollt oder ganz wesentlich gefördert wurde. Auch für die Mitteilungen, die ich Ihnen heute zu machen habe, liegt die wesentliche Vorarbeit in einem der älteren Aufsätze Virchow's, in einer Mitteilung aus dem 6. Bande seines Archivs. Dort machte er zuerst auf das weitverbreitete Vorkommen und die vermutlich große biologische Bedeutung jener Bildungen aufmerksam, welche er nach ihrem morphologischen Verhalten als Myelin benannte. Er faßte mit diesem Namen eine Substanzen-Gruppe zusammen, welche in heißem Alkohol, Äther, Chloroform, Terpentinöl leicht löslich ist, das Vermögen besonders großer Quellbarkeit im Wasser besitzt, und dabei ähnliche Formen annimmt, wie das Mark der Nervenfasern unter gleichen Umständen, außerdem von schwachen Säuren und Alkalien kaum verändert wird. Später wurden diese Formen besonders von Quincke untersucht, welcher dartat, daß von einer chemischen Identität dieser Bildungen nicht die Rede sein kann, sondern dieselben nur der einheitliche Ausdruck der gleichen physikalischen Vorgänge sind, wie sie z. B. durch das Aufeinanderwirken von Seifen, Ölsäure oder Fett und Wasser entstehen. In diesem nur morphologisch-physikalischen Sinne bitte ich Sie, den Namen Myelin für das Folgende gleichfalls nehmen zu wollen. Ueber meine chemischen Untersuchungen werde ich bei anderer Gelegenheit berichten.

I. Ich beginne mit meinen Befunden über Myelin mit demjenigen Organe, an welchem Virchow zuerst auf das reichliche Vorkommen dieser Bildungen aufmerksam wurde, nämlich mit der Lunge.

Bringen Sie normale Lunge vom Menschen oder irgend einem Säugetiere über Nacht oder auf 24 Stunden im sterilen Glase in Brütofen-Temperatur, so zeigt diese Lunge bei Untersuchung mit Immersion ungeheure Massen von Myelinfiguren, welche namentlich bei Zusatz von Kochsalzlösung aufs deutlichste hervortreten. Sie sind in 5 pCt. Kalilauge unlöslich, färben sich nicht mit Neutralrot, bekommen mit Osmiumsäure einen dunkelgrauen Ton ihrer Ränder, sind in Äther, in Alkohol außerordentlich leicht löslich, ebenso in Benzin u. s. w. Bei genauerer Untersuchung sieht man, daß die Alveolarepithelien zu gleicher Zeit etwas vergrößert sind, und große Mengon derjenigen etwas stärker refringierten Körnchen, — oder wie ich zu sagen vorschlage, Tröpfchen — von nicht ganz runden Konturen, aber ungefähr gleichem Durchmesser enthalten, welche man auch im Sputum nicht so selten zu sehen Gelegenheit hat.

Mit diesem Befunde dürfte die Frage nach der Herkunft des Sputummyelins definitiv entschieden sein. Ich gehe nicht weiter auf die zahlreichen Gründe ein, welche auch, abgesehen von diesen Tatsachen, dafür sprechen, daß die myelinhaltigen Zellen des Sputums zum mindesten weitaus überwiegend Alveolarepithelien sind und die Myelinmassen des Sputums aus zerfallenen Alveolarepithelien herrühren, sondern erwähne nur noch ex contrario, daß in den Flimmerepithelien der Trachea und großen Lungenbronchien durch das gleiche Verfahren nur sehr wenige oder keine, in den Becherzellen desselben Epithels gleichfalls nur mäßig zahlreiche Myelinformen erzeugt werden können. — Der Ursprungsort des Myelins im Sputum ist demnach die Alveolarwand selbst; ihre abgelösten Epithelien befinden sich in der Körpertemperatur, die im Alveolarlumen ungefähr herrscht, gewissermaßen unter denselben Umständen, wie wenn das tote Organ in Brütofentemperatur konserviert wird, mit anderen Worten: sie entwickeln Myelin und gelangen entweder als myelinhaltige Zellen oder bereits zerfallen als Myelinmassen ins Sputum.

II. In den Nebennieren haben vor kurzem Kayserling und Orgler große Mengen von doppelbrechender Substanz nachgewiesen in Form jener kleinen Tröpfchen, welche schon lange bekannt sind, und deren chemische Qualität vorläufig noch umstritten ist. Ich komme mit Hülfe des eben angegebenen Brütofenversuchs gleichfalls zu dem Ergebnisse, daß in den Nebennieren sich große Mengen von Myelinfiguren aus jenen Tröpfchen herstellen lassen. Aufbewahrung bei 37° läßt schon in wenigen Stunden in den Nebennierenzellen ungeheure Massen teils typischer Myelinfiguren, teils doppelt konturierter, fetttropfenartiger Gebilde entstehen. Daß sie aus eben jenen kleinen Tröpfchen hervorgehen, kann man sehr einfach dadurch nachweisen, daß man gequetschte Nebennierenrinde einer raschen mäßigen Erhitzung auf dem Objectträger aussetzt; dabei kann man durch Variation der Grade dieser Erhitzung alle möglichen Formveränderungen dieser kleinen Tröpfchen, von leichter Vergrößerung bis zu der Größe etwa der Tropfen bei Fettinfiltration der Leber, mit ausgesprochener Doppelbrechung und vielfach deutlicher Bildung von Myelinformen nachweisen. Die oben für das Lungenmyelin angegebenen Reaktionen gelten auch hier. Auf die mögliche Bedeutung dieses Nachweises für die Frage der inneren Sekretion der Nebennieren kann ich hier nicht eingehen.

III. Es hat sich ferner gezeigt, daß ein sehr großer Teil des bei Fettinfiltration in der Leber vorhandenen Fettes gleichfalls in Myelinfiguren mittels der angegebenen Behandlungsweise sich umwandeln läßt. Dabei ergibt sich jedoch ein eigentümliches Verhalten insofern, als in der frisch untersuchten Leber die Tropfen ebenso wie Fetttropfen und wie die Myelintropfen in Lunge und Nebenniere sich mit Neutralrot in Kochsalzlösung nicht färben, dagegen nach 24stündiger Aufbewahrung im Brütofen zu einem großen Teile intensiv rote Färbung zeigen. Auf die Deutung dieses Unterschiedes komme ich später zurück.

IV. Bei dem folgenden Gegenstand muß ich etwas ausführlicher verweilen. Es betrifft den Nachweis, daß die roten Blutkörperchen, und zwar sowohl die kernlosen der

Säuger, als die kernhaltigen des Frosches, von einer zähflüssigen Oberflächenschicht umgeben sind, welche wiederum die Fähigkeit besitzt, unter vielen Bedingungen Myelinformen zu bilden. Ich habe diese Ansicht in der Vorrede zu meiner Dissertation hypothetisch ausgesprochen und möchte sie Ihnen, da sie mir gerade gegenwärtig im Hinblick auf die zahlreichen schwebenden hämatologischen Fragen von erheblicher Bedeutung scheint, hier wenigstens in Kürze begründen.

Nehmen Sie Blut, welches mit etwa der halben Menge Äther eine Zeit lang kräftig durchschüttelt wurde, und das über Nacht in der Kälte stehen blieb, so erhalten Sie eine syrupartige dunkelrothe Masse, welche sehr rasch an der Luft eintrocknet. Ein Tröpfchen unter das Deckglas gebracht und frisch untersucht, zeigt neben den hier und da noch gefärbten Resten der roten Blutkörperchen eine große Menge von blassen, tropfenartigen, sehr großen Gebilden, sowie eine unklare, anscheinend faserige, mehr schattenhaft erscheinende Zwischenmasse. Die großen Tropfen sind auf Grund der Beobachtungen, welche ich vor kurzem auf dem Anatomenkongreß in Halle mitteilte, ohne weiteres mit Wahrscheinlichkeit als höchstgradig gequollene Tropfen von Fett oder einer fettartigen Substanz zu betrachten. Der Nachweis ist leicht zu liefern. Sie lassen den Tropfen vor der Untersuchung etwas verdunsten oder aber Sie verjagen den Äther, indem Sie den in der gewöhnlichen Weise hergerichteten Tropfen auf dem Objektträger über kleiner Flamme leicht erwärmen. Bei Wiederuntersuchung zeigt sich nun das ganze Gesichtsfeld ausgefüllt von einer geradezu stupenden Masse von größeren und kleineren fettartigen Tropfen, welche aber sofort durch ihre starke Lichtbrechung sich unterscheiden und außerdem untermengt sind mit einer ungeheuren Menge von kleineren und mittelgroßen ausgesprochenen Myelinfiguren. Sie setzen Kalilauge zu und konstatieren, daß diese Substanz sich nicht löst und daß aus den Tropfen in ungeheurer Menge sich neue Myelinfiguren bilden, bis das ganze Gesichtsfeld ausgefüllt ist. Man hat den Eindruck, als wäre an Stelle des Blutes nur mehr eine Emulsion dieser Myelintropfen vorhanden.

Woher rühren diese nun?

Sie können nicht wohl dem Serum entstammen; denn in diesem könnten Fette nur als Seifen gelöst vorkommen, und Seifen lösen sich zwar in Äther, fallen aber unter den angegebenen

Versuchsbedingungen nicht tropfenförmig aus demselben aus. Es ist ferner auch nicht denkbar, daß durch chemische Einwirkung des Äthers etwa eine Abspaltnng von vorher gelöstem Fett aus den geformten und ungeformten Bestandteilen des Blutes erfolgt wäre. Mithin bleibt eigentlich schon von vornherein, da die Leukocyten wegen ihrer geringen Menge jedenfalls nicht als ausschließliche oder hauptsächliche Lieferanten dieses Myelins in Betracht kommen können, der Verdacht an den roten Blutkörperchen haften, daß sie die Spender dieser Formen sind. Der genauere Nachweis dieser Vermutung ist einigermaßen schwieriger, jedoch bei entsprechender Vorsicht auch nicht allzu schwer zu führen.

Ich mache zunächst noch auf eine Tatsache aufmerksam, welche meiner Meinung nach für sich allein vollkommen beweisend dafür ist, dass die roten Blutkörperchen in ihrer Oberfläche flüssig sein müssen. Es ist dies der Umstand, daß sowohl physiologisch als z. B. bei Zerquetschung der roten Blutkörperchen auf dem Objektträger, oder bei leichter Erwärmung sie sich vielfach in zwei und mehr Teilstücke zerschnüren, welche sämtlich hämoglobinhaltig sein können und sich, falls sie die Möglichkeit haben, die ihnen zusagende Form einzunehmen, wieder zu Kugeln abrunden. Bekanntlich tun das in flüssigen Medien nur Gase oder Flüssigkeiten, nicht aber feste Substanzen. Wenn die Oberflächenschichte der roten Blutkörperchen, wie das gelegentlich angenommen wird, eine elastische Membran wäre, so müßte bei irgend welcher Lochbildung in derselben der ganze Inhalt ausfließen und das Membran als gefaltetes, zerknittertes Gebilde zurückbleiben.

Stellen wir diese Zerschnürungsformen der roten Blutkörperchen durch leichte Erhitzung dar,[1]) so sieht man neben den hämoglobinhaltigen Abschnürungsprodukten und in viel größerem Maße an den roten Blutkörperchen kleine, ungefärbte, mattglänzende Plättchen und Kügelchen auftreten und sich dann ablösen, — dieselben, welche vor nicht langer Zeit von Arnold und seiner Schule durch Zusatz von Jodkaliumlösung, Kochsalz und andere Reagenzien in Masse hergestellt, bei der spontanen Gerinnung des Blutes gleichfalls beobachtet wurden und bekanntlich von Arnold und seinen Schülern als eine Hauptquelle der Blutplättchen angesehen werden.

---

[1]) Besonders eignen sich hierzu die Amphibien-Blutkörperchen.

Nun hat schon bei der gewöhnlichen Betrachtung mit Immersion eine Anzahl dieser Plättchen ausgesprochenen Myelincharakter; sie haben aber auch die weitere Eigenschaft, daß sie in Äther leicht sich auflösen und daß sie bei Kalilauge-Zusatz auch dann noch erhalten bleiben, wenn längst die sämtlichen Blutkörperchen zu Schatten sich umgewandelt haben. Es kann sich demnach in diesen Plättchen nicht um eiweißartige Substanz, sondern es muß sich mindestens in ihrer Hauptmasse um fettartige Substanzen handeln. Daß die roten Blutzellen trotz dieser Abschnürungen ihren glatten runden Kontur beibehalten, ist wiederum Beweis für den flüssigen Aggregatzustand ihrer Oberfläche während und nach der Plättchenbildung.

Lassen Sie mich weitere Belege dafür anführen, daß diese fettartige Substanz in der Oberfläche der roten Blutkörperchen enthalten ist. — Wir setzen einem Tröpfchen gut ausgebreiteten Froschblutes unter dem Deckglase vom Rande her ein möglichst kleines Kalilaugetröpfchen zu. Bei entsprechender Einstellung auf diejenigen Partien des Präparates, in welchen die mit der Blutflüssigkeit sich per diffusionem mischende Kalilauge gerade — jedoch mit entsprechender Langsamkeit — die roten Blutkörperchen auflöst, sehen wir Folgendes mit geringen Varianten regelmäßig wiederkehren: Die Oberfläche der roten Blutkörperchen zeigt in großer Menge bald mehr gleichmäßig, bald hauptsächlich an den Polen lokalisiert, zunächst kleine, glänzende Buckel, aus welchen hier und da etwas größere Myelinfiguren werden, letzteres namentlich dann, wenn die Buckelbildung an den Polen stattfindet. Dieser Prozeß dauert unter lebhaften Strömungen an der Oberfläche des Blutkörperchens eine kurze Weile, dann kontrahiert sich dasselbe, wird kugelig, zeigt eventuell noch einen Moment eine Art von amöboider, ruckweiser Oberflächenveränderung, wird dann unter allen Umständen zur Kugel und verschwindet plötzlich. Die zurückbleibenden Schatten sind kaum sichtbar.

Das gleiche Verhalten läßt sich an den menschlichen Blutkörperchen bei Kalilaugezusatz konstatieren, nur daß es hier viel seltener gelingt, ausgesprochene Buckel und Myelinfiguren an der Oberfläche zu sehen. Aber auch hier ist es sehr hübsch zu beobachten, wie in der Grenzschicht der von dem Kalilaugestrom berührten Blutkörperchen eines um das andere zuerst etwas rauh an der Oberfläche, dabei dunkler wird, um dann plötzlich eine leichte Aufquellung, eine vehemente momentane Lappenbildung, dann Kugelform zu zeigen und unsichtbar zu werden.

Ich kann vielleicht noch darauf hinweisen, daß Deetjen vor nicht langer Zeit an den roten Blutkörperchen eine blasse, gewöhnlich ungefärbt bleibende Hülle sich nachzuweisen bemüht hat, sowie daß schon früher sehr häufig, allerdings immer mit unzureichenden Mitteln, diese Annahme zu begründen versucht wurde. Ich denke, daß durch das eben Gesagte nicht bloß das Vorhandensein einer solchen Oberflächensubstanz, sondern auch, in Anbetracht der Myelinbildungen, ihr fettartiger Charakter erwiesen ist, und ich gehe deshalb auf andere Beweisgründe, die ich in einer ausführlichen Arbeit erörtern werde, hier nicht weiter ein. — Erlauben Sie mir nur noch, auf die Konsequenzen hinzuweisen, welche sich für die Erklärung einer großen Menge von Erscheinungen an den roten Blutkörperchen aus meiner Feststellung ziehen lassen.

1. Das Erste ist die Erklärung der Dellenform der roten Blutkörperchen. Sie ist bedingt eben durch die an der Oberfläche ausgebreitete, relativ dicke myelogene Zone, welche auch unter anderen Verhältnissen, wenn sie Eiweißkörper umschließt, speciell gern die Dellenform annimmt. Wahrscheinlich spielen die eingeschlossenen „Eiweißklumpen" die Rolle der fettsauren Alkalien im Innern der Myelinfiguren in Quinkes Versuchen. Alle Myelinfiguren tendieren dazu, gewulstete Ränder zu bilden. Indirekt wird diese meine Annahme dadurch bewiesen, daß mit dem nachher zu besprechenden Schwunde dieser Substanz vor der Kochsalz-Agglutination die Dellenform in Glocken- und Kugelform übergeht, d. h. in jene Form, welche die Flüssigkeit des Erythrocyteninnern anzunehmen strebt, so lange sie durch ihre „Membran" an der Mischung mit dem Serum noch verhindert ist.

Daß alle andersartigen Erklärungsversuche der Dellenform unbrauchbar sind, werde ich — so weit es überhaupt nötig ist — an anderer Stelle dartun.

2. Ich habe im Jahre 1895 in meiner Dissertation wieder den von Rindfleisch behaupteten Untergang der Erythrocytenkerne durch Ausstoßung, nicht durch Resorption, mit Gründen nachgewiesen, welche seither nicht widerlegt, von Maximow in einer ausführlichen Arbeit bestätigt worden sind. Für viele Verfechter der gegenteiligen Meinung dürfte der Grund mit bestimmend gewesen sein, daß die Ausstoßung eines Kernes aus einer von einer

festen Hüllenschicht umgebenen Zelle bei Fortbestehen der letzteren ein ganz unerhörtes Vorkommnis wäre. Lassen wir die „feste Hülle“ fallen, so fallen auch die Bedenken dieser Art, und der ganze Vorgang der Kernausstoßung erklärt sich, wie ich in der Vorrede zu meiner Dissertation angegeben habe, ziemlich einfach nach den Gesetzen der Oberflächenspannung bei Flüssigkeiten; der zuerst im Auftrieb an die Oberfläche der Erythroblastenzelle getriebene, verkleinerte Kern wird ausgestoßen, und hinter ihm schließt sich der mit der umgebenden Blutflüssigkeit nicht mischbare Blutkörperchentropfen.

3. Ich möchte sogar noch weiter gehen und vermuten, daß die Dellenform des roten Blutkörperchens derjenigen Säugethiere, bei welchen kernhaltige rote Blutkörperchen im zirkulierenden Blute nicht existieren, gerade dadurch hervorgebracht wird, daß mit dem austretenden Kerne eine gewisse Menge des vorher ganz oder größtentheils in der Zelle suspendierten „Myelinogens“ erfolgt, welches dann an der Oberfläche sich ausbreitend der dünnflüssigen inneren Masse seine Gestalt, so weit es möglich ist, aufzwingt.[1])

4. Sie werden begreifen, daß von der Annahme einer flüssigen, fettartigen Oberflächenmembran aus sich vielleicht verstehen läßt, daß bereits in der Hitze, durch welche die Löslichkeit der Fette gesteigert wird, die Abschnürungen und Zerschnürungen, sowie die Plättchenbildungen an den roten Blutkörperchen besonders intensiv auftreten; wir verstehen jetzt fünftens, weshalb die roten Blut-

---

[1]) Bekanntlich ermangeln die Erythroblastenkerne der Nucleolen, und verfällt gleichzeitig mit der Hämoglobinbildung im Blutkörperchen der Kern einer fortschreitenden Verkleinerung (Pyknose), welcher offenbar einer Abgabe von Kernsubstanz an den Zellleib entspricht; daraus, daß der Kern hierbei immer stärker oxychromatisch wird, läßt sich mit Wahrscheinlichkeit wenigstens folgern, daß in dieser Substanz Abkömmlinge des Nucleins enthalten sind. Da in dem weiteren Verlaufe der Darstellung der Beweis versucht wird, daß bei der Myelinbildung Substanzen aus dem Kern übergehen, und da ich gleichzeitig jetzt nachzuweisen vermag, daß auch der Nucleolus eine fettartige Substanz enthält, so würden sich diese Phänomene plausibel folgendermaßen deuten lassen: der Nucleolus wird aufgelöst und seine Substanz sowohl als ein großer Teil des Kernchromatins unter Spaltung an den Zellleib abgegeben, welcher nach der Ausstoßung des Kernes in der angegebenen Weise seine flüssige Membran aus ihnen bildet. Diese bewirkt zuerst die Glockenform, später mit zunehmender Menge die Dellenform des Erythrocyten. Mit ihrem allmählichen Schwunde bei der Plättchenabgabe in NaCl (s. u.) geht der Erythrocyt umgekehrt wieder durch die Glockenform in die Kugelgestalt über.

körperchen bei Zerschnürungen immer wieder entweder Dellen- oder Kugelform annehmen, jedenfalls aber glatten Oberflächenkontur behalten; und wir vermögen einfache Vorstellungen über die Entstehung von Mikro- und Poikilocyten zu bilden.

6. Wir verstehen, daß auch bei Zusatz von verdünnten Salzlösungen, welche diese Oberflächenschicht mehr oder weniger schnell und verschieden weit verseifen, Plättchenbildungen der Blutkörperchen (Ausbreitungserscheinungen und partielle Ablösungen der „Membran"), event. schließlich Auflösung, erfolgen, so daß schon die physiologische Kochsalzlösung, entsprechend der partiellen Dissoziierung der Kochsalzmoleküle in Natrium- und Chlor-Ionen, solche Verseifungen und solche Plättchenabschnürungen zu bewirken vermag (s. u.).

7. Es ist ferner auch nicht verwunderlich, daß schon bei der normalen Blutgerinnung, entsprechend den dabei stattfindenden Änderungen in dem Salzgehalte des Plasmas, die gleichen Erscheinungen eintreten.

8. Daß wenigstens eine große Anzahl der von den Blutgiften gegenwärtig beschriebenen Schädigungen der roten Blutkörperchen auf dem gleichen Vorgang beruht, dürfte auch ohne weiteres einleuchten und soll in Bälde an anderem Orte besprochen werden, namentlich auch im Hinblick auf die Bildung färbbarer Abschnürungen, deren Deutung mir im Prinzip analog derjenigen der später zu besprechenden färbbaren Myelinbildungen in Zellen und der Farbstoffspeicherungen durch Ölsäure u. s. w. in Quinkes Versuchen scheint.

9. Wir können aber noch weiter gehen. Die beschriebene Auflösung der Oberflächenschicht bietet mindestens für eine große Zahl der Fälle der jetzt so viel studierten Hämagglutination und Hämolyse eine, wie mir scheint, befriedigende physikalische Erklärung.

Lassen Sie mich den Vorgang der Agglutination beschreiben, wie er im normalen Säugetierblut schon durch 0,6 pCt. Kochsalzlösung erzielt wird. Es ist von Hamburger hervorgehoben worden, daß hierbei die roten Blutkörperchen scheinbar kleiner, mehr kugelförmig werden. Die Erklärung, welche Hamburger gibt, bezieht dies auf Konzentrationsunterschiede zwischen Blutkörperchen-Inhalt und Plasma und daraus resultierende Endosmose.[1]) Dieser

[1]) Die Zulässigkeit dieser Erklärung für andere Fälle soll deswegen nicht bestritten werden.

Erklärung stelle ich auf Grund des Gesagten die Deutung entgegen, daß ähnlich, wie wir dies vorhin von der Kalilauge sahen, durch die fortwährende, nur in geringerer Intensität stattfindende Reduktion der Oberflächenschicht deren formbedingender Einfluß auf das rote Blutkörperchen dauernd geringer wird, so daß der Inhalt immer mehr diejenige Form annehmen kann, welche ein mit der umgebenden Flüssigkeit nicht mischbarer Tropfen einzunehmen strebt, das ist Kugelform. Nehmen wir hinzu, daß nach meiner Annahme eine Lösung der Oberflächenschicht, wahrscheinlich Verseifung, und demgemäß lebhafte Abströmung aus derselben in die Umgebung stattfinden muß, so ergiebt sich ganz von selbst, daß diese Strömung in dem Zwischenraume zwischen einander genäherten Blutkörperchen am geringsten ist, und durch Abfluss der zwischen ihnen ausgeschiedenen Masse nach der umgebenden Flüssigkeit ein direkter Abstrom der zwischen ihnen liegenden Flüssigkeitsmenge erzeugt wird. Daraus ergibt sich schon ganz von selbst wieder, daß die kugelig gewordenen Blutkörperchen einander genähert und bis zur vollkommenen Agglutination aneinander gepreßt werden. In der Tat findet auch in der physiologischen Kochsalzlösung eine solche Agglutination in ebenso hübscher wie prompter Weise statt.

Lassen Sie den Vorgang dieser Lösung weiter gehen, etwa so wie in der Kalilauge, so resultiert aus dem gleichen Prozesse, welcher zunächst nur die Agglutination zur Folge hatte, die Hämolyse, und Sie sehen, daß, wenn diese Art der Deutung sich als richtig erweist, eine ganze Anzahl der schwebenden Streitfragen über die Zusammengehörigkeit oder Spezificität der beiden Prozesse mit einem Schlage gelöst wird.

Die gegebene physikalische Deutung sagt selbstverständlich darüber nichts aus, durch welche physikalischen oder chemischen Ursachen diese Oberflächenveränderung, sowie die Agglutination und Hämolyse hervorgebracht werden und wie weit etwa in der Einwirkungsart dieser Ursachen spezifische Unterschiede sich ergeben. So gut wie ein stark dissoziiertes Salz oder Kalilauge, ebenso gut kann auch etwa ein fettspaltendes Enzym die Lösung der Oberflächenschicht und deren Folgen hervorbringen.

Nun zum Schlusse noch ein paar Worte über die Bedeutung dieser fettartigen Oberflächenschicht. Die Erklärung führt uns zugleich zurück zu der Konstatierung einer analogen Substanz in den Alveolarepithelien. Ich meine, daß für beide Fälle wieder einmal ein ebenso einfacher, als genialer Kunstgriff der Natur vorliegt. Sie schuf in den Alveolarepithelien, wie in den roten Blutkörperchen eine gegen Sauerstoff und Kohlensäure relativ indifferente, als osmotische Membran wirkende Schicht, durch welche sowohl zwischen die Kapillaren und Alveolen einerseits, als auch zwischen Blutplasma und Blutkörperchen-Hämoglobin andererseits der freie Austausch der Gase erfolgen konnte. Dabei wurde gleichzeitig der Vorteil gewonnen, daß diese Substanz, wenigstens in der genuinen Form, den dicht imprägnierten Alveolarepithelien gegen den Wasserdampf im Alveolarlumen der Erythrocyten, gegen einfache Konzentrationsänderungen des Blutes einen Schutz bot. Aus der Auswahl des myelinogenen Körpers ergibt sich weiterhin die so außerordentlich ökonomische Form der roten Blutkörperchen, welche sehr wenig Volumen mit relativ sehr großer Oberfläche vereinigt. Bei pathologischen Prozessen kann natürlich die Bildung dieser Oberflächenschicht gestört, dieselbe z. B. nur in geringem Maße ausgebildet werden. Daraus erklärt sich, worauf ich nicht weiter eingehen will, die Erscheinung der Mikrocytose, die Poikilocytose. Aus dem dünnflüssigen Zustand der fettigen Hülle, vielleicht auch aus ihrer beginnenden Verseifung, erklärt sich die Blutkörperchenzerstörung schon bei geringen Verbrennungen u. s. w. Ich glaube also, daß mit dem Gesagten, wenn nicht die Mehrzahl, so doch eine große Zahl der bisher bekannten Veränderungen der roten Blutkörperchen sich im Prinzipe wenigstens einfach erklären lassen. Das Detail der Beschreibung wie Begründung wird Aufgabe weiterer Arbeit sein.

V. Meine Herren! Was ich Ihnen bisher mitteilte, waren eigentlich nur Nebenergebnisse einer Untersuchungsreihe, welche ursprünglich durchaus nicht darauf gerichtet war, Myelin zu finden, bezw. dessen Verhalten in den einzelnen Organen zu studieren. Ich suchte von theoretischen Voraussetzungen aus und auf Grund meiner früheren Zelluntersuchungen nach einem fettartigen Körper weitester Verbreitung im Zellprotoplasma. Über den betreffenden Gedankengang habe ich das Wesentlichste in diesem Frühjahr auf der Anatomenversammlung in Halle mitgeteilt[1]) und möchte Ihnen die einschlägigen Voraussetzungen nur mit ein paar Worten darlegen.

---

[1]) Verh.-Ber. 1902, S. 208 ff.

Die tropfige Entmischung der Zellen durch „indifferente“ Flüssigkeiten, über welche ich zuerst auf der Naturforscherversammlung in Düsseldorf, seither bei unserer Tagung in München und bei mehreren anderen Gelegenheiten zu berichten Gelegenheit hatte, erwies sich als ein bei fast allen untersuchten Protoplasmaarten aufzeigbares Phänomen. Es geht daraus hervor, daß sie einer allgemeinen, sei es chemischen, sei es physikalischen Besonderheit des Protoplasma entsprechen muß. Wie Sie wissen, benutzte ich diese allgemeine Reaktion bereits zu dem allgemeinen Schlusse, daß alles Protoplasma, welches sich in der gedachten Weise tropfig entmischen läßt, flüssig sei. Nun hat es aber gewisse Schwierigkeiten, mit unserer gewöhnlichen Vorstellung von der Zusammensetzung der lebenden Substanz diese so einfache und prompt zu erzeugende Emulsionirungszerfällung in Tropfen zu vereinigen. Nehmen wir an, daß das Cytoplasma im wesentlichen Proteide, Kohlehydrate, verseifte Fette und Salze in einer gleich wie beschaffenen Lösung enthält, so ist es nach unseren gegenwärtigen Kenntnissen nicht sehr wohl vorstellbar, wie durch solche einfache Änderungen der Salzkonzentration Eiweißkörper, sei es in den Lösungen anderer Eiweißkörper, sei es in der Salzlösung der Grundflüssigkeit oder wie sonst, in tropfiger Form ausgefällt werden. Viel einfacher würde sich dieser Vorgang verstehen lassen, wenn etwa der Zellleib durchsetzt wäre von einer irgend wie gelösten oder locker gebundenen, jedenfalls aber sehr leicht abspaltbaren fettartigen Substanz. Diese könnte dann gerade mit verdünnter Salzlösung sehr leicht durch Bildung minimalster Seifenmengen nach bekannten Analogien emulgiert werden, d. h. die totale tropfige Entmischung der Zellen hervorbringen. Sie wissen, daß bereits Quincke die Tatsache, daß Protoplasmatropfen in Wasser sich abrunden, damit erklärte, daß dieselben mit einer feinsten, mikroskopisch nicht mehr nachweisbaren Öllamelle umgeben sind, und er wies auch darauf hin, daß im Protoplasma derartige unsichtbare Öllamellen eine bedeutsame Rolle spielen könnten. Nun liegt indessen in dem Postulate Quinckes und in dem, was ich soeben anführte, lediglich ein frommer theoretischer Wunsch vor; bei unseren geringen Kenntnissen von den Eigenschaften colloidaler Körper, insbesondere der Eiweißkörper, wäre ja immerhin deren tropfige Ausfällung durch Salzlösung im Bereiche der Möglichkeit gelegen.

Nun habe ich, ähnlich wie ich vorhin für das Blut berichtete, bereits in Halle mitgeteilt, daß man mit Hülfe von Äther im Protoplasma eine ungeahnte Menge von großen, blassen Tropfen erzeugen könne, welche gleichfalls Fett oder einer fettartigen Substanz entsprechen müssen. Daß dieselbe mit Kalilaugezusatz für gewöhnlich nicht nachweisbar ist, kann sehr wohl damit zusammenhängen, daß sie sehr rasch verseift und deswegen mikroskopisch nicht sichtbar wird. — Es war ein anderer Vorgang, welcher mich auf den Weg führte, diese fettartige Substanz definitiv nachzuweisen. Bei der schon erwähnten Aufbewahrung von Organstückchen bei Brütofentemperatur zeigen sich in besonders schöner Weise in der Niere, die ich darauf zuerst untersuchte, diffus zerstreute Myelintropfen in den nach 24 Stunden noch sehr deutlich mit Kochsalzlösung tropfig entmischbaren Zellen. Wie die genaueren Untersuchungen ergaben, sind diese Myelintropfen intensiv rot färbbar mit Neutralrot, Saffranin; sie färben sich tief violett mit Toluidinblau, ziemlich tiefgrün mit Methyl- oder Malachitgrün, sie färben sich dagegen nicht mit Eosin- oder Pikrinsäure-Lösung, auch nicht mit Hämalaun. Mit Osmiumsäure zeigen sie dunkelgraue Färbung, in Kalilauge und Essigsäure bleiben sie unverändert, in Äther, Alkohol, Benzin lösen sie sich.

VI. Die Aufbewahrung im Brütofen entspricht nun natürlich einer ebenso langen Aufbewahrung des aus der Zirkulation ausgeschalteten Organs im Körper, und es lag deshalb nahe, zu versuchen, ob nicht über die Natur und Bedeutung dieser Formen sich durch Variation der Unterbindung der Niere im Körper Genaueres feststellen ließe. Das Erste, was ich in dieser Richtung tat, war die Vornahme von Unterbindungsversuchen mit nachfolgender Wiederdurchströmung. Das Organ zeigte alsdann scheinbar eine kolossale Fettansammlung; bei genauerer Untersuchung erwiesen sich jedoch die Fetttropfen als ausgesprochene doppelbrechende Myelintropfen; sie besitzen insbesondere auch die eben angegebene intensive Färbbarkeit der durch einfache Aufbewahrung bei Brütofentemperatur erzeugten Myelinformen. Ehe ich auf die Deutung dieses Ergebnisses weiter eingehe, lassen Sie mich noch dreier weiterer Versuchsarten gedenken.

Ich unterband die Nierenarterien während zweier Stunden, löste die Ligatur für 2 bezw. 3 Stunden, unterband von neuem und untersuchte nach 24 Stunden. — Das Ergebnis war, daß statt der reichlichen Myelintropfen nur verhältnismäßig kleine und nicht besonders zahlreiche Myelinformen sich ausbildeten, daß aber die Zellen ausgeprägt den Charakter der trüben Schwellung boten.

Ferner unterband ich die Nieren nur eine Stunde und untersuchte nach 18stündiger Wiederdurchströmung. Auch hier zeigte sich unter Erhaltung des basalen Stäbchensaumes in den zentralen Partien eine dichte Ansammlung von feinen, ziemlich stark glänzenden Tröpfchen, entsprechend wie bei der trüben Schwellung; von diesen war eine große Anzahl gleichfalls rot färbbar. Daneben fanden sich feinste Flitterchen und Körnchen einer rot gefärbten Substanz hier und dort zwischen den Tröpfchen. Dieser letztere Befund entspricht genau demjenigen Bild, welches man bei der in der nicht unterbundenen Niere auftretenden geringgradigen und vorübergehenden trüben Schwellung bei der gleichen Untersuchungsweise wahrnimmt.

Die bei diesen Versuchen mit Unterbindung und Wiederdurchströmung gewonnenen Nieren unterscheiden sich bei Aufbewahrung im Brütofen von den anderen nur in einem Punkte: es zeigten sich nämlich in zwei daraufhin angestellten Versuchen die Myelinfiguren kleiner und außerdem bei Kalizusatz große Massen von bänder- und schlangenartig sich durchwindenden, lang ausgezogenen Myelinfiguren, die insbesondere gegen das Lumen der Harnkanälchen zu in großen Massen angesammelt waren.

Endlich untersuchte ich die eine Woche und länger auf Eis gehaltene Niere, nachdem sie über Nacht im Brütofen gehalten war. Auch hier traten Myelinformen in besonders zahlreicher Weise auf. Dabei zeigte sich bei Zusatz von Kalilauge, daß auch zwischen den größeren Myelinformen eine Unmasse von mehr blassen, kleinen Myelingebilden vorhanden war.

Aus dem Angeführten läßt sich ohne weiteres eine erste Folgerung ziehen. In den Harncanälchen befindet sich in großer Masse eine leicht in Form von Myelintropfen darstellbare fettartige Substanz. Diese kann entsprechend ihrer ziemlich gleichartigen Verteilung sehr wohl als ausreichend angesehen werden, um in der angegebenen Weise die Entstehung der tropfigen Entmischung zu erklären.

Da diese Substanz auch bei einfacher Aufbewahrung im Brütofen, also ohne die Möglichkeit weiterer Zufuhr vom Plasma durch die Zirkulation sich findet, so erlauben die Versuche in Hinsicht auf die in letzter Zeit so lebhaft ventilierte Frage der fettigen Degeneration gleichfalls eine Folgerung. Es ist nicht notwendig anzunehmen, daß das Fett, welches bei der fettigen Degeneration entsteht, durch Import in die Zelle gelangt; die Zelle enthält bereits unter gewöhnlichen Verhältnissen genügend fettartige Substanz, um große Mengen von Myelintropfen, welche bei gewöhnlicher Untersuchung ja Fett vortäuschen, zu erzeugen.

VII. Ich muß für das Folgende einen Augenblick auf dasjenige rekurrieren, was ich einleitend sagte, nämlich daß Myelin nur ein morphologischer Begriff ist. Quincke hat gezeigt, daß durch Ausbreitung von dünnsten Ölsäureschichten auf fettsaurem Alkali in Wasser u. s. w. Myelinbildungen erzeugt werden können. Es versteht sich, daß diese Zusammensetzung nicht die einzige ist, daß Fettsäureverbindungen sehr verschiedener Art, wenn an ihrer Oberfläche, sei es mit Eiweiß, sei es mit Alkalien u. s. w. sich Seifen und freie Fettsäuren bilden, Myelinformen entstehen können. Also nur der Nachweis der fettartigen Substanzen in den Zellen ist vorläufig erbracht, dagegen nichts über die Zusammensetzung der Myelintropfen ausgesagt. Indessen habe ich bereits auf einen Punkt mehrfach hingewiesen, welcher zu einer weiteren Präzisierung der Myelinformen in chemischer Hinsicht führen kann. Das in der Lunge, in der Nebenniere erzeugte Myelin, ebenso das direkt in der Leber beobachtete Myelin zeigen keine besondere Affinität für die angeführten Farbstoffe; wohl aber tut dies das Myelin der Leber nach 24stündiger Aufbewahrung in der Wärme, und ebenso das der Niere in allen angegebenen Versuchen.

Woher der Unterschied?

Die Lösung ergibt sich mit einer fast überraschenden Einfachheit durch die Beobachtung des gleichzeitigen Verhaltens der Zellenkerne. In allen denjenigen Fällen, in welchen das Myelin Neutralrot u. s. w. nicht annahm, waren die Kerne mit Neutralrot u. s. w. gut färbbar. In allen jenen Fällen, in welchen es sich färbte, war die Neutralrotfärbung entweder — bei geringer Myelinbildung — herabgesetzt oder bei Bildung reichlicher und stark färbbarer Myelinformen regelmäßig verschwunden. Daraus ergibt sich wohl ohne weiteres, dass ein bestimmter Zusammenhang zwischen dem Verhalten des Kerns und der Entstehung dieser Myelinformen obwalten muß. Dieser Zusammenhang läßt sich nun aufs hübscheste in der Niere auch morphologisch nachweisen. Denn die bekannten Sprossenformen an den Zellkernen der untergehenden Nierenepithelien, welche Schmaus und ich im Jahre 1895 eingehend untersuchten, zeigen alle angegebenen Reaktionen der Myelinfiguren. Es erklärt sich jetzt auch ein Befund, welchen wir seinerzeit machten, ohne ihn jedoch deuten zu können: nämlich das gelegentliche Vorkommen von osmiumgefärbten Sprossen, welches wir damals nicht zu deuten vermochten und vermutungsweise bereits auf eine Umwandlung der Sprossen in Fett bezogen. Daß uns damals die großen Mengen von Myelin in der Zelle trotz analoger Versuchsanordnung nicht zu Gesichte kamen, rührt natürlich von der durch Alkohol bedingten Ausziehung des Myelins her. Das vorhin geschilderte Verhältnis zwischen Entfärbung der Kerne und Myelintropfenfärbung, insbesondere aber dieses Verhalten der Sprossen setzen es m. E. wohl außer Zweifel, daß die färbbare Substanz der Myelinbildungen von den färbbaren Kernsubstanzen abstammen. Dabei muß nun trotzdem ein Unterschied obwalten zwischen diesen Kernsprossen und den Myelinfiguren im Zellleib, da ja die ersteren nach unseren älteren Beobachtungen in den sämtlichen Präparaten mindestens zum großen Teil intensiv basichromatisch färbbar bleiben, während die Myelintropfen mit Hämalaun sich nicht färben.[1]) Ich glaube, daß es vorläufig nicht entscheidbar ist, ob dieser Unterschied auf einer beginnenden chemischen Zersetzung der betreffenden Kernsubstanzen oder auf physikalischen Differenzen beruht. Ich betone, daß an sich aus der Färbbarkeit der Myelinfiguren über die Beteiligung von „chromatischer Substanz", etwa von Nucleinen, nicht gefolgert werden kann, denn auch die Ölsäure in Quinkes Versuchen erwies sich z. B. als eine eminente farbstoffspeichernde Substanz, und Lecithin, Cholestearin und andere Körper haben gleiche Eigenschaften gezeigt. Die Graufärbung mit Osmiumsäure, welche die Oberflächenschichten der Myelinfiguren auch in der Niere zeigten, weist vielleicht darauf hin, in den oberflächlich ausgebreiteten Schichten Substanzen der letzteren Kategorien zu suchen. Doch will ich, wie gesagt, auf Chemisches vorläufig nicht weiter eingehen.

---

[1]) Auf die schon vielfach erwähnten Bildungen chromatischer Körnchen in absterbenden Zellleibern werde ich an anderem Orte eingehen.

Nur sei noch hervorgehoben, daß nach dem Angeführten offenbar diese Oberflächensubstanzen verschieden von den in der Regel nicht gefärbten Substanzen im Innern sind — analog wie in Quinckes Versuchen, und daß das ohne Kernentfärbung auftretende ungefärbte Myelin, z. B. der Lunge, offenbar chemisch wenigstens nicht in toto identisch sein kann mit dem in der Niere u. s. w. gefundenen.

VIII. Meine Herren! Wenn das gesetzmäßige Verhalten zwischen der Färbbarkeit des Kerns und des Myelins wirklich als ein allgemeines Gesetz gelten soll, so muß es erstens in allen Fällen bei Entfärbung des Kerns und gleichzeitigem Auftreten von Myelinbildungen zutreffen. Anderseits ist es von Wichtigkeit, die Gegenprobe dafür zu haben, ob in der Niere u. s. w. die Myelinfiguren bei erhaltener Kernfärbbarkeit stets ungefärbt bleiben.

Für den ersten Punkt sind leider die Beweise etwas schwierig beizubringen, da die Entfärbung der Kerne nicht so ohne weiteres gelingt. Indessen habe ich auch hier ein sehr hübsches Exempel anzuführen. In einem überlebend aufbewahrten Lungenpräparate hatte sich die untere Partie mit ausgetretener Blutflüssigkeit vollgesogen. In dieser fanden sich zahlreiche myelinhaltige Alveolarepithelien, deren Myelintropfen gefärbt waren, neben anderen, bei denen sie ungefärbt geblieben waren. Konstant waren in den ersteren die Kerne entfärbt, in den letzteren gefärbt geblieben; und ebenso war das Verhalten in den oberen flüssigkeitsarmen Lungenpartien.

Für die Gegenprobe eignet sich besonders gut die Niere mit trüber Schwellung, neben welcher regelmäßig in größerem oder geringerem Grade auch einzelne Kanälchen Myelinfiguren zeigen. Auch hier ist das Verhalten ein ganz gesetzmäßiges. In den Kanälchen mit gut gefärbten Kernen sind die Myelinformen nicht gefärbt, und in solchen mit abgeblaßten Kernen oder beginnender Sprossenbildung findet sich beginnende Myelintropfenfärbung ganz entsprechend der Voraussetzung. Bei der Aufbewahrung der Leber im Brütofen ist häufig nur ein Teil der Zellenkerne entfärbt, den nicht entfärbten entspricht regelmäßig auch ungefärbtes Myelin.

Noch schlagender ist aber folgender Versuch. Sie kennen alle jene feinen, glänzenden Körnchen in den Zwischenräumen zwischen den Fibrillen des quer gestreiften Herz- oder Skelettmuskels, welche bei Fixation und Färbung nach Altmann bald rot, bald schwärzlich gefärbt sind. Ich untersuchte selbstverständlich auch ihr Verhalten bei Brütofen-Temperatur. Dabei zeigte sich sowohl beim Herz- als beim Skelettmuskel nach 24 Stunden keinerlei Veränderung. Legte ich aber die gleichen Muskeln ebenso lange oder nur kurze Zeit in physiologische Kochsalzlösung, so fanden sich sowohl die Körnchen intensiv gefärbt, als auch neben ihnen in großer Menge kleinste und mittelgroße deutlich gefärbte Myelinfiguren. Und wie verhielten sich in beiden Fällen die Kerne? In ersteren Präparaten waren sie deutlich gefärbt, in letzteren ganz regelmäßig vollständig entfärbt. — Es hat also in diesen Fällen erst einer „Aufschließung“ der färbenden Substanz durch das Kochsalz bedurft, sei es, daß hieran die besondere Beschaffenheit des Muskelchromatins, sei es, daß die Schwierigkeit der Diffusion im Muskel hieran die Schuld tragen mag.[1])

Die Folgerung aus diesem gesetzmäßigen Verhalten ist eine einfache. Das Myelin entsteht im Zellleibe unter den angegebenen Bedingungen auch ohne Übertritt der färbbaren Substanz aus dem Kerne; das beweisen die Experimente mit der Lunge u. s. w. Tritt Entfärbung der Kerne ein, so ist die Oberflächenschicht der Myelintropfen mit einer aus dem Kerne stammenden farbstoffspeichernden Substanz überzogen. Die Entstehung der Figuren ist nicht an den Austritt färbbarer Kernsubstanz gebunden; womit natürlich nicht gesagt ist, daß der Zellkern an ihrer Bildung unbeteiligt sei. Jedenfalls sind die intracellulären Myelinbildungen mit gefärbter Oberfläche bedeutend stärker ausgezogen und mannigfaltig, so daß für die die Verringerung der Oberfläche bedingenden Umsetzungen der Übertritt der färbbaren Substanz sicher von Bedeutung ist.

---

[1]) Ich habe bereits mehrfach darauf hingewiesen, daß nach meinen Untersuchungen die Fibrillen des Muskels als fest, das Sarkoplasma, weil tropfig entmischbar, als Flüssigkeit anzusehen sei. Wenn nun die Muskelkontraktion, wie dies darnach nahe liegt anzunehmen und wie Bernstein kürzlich von ganz anderen Voraussetzungen aus wahrscheinlich gemacht hat, auf Veränderungen der Oberflächenspannung zwischen Fibrillen und Sarkoplasma zurückzuführen ist, so könnte in der Anhäufung dieser in Kalilauge bekanntlich nicht lösbaren Körnchen eine Anhäufung von Vorrat einer fettartigen Substanz gesehen werden, deren bei der Kontraktion erfolgende partielle Verseifung die nötige Veränderung der Oberflächenspannung an der Grenze zwischen Fibrillen und Sarkoplasma hervorbringt.

IX. Nun, meine Herren, ich glaube, daß wir unsere Folgerungen nach zwei Richtungen erweitern dürfen. Die eine betrifft das Auftreten der sich färbenden Substanz bei der fettigen, bezw. der myelinigen (Kayserling und Orgler) Degeneration der Zelle. Wenn Sie das Gesagte zusammenfassen, so ist es wohl eine naheliegende Annahme, daß hier entsprechend dem reichlichen Übertritte der färbbaren Substanzen aus den Kernen in den Zellleib unter Auftreten des Myelins — gleichviel ob infolge von ersterem Vorgang oder unabhängig davon — eine ausgedehnte Emulgierung des Cytoplasmas erfolgt. Sie sehen, daß wir hiermit bereits angefangen haben, über intracellulären Stoffwechsel Vermutungen aus den gewonnenen Tatsachen zu ziehen. Und in dieser Richtung bewegt sich auch die zweite Reihe von Folgerungen, die ich Ihnen als hypothetische vorschlagen möchte. Bei der trüben Schwellung findet sich, wie wir sahen, eine partielle Färbbarkeit der ausgeschiedenen kleinen, stark glänzenden Tröpfchen. Nun ist bekanntlich bereits bei der trüben Schwellung die Färbbarkeit der Kerne regelmäßig herabgesetzt. Ich denke, es liegt nahe, anzunehmen, daß bei der trüben Schwellung ebenso, nur in geringerem Grade, Austritt der färbbaren Kernsubstanz in den Zellleib stattfindet; und es liegt weiter nahe, anzunehmen, daß ein derartiger Vorgang nicht bloß in dem Falle leichtester funktioneller Störung in der Zelle, wie ihn die trübe Schwellung darstellt, sondern auch in noch geringerem, für uns nicht mehr färberisch nachweisbarem Grade während des ganzen physiologischen Lebens der Zelle stattfindet. Mit anderen Worten: wir würden hier eine der gewiß sehr mannigfaltigen Aufgaben der im Kerne angespeicherten Chromatinsubstanz wenigstens vermutungsweise erkannt haben und gleichzeitig zum ersten Male ein auf genügenden Tatsachen gegründetes Bild von einem Stoffwechselvorgang zwischen Zellkern und Zellleib erhalten haben.

X. Ich brauche kaum mehr eigens zu begründen, daß ich nunmehr die trübe Schwellung als die erste Phase der myelinigen tropfigen Entmischung der Zelle ansehe, und daß demnach auch aus meinen Untersuchungen wiederum die Berechtigung hervorgeht, sie zwischen den physiologischen Zustand der Zelle und die fettige Degeneration, als einen auf der Grenze vom Physiologischen zum Pathologischen stehenden Vorgang, einzuschieben. Daß sie so leicht zu Wege kommt, und wie in der trüben Schwellung der nicht unterbundenen Niere oder wie in der trüben Schwellung, wie sie etwa Schmaus und ich beim Hungern in der lebenden Zelle erzeugten, so leicht wieder zurückbildet, erklärt sich aus der leichten Entmischbarkeit der Protoplasmaflüssigkeit überhaupt, wie sie auch in der tropfigen Entmischung sich dokumentiert. Bei dieser letzteren ist es wiederum eine fettartige Substanz, welche die Emulgierung ermöglicht, so daß in gewissem Sinne die tropfige Entmischung, welche Schmaus und ich auch in der Leber der Maus beim Hunger nachweisen konnten, das Paradigma auch der beiden anderen Vorgänge darstellt.

XI. Es bliebe jetzt noch die Frage zu erörtern, wo etwa im Zellleib diese myelinbildende Substanz lokalisiert ist, ob sie auch unter gewöhnlichen Verhältnissen morphologisch nachweisbar ist oder nicht? Ich habe in dieser Hinsicht noch keine vollständig sicheren Resultate erhalten, indessen vermute ich, daß die eigentümlichen, gleichfalls nur bei Untersuchung frischer Präparate nachweisbaren feinsten glänzenden Tröpfchen, welche man in der Zelle in m. W. regelmäßiger Verteilung vorfindet, möglicherweise, ähnlich wie dies in dem Falle des quergestreiften Muskels sich erweisen läßt, die Muttersubstanz jenes Stoffes darstellen, welcher die Myelinfiguren in der Zelle bilden hilft. Bei der trüben Schwellung der Niere finden sich die rot gefärbten Tröpfchen zunächst nur in der internen, stäbchenfreien Zone, in welcher auch physiologisch jene feinsten Körnchen allein sich vorfinden.[1]) Da ferner diese Körnchen, anscheinend wenigstens, ziemlich fix an ihren Plätzen verharren, wenigstens in den untersuchten tierischen Zellen, so könnte daraus vermutungsweise gefolgert werden, daß sie möglicherweise in den Ecken und entlang den Kanten von dünnsten Öllamellen fixiert sind. Denn andernfalls würde es kaum verständlich sein, daß sie nicht bei den Strömungen in der Zelle früher oder später sich an den Oberflächen derselben ansammeln.

Ich darf hier daran erinnern, daß Crato in Pflanzenzellen große Mengen von ganz analogen glänzenden Körnchen nachgewiesen hat, welche er Physoden nennt, und welche sich in den von ihm allerdings als fest betrachteten, in Wirklichkeit jedenfalls

---

[1]) S. meinen Vortrag über die physiol. u. pathol. Morphologie der Nierenzellen. Diese Verhandl., Bd. I, 1899.

flüssigen Lamellen lebhaft hin und her bewegen. Ich habe die Beobachtung Cratos an verschiedenen Schimmelarten, sowie an Algen nachgeprüft und vollauf bestätigen können.

Wir können aber, da wir nun doch einmal ins Theoretisieren verfallen sind, auch noch einen Schritt weiter gehen. Die Dotterkörnchen, welche z. B. im Seeigelei in ziemlich gleichmäßiger Verteilung sich finden, und welche in irgend einer Form in allen Eiern sich wiederfinden, könnten die Urform dieser Körnchen darstellen, welche nach meinen vorläufigen Untersuchungen auch in den Zellen embryonaler Organe regelmäßig angetroffen werden. Damit würde, gleichwie die tropfige Entmischung und damit der flüssige Aggregatzustand für alles Cytoplasma nachweisbar ist, auch die morphologische Grundlage derjenigen fettartigen Substanz aufgefunden sein, welche in der organischen Mischung der den Zellleib zusammensetzenden Körper es ermöglicht, durch je nach Alter, Zellart und Funktionsphase abgeänderte periodische Ausbreitungen von Öl und Seife zwischen den übrigen im Zellleib gemischten Flüssigkeiten, dessen dauernde und vorübergehende Flüssigkeitsstrukturen auszubilden.

Diskussion.

Herr L. Aschoff-Göttingen: Gestatten Sie mir, darauf hinzuweisen, daß die mit Myelin bezeichnete Substanz sehr verschiedene chemische Körper umfaßt. Denn das Myelin, welches in den Alveolarepithelien bes. der Neugeborenenlungen sehr leicht nachzuweisen ist, ist mit Formol-Müller leicht zu fixieren und färbt sich tiefschwarz mit Hämatoxylin. Die Veränderungen, die an manchen Kernen sichtbar sind, glaubte er auf physiologische Umwandlungen der kernhaltigen Alveolarepithelien in kernlose Platten zurückführen zu müssen. Denn vielfach fand sich Myelin in Zellen, in denen keine Kernveränderung nachweisbar war, so daß hier im Protoplasma selbst die Substanz, wohl postmortal, gebildet sein muß. Er bestätigt die Anschauung des Vortragenden, daß die Myelinzellen des Sputums Alveolarepithelien sind.

1. Myelin ist sicher nicht etwa eine einheitliche Substanz: alle fettartigen Substanzen können unter den von Quincke festgestellten Bedingungen Myelinformen annehmen. Die Oberflächenschicht kann im einen Fall Ölsäure, im andern vielleicht Nucleinsäure oder etwas anderes sein.

2. Das Myelin kommt sicher im Zellleib vor, auch ohne daß in der angegebenen Weise die vom Kerne stammende färbbare Substanz ihre Oberfläche färbt; gerade in den Alveolarepithelien ist das in der Regel der Fall.

IV.

Herr Ziegler-Freiburg:

Über entzündliche Bindegewebsneubildung.

Durch experimentelle Untersuchungen, welche ich in den Jahren 1874—1876 ausgeführt hatte, war ich zu der Ueberzeugung gelangt, daß von den bei traumatischen Entzündungen aus den Blutgefäßen auswandernden farblosen Blutkörperchen die polynucleären Leukocyten einer weiteren Entwicklung nicht fähig sind, während die mononucleären Formen eine weitere Ausgestaltung erfahren und Bindegewebe zu bilden vermögen. Ich stützte mich dabei auf die Tatsache, dass bei Einführung von Glaskammern in das subkutane Gewebe von Versuchstieren beide Arten von Zellen in den in den Kammern vorhandenen engen Spaltraum einwandern und hier verschiedene Veränderungen durchmachen, die nur in dem genannten Sinne gedeutet werden konnten.

Die einkernigen Zellen wachsen zu größeren Zellen heran und zeigen zugleich charakteristische Veränderungen ihres Kernes und ihres Protoplasmas. Sie nehmen durch Phagocytose in dem Kapillarraum vorhandene rote Blutkörperchen und absterbende polynucleäre Leukocyten und Trümmer von solchen auf und zerstören oder verdauen dieselben. Sie können ferner auch durch Verschmelzung vielkernige Protoplasmamassen, Riesenzellen, bilden. Wachsen in den Spaltraum zwischen den Glasplättchen auch Gefäße hinein, so kann es zur Bildung von fibrillärem Bindegewebe kommen, wobei die fibrilläre Grundsubstanz sich aus dem Protoplasma der im Spaltraum vorhandenen Zellen direkt oder indirekt entwickelt.

Meine auf Grund der Plättchenversuche gegebene Schilderung der entzündlichen Bindegewebsentwicklung hat teils Zustimmung, teils Opposition gefunden. Spätere Beobachtungen ergaben, daß auch die fixen Zellen des Bindegewebes mobil werden, daß sie durch Teilung Zellen bilden können, die einer Wanderung im Gewebe fähig sind. Es befestigte sich danach mehr und mehr die Meinung, daß das Narbengewebe nur aus diesen Zellen gebildet werde und daß die aus dem Blute stammenden Zellen sich in keiner Weise an dem Aufbau des Narbengewebes beteiligen oder dauernde Bestandteile desselben darstellen. Am internationalen medicinischen Kongreß zu Berlin im Jahre 1890 glaubten die 3 Referenten (Ziegler, Marchand, Grawitz) über die Frage der Beteiligung der farblosen Blutkörperchen an der entzündlichen Bindegewebsneubildung sich dahin einigen zu können, daß eine solche nicht sicher nachzuweisen sei.

Ich selbst habe die Frage nach der Rolle, welche die aus den Blutgefäßen auswandernden Zellen bei der entzündlichen Gewebsneubildung spielen, nie aus dem Auge verloren. Ich war indessen der Meinung, daß weitere Fortschritte in der Erkenntnis dieser Verhältnisse erst dann zu erzielen seien, wenn wir genaue Kenntnisse von der regenerativen Proliferationsfähigkeit der Zellen der verschiedenen Gefäße besäßen. Sobald danach Methoden bekannt wurden, welche den Eintritt der Gewebswucherungen mit Sicherheit zu erkennen gestatteten, habe ich alsbald (1882) Untersuchungen über die Wucherung der verschiedenen Gewebe nach traumatischen Verletzungen, z. T. auch nach ischämischen und toxischen Degenerationen anstellen lassen und selbst auch angestellt, auch die Heilungsvorgänge bei infektiösen Entzündungen genau verfolgt.

Entsprechende Untersuchungen sind alsdann auch in anderen Instituten ausgeführt worden, und wir besitzen heute eine befriedigende Kenntnis der Wucherungs- und Regenerationsfähigkeit der verschiedenen Gewebsarten.

Im Laufe der letzten Jahrzehnte hat sodann auch die histologische Technik große Fortschritte gemacht, und wir besitzen jetzt zur Charakteristik der einzelnen Zellen und ihrer verschiedenen Entwicklungsphasen weit bessere und vollkommenere Hülfsmittel, als vor 26 Jahren.

Es schien mir danach der Zeitpunkt gekommen zu sein, die Untersuchungen über die entzündliche Bindegewebsneubildung, d. h. über die Rolle, welche die einkernigen farblosen Blutkörperchen, die ich unter dem Namen Lymphocyten zusammenfassen will, zufällt. Ich fand in Herrn Dr. Maximow, k. russ. Stabsarzt aus

St. Petersburg, einen ausgezeichneten Bearbeiter dieses Themas. Ausgerüstet mit vorzüglichen Kenntnissen und wohl vertraut mit der feinsten modernen Untersuchungstechnik, hat er im Laufe der beiden letzten Jahre in meinem Laboratorium die Frage in eingehendster und vielseitigster Weise bearbeitet und, wie ich glaube, auch zu einem gewissen Abschluß gebracht.[1])

Maximow experimentierte vornehmlich an Kaninchen, weniger an Hunden und Tauben, die sich zur Lösung der gestellten Frage als nicht tauglich erwiesen. Zur Gewinnung des nötigen Untersuchungsmaterials benutzte er vornehmlich Glaskammern, Celloidinkammern und Celloidinröhrchen, welche teils leer, teils mit Nähragar versehen in das subkutane Gewebe des Bauches eingeführt wurden. Er untersuchte jeweilen sowohl die Kapsel als auch den Inhalt der eingeführten Kammern. Beobachtung der lebenden Zellen in den Glaskammern auf dem erwärmten Objekttisch wurde mit verschiedenen Fixations- und Färbungsmethoden kombiniert und bildete eine wichtige Ergänzung der am fixierten Objekt festgestellten Tatsachen.

Die Fixierung wurde teils in Alkohol, teils in Sublimat und in Zenker'scher Flüssigkeit vorgenommen. Für besondere Zwecke wurde auch Überosmiumsäure verwendet. In Färbungen wurde polychromes Methylenblau nach Unna, Eisenhämatoxylin nach Heidenhain, Eisenhämatoxylin mit Nachfärbung nach van Gieson, Pyronin-Methylgrün nach Pappenheim-Unna, Biondische Lösung, sowie Hämatoxylin-Fuchsin, S-Aurantia angewendet. Mit diesen Methoden wurde zunächst der Bau des subkutanen Gewebes der Bauchwand des Kaninchens, wohin die Kammern zu liegen kamen, studiert und festgestellt, daß dasselbe neben gewöhnlichen Bindegewebszellen spärliche Wanderzellen verschiedener Größe und vereinzelte Clasmatocyten enthält.

Die Zellen, welche bei der entzündlichen Gewebsneubildung im subkutanen Gewebe und damit auch in den eingeführten Kammern in Betracht kommen, sind danach 1. Bindegewebszellen oder Fibroblasten, 2. polynucleäre Leukocyten, 3. einkernige farblose Blutkörperchen, Wanderzellen des Bindegewebes und Klasmatocyten. Die unter 3 zusammengefaßten Zellformen, die einem

---

[1]) Vergl. Maximow, Experimentelle Untersuchungen über entzündliche Neubildung von Bindegewebe, Beitr. v. Ziegler, V. Supplh., Jena 1902.

Stamm angehören, werde ich mit Maximow, aus später zu erörternden Gründen, als Polyblasten bezeichnen.

Die polynucleären Leukocyten treten im Gebiete der Entzündung, d. h. in den Kammern, zuerst auf, erhalten sich hier bald kürzere, bald längere Zeit und gehen schließlich zu Grunde oder entfernen sich vom Orte der Entzündung. Die Fähigkeit, Gewebe zu bilden, kommt ihnen nicht zu; phagocytische Tätigkeit ist bei aseptischen Entzündungen an ihnen nicht erkennbar.

Die Fibroblasten, d. h. die Abkömmlinge der fixen Bindegewebszellen, erscheinen verhältnismäßig spät im Innern der eingeführten Fremdkörper, d. h. erst dann, wenn durch die anderen Zellen das Terrain vorbereitet ist. Im Unterhautgewebe des Kaninchens behalten sie bei der durch blande Fremdkörper hervorgerufenen Entzündung ihre charakteristischen Eigenschaften bei, sind langgestreckt oder verzweigt, besitzen große helle Kerne mit Kernkörperchen und schieben sich in dieser Form in die Kammern vor. Sie können danach sehr gut von den anderen Zellen, insbesondere auch von den Polyblasten unterschieden werden. Nur bei stärkeren Entzündungserscheinungen, bei stürmischem Verlauf des Prozesses runden sie sich ab und gewinnen ein den Polyblasten ähnliches Aussehen.

Bei Hunden und Tauben pflegt die Veränderung der Form und des Aussehens erheblicher zu sein, so daß sie weniger leicht von anderen Zellen unterschieden werden können. Phagocytische Tätigkeit kommt ihnen nur in sehr geringem Maße zu, bei Kaninchen scheint sie ganz zu fehlen.

Die Bildung der Bindegewebsfasern vollzieht sich durch Differenzierungsvorgänge im Protoplasma, und zwar in dessen oberflächlicher Struktur. Das protoplasmatische Gerüstwerk oder die im Protoplasma oft durch Färbung nachweisbaren Fasern gehen aber nicht direkt in die leimgebenden Fibrillen über. Letztere entstehen vielmehr selbständig in den zuvor hell und homogen werdenden äußeren Protoplasmaschichten.

Die von Maximow und mir als Polyblasten bezeichneten Zellen sind lebhafter Bewegung fähige Wanderzellen, welche man bisher teils den Lymphocyten und einkernigen Leukocyten, teils den histogenen (von Fibroblasten abstammenden) Wanderzellen, teils den Plasmazellen zugezählt, und deren größere Formen man mit Vorliebe als epitheloide Zellen bezeichnet hat.

Die Hauptmasse der Polyblasten stammt aus dem Blute, gehört also zu den einkernigen farblosen Blutkörperchen, die in verschiedenen Stadien der Entwicklung, als Lymphocyten und mononucleäre Leukocyten, schon in den ersten 20 Stunden nach der Operation in großer Zahl auswandern. Ein Bruchteil kann auch von den normalerweise im subkutanen Gewebe des Kaninchens vorhandenen spärlichen Wanderzellen, ferner von den sog. Klasmatocyten und klasmatocytusähnlichen Adventitiazellen kleiner Gefäße stammen, beides Zellformen, die wahrscheinlich demselben Zellstamm angehören, wie die einkernigen Zellen des Blutes. Da indessen diese Zellformen im subkutanen Gewebe des Kaninchens nur spärlich vorhanden sind, so kann die große Zahl der Polyblasten, die man schon nach 10—30 Stunden findet, nur zu einem sehr kleinen Teil auf sie zurückgeführt werden.

Die Polyblasten sind während des ganzen Verlaufs der Fremdkörpereinheilung stets in mehr oder minder großer Menge vorhanden und bilden, sich weiter entwickelnd, die verschiedensten Zellformen.

Meist entwickeln sich die als Lymphocyten aus den Blutgefäßen ausgetretenen Polyblasten zunächst zu großen Wanderzellen, die auf dem erwärmten Objekttisch ein hell aussehendes Ektoplasma erkennen lassen, das an wechselnden Stellen Vorstöße macht. Diese Zellen sind danach auch die wichtigsten Phagocyten, sind die so oft als mobile Fibroblasten gedeuteten Makrophagen. Sie sind am fixierten Präparat bald rund, bald ganz polymorph, zeigen eine sehr wechselnde Größe und verschiedene Färbbarkeit, und es nimmt auch der Kern eine verschiedene, oft bizarre Form an. Der Centrosomenapparat ist in ihnen hochentwickelt und bedingt auch verschiedene Gestaltungen des Kerns und verschiedene Strukturen des Zellleibes.

Die Centrosomen sind gewöhnlich von einem hellen Hof umgeben, der sich wenig färbt und weder Fett, noch sonstige durch Phagocytose aufgenommene Substanzen enthält, während der peripherische Teil des Zellleibes sich intensiv färbt (Methylenblau), so daß oft Zellen entstehen, die den Plasmazellen gleichen. Wahrscheinlich entspricht dieses Verhalten einem besonderen funktionellen Zustand der Zellen, ist aber nicht für eine spezifische Zellart charakteristisch und kommt in ähnlicher Weise auch bei Fibroblasten vor.

Die Menge der Polyblasten an den einzelnen Stellen der Kammern kann sehr wechseln und hängt von verschiedenen Umständen ab. Sie können stellenweise fast die ausschließliche Zellart bilden, namentlich in den ersten 10 Tagen, später findet man sie häufig untermischt mit Fibroblasten, an manchen Stellen auch mit polynucleären Leukocyten. Zuweilen ordnen sie sich an der Innenfläche von Kammerwänden (Celloidin) nach Art eines endothelialen Belages aus platten Zellen an und zeigen dann oft bizarr gestaltete Kerne. Zuweilen wachsen sie auch zu großen Zellen heran, welche an Größe die ursprünglich vorhandenen Zellen um ein Vielfaches übertreffen.

Die Polyblasten schaffen durch ihre Phagocytose Zerfallsproducte vom Orte der Entzündung weg. Ein Teil der aufgenommenen Substanzen wird zerstört, Anderes wird durch Weiterwanderung der Phagocytose in das benachbarte Gewebe übergeführt. Mit der Zeit gehen die Polyblasten in den Kammern vielfach zu Grunde, doch können sie bei günstigen Lebensbedingungen sich lange erhalten und durch Zugang neuer Zellen sich vermehren.

Bindegewebe vermögen die Polyblasten nicht zu bilden. Die Entwicklung von solchem erfolgt erst, wenn zwischen die Polyblasten Fibroblasten sich einschieben. Sie können dagegen in dem von den Fibroblasten gebildeten Bindegewebe sich dauernd erhalten und zu einem bleibenden Bestandteil des Narbengewebes werden.

Ein Teil der Polyblasten verteilt sich ziemlich gleichmäßig in den Lücken des von den Fibroblasten gebildeten Bindegewebes. Sie sind in dieser Zeit sowohl durch die Beschaffenheit des Kerns, als auch des Protoplasmas leicht von den Fibroblasten zu unterscheiden und bilden vielgestaltige Zellen mit plumpen, oft verzweigten Fortsätzen. Die Abgrenzung des Zellleibes gegen die Umgebung ist scharf und deutlich, während der Leib der Fibroblasten ohne scharfe Grenze in das fibrilläre Gewebe übergeht. Nach einer gewissen Zeit stellen sie ihre amöboiden Bewegungen ein und werden zu langgestreckten oder zu verzweigten Zellen und erhalten eine eigenartige Körnung im Protoplasma, so daß sie den Klasmatocyten des normalen Bindegewebes gleichen. Auch jetzt noch bleibt die Abgrenzung gegen das Bindegewebsbündel eine scharfe.

Andere Polyblasten legen sich den Gefäßen dicht an und bilden langgestreckte, gekörnte oder ungekörnte Adventitialzellen.

Noch andere, die im Bindegewebe liegen, verlieren mit der Zeit ihre scharfe Abgrenzung gegen die Bindegewebsbündel und werden den Abkömmlingen der Fibroblasten so ähnlich, daß eine Unterscheidung von denselben schließlich nicht mehr möglich ist.

Findet, wie das gewöhnlich der Fall ist, in späteren Stadien ein fortgesetzter Zugang von Lymphocyten statt, so nehmen dieselben zu einem großen Teil das Aussehen von Plasmazellen an. In großen Spalträumen des Bindegewebes oder auch in der Umgebung neugebildeter Blutgefäße können sich ganze Herde bilden. Der bei Färbungen hell bleibende Teil des Protoplasmas liegt im Zentrum der Zelle und schließt die Centrosomen ein. Der Kern liegt exzentrisch, die tingible Substanz an der Peripherie. Diese Plasmazellen können sich auch mitotisch teilen. Zu seßhaften Zellen scheinen dieselben nicht zu werden, sie gehen vielmehr zu Grunde.

Bei Kaninchen kommen sie nur in späteren Stadien, im Narbengewebe, vor. Bei Hunden können sie schon früher auftreten. Bei Tauben werden sie nicht beobachtet.

Die Riesenzellen, welche in den Kammern außerordentlich häufig zu beobachten sind, entstehen durch Verschmelzung von Polyblasten. Bei dieser Verschmelzung sammeln sich die Centrosomengruppen der einzelnen Zellen im Zentrum der Protoplasmamasse, während die Kerne die Peripherie einnehmen. Später zerstreuen sie sich und es zeigen auch die Kerne keine typische Lagerung. Befinden sich die Kerne der zur Verschmelzung kommenden Zellen in verschiedenem Zustande, so enthalten auch die Riesenzellen verschiedene Kernformen.

Eine Beteiligung der Fibroblasten an der Riesenzellenbildung läßt sich bei Kaninchen ausschließen; sie entstehen auch nicht durch fortgesetzte Teilung der Kerne einer Zelle. Bei Hunden und Tauben liegen die Verhältnisse nicht so klar, daß man eine Beteiligung der Fibroblasten an der Riesenzellenbildung bestimmt verneinen kann.

Die Riesenzellen sind einer weiteren Entwicklung nicht fähig und gehen wieder zu Grunde.

Die Gefäßneubildung erfolgt durch Sprossenbildung von Kapillaren, welche an den Enden oder Seiten erfolgt. Man kann darüber streiten, ob das junge Gefäßrohr intracellulär oder ob es intercellulär entsteht, denn es ist nicht zu erkennen, ob an dem soliden

Endothel der Sprossen, welches von den Außenteilen des Endothelrohres abgeht, eine Zelle, oder ob zwei Zellen beteiligt sind.

Die Richtung der Gefäßsprossen ist, wie ich es schon 1876 hervorgehoben habe, eine oft sehr eigenartige und hängt nicht von dem Bau des umgebenden Gewebes ab. Maximow ist der Ansicht, dass chemotaktische Einflüsse auf das lebende bewegliche Protoplasma der Gefäßendothelien die Richtung der neuen Kapillaren bestimmen.

Die Ergebnisse der Untersuchungen von Maximow stimmen großenteils mit dem von mir in den Jahren 1875 und 1876 Mitgeteilten überein. Die Lymphocyten und mononucleären Leukocyten des Granulationsgewebes sind einer gewissen Weiterentwicklung fähig und nehmen an dem Aufbau des Narbengewebes teil. Sie werden teils zu spindeligen und verzweigten Zellen, welche den Klasmatocyten zugezählt werden müssen, oder nehmen Formen an, welche den gewöhnlichen Bindegewebszellen, den Abkömmlingen der Fibroblasten, so ähnlich sind, daß eine Unterscheidung unmöglich wird. Unter besonderen Verhältnissen entstehen auch Plasmazellen, die eine gewisse Zeit lang sich erhalten.

In der Zeit ihres Wachstums sind sie lebhafter Bewegung fähig und zeigen eine ausgesprochene Freßtätigkeit. Was man als epitheloide Zellen und als Makrophagen bezeichnet hat, gehört großenteils dieser Zellart an.

Riesenzellen entstehen unter den angegebenen Versuchsbedingungen wesentlich durch Verschmelzung von Polyblasten oder epitheloiden Zellen.

Der Ableitung all der genannten Zellen des Granulations- und Narbengewebes von Zellen des Blutes kann man freilich entgegenhalten, daß auch die Möglichkeit besteht, daß sie von Bindegewebszellen, d. h. von Klasmatocyten und Wanderzellen oder leukocytoiden Zellen abstammen, die schon vor der Entzündung im Bindegewebe vorhanden sind. Für einen gewissen Bruchteil der Zellen scheint das auch annehmbar zu sein. Die Raschheit, mit der die genannten Zellen im Entzündungsgebiet, bezw. in den eingeführten Kammern in großer Menge auftreten und alsdann ihre Weiterentwicklung eingehen, erfordert indessen die Annahme, daß auch eine Zufuhr von Zellen durch den Blutstrom stattfindet. Da im Unterhautbindegewebe des Kaninchens die Menge der erstgenannten Zellen sehr gering ist, so müssen die Wanderzellen des

Blutes die Hauptmasse liefern. Erfahren die hämatogenen und die histiogenen, als Polyblasten bezeichneten Zellen die nämlichen Umgestaltungen, so spricht das im Übrigen dafür, daß beide genetisch einander nahe verwandt sind.

Nicht richtig waren meine 1876 gemachten Angaben, daß aus dem Blutstrom stammende Zellen auch Bindegewebsfibrillen zu bilden vermögen. Daß ich damals Polyblasten und Fibroblasten nicht unterscheiden konnte, beruhte, von der damals noch weit weniger ausgebildeten histologischen Technik abgesehen, teils darin, daß Orts- und Lageveränderungen der Abkömmlinge fixer Zellen nicht bekannt waren, teils darin, daß bei dem vornehmlich benutzten Versuchstiere, dem Hund, die Unterscheidung der beiden Zellformen weit schwieriger ist als beim Kaninchen.

Diskussion.

Herr Marchand-Leipzig: Ich mache darauf aufmerksam, daß die von Herrn Ziegler als Polyblasten beschriebenen Zellen identisch mit den im Laufe der letzten Jahre mehrfach demonstrierten und beschriebenen Zellformen aus dem Netz sind, die ich als „leukocytoide“ Zellen bezeichnet habe. Der Nachweis, daß alle diese Zellen aus dem Blute stammen, wie das ja früher ziemlich allgemein angenommen wurde, scheint mir noch nicht mit Sicherheit erbracht zu sein; doch besteht die Möglichkeit, auf die ich bereits früher hingewiesen habe, daß ein Teil dieser Zellen nachträglich in das Blut übertritt.

Ferner möchte ich daran erinnern, daß schon in sehr früher Zeit nach dem Beginn des entzündlichen Prozesses in den „Adventitialzellen“ des Netzes große Mengen von Mitosen auftreten, an welchen sich dann die Entstehung sehr verschiedener Zellformen, lymphocytenartiger Elemente, die sich ebenfalls mitotisch teilen, anschließt.

Herr Aufrecht-Magdeburg: Schon im Jahre 1866[1]) bin ich dafür eingetreten, daß weiße Blutkörperchen Generatoren des Bindegewebes sind, indem aus denselben große einkernige Zellen mit hellem Protoplasmarande hervorgehen, welche weiterhin spindelförmig werden und aus diesen spindelförmigen Enden die Bindegewebsfasern hervorgehen. Die Zerzupfungsmethode hat mir einzelne

---

[1]) Vgl. Virchows Archiv, Bd. 44.

spindelförmige Zellen im Zusammenhange mit Bindegewebsfasern ergeben. Die Differenz von der heut von Herrn Ziegler vorgetragenen Ansicht besteht also nur darin, daß dieser annimmt: die spindelförmigen Zellen, welche aus weißen Blutkörperchen hervorgegangen sind, bleiben im Bindegewebe liegen, ohne Bindegewebsfasern zu bilden, während ich auch jetzt noch an der einst ausgesprochenen Ansicht festhalte, daß die spindelförmigen Zellen liegen bleiben können, nachdem sie Bindegewebsfasern produziert haben.

Herr Ziegler: a) Die Annahme Marchands, daß ich alle Zellen als vom Blute abstammend ansehe, ist ganz unzutreffend. Daß auch Zellen von Plasmatocyten oder von Wanderzellen des Bindegewebes abstammen können, habe ich ausdrücklich zugegeben. Diese Zellen können aber nicht alle in den Traumen auftretenden Zellen liefern. Für einen Teil derselben, und zwar für die Hauptmasse, müssen wir auf das Blut zurückgreifen.

b) Die im Bindegewebe vorhandenen, von Marchand beschriebenen leukocytischen Zellen, die lebhaft sich vermehren können, kenne ich sehr wohl. Daß sie im Netz besonders reichlich vorhanden sind, ist mir bekannt, und deshalb haben wir die Bauchhöhle zum Untersuchungsfeld nicht gewählt. Das subkutane Gewebe bietet die Gefahr, daß diese Zellen in Menge auftreten, nicht.

V.

Herr v. Baumgarten-Tübingen:

Über die Schicksale des Blutes in doppelt unterbundenen Gefäſsstrecken.

(Mit Demonstration von mikroskopischen Präparaten.)

Im Jahre 1877, also vor nunmehr 25 Jahren, habe ich die der damals herrschenden Lehre von der Thrombose durchaus widersprechende Beobachtung mitgeteilt, daß, wenn man unter strenger Anwendung eines aseptischen Verfahrens mit möglichster Schonung der Gewebe operiert, das Blut sich, sowohl in einfach als auch doppelt in der Kontinuität unterbundenen Gefäßen fast ausnahmlos über Wochen und Monate hin flüssig erhält, ja überhaupt nicht gerinnt, sondern im flüssigen Zustand allmählich resorbirt wird.

Die Tatsache des Flüssigbleibens des Blutes in aseptisch unterbundenen Gefäßen ist von verschiedenen Seiten, sowohl von pathologischen Anatomen als auch von Chirurgen, bestätigt worden und sie hat nicht verfehlt, einen Einfluß auf die Wandlungen und den jetzigen Standpunkt in der Lehre von der Thrombose auszuüben. Immerhin werden der alten Ansicht von dem Zustandekommen des Thrombus nach Ligatur noch zu große Konzessionen gemacht. So finden wir an maßgebender Stelle[1]) den Satz, daß sich rote Thromben in erster Linie finden „in der Nachbarschaft der Ligaturen unterbundener Gefäße, wo die Aufhebung der Cirkulation und die Wandverletzung ihre Entstehung bewirken". Es ist ja ganz richtig, daß, wenn sich überhaupt ein Thrombus in unterbundenen Gefäßen bildet, dies noch am häufigsten in der nächsten Nachbarschaft der Ligaturen geschieht; aber auch diese partiellen Gerinnungen der durch Ligatur zum Stillstand gebrachten Blutsäule kann man leicht und sicher verhüten, wenn man die Ligierung völlig aseptisch und möglichst rasch und schonend ausführt. Ich habe im verflossenen Halbjahr wiederum eine große Zahl von Karotisunterbindungen bei Kaninchen ausgeführt und in keinem einzigen Falle auch nur die Spur eines Thrombus in den doppelt abgebundenen Gefäßen, weder nach Tagen, noch Wochen, noch Monaten vorgefunden, obwohl in allen meinen Experimenten die innere und mittlere Gefäßhaut in typischer Weise durch die Ligatur gesprengt waren. Es geht daraus hervor, daß selbst das Zusammentreffen von Stromstillstand mit Wandverletzung an und für sich nicht im stande ist, einen Thrombus zu bewirken.

Was wird nun aber aus dem Blut, wenn es in doppelt unterbundenen Gefäßstrecken nicht gerinnt? In welcher Weise verschwindet es? Denn daß es schließlich ganz oder größtenteils verschwindet, ist ja festgestellt.

Ich habe die Frage nach den Schicksalen des in doppelt unterbundenen Gefässstreckenden flüssig bleibenden Blutes schon vor längerer Zeit einmal mit Herrn Dr. G. Böttcher zusammen bearbeitet und zu beantworten gesucht. Über die Resultate hat Böttcher damals, im Jahre 1887, in Zieglers Beiträgen, Bd. 2, Heft 2, berichtet. Wir fanden, daß die roten Blutkörperchen

---

[1]) Ziegler, E., Thrombose. Real-Encyklopaedie der gesamten Heilkunde, herausgeg. von A. Eulenburg, 3. gänzlich umgearbeitete Auflage.

noch nach vierwöchiger Absperrung morphologisch völlig intakt sein können, während die Leukocyten bereits nach sieben Tagen Verfettungserscheinungen darbieten, ohne jedoch auch in späterer Zeit der Beobachtung einen tiefgreifenderen Zerfall des Protoplasmas oder einen Verlust der Tinktionsfähigkeit ihrer Kerne erkennen zu lassen. Die sog. Blutplättchen, im Normalblute des Kaninchens sowie im abgesperrten Blute bis zum 7. Tage nach der Unterbindung deutlich und in großer Zahl nachweisbar, konnten 4 Wochen nach der Unterbindung nicht mehr in letzterem aufgefunden werden. Da sich diese früheren Untersuchungen nur auf einen Zeitraum bis zu 4 Wochen nach der Unterbindung erstreckten und die Frage nach dem Modus des Unterganges der abgesperrten roten Blutkörperchen nicht entschieden hatten, so habe ich im vergangenen Halbjahre neue, über eine Versuchszeit bis zu 5 Monaten sich ausdehnende Untersuchungen mit Hülfe der bewährten älteren und neueren histologischen Untersuchungsmethoden über die genannte Frage angestellt. Die objektiven Resultate dieser Untersuchungen kurz zusammenfassend, hebe ich folgendes hervor:

Die roten und weißen Blutkörperchen erhalten sich in der abgesperrten Blutsäule überraschend lange in ihrer typischen Form und Größe. Noch 3 Monate nach der Unterbindung sind die Mehrzahl der eingeschlossenen roten Blutkörperchen weder an frischen, noch an gehärteten und gefärbten Präparaten von normalen roten Blutkörperchen zu unterscheiden. Neben dieser Mehrzahl unveränderter treten allerdings bereits nach 3—4 Wochen verkleinerte Formen auf, die mit der Dauer des Versuches an Zahl zunehmen und in Mikrocytenformen übergehen, bis schließlich neben den noch wohl erhaltenen Formen und den Mikrocyten ganz kleine Kügelchen von der Größe der sog. Blutplättchen zu sehen sind, die lange hämoglobinhaltig bleiben, aber doch allmählich abblassen, bis sie endlich farblos werden und dann nicht von den als Blutplättchen bezeichneten morphologischen Gebilden mit Sicherheit unterschieden werden können. Die roten Blutkörperchen liegen in diesen späteren Stadien des Prozesses in der durch die obliterierende Gewebsneubildung stark verengten Kanallichtung sehr dicht, wie zusammengepreßt, nur durch spärliche Plasmaflüssigkeit voneinander getrennt, beisammen; mit der Weigertschen Fibrinmethode ist weder in diesen Stadien, noch früher oder später auch nur das feinste blaue Fädchen zwischen den Blutzellen zu entdecken.

Das Gewebe der endovaskulären Neubildung, welche diese, stets mit einem typischen Endothelhäutchen ringsum ausgekleideten Restkanäle umschließt, bleibt zum weitaus größten Teile von Anfang bis zu Ende der Beobachtungszeit frei von hämatogenem Pigmente; nur in der Nähe der Ligaturknoten, wo die roten Blutkörperchen durch ihr Hineinschlüpfen in die Risse der inneren Teile der Gefäßwand außerhalb des Schutzes der Endothelhaut geraten sind, finden sich spärliche braune Pigmentkörnchen (Hämosiderin) in den dort befindlichen Anteil der endovaskulären Gewebsneubildung eingelagert.

Die weißen Blutkörperchen zeigen bereits einige Tage nach der Unterbindung die von Böttcher beschriebene Einlagerung von feinen Fetttröpfchen in ihr Protoplasma; bis zur Bildung eigentlicher Fettkörnchenzellen kommt es aber nicht. Doch unterliegen schließlich auch die weißen Blutkörperchen einem Schrumpfungsprozeß: sie werden kleiner, bekommen unregelmäßig eckige Konturen, ihre Kerne zerbröckeln zu feinkörnigen Detritus. Weiterhin verschwindet eine Anzahl von ihnen vollständig; doch findet man gut erhaltene Exemplare derselben noch nach 3 Monaten und darüber hinaus in dem Inhalt der Restkanäle.

Über die Schicksale der ursprünglich in dem Blut vorhandenen Blutplättchen vermag ich nichts bestimmtes anzugeben. Ich muß bemerken, daß ich bei diesen neueren Untersuchungen, welche auf eine möglichst rasche und schonende Herstellung bezw. Fixierung der Präparate zur möglichsten Vermeidung von Artefakten an den ja so empfindlichen und gebrechlichen Blutzellen abzielten, Blutplättchen, wenn ich von jenen ihnen sehr ähnlichen Untergangsformen der roten Blutkörperchen in den Präparaten von den späteren und letzten Stadien der hier zu beschreibenden Vorgänge absehe, kaum zu Gesicht bekommen habe. Es scheint dies die neuerdings von verschiedenen Autoren geäußerten Zweifel zu unterstützen, ob die Blutplättchen wirklich, wie seit Bizzozeros näherer Beschreibung derselben fast allgemein angenommen worden, präformierte physiologische Formbestandteile des Blutes und nicht vielmehr Produkte eines pathologischen oder artefiziellen Zerfalls der roten oder weißen Blutkörperchen darstellen?

An Schnittpräparaten von Arterien, die 3—5 Monate lang der Unterbindung ausgesetzt gewesen waren, verminderte sich mit der Zeit die Zahl der morphologischen Elemente in den Restkanälen mehr und mehr, und es trat an Stelle der geschwundenen Formgebilde eine farblose, in den Härtungsmitteln sich nur wenig trübende Flüssigkeit. Ich habe mir erlaubt, einige Präparate einzustellen, welche das besprochene Verhalten des Blutes demonstrieren sollen.

Die mitgeteilten Beobachtungsresultate berechtigen, wie ich glaube, zu folgender Vorstellung über die Schicksale des Blutes in doppelt unterbundenen Gefäßstrecken:

Zunächst werden, offenbar unter dem Einfluß des Druckes, welchen die wachsende endovaskuläre Gewebsneubildung auf die abgesperrte Blutsäule ausübt, die wässerigen Bestandteile des Blutes und die im Wasser gelösten krystalloiden Stoffe (Salze) resorbiert. Da das Blut zu etwa 2 Drittteilen aus Flüssigkeit (Plasma) besteht und das Plasma mindestens 90 pCt. Wasser enthält, so wird allein schon durch die Resorption des im Plasma enthaltenen Wassers das abgesperrte Blut eine beträchtliche Einbuße seiner ursprünglichen Masse erfahren. Welche große Rolle der Wasserverlust bei dem Schwinden des Blutes spielt, geht daraus hervor, daß dasselbe in den unterbundenen Gefäßen allmählich eine fast teerartige Beschaffenheit annimmt. Man könnte hiernach daran denken, auch die beobachteten Verkleinerungen der roten und weißen Blutkörperchen auf Schrumpfung durch Wasserverlust zurückzuführen, da ja die genannten Gebilde zu 50—60 pCt. aus Wasser bestehen. Aber abgesehen davon, daß die für bloße Wasserentziehung charakteristischen Formveränderungen (Maulbeerformen, Stechapfelformen) an den der Schrumpfung anheimfallenden roten Blutkörperchen nicht wahrgenommen wurden, so sind doch auch die beobachteten Verkleinerungen viel zu bedeutend, um sich durch einfachen Wasserverlust erklären zu lassen. Es ist vielmehr aus der großen Zähigkeit, mit welcher die roten Blutkörperchen in den abgesperrten Gefäßstrecken ihre normale Form bewahren, zu entnehmen, daß sie ihr Eigenwasser den physikalischen Kräften der Filtration und Diffusion gegenüber energisch festhalten, was auf eine lange Erhaltung ihrer Vitalität schließen läßt. Aber je mehr das sie einbettende Blutplasma durch Resorption verschwindet, umsomehr geraten sie unter den nachteiligen Einfluß der Kompression durch die obliterierende entzündliche Gewebswucherung, die teils seitlich von der Intima aus, teils von den beiden Ligaturstellen her in das Lumen eindringt und es auszufüllen bestrebt ist. Somit auf einen immer kleineren Raum zusammengedrängt, unterliegen sie der Druckwirkung um so leichter, als sie mittlerweile ohnehin an den Grenzen ihrer natürlichen Lebensdauer angelangt sind. So gehen sie an einer Vereinigung von Druckatrophie und seniler Atrophie zu Grunde. Die beschriebenen Untergangsformen der roten Blutkörperchen kommen also in der Hauptsache wohl durch einen langsamen inneren Abbau der geformten Substanz der Körperchen zu stande, die somit ganz allmählich zugleich mit dem Wasser auf dem Wege der Resorption verschwindet. Es ist bemerkenswert, daß dieser Untergang der roten Blutkörperchen in doppelt abgebundenen Gefäßen sich ohne jede nachweisbare Diffusion von Blutfarbstoff und ohne jede Pigmentbildung im Blute oder in den angrenzenden Geweben vollzieht. Eine scheinbare Ausnahme von diesem Verhalten machen nur die dicht an die Ligaturen angrenzenden Bezirke der endovaskulären Gewebsneubildung. An diesen Stellen gerät nämlich das Blut der betreffenden Gefäßstrecke häufig unter Verhältnisse, welche fast einem Extravasate entsprechen. Indem durch den Akt der Ligierung die innere und ein mehr oder minder großer Teil der mittleren Gefäßhaut gesprengt werden, dringt, wie die Präparate zeigen, ein wenn auch nur kleiner Teil des abgesperrten Blutes in die durch die Ruptur entstandenen Gewebslücken hinein und entfernt sich demnach aus dem Gefäßkanale. Durch die bald darauf erfolgende Regeneration des zerrissenen Endothelhäutchens werden die Lücken überbrückt und damit das in ihnen enthaltene Blutquantum dauernd von der Verbindung mit der innerhalb des endothelbekleideten Gefäßkanals befindlichen Blutsäule abgeschnitten. Diese in der genannten Weise ausgeschalteten Blutquota gehen nun die bekannten Umwandlungen in hämatogenes eisenhaltiges Pigment ein und demgemäß findet sich solches bereits 2—3 Wochen nach der Unterbindung in den dicht an den Ligaturstellen befindlichen Teilen der endovaskulären Gewebsneubildung. Aber darüber hinaus, in dem eigentlichen Stamm dieser Gewebsneubildung, welcher die Hauptmasse des zur Resorption gelangenden Blutes umschließt, ist nie Pigment auch nur in Spuren nachzuweisen. Es muß demnach angenommen werden, daß die unter dem Schutz einer normalen Gefäßendotheldecke sich vollziehende Resorption des stagnierenden Blutes ohne jede Pigmentumwandlung des Farbstoffes der zu Grunde gehenden Blutkörperchen abläuft.

Der Kanal der doppelt unterbundenen Gefäßstrecke wächst, wie es scheint, niemals vollständig zu; in dem persistierenden Kanalrest bildet sich nach völligem Schwund des Blutes eine Art Hydrops e vacuo, analog etwa der Bildung der sog. apoplektischen Cysten des Gehirns.

Die Untersuchungen haben also ergeben, daß sich die Schicksale des Blutes in doppelt unterbundenen lebenden Gefäßstrecken in wesentlichen Punkten von den Schicksalen des extravasierten und zur Resorption gelangenden Blutes unterscheiden: während das in die Gewebe oder in seröse Höhlen extravasierte Blut in der Regel alsbald gerinnt, seine roten Körperchen unter den Erscheinungen der Plasmolyse, Plasmoschise und Plasmorhexis eine rasche Entfärbung und einen jähen Zerfall erleiden und mit Hinterlassung von körnigem resp. körnigem und krystallinischem Pigment vom Schauplatz verschwinden, gerinnt das innerhalb der lebenden Gefäßwand durch aseptische Ligierung zum Stillstand gebrachte Blut niemals, seine roten und weißen Körperchen bewahren außerordentlich lange ihre normalen Formen und gehen erst spät und sehr allmählich unter den Erscheinungen einer einfachen Atrophie und — so weit sie von der Endotheldecke umschlossen bleiben — ohne jede Hinterlassung von hämatogenem Pigment zu Grunde.

Die Schlußfolgerungen aus diesen Beobachtungen für die Lehre von der normalen und pathologischen Blutgerinnung zu ziehen, würde mich heute zu weit führen. Nur ganz kurz möchte ich bemerken, daß die vorliegenden Beobachtungen mit der modernen Anschauung, daß die Gerinnung des Blutes und die Thrombose eingeleitet und bedingt werde durch einen raschen Zerfall der körperlichen Elemente des Blutes, insoweit gut übereinstimmen, als das Ausbleiben der Gerinnung im vorliegenden Falle zusammentrifft mit einer lang anhaltenden Konservierung der roten und weißen Blutkörperchen und daß ein Zerfall derselben, wenn von einem solchen hier überhaupt gesprochen werden kann, erst eintritt, nachdem von gerinnungsfähiger Flüssigkeit kaum noch etwas in den Gefäßkanälen vorhanden ist. Andererseits muß ich bekennen, daß ich die als Plasmolyse, Plasmoschise und Plasmorhexis bezeichneten destruktiven Veränderungen, speziell der roten Blutkörperchen, welche neuerdings von Ziegler, Wlassow, Arnold u. a. Autoren so treffend beschrieben und in nahe Beziehung zur Blutgerinnung und Thrombose gebracht worden sind, deshalb nicht wohl als das maßgebende Moment für den Eintritt der Gerinnung ansehen kann, weil sehr ähnliche Desorganisationsvorgänge an den roten Blutkörperchen auch vorkommen können, ohne zur Blutgerinnung zu führen, z. B. nach intravenöser Injektion von heterogenem Serum, bezw. hämolytischem Immunserum. Das Hauptgewicht möchte ich daher immer noch auf den gerinnunghemmenden Einfluß der lebenden Gefäßwand legen, sei es, daß sie die Bildung von Fibrinferment überhaupt verhindert oder sich bildendes rasch zerstört, welche Leistungsfähigkeit ja selbstverständlich übergroßen Anforderungen gegenüber, wie sie z. B. in den bekannten Experimenten von Naunyn und Franken mit intravenöser Injektion von lackfarbenem Blut oder von Armin Köhler und Edelberg mit intravenöser Injection konzentrierter Lösungen von reinem Fibrinferment gegeben sind, versagen muß.

Diskussion.

Herr Löwit-Innsbruck fragt, ob auch Untersuchungen über das Verhalten des Blutplasma in dem unterbundenen Gefäßstücke (Wassergehalt, spez. Gewicht) angestellt worden sind. Es scheint, daß v. Baumgarten unter besonders günstigen Versuchsbedingungen experimentiert hat, bei denen es überhaupt nicht zur Fermententwicklung kam, weshalb eben jegliche Gerinnung ausblieb. Da nun offenbar unter den gewählten Versuchsbedingungen die Gefäßwand in lebendem normalen Zustande erhalten blieb, so wäre es von Interesse, über die Schicksale des Blutplasma unter den angeführten Bedingungen näheres zu erfahren.

Herr Chiari-Prag: Ich frage Herrn Baumgarten, wie er sich zu der Tatsache stellt, daß de regula beim Menschen in Operationswunden, die vollkommen aseptisch bleiben, die ligierten Arterien bis zur Abgangsstelle des nächsten größeren Astes Thrombose zeigen.

Herr v. Recklinghausen: Wenn sich unter den experimentell hergestellten Bedingungen beim Tiere das stagnierte Blut flüssig erhielt, sofern es mit intakter lebender Gefäßwand in Berührung stand, so darf ich doch daran festhalten, daß bei der spontanen Thrombose des Menschen, die wir Stagnationsthrombose nennen, die Bedingungen anders sind, insofern das gestaute Blut nicht bloß mit der Gefäßwand, sondern auch mit älteren Thromben in Berührung steht und von hierher Gerinnungsferment in jenes gesendet wird. Die Stagnationsthrombose darf daher nicht über Bord geworfen werden; das negative Ergebnis des Experiments gibt kein Recht, sie zu verwerfen.

Herr v. Baumgarten: Mit Bezug auf die Bemerkungen des Herrn Kollegen Löwit hebe ich hervor, daß ich auch das Verhalten des Blutplasma's genau berücksichtigt und in meinem Manuskript Angaben darüber gemacht habe. Das Plasma wird zunächst stark eingedickt, mikroskopisch sind seine Reste kaum mit Sicherheit nachzuweisen. Was dann die Ansicht der Herren Kollegen Chiari und v. Recklinghausen betrifft, daß entgegen den experimentellen Resultaten beim Menschen häufig Unterbindungsthromben gefunden würden, so darf ich mich dem gegenüber auf das Urteil maßgebender Chirurgen berufen, demzufolge nach aseptischer Unterbindung ein Thrombus meist ausbleibt. Allerdings muß man die Unterbindung in der Kontinuität von der Unterbindung nach Durchschneidung auseinanderhalten. Letzterenfalles kann es natürlich leichter zu einem Thrombus kommen, weil Blut an der Durchschneidungsstelle austritt und sich mithin daselbst ein Plättchen- oder Leukocytenpfropf etablieren kann. Trotzdem bleibt auch in nach der Durchschneidung unterbundenen Gefäßen bei schonender aseptischer Unterbindung ein Thrombus sehr häufig aus. Übrigens handelt es sich bei meinen Experimenten doch wesentlich um die theoretische Frage: Muß das Blut regelmäßig in doppelt unterbundenen astlosen Gefäßstrecken gerinnen und ist also die Thrombose eine notwendige Folge der Stagnation? Diese Frage ist nach meinen Experimenten strikte zu verneinen.

VI.

Herr v. Baumgarten-Tübingen:

Weitere Untersuchungen über Hämolyse im heterogenen Serum.

(Mit Demonstration von mikroskopischen Präparaten.)

In zwei früheren Mitteilungen[1]) habe ich, gestützt auf eine größere, z. T. mit Herrn Dr. Dömeny aus Wien angestellte Untersuchung, im Anschluß an ältere Beobachtungen von Landois darauf hingewiesen, daß die Hämolyse im heterogenen Serum unter denselben morphologischen Erscheinungen sich vollzieht, wie die Hämolyse in anisotonischen Salzlösungen, und hervorgehoben, daß hier wie dort die Hämolyse in nichts anderem besteht, als in einem Austritt des Hämoglobins aus den Blutkörperchen unter Zurücklassung der Stromata, der von Ponfick treffend sogenannten „Blutkörperchenschatten". Allerdings geht der Hämolyse im heterogenen Serum in der Regel voraus eine sog. Agglutination der roten Blutkörperchen, was in reinen Kochsalzlösungen niemals der Fall ist, aber der Modus der Lösung ist an den agglutinierten Körperchen im Serum kein anderer, als an den nicht agglutinierten roten Blutkörperchen in der anisotonischen Salzlösung. In beiden Fällen wird, wie ich rekapitulierend erwähne, die Lösung eingeleitet durch bestimmte Form- und Volumensveränderungen der roten Blutkörperchen, welche teils in Schrumpfungen, teils in Quellungen derselben bestehen. Das Verhältnis dieser beiden entgegengesetzten Erscheinungen ist in den einzelnen Fällen von Hämolyse im heterogenen Serum ein sehr verschiedenes; es gibt Fälle, in welchen die Mehrzahl der roten Blutkörperchen, ganz nach dem Modus der Vorgänge in hypoisotonischen Salzlösungen, sofort im Serum aufquellen und im unmittelbaren Anschluß hieran den Farbstoff abgeben; in anderen Fällen findet aber anfangs eine mehr oder minder ausgesprochene Schrumpfung, wie in hyper-

[1]) a) Die Hämolyse (Ehrlich), vom Gesichtspunkt osmotischer Störungen betrachtet (Jaffé-Festschrift 1901, Braunschweig, Vieweg & Sohn); b) Mikroskopische Untersuchungen über Hämolyse im heterogenen Serum (Verhandlungen der Deutschen Pathologischen Gesellschaft, IV. Tagung, 1901, Berlin, Reimer).

isotonischen Salzlösungen, statt, welche Schrumpfung aber wohl niemals direkt zur Lösung führt, sondern in meist sehr deutlich verfolgbarer Weise einer sekundären Quellung Platz macht, die dann ihrerseits wiederum der sichere Vorbote der Lösung, d. h. der Entfärbung des betreffenden Körperchens ist. — Wenn man nun das hämolytische Serum $^1/_2$ Stunde auf 55° C. erhitzt, so verschwindet aus ihm die Fähigkeit, die beschriebenen Formveränderungen an den eingebrachten heterogenen Erythrocyten auszulösen. Allerdings verlieren ja auch in dem erhitzt gewesenen Serum die roten Blutkörperchen ihre typische bikonkave Scheibenform, sie werden kugelig und erfahren dadurch eine scheinbare Verkleinerung; aber diese Formveränderung hat sicher nichts mit einer Volumensveränderung zu tun; sie entspricht vielmehr durchaus jener von Hamburger als gesetzmäßig festgestellten Formveränderung, welche die roten Blutkörperchen jedesmal erleiden, wenn sie aus dem eigenen lebenden Blutplasma in irgend eine andere isotonische, chemisch indifferente Flüssigkeit übertragen werden; sie findet sich demnach auch in der mit isotonischer Kochsalzlösung hergestellten Ehrlichschen Kochsalz-Blutkörperchen-Mischung; von diesem, somit hier nicht in Betracht kommenden Kugeligwerden abgesehen, verhalten sich aber die heterogenen roten Blutkörperchen in dem erhitzt gewesenen Serum normal, d. h. sie zeigen weder jene Quellungs-, noch jene Schrumpfungsformen, welche in dem unerhitzten Serum in so deutlicher Weise sichtbar wurden.

Die auf meine Anregung von Herrn Priv.-Doz. Dr. Dietrich mit großer Sorgfalt nach der bekannten Hamburgerschen Methode angestellten volumetrischen Bestimmungen der ins heterogene hämolytische Serum verbrachten roten Blutkörperchen stimmen, so weit dies bei diesen schwierigen und namentlich durch das Nebeneinanderauftreten von Schrumpfungs- und Quellungszuständen der Körperchen, sowie durch die selbst bei Zimmertemperatur allmählich eintretende Hämolyse störend komplizierten Versuchen überhaupt möglich sein dürfte, mit den Resultaten meiner mikroskopischen Beobachtungen gut überein. Herr Dr. Dietrich kommt betreffs seiner volumetrischen Bestimmungen in einer demnächst ausführlicher zu veröffentlichenden Abhandlung zu dem Schlußergebnis, daß „die roten Blutkörperchen auch bei Zimmertemperatur (noch bevor es zur Hämolyse gekommen ist) im heterogenen, verdünnten oder unverdünnten Serum eine rasche Volumensveränderung erleiden, die in einigen Fällen in anfänglicher Quellung, in anderen in sofortiger Volumensverminderung besteht“, während er im erhitzten (inaktivierten) Serum zwar eine anfängliche ganz geringe Volumensverminderung, aber keine Quellung, auch nicht nach längerer Dauer des Versuchs, konstatierte.

Es war nun gewiß das Nächstliegende, daran zu denken, daß die beschriebenen Form- und Volumensveränderungen, welche die roten Blutkörperchen im heterogenen Serum erleiden, als der Ausdruck einer Anisotonie der heterogenen Blutflüssigkeit anzusprechen seien, da diese Veränderungen, wie gesagt, morphologisch ganz und gar mit denjenigen in gewissen anisotonischen Salzlösungen übereinstimmen. Und da sich in dem auf 55° erhitzten Serum die heterogenen Blutkörperchen morphologisch wie in einer isotonischen Salzlösung verhielten, so durfte man unter obiger Voraussetzung annehmen, daß durch die Erhitzung auf 55° die Anisotonie der Flüssigkeit aufgehoben und in Isotonie umgewandelt worden sei, was entweder durch eine Umlagerung (Bindung) freier Salzmoleküle oder umgekehrt durch ein Freiwerden zuvor gebundener Moleküle, vielleicht auch durch eine Zerstörung und Verflüchtigung thermolabiler Substanzen, welche an der Konstituierung des in dem unerhitzten Serum vorhandenen osmotischen Druckes beteiligt waren, zu erklären gewesen wäre. Indessen haben die physikalischen Untersuchungen der Sera auf Gefrierpunktserniedrigung, elektrische Leitfähigkeit und Reibungswiderstand, welche auf meine Anregung sowohl in meinem Laboratorium in größerem Umfange von Herrn Priv.-Doz. Dr. Dietrich an Seris von Kaninchen und Meerschweinchen, als auch durch gütige Vermittlung des Herrn Kollegen Professor Dr. Kretz von den Herren Dozenten Dr. R. v. Zeyneck und Dr. E. P. Pick in Wien am Serum von Pferden angestellt wurden, unabhängig voneinander zu Resultaten geführt, welche dieser anfänglich von mir gehegten Annahme nicht zur Stütze dienen. Es fanden sich zwar, im Einklang mit diesbezüglichen Ermittlungen früherer Untersucher, zwischen den Seris verschiedener Tierspezies, z. B. Kaninchen und Meerschweinchen, welche bekanntlich auch ohne entsprechende Vorbehandlung wechselseitig hämolytisch auf die roten Blutkörperchen der anderen Tierart einwirken, bemerkenswerte Differenzen der Gefrierpunktserniedrigung u. s. w., nicht aber solche zwischen dem erhitzten und unerhitzten Serum desselben Tieres; Differenzen wurden zwar auch hier beobachtet, aber nur so minimale, innerhalb der Versuchsfehlergrenzen liegende und noch dazu in den einzelnen Versuchen so wenig übereinstimmend, daß daraus einen Rückschluß auf eine Konstitutionsänderung des Serums durch die Erhitzung auf 55° zu ziehen nicht gestattet ist. Hiernach muß die eigentliche und wesentliche Ursache der in Rede stehenden Form- und Volumensveränderungen der roten Blutkörperchen in etwas anderem gesucht werden als in der Anisotonie des heterogenen Serums. Da an dem Charakter dieser Veränderungen als osmotischer Störungen nach den mitgeteilten Resultaten der mikroskopischen Beobachtung nicht zu zweifeln ist, so werden wir dahin geführt, diese Störungen einer Einwirkung der spezifischen Antikörper auf die Membran oder das Diskoplasma der roten Blutzellen zuzuschreiben. Wir wissen, daß die spezifischen Antikörper des hämolytischen Serums mit den betreffenden roten Blutzellen, und zwar mit deren Stromata (Diskoplasma), eine feste chemische Verbindung eingehen. Nach Analogie mit vergleichbaren anderweitigen, von Hamburger, Nolf u. a. über den Einfluß chemischer Stoffe auf das osmotische Verhalten der roten Blutkörperchen gemachten Beobachtungen dürfen wir uns nun vorstellen, daß die spezifischen Stoffe durch diese ihre Verankerung in den roten Blutzellen die Resistenz des Blutkörperchenstromas herabsetzen, dessen Permeabilität ändern, so daß die roten Blutkörperchen das in ihnen enthaltene Wasser leichter austreten, Salze leichter eintreten lassen, als unter normalen Verhältnissen. So können wir es verstehen, daß die ins heterogene Serum verbrachten roten Körperchen teils Schrumpfungen durch Wasserverlust, teils Quellungen erfahren, welcher letztere Zustand schließlich zum Platzen der Körperchen und damit zum Austritt des Hämoglobins führt. Möglicherweise wirken die spezifischen Antikörper nach ihrer Verbindung mit den entsprechenden Rezeptoren der roten Blutkörperchen auch direkt wasseranziehend, so daß sie unmittelbar Schrumpfungen und Quellungen der von ihnen in Beschlag genommenen roten Blutzellen hervorrufen. Daß die hierdurch bedingte Trennung des Hämoglobins vom Stroma durch die den eingebrachten heterogenen roten Blutkörperchen gegenüber stets vorhandene Anisotonie des Serums begünstigt wird, dürfte namentlich nach den Resultaten der von Dömény und mir gemachten Versuchen mit Ricin- und

Abrinlösungen, welche in ihren Wirkungen auf rote Blutkörperchen eine so große Ähnlichkeit mit der Wirkung hämolytischer Sera haben, kaum zweifelhaft sein: in genau isotonischer Lösung bewirken diese Stoffe nur Agglutination, in anisotonischer (an und für sich nicht hämolytisch wirkender) Lösung dagegen exquisite Hämolyse.

Das entscheidende ursächliche Moment der Hämolyse im heterogenen Serum liegt aber in der Einwirkung der spezifischen Stoffe auf die roten Blutzellen. Es entspricht dies ja nun auch der allgemeinen Annahme, die ihren elegantesten wissenschaftlichen Ausdruck in der von Paul Ehrlich experimentell begründeten und mit bewunderungswürdigem Fleiß und Scharfsinn ausgearbeiteten, auf seiner „Seitenketten-Theorie" fußenden „Ambozeptoren"-Theorie gefunden hat. Die Resultate der von mir und meinen Mitarbeitern angestellten Untersuchungen, welche die von Buchner, Bordet, Ehrlich und ihren Mitarbeitern und Nachfolgern befolgte Methodik der Versuche im Reagensglas mit einer systematischen mikroskopischen Kontrolle der Vorgänge vereinigt und die Frage auch nach der physikalischen Seite hin eingehend geprüft haben, widersprechen Ehrlichs Theorie nicht, begegnen ihr vielmehr in der Anerkennung der Existenz und Wirksamkeit spezifisch-hämatolytischer Antikörper. Nur besteht zunächst und vornehmlich in Betreff des Modus der Wirkung dieser Körper zwischen meiner Anschauung und der Theorie Ehrlichs eine Differenz: während Ehrlich und mit ihm die Mehrzahl aller Autoren die Lösung der roten Blutkörperchen im hämolytischen Serum als einen fermentativen, der Verdauung zu analogisierenden Prozeß ansehen, vermag ich in dieser „Lösung" nichts anderes zu erblicken als eine einfache Trennung des in der Zelle bereits im gelösten Zustand enthaltenen Hämoglobins vom festen Zellgehäuse und eine Diffusion des Farbstoffes in die umgebende Flüssigkeit, Vorgänge also, wie wir sie in jeder etwas stärker hypotonischen Kochsalzlösung als Resultat osmotischer Störung auftreten sehen. Von irgend welcher fermentativen Veränderung oder Umwandlung des Hämoglobins ist nichts zu bemerken; die Stromata bleiben erhalten, von einer „Verdauung" ist also nichts wahrzunehmen. Gruber, welcher, wie ich zu meiner Freude ersehen, wie auch Nolf, mit mir die Hämolyse im heterogenen Serum als einen osmotischen Prozeß betrachtet, hat die Abwesenheit von Verdauungsprodukten im hämolytischen Serumgemisch noch durch besondere chemische Untersuchungen dargetan. Berührt diese Differenz auch den Kern der Ehrlichschen Theorie nicht, so ist sie doch insofern nicht ohne allgemeinere Bedeutung, als sie eine Verschiedenheit des Standpunktes in der Auffassung über das Wesen der Immunität zum Ausdruck bringt. Ich habe immer das Unerwiesene der Vorstellung betont, den Untergang eingedrungener pathogener Mikroorganismen im natürlich immunen oder künstlich immunisierten Tier- oder Menschenkörper als das Resultat eines Verdauungsprozesses aufzufassen. Das Studium der Hämolyse im hämolytischen Serum, welche allgemein als das klarste und übersichtlichste Beispiel einer Immunitätsreaktion des Organismus angesehen wird, hat ergeben, daß dabei von einer Verdauung der eingeführten Fremdzellen nichts nachzuweisen ist.

Ein anderer, mehr spezialistischer Differenzpunkt zwischen meiner Auffassung und derjenigen Ehrlichs betrifft die Bedeutung der Agglutinine für den hämolytischen Vorgang. Während Ehrlich und mit ihm wohl die meisten neueren Autoren der Agglutination jede Bedeutung für die Hämolyse absprechen, sind Dömény und ich auf Grund unserer experimentellen Untersuchungen zu der Überzeuguug gelangt, daß die Agglutinine mit den Ambozeptoren Ehrlichs (substance sensibilitrice [Bordet], fixateur [Metschnikoff], Präparator [Gruber]) zusammenfallen. Ich muß wegen der Begründung dieser Ansicht auf meine früheren Ausführungen verweisen und will nur hinzufügen, daß mir auch bei meinen inzwischen fortgesetzten und auf noch andere Tierarten, als die bisher benutzten, ausgedehnten Untersuchungen kein Fall von hämolytisch wirkendem Serum bekannt geworden ist, in welchem ich nicht eine agglutinierende Wirkung für die betreffenden roten Blutkörperchen hätte nachweisen können, und ebensowenig ein Fall von agglutinierendem Serum, welches nicht die betreffenden roten Blutkörperchen direkt, oder nach Zusatz geeigneten neutralen (d. h. an sich für die betreffenden roten Körperchen nicht hämolytischen) Serums gelöst hätte. Mit der Identifizierung der spezifischen Antikörper mit den Agglutininen spreche ich übrigens kein Novum aus, sondern suche damit nur eine Ansicht zu rehabiltieren, welche für die der Hämolyse entsprechende Bakteriolyse zuerst von Gruber näher begründet wurde und danach viel Anklang gefunden hat, später aber, meines Erachtens ohne zwingende Gründe, wieder aufgegeben worden ist. Doch halten immerhin auch andere Forscher (Emmerich, Loew) an der Annahme eines nahen Zusammenhanges zwischen Agglutination und Lysinwirkung fest. Zur Widerlegung dieser Ansicht ist u. a. besonders darauf Gewicht gelegt worden, daß es Sera gibt, welche Blutkörperchen resp. Bakterien lösen, ohne sie zuvor agglutiniert zu haben. Daß dies vorkommt, leugne ich nicht, habe aber gezeigt, daß diese Tatsache an und für sich noch nicht die Abwesenheit von Agglutininen in den betreffenden Seris beweist, weil bei sehr großer Schnelligkeit und Intensität der Lösung die immer eine gewisse Zeit zu ihrer Ausbildung erfordernde Agglutination leicht übersehen oder überhaupt nicht wahrgenommen werden kann. Man muß in jedem derartigen Falle erst das mehr oder minder stark verdünnte oder das inaktivierte Serum prüfen, ehe man von einem Fehlen der Agglutination sprechen kann. Bis jetzt ist mir, wie gesagt, kein hämolytisches Serum vorgekommen, in welchem ich nicht, sei es direkt, sei es nach geeigneter Verdünnung oder nach der Inaktivierung, eine Agglutination der betreffenden roten Blutkörperchen hätte feststellen können. Auf den Einwand, daß es Sera gäbe, welche zwar hämoagglutinierend, aber nicht hämolysierend wirken, komme ich später zu sprechen. Man hat ferner die Identität von Agglutininen und hämolytischen Antikörpern beanstandet, weil die Beobachtung gemacht worden ist, daß in längere Zeit aufbewahrten „baktericiden" Immunseris die anfangs darin vorhandene agglutinierende Wirksamkeit verschwunden war, während die lösende Kraft sich erhalten zeigte. Auch diese Tatsache kann ich nicht als sicheren Beweis gegen die Identität von Agglutininen und Immunkörpern anerkennen. Die hämolytischen und bakteriolytischen Anti- oder Immunkörper sind, so unbekannt ihre Konstitution uns ist, jedenfalls komplizierte chemische Körper von beschränkter Beständigkeit mit ungleicher Labilität der sie zusammensetzenden Gruppen. Nach den neueren Untersuchungen bestehen die Agglutinine aus einer beständigeren haptophoren Gruppe („Agglutinoid") und einer (gegen Erwärmen, chemische Einflüsse etc.) labileren agglutinophoren Gruppe; es könnte danach sehr wohl beim längeren Stehen des Serums die die Agglutination bewirkende hinfälligere Gruppe verloren gegangen, die dauerhaftere haptophore Gruppe dagegen, welche nach meiner Auffassung wie die agglutinierende so auch die lösende Wirkung vermittelt, d. h. auf die Zellen, in denen sie verankert ist, überträgt, erhalten geblieben sein. Vor allem aber ist gegen die Identifizierung eingewendet worden, daß ja im durch Erhitzung inaktivierten Serum die Agglutinationswirkung persistiert, trotzdem aber jede Spur von Lösungskraft in ihm erloschen ist. Dieser Einwand ist eigentlich kein Einwand, denn er wendet sich gegen etwas, was zunächst nicht angenommen worden ist. Ich habe in meinen früheren Mitteilungen die Agglutinine nicht mit dem ganzen Ehrlichschen Hämolysin, sondern nur mit dessen hitzebeständigeren Komplex identifiziert. Zur Erklärung der Hämolyse nahm ich außer den Agglutininen als zweiten wesentlichen Faktor an Stelle des Ehrlichschen „Komplementes" die Anisotonie des Serums in Anspruch. Nachdem die vorhin besprochenen Resultate der physikalischen Untersuchungen keine genügenden Anhaltspunkte für eine so maßgebende Rolle der Anisotonie des heterogenen Serums ergeben, zögere ich nicht, eine chemische Kompletierung des spezifischen Antikörpers im Sinne Ehrlichs anzuerkennen. Hierdurch wird natürlich meine Annahme, daß die Agglutinine resp. Agglutinoide mit dem hitzebeständigeren Teil der Ehrlichschen Hämolysine zusammenfallen, gar nicht berührt.

Ich glaube also bis auf weiteres an die Identifizierung von Agglutininen und spezifischen Antikörpern, Ehrlichs „Ambozeptoren", festhalten zu dürfen. Ja, ich wage jetzt sogar die Frage zur Diskussion zu stellen, ob nicht etwa die Agglutinine identisch mit den ganzen Hämolysinen resp. Bakteriolysinen seien? Hiergegen scheint freilich auf den ersten Blick die Erhaltung der Agglutinierungsfähigkeit des inaktivierten Serums ohne weiteres zu sprechen. Aber bei näherer Betrachtung liegt doch die Sache nicht so einfach. Die genauere mikroskopische Untersuchung lehrt nämlich, daß die Agglutinationswirkung des Serums nach der Erhitzung auf 55° nicht dieselbe geblieben, wie vorher, sondern bedeutend verändert worden ist. Wie ich bereits in meiner zweiten einschlägigen Mitteilung angegeben, tritt zwar in dem inaktivierten Serum noch eine Gruppen- und Haufenbildung der eingebrachten heterogenen roten Körperchen auf, aber das besonders charakteristische Merkmal der Agglutination, wovon sie ja auch ihren Namen hat, das Verkleben und Zusammensintern der in den Haufen liegenden Körperchen, bleibt aus. Es ist zwar eine „Agglomeration", wie ich diesen Zustand bezeichnen möchte, aber keine eigentliche Agglutination vorhanden. Reaktiviert man nun das inaktive Serum durch Zusatz geeigneten normalen Serums, so tritt die volle typische Agglutininwirkung an den betreffenden, in das Serum eingeführten roten Körperchen als der Lösung derselben vorangehende Erscheinung wieder auf. — Es scheint ferner gegen diese weitergehende Hypothese zu sprechen, daß nach Angabe einiger Autoren durch Vorbehandlung gewisser Tierspezies mit bestimmten Blutkörperchenarten Sera zu gewinnen sind, welche zwar hämagglutinierend, aber nicht hämolytisch wirken. Aber auch diese Beobachtungen, welche ich bisher zu kontrollieren nicht in der Lage war, wären nicht ohne weiteres als Gegenbeweis gegen die totale Identität von Hämolysin und Hämagglutinin anzuerkennen, da die genannten Beobachtungen nicht in Bezug auf die Differenz zwischen Agglomeration und Agglutination geprüft sind. (Daß sie die partielle Identität d. h. die Identität von Agglutininen und Immunkörpern (Ambozeptoren) nicht widerlegen würden, bedarf kaum der Erörterung: es könnten ja in den betreffenden Seris wohl die agglutinierenden Ambozeptoren vorhanden sein, nicht aber die geeigneten, zur Lösung notwendigen Komplemente.)

Hiernach steht, meines Erachtens, zur Zeit kein entscheidender Grund im Wege, die sog. Agglutinine mit den ganzen Hämolysinen und Bakteriolysinen zu identifizieren. Diese Stoffe beständen also je aus einem thermostabileren Komplexe, dem Ambozeptor Ehrlichs, welcher durch seine Verankerung in den passenden roten Blutzellen resp. Bakterien — abgesehen von etwaigen sonstigen uns unbekannten Wirkungen — eine Agglomeration (nicht Agglutination) der betreffenden roten Körperchen resp. Bakterien herbeizuführen imstande wäre, und einem thermolabileren Komplexe, dem Ehrlichschen Komplement, durch dessen Verbindung mit dem Ambozeptor dieser erst die volle Agglutinierungsfähigkeit und die lösende Kraft gewönne. Aus den vorhin angegebenen Gründen und in Anbetracht des Umstandes, daß zur Agglutination außer dem Agglutinin auch noch eine geeignete agglutinable Substanz in den zu agglutinierenden Zellen gehört, brauchten Agglutination und Lysis, obwohl Wirkungen eines, wenn auch zusammengesetzten Körpers, nicht notwendig in jedem Falle von Hämo- oder Bakteriolyse zusammenzutreffen.

In der Literatur findet sich vielfach die Angabe, daß agglutinierte Zellen, Blutkörperchen oder Bakterien, keinerlei Schädigung ihrer Lebenstätigkeit und keinerlei Störung ihrer Struktur erkennen ließen. Dies würde der Hypothese von der Identität der Agglutinine mit den Lysinen (Ambozeptoren + Komplement) einigermaßen widersprechen, während es natürlich gegen die bloße Identifizierung der Agglutinine mit den Ambozeptoren in keiner Weise verstoßen würde. Aber ich glaube, daß es sich bei diesen Angaben um Verwechslung von Agglomeration und richtiger Agglutination handelt, welche beide Erscheinungen man bisher ja nicht auseinander gehalten hat. Zellen, welche wirklich agglutiniert d. h. unter Verzerrung und Verschmelzung ihrer Membranen resp. Protoplasmen fest miteinander verklumpt sind, sind nach meinen Beobachtungen immer mehr oder weniger stark geschädigt, wenn es sich auch dabei, nach meiner Auffassung, wesentlich nur um osmotische Störungen handelt. Aber auch osmotische Störungen können Form und Leben der Zellen beeinträchtigen und zerstören.

Wie sich auch die Zukunft zu den hier aufgestellten Hypothesen der Identität der Agglutinine mit den Immunkörpern (Ambozeptoren), ja vielleicht sogar mit den Lysinen (Ambozeptoren + Komplementen) stellen mag, Hypothesen, die ich im Interesse einer möglichsten Vereinfachung des verwickelten Problems einer vorurteilslosen weiteren Prüfung dringend empfehle, der Kern meiner Auffassung wird durch die Entscheidung dieser Nebenfrage nicht berührt. Worauf es mir ankommt, ist die Begründung der Ansicht, daß die Hämolyse im heterogenen, resp. Immun-Serum als ein osmotischer Prozeß, als ein durch Störung des osmotischen Gleichgewichts zwischen Innendruck der Zelle und Außendruck der umgebenden Flüssigkeit bedingter Austritt des Hämoglobins aus dem Zellgehäuse, nicht als das Resultat einer chemischen Auflösung der roten Blutkörperchen durch ein fermentartig wirkendes Agens zu betrachten ist.

Zum Schluß möchte ich noch ein paar Worte sagen über die eingestellten mikroskopischen Präparate. Wenn auch ein voller Einblick in die von mir geschilderten Formveränderungen, welche die roten Blutkörperchen im heterogenen Serum erleiden, selbstverständlich nur durch fortgesetzte mikroskopische Beobachtung der frischen Präparate zu gewinnen ist, so dürften doch die vorgelegten Präparate, in welchen versucht worden ist, einzelne Stadien des Prozesses zu fixieren, den Herren Kollegen, welche sich nicht näher mit diesen Untersuchungen beschäftigt haben, eine gewisse Anschauung über die in Rede stehenden Veränderungen der roten Blutkörperchen geben. Die Präparate sind so hergestellt, daß der Hängetropfen des hämolytischen Gemisches mit Hollundermarkplättchen ausgebreitet der Einwirkung von Osmiumdämpfen ausgesetzt und hiernach in einer Mischung von 1 % Agar in physiologischer Kochsalzlösung eingeschlossen wird. Auf diese Weise gelingt es, das natürliche Bild der Erscheinungen ziemlich getreu zu fixieren; nur die Agglutination und mehr noch ihr Vorstadium, die Agglomeration, wird begreiflicherweise durch die Ausbreitung des Tropfens mittels des Hollundermarkplättchens mehr oder weniger beeinträchtigt. Die hier zur Anwendung gebrachte Methode erwies sich aber von allen sonst noch von mir und Herrn Kollegen Dietrich versuchten noch als die beste.

Diskussion.

Herr Kraus: Die Anschauungen des Herrn Vorredners über den Zusammenhang der Agglutination und Hämolyse stehen ganz im Gegensatz zu den gangbaren Anschauungen. Die Bakterio-Lysine (Antikörper) und Bakterien-Agglutinine, die Bakterio-Hämolyse und Bakterio-Hämagglutinine sind Körper sui generis. Auch die Hämolyse und Agglutination der Blutkörperchen durch normale und Immunsera sind Prozesse ohne jeden kausalen Zusammenhang, bedingt durch bestimmte Körper. Der Anschauung des Herrn Vorredners widerspricht zunächst die direkte Beobachtung, wonach Hämolyse ohne Agglutination und andererseits Agglutination ohne Hämolyse beobachtet wird. Die Körper lassen sich weiter durch Erhitzung auf 58° trennen, wobei die Hämolysine inaktiviert werden, die Agglutinine aktiv bleiben. Durch Immunisierung mit bestimmten Blutkörperchen bei bestimmten Tieren gewinnt man Hämolysine, andererseits nur Agglutinine. Manche normale Sera agglutinieren bloß, ohne Hämolyse hervorzurufen. Durch die Verdünnung hochwertiger Immunsera läßt sich diese Frage ebenfalls im Sinne der Verschiedenheit dieser Körper entscheiden.

Herr Aschoff: Wenngleich vorläufig die Unterschiede zwischen Hämagglutininen und Hämolysinen zu betonen sind, so glaube ich doch, daß in Zukunft sehr wohl eine zusammenhängende aufsteigende Skala von Immunkörpern erhalten werden kann. Sodann möchte ich den Herrn Vortragenden fragen, ob seine Auffassung, daß bei schneller Hämolyse die Agglutination nur unterdrückt wäre, dadurch gestützt wird, daß in inaktivierten stark wirkenden hämolytischen Sera eine deutliche Agglutinationskraft hervortritt. Eine einfache

Auflösung der roten Blutkörperchen durch grobe osmotische Unterschiede scheint mir nicht genügend, um die Entstehung von Immunkörpern zu erklären.

Herr Löwit-Innsbruck: Ich muß mich ebenfalls dagegen aussprechen, daß Lysine und Agglutinine als identisch angesprochen werden können. Aus dem Umstande, daß beide nebeneinander hergehen, darf noch nicht geschlossen werden, daß beides identische Körper sind. Nach eigenen diesbezüglichen Untersuchungen halte ich die beiden Prozesse für grundverschieden, die Agglutination, im Anschlusse an die Paltaufsche Annahme, für einen mit Gerinnung und Niederschlagsbildung einhergehenden Vorgang, die Hämolyse für einen im wesentlichen durch osmotische Verhältnisse bedingten Prozeß, der vielleicht durch den Gerinnungsvorgang (Agglutination) beeinflußt, aber nicht bedingt wird. Im Gegensatze zum Vortragenden möchte ich ferner darauf hinweisen, daß im inaktiven Serum typische Agglutination an Bakterien eintritt, die sich von dem gleichen Vorgang im aktiven Serum durch ihre Qualität, sonst aber im wesentlichen durch nichts unterscheidet.

Herr Schur: Der Herr Vortragende hat den Lysinen überhaupt den fermentalen Charakter abgesprochen. In quantitativen Versuchen ist es mir, wenigstens für das Staphylolysin, gelungen, dessen fermentalen Charakter äußerst wahrscheinlich zu machen.

Da ich auf diese Verhältnisse noch in einem besonderen Vortrage zurückkommen will, begnüge ich mich jetzt mit diesen wenigen Worten.

Herr Albrecht: Nach den in meinem Vortrags gemachten Mitteilungen erscheint es möglich, daß die Prozesse der Hämagglutination und Hämolyse zusammenhängen und auseinander hervorgehen können, während die sie erzeugenden Substanzen spezifisch nur den einen oder anderen Prozeß hervorbringen können — vgl. das Verhalten von NaCl u. KOH —, in anderen Fällen (andere Substanzen!) aber vielleicht von den gleichen Körpern beide Prozesse erzeugen. Meine Deutung der Umformung des roten Blutkörperchens zur Kugel unterscheidet sich von der Hamburgerschen dadurch, daß die Veränderung meiner Beobachtung noch durch die partielle Lösung der fettartigen Oberflächenschicht erklärt wird. Die formgebende Wirkung der letzteren wird naturgemäß um so geringer, je geringer ihre Menge ist, und der flüssige Inhalt der Erythrocyten — denn ein „Gerüst“ u. s. w. existiert nicht im unveränderten roten Blutkörperchen — kann dem Bestreben des mit der Umgebung nicht mischbaren Flüssigkeitstropfens mehr und mehr nachgeben (Glockenform, Kugelform). In Kalilauge tritt, wie in vielen anderen Substanzen, Hämolyse ohne Agglutination ein. Jedenfalls mahnen diese Beobachtungen daran, daß vielleicht die Scheidung zwischen Agglutination und Hämolyse keine so strenge ist, wie es heute für die wenigen genauer untersuchten Substanzen der Art scheint, und daß neben spezifisch agglutinierenden, bezw. lösenden Körpern auch solche vorkommen, denen beide Wirkungen zukommen.

Herr v. Baumgarten: Ich war natürlich darauf gefaßt, mit meiner Ansicht von der Identität der Agglutinine mit den Ambozeptoren, bezw. den Lysinen lebhaftem Widerspruch zu begegnen; aber den gemachten Einwänden gegenüber halte ich an meiner Hypothese fest. Alle Einwände, welche hier vorgebracht wurden, habe ich in meiner ausführlichen Mitteilung (s. o.) berücksichtigt und als nicht entscheidend dargelegt. Da es die Kürze der Zeit nicht erlaubt, auf alle Einzelheiten hier einzugehen, muß ich auf diese meine ausführlichere Publikation verweisen.

VII.

Herr Dr. R. Kraus-Wien:

Über Wirkungen der Hämolysine im Organismus.

Die Arbeiten über Hämolysine haben sich zunächst bisher in der Richtung bewegt, die Wirkungen dieser Körper auf rote Blutkörperchen in vitro kennen zu lernen und den Mechanismus der Hämolysine klarzulegen. Wie sich diese Substanzen im Organismus erhalten, darüber liegen wenig Angaben vor.

Über Wirkungen der Immun-Hämolysine im Organismus finden sich Angaben in den Arbeiten von Belfanti und Carbone, Cantacuzène und Grube vor.

Belfanti und Carbone zeigten bereits im Jahre 1898 daß ein Pferdeserum, gewonnen von Pferden, die mit Kaninchenblut behandelt worden, toxisch für Kaninchen wirke. In der Arbeit von

Cantacuzène wird zunächst gezeigt, daß Serum von Meerschweinchen, die mit Kaninchenblut behandelt wurden, in großen Dosen (15 ccm) intravenös Kaninchen injiziert, dieselben in $^1/_2$ bis 1 Minute tötet. Nach intravenöser Injektion geringerer Mengen (2—3 ccm) fand Cantacuzène bereits nach 1 Stunde Abnahme der roten Blutkörperchen bis auf 1,500,000, nach 36 Stunden auf 600,000, nach 48 Stunden auf 300,000 roter Blutkörperchen. Gruber konnte nach intraperitonealer Injektion von 4—10 ccm einer inaktivierten Immun-Hämolyse nach 8—12 Stunden Hämoglobinämie bei Meerschweinchen und ein Herabsinken der Zahl der roten Blutkörperchen konstatieren.

Unsere Untersuchungen, deren wesentlicher Inhalt bereits vorläufig anschließend an den Vortrag Grubers in der Ges. d. Ärzte (vom 22. November 1901) mitgeteilt wurde, beschäftigen sich zunächst damit, den Einfluß größerer und kleiner Mengen der Immunhämolysine auf den Organismus kennen zu lernen; studieren genau die eintretenden Blutveränderungen und gehen der Genese des durch die Hämolysine hervorgerufenen Ikterus nach. Die Untersuchungen werden vorwiegend an Hunden mit verschiedenartigen Hämolysinen ausgeführt. Die Immun-Hämolysine wurden von Kaninchen durch Immunisierung mit defibrinierten Hundeblutkörperchen gewonnen.

Nachdem Belfanti und Carbone, Cantacuzène toxische Wirkungen mit Immun-Hämolysinen beobachtet haben, war es zunächst wichtig, in dieser Hinsicht die Immun-Hämolysine zu prüfen. Die diesbezüglichen Versuche haben gezeigt, daß Dosen von 5—10 ccm einer Immun-Hämolysine, intravenös Hunden injiziert, einen akuten Tod, der innerhalb 15—20 Minuten erfolgt, bedingen. Sofort nach der Injektion werden die Hunde bewußtlos und gehen ohne besondere Erscheinungen im Coma zu Grunde. Gleichzeitige Kontrolversuche haben ergeben, daß normales Kaninchenserum in Mengen von 10 ccm intravenös Hunden injiziert gut vertragen wird. Da die Obduktion der Hunde, die sofort nach dem Tode vorgenommen wurde keine pathologischen Veränderungen nachzuweisen im stande war, da Hämolyse durch die darauf gerichtete Untersuchung anzuschließen war, müssen wir annehmen, daß der akute Tod nicht durch die Immun-Hämolysine zu stande komme. Dem Einwande, daß es möglicherweise zur Agglutination der roten Blutkörperchen im Organismus käme, da ja das Serum auch noch Hämagglutinine enthält, widersprechen die von uns bereits in der vorläufigen Mitteilung beschriebenen Beobachtungen. Wir finden, daß die Agglutination der Blutkörperchen nach Injektion der Immunisierung erst innerhalb des Organismus, nachdem das Blut einige Minuten extravasculär gestanden ist, erfolgt.

In den weiteren Versuchen wollen wir uns mit der Wirkung der Immun-Hämolysine im Organismus beschäftigen. Um die toxische akute Giftwirkung auszuschalten, werden die Versuche mit geringeren Serummengen oder mit minderwertigem Hämolysin angestellt.

Die zusammenfassende Betrachtung dieser Versuche lehrt, daß aktives und inaktiviertes Immunhämolysin nach subkutaner Injektion bei entsprechender Menge und genügend lytischer Kraft ein schweres Krankheitsbild bei Hunden hervorrufe. Dasselbe ist charakterisiert durch die Auflösung der roten Blutkörperchen, die zunächst zur Hämoglobinämie und in weiterer Folge zu einer schweren progressiven Anämie führt. Der Harn dieser Tiere ist blutig und enthält reichlich ausgelaugte Blutkörperchen; Gallenfarbstoff ist zumeist im Harne nachweisbar. In sehr schweren Fällen, i. e. nach Injektion eines stark hämolytisch wirkenden Serums, tritt auch schwerer Ikterus auf. Das Blutbild ist in allen Fällen das gleiche und wird charakterisiert durch fortschreitende Verminderung der roten Blutkörperchen, Auftreten von Poikylocyten, zahlreiche Normoblasten, allenfalls auch größerer kernhaltiger, roter Blutkörperchen. Daneben konstatiert man eine beträchtliche polynukleäre Leukocytose. Einen ganz analogen Blutbefund konnten wir in einem Falle paroxymaler Hämoglobinämie (bei allen Menschen) den wir der Freundlichkeit des Herrn Dr. Schur verdanken beobachten.

Entsprechend den während des Lebens beobachteten Symptomen zeigte der Obduktionsbefund der Hunde die schwere Anämie, allenfalls die ikterische Verfärbung der Organe.

Bei histologischer Untersuchung weist die Leber die deutlichsten Veränderungen auf. Stets findet sich eine fettige Degeneration im Zentrum der Acini, die wir wohl als Folgeerscheinung der schweren Anämie auffassen dürften. Stets war ferner eine Gallenstauung nachweisbar die in jenen Fällen, in denen während des Lebens starker Ikterus bestand, einen ganz enormen Grad erreichte; nicht nur die größeren Gallenwege, sondern auch die Gallenkapillaren bis zu ihren fernen Anfängen in den Leberzellen waren prall gefüllt, sodaß die betreffenden Präparate förmlich eine Injektion der der Gallenkapillaren zur Anschauung brachten.

Aus diesen Ursachen geht hervor, daß ein hämolytisches Serum, sei es aktiv oder inaktiviert, innerhalb des Organismus (Hund) in gleicher Weise wirke wie außerhalb desselben, d. h. die roten Blutkörperchen werden aufgelöst.

Gleichzeitig sind aber diese Versuche auch nach anderer Richtung von Bedeutung.

Wir haben gesehen, daß sich infolge der hämolytischen Wirkung des Serums, falls dieselbe hinreichend stark war, Ikterus entwickelt. Da wir es nun heute bereits als festgestellt betrachten müssen, daß jeder Ikterus hepatogen ist, da uns aber andererseits die histologische Untersuchung zeigte, daß das eingeführte Gift keine primäre Schädigung der Leberzellen zur Folge habe, so entsteht die Frage, wie die Ikterus in unseren Fällen zu erklären wäre. Nach unseren Versuchen müssen wir uns den Vorgang in folgender Weise vorstellen: Die mittelbare Wirkung des Hämolysins ist die Hämoglobinämie. Es kommt infolge des akuten Blutzerfalles. Ist die Gallenstauung nur eine massige, so kann es wohl zu einem Übertritt von Gallenfarbstoff in die Blutbahn kommen. wie auch der Nachweis von Gallenfarbstoff im Harne zeigt. Die geringen Mengen reichen jedoch nicht aus, das klinische Bild des Ikterus hervorzurufen. Wird aber die Gallenstauung hochgradig (Überfüllung der kleinsten Gallengänge und Gallenkapillaren), ist reichlich Gelegenheit zum Übertritt von Galle in die Blutbahn gegeben (wie es von Eppinger für diese Fälle histologisch nachgewiesen wurde) und es entwickelt sich der Ikterus.

Nach diesen Ausführungen sind also zu den bereits bekannten Blutgiften anorganischer und organischer Natur (Arsenwasserstoff, Toluylendiamin etc.), die Ikterus hervorrufen, noch die auf biologischem Wege gewonnenen spezifischen Blutgifte zu rechnen.

Diskussion.

Herr v. Baumgarten: Daß auch im lebenden Gefäßblut Agglutination der roten Blutkörperchen eintreten kann, ist durch die bekannten Untersuchungsbefunde von Landois, Ponfick u. a. bei Transfusion andersartigen Blutes als erwiesen zu betrachten. Wenn in dem Fall des Herrn Vortragenden das Blut in dem aus der Ader gelassenen Blute erst einige Zeit nach der Entleerung die Erscheinung der Agglutination zeigte, so beweist das doch, daß auch in seinem Fall das betreffende Lysin mit agglutinierender Kraft begabt war. Übrigens liegt es mir natürlich gänzlich fern, etwa für jedes blutkörperchenlösende Gift die Beziehung zur Agglutination zu behaupten. Meine diesbezügliche Hypothese ist durchaus nur für die Serum-Lysine aufgestellt.

VIII.

Herr R. Kretz-Wien:

Über die paradoxe Reaktion im Immunisierungsprozesse.[1])

Behring hat als „paradoxes" Phänomen die Steigerung der Giftempfindlichkeit aktiv immuner Tiere bezeichnet, die so weit gehen kann, daß Tiere z. B. an Tetanusvergiftung zu Grunde gehen, deren Serum im Kadaver noch eine sehr große Menge von freien Antikörpern enthält. In Verfolgung der Versuche über die immunisierende Wirkung von Glattwert-Gemengen habe ich konstatieren können, daß beim normalen Pferde ein neutralisiertes Diphtherietoxin-Antitoxin-Gemenge keine Antitoxinproduktion hervorruft; bei Pferden jedoch, die früher durch forcierte Toxininjektion überempfindlich gemacht wurden, ruft ein solches Lo-Gemenge Antitoxinproduktion hervor. Da nach allen bisherigen Erfahrungen eine Antikörperproduktion nur als Reaktion auf Toxinwirkung angesehen werden kann, muß im überempfindlichen „paradox" reagierenden Tiere zumindest ein Teil des Toxines aus dem Lo-Gemenge frei geworden sein, es muß also die Affinität der giftbindenden Moleküle im lebenden Tierkörper zur Zeit der Giftüberempfindlichkeit größer sein als die des normalen Tieres und als die des Antikörpers zum Toxine. Nach den Erfahrungen über die leichte Dissoziierbarkeit von Toxin und Antikörper wäre die Annahme, daß die lokale Konzentration der giftbindenden Seitenketten, welche im Stadium der hypertrophierenden Regeneration am Protoplasmamoleküle auftritt, eine hinreichende Steigerung der Avidität dieser Zellen erzeugt, um das Toxin an das lebende Protoplasma heranzuziehen

[1]) Ausführlich mitgeteilt in der Zeitschrift f. Heilkunde 1902, IX. Heft.

die nächstliegende (chemische Analogie der stärkeren Basicität der mehrfachen Amine gegenüber den an NH_2 ärmeren organischen Basen). Wesentlich unterstützt wird die Wahrscheinlichkeit dieser Annahme durch Behrings Befunde in seinen Untersuchungen über die Steigerungen der ererbten Giftempfindlichkeit; auch hier ist die bisher einzig plausible Erklärung der letalen Wirkung fraktioniert injizierter minimaler Giftdosen die, daß die Wiederholung der Toxineinfuhr zur stets erneuten Bindung an die durch Seitenkettenreproduktion avidesten Elemente führt und eine Giftbeladung nur dieser Zellen erzeugt, welche, wenn diese Zellen zugleich giftempfindlich und lebenswichtig sind, den Tod veranlaßt, etwa so, wie das Tetanustoxin, intracerebral injiziert, in viel kleinerer Dosis tötet, als bei intravenöser Einverleibung, weil nur die Bindungsfähigkeit der giftempfindlichen Nervenzellen, nicht aber auch die ableitende, giftbindende Wirkung der wenig oder nicht giftempfindlichen übrigen Körperzellen in Aktion tritt.

Durch diese Auffassung erscheint die „paradoxe" Reaktion im Rahmen der Ehrlich'schen Theorie durchaus verständlich; nicht nur, daß sie ihr keineswegs widerspricht, wie ich vor zwei Jahren annehmen zu müssen glaubte. Sondern diese Überempfindlichkeit ist vielmehr der Ausdruck der von Ehrlich postulierten, bisher aber experimentell noch nicht nachgewiesenen Seitenketten-Vermehrung am lebenden Protoplasma-Moleküle, welche deren Ausstoßung, d. i. der Antitoxin-Produktion, vorangeht.

Diskussion.

Herr Aschoff: Ich möchte fragen, ob nicht für die geringe Reaktion eine andere Erklärung möglich ist, indem durch die Immunisierung zunächst die giftunempfindlichen Körperzellen, die Antitoxin produzieren, erschöpft werden und dann die kleine Dosis auf die empfindlichen Zellen einwirkt und den Tod herbeiführt. Daß diese Dose kleiner ist als die für ein gesundes Tier notwendige letale, liegt eben daran, daß bei dem gesunden Tier ein Teil der Giftdosis von unempfindlichen Körperzellen abgefangen wird.

Herr Kretz: Erschöpfung der Antitoxinbildung ist nicht anzunehmen, da die Tiere noch mit Antitoxinproduktion auf Lo-Gemenge antworten.

II. Wissenschaftliche Sitzung.

IX.

Herr v. Kahlden-Freiburg i. B.:

Über Septikämie und Pyämie.

M. H. Bei der Aufstellung des Septikämiebegriffes ging man, wie der allerdings nicht ganz richtig gebildete griechische Name besagt, von der Voraussetzung aus, daß Fäulnis und die häufig an Wunden sich abspielenden, zur Allgemeinerkrankung führenden eitrigen Prozesse nahe verwandt seien. Man nahm an, daß diese Allgemeinerkrankungen durch die Resorption eines Fäulnisgiftes bedingt seien.

Die zahlreichen experimentellen Untersuchungen von Gaspard und Magendie bis auf Panum, v. Bergmann und Schmiedeberg schienen diese Annahme zu bestätigen, insofern es gelang, nicht nur durch Injektion gekochter faulender Flüssigkeiten, sondern auch durch intravenöse Einspritzung des aus faulender Bierhefe dargestellten schwefelsauren Sepsins ein Krankheitsbild hervorzurufen, welches sowohl klinisch wie auch in den pathologisch-anatomischen Veränderungen große Ähnlichkeit mit der Septikämie hatte.

Die Lehre von der Septikämie schien daher so fest begründet, daß auch die ersten Befunde von Bakterien in infizierten Wunden, im Blute und in Metastasen, wie sie von Klebs, v. Recklinghausen, Waldeyer, Orth, Birch-Hirschfeld und Eberth erhoben wurden, um so weniger eine sofortige wesentliche Änderung in den Anschauungen herbeizuführen vermochten, als diese Befunde zunächst mit den Resultaten der Sepsininjektion nicht recht in Einklang gebracht werden konnten.

Erst das bakteriologische Zeitalter hat uns volle Klarheit gebracht und nach drei Richtungen hin bedeutsame Wandlungen in den Anschauungen herbeigeführt. Es hat sich zunächst gezeigt, daß Formen der Septikämie, die wirklich nähere Beziehungen zur Fäulnis haben, ohne übrigens mit ihr auch nur annähernd identisch zu sein, und die daher dem ursprünglich allgemein geltenden Begriff einigermaßen entsprechen, relativ recht selten sind. Einige fakultativ und obligat anärobe Bakterien bewirken ein derartiges Krankheitsbild. Als einen der wichtigsten nenne ich unter diesen den Proteus, der zwar auch in die Blutbahn übergehen und sich im Körper vermehren kann, meistens aber, so weit nicht Mischinfektionen in Betracht kommen, durch lokale Bildung von Giften wirkt, die zur Resorptien gelangen. In seinen Kulturen ist Sepsin von Levy als der wirksame Bestandteil nachgewiesen worden. Auch die Gasgangrän, die durch den von Fränkel näher studierten Bacillus phlegmones gangraenosae hervorgerufen wird, weist manche Beziehungen zu den Fäulnisprozessen auf.

Bei den meisten anderen pathogenen Bakterien, die zur Ursache einer Septikämie werden können, fehlen aber solche Beziehungen. Es handelt sich hier nicht um Fäulnisgifte, auch nicht um ein einziges Gift, wie man früher ziemlich allgemein angenommen hatte, sondern es entstehen unter dem Einflusse dieser Bakterien mehrfache Toxine und Toxalbumine, sowie schließlich die an die Bakterienzelle gebundenen Proteïne. Die Aufnahme aller dieser Stoffe, zu denen sich möglicherweise auch noch die Produkte des Gewebszerfalls als wirksam hinzugesellen, in die Blutbahn ruft das Symptomenbild der Septikämie hervor, die darum besser als Toxinämie bezeichnet wird. Allerdings ist gerade über die Giftstoffe derjenigen Bakterien, die für die septischen Erkrankungen am häufigsten in Betracht kommen, noch wenig bekannt. Es hat das, abgesehen von den Schwierigkeiten, welche die chemische Darstellung dieser Stoffe bietet, hauptsächlich wohl darin seinen Grund, daß diese Bakterien sich in den Kulturen ganz anders verhalten wie im Tierkörper, und in diesem wieder andere biologische und Virulenzerscheinungen zeigen wie im Körper des Menschen. Wir wissen bis jetzt auch noch nicht mit Sicherheit, ob neben manchen Stoffwechselprodukten, die jeder Bakterienart eigentümlich sind, andere schädliche Substanzen gebildet werden, die einer Reihe von pathogenen Bakterien gemeinsam sind. In diesem letzteren Sinne könnten die allerdings noch der Nachprüfung bedürfenden Untersuchungen Centannis gedeutet werden, der aus den Kulturen der meisten pathogenen Bakterien das Pyrotoxin darstellen, und mit diesem bei Tieren manche Symptome hervorrufen konnte, die auch bei der Septikämie beobachtet werden.

Unsere Kenntnisse von den Toxinen und die darauf gegründete Anschauung von der Toxinämie sind noch verhältnismäßig jungen

Datums. Fast ein Dezennium intensivster bakteriologischer Forschung war schon verflossen und hatte eine wesentliche Förderung unserer Kenntnisse über die einzelnen Formen der Wundinfektionskrankheiten gebracht, als die grundlegenden Arbeiten von Brieger erschienen, denen bald andere folgten. Allgemeingut ist die Kenntnis der Toxine und der Toxinämie aber erst durch die Entdeckung des Tetanus- und Diphtherietoxins geworden. So ist es zu erklären, daß eine Zeitlang die Aufmerksamkeit ganz vorwiegend auf die Bakterien selbst gerichtet war, und daß während dieser Zeit eine weitere wesentliche Verschiebung des Septikämiebegriffes sich anbahnen konnte. Es wurde immer mehr gebräuchlich, die Septikämie als eine Erkrankung zu definieren, bei welcher von einem Entzündungsherde aus Bakterien in die Blutbahn aufgenommen werden, um sich in dieser zu vermehren, ohne daß in den Organen Herderkrankungen, namentlich eitrige, entstehen.

Für die schnelle und allgemeine Verbreitung dieser Auffassung war namentlich die Nomenklatur von Einfluß, welche R. Koch in Anlehnung an Davaine, Coze und Felz u. a. anwandte. In seinem berühmten Buche über die Wundinfektionskrankheiten unterschied er zwar scharf zwischen putrider Intoxikation und Septikämie, reservierte aber die letztere Bezeichnung für das Eindringen und die Vermehrung pathogener Bakterien im Blut und er belegte namentlich zwei Krankheiten bei Mäusen und Kaninchen, bei welchen eine solche Vermehrung bestimmter Bakterien im Blute statthat, mit den Namen „Mäuseseptikämie“ und „Kaninchenseptikämie“. Hueppe hat dann eine Reihe von Tierkrankheiten, die von einander nahe verwandten, im Blute sich vermehrenden Bakterien hervorgerufen werden, unter dem Namen „hämorrhagische Septikämie“ vereinigt, und Gaffky definiert gegenüber der nicht übertragbaren putriden Intoxikation die Septikämie als eine rapid verlaufende, tödliche, übertragbare Wundinfektionskrankheit, bei welcher das Blut die Krankheitserreger enthält.

Diese Auffassung der Septikämie hat eine weite Verbreitung gefunden, die, abgesehen von dem großen Einfluß R. Kochs und seiner Schüler, durch zwei Momente begünstigt wurde. Einmal lernte man mit der fortschreitenden bakteriologischen Erfahrung immer mehr erkennen, daß das Gebiet der Septikämie im früheren Sinne einer Resorption von Giften enger begrenzt ist, als man ursprünglich angenommen hatte, und es ist wohl möglich, daß die modernen bakteriologischen Blutuntersuchungen, auf die nachher noch eingegangen werden soll, eine weitere Einengung herbeiführen werden. Dazu kam die weitere Erkenntnis, daß gerade von denjenigen Infektionskrankheiten, bei denen es sich vorwiegend um die Aufnahme giftiger Substanzen von umschriebenen Körperbezirken aus handelt, die also der Septikämie im älteren Sinne zugerechnet werden müßten, einzelne längst als besondere Krankheitsbilder abgespalten waren, nämlich die Diphtherie und der Tetanus. Freilich waren auch andere Krankheiten, bei denen eine Vermehrung der Bakterien im Blute erfolgt, seit langer Zeit abgezweigt, so z. B. die Febris recurrens, und wiederum andere, ätiologisch scharf umschriebene Krankheiten, z. B. die Pest, können, wie wir jetzt wissen, als Toxinämie, als Septikämie im modernen Sinne, und als Pyämie verlaufen.

Trotz diesen Schwierigkeiten scheint es mir, so lange man die Bezeichnung Septikämie beibehalten will oder nicht abschaffen kann, nicht richtig, den ursprünglichen Begriff ganz bei seite zu schieben. Es dürfte sich vielmehr unter Berücksichtigung der historischen Wandlungen, welche die Anschauungen auf diesem Gebiete erfahren haben, empfehlen, unter dem Begriff Septikämie zwei verschiedene Krankheitszustände zusammenzufassen, oder aber dieselbe durch zwei verschiedene Bezeichnungen zu ersetzen, nämlich durch die auch von Kocher und Tavel empfohlene Bezeichnung Toxinämie und Bakteriämie. Dabei ist es klar, daß jede Bakteriämie, wenn es sich um pathogene Bakterien handelt, zugleich auch eine Toxinämie ist, während umgekehrt die Toxinämie keine Bakteriämie zu sein braucht, namentlich nicht in dem Sinne, daß sich im Blute große Mengen von Krankheitserregern befinden.

Unter den Bakterien, welche eine Allgemeinerkrankung, d. h. eine Toxinämie oder Bakteriämie verursachen können, verdienen an allererster Stelle die Staphylo- und Streptokokken genannt zu werden. Sie rufen nicht nur am häufigsten derartige Allgemeinerkrankungen hervor, sondern sie werden auch am häufigsten für sich allein, d. h. ohne Misch- oder Sekundärinfektion zur Ursache von Toxinämie und Bakteriämie, so daß sie eine Zeitlang fast für ihre alleinigen Erreger gehalten worden sind. In einer zweiten Gruppe wären die Pneumokokken und als schon etwas weniger häufige Erreger von Allgemeininfektionen der Typhusbacillus und das Bacterium coli zu erwähnen. Von den Typhusbazillen speziell wissen wir erst seit der interessanten Publikation von Chiari und Kraus, daß sie auch eine echte Bakteriämie ohne vorherige Lokalisation im Darm hervorrufen können, während die an Ileotyphus sich anschließende Ausbreitung des Typhusbacillus schon länger bekannt ist. In einer dritten Gruppe möchte ich als Mikroorganismen, die im ganzen seltener eine Toxinämie oder Bakteriämie verursachen, obschon sie zweifellos dazu befähigt sind, den Gonococcus, den Friedländerschen Bacillus, den Bacillus pyocyaneus und den Micrococcus tetragenus nennen. Daß von diesen der Gonococcus am häufigsten Allgemeininfektion erregt, ist wohl nach den Untersuchungen der letzten Jahre nicht zu bezweifeln. Andererseits darf man die Häufigkeit aber nicht überschätzen, da es sich wohl nur Wenige, die eine einschlägige Beobachtung machen, versagen, dieselbe zu publizieren.

Alle die genannten Spaltpilze können sowohl für sich allein, wie zu mehreren kombiniert in der Form der Misch- und der Sekundärinfektion Toxinämie und Bakteriämie hervorrufen, und man ist in neuerer Zeit eifrig bemüht gewesen, ihre Gegenwart im Blute kurz nach dem Tode oder beim Lebenden durch das Kulturverfahren nachzuweisen. Ein abschließendes Urteil über diese Untersuchungen ist zur Zeit noch nicht möglich, da ihre Resultate noch zu widersprechend sind. Sicher ist, daß zum Nachweis der im Blute vorhandenen Mikroben die Aussaat relativ großer Blutmengen nötig ist, und daß der Nachweis allein durch mikroskopische Untersuchung meist nicht gelingt. Es ist demnach die Anzahl der Keime eine geringe. In einem großen Teil der Fälle sind die Untersuchungen negativ ausgefallen, auch da, wo es sich um schwere Allgemeininfektion handelte, und bei Anwendung einer einwandfreien Technik. Allerdings hat es den Anschein, als wenn in den letzten Jahren der Prozentsatz der positiven Resultate sich etwas vermehrte. Keinesfalls darf man alle Beobachtungen, in denen der Nachweis der Bakterien im lebenden Blute mißlingt, den reinen Toxinämien zurechnen, da zweifellos die Untersuchung des Blutes auf Bakterien besondere Schwierigkeiten bietet. Noch viel weniger ist es aber gerechtfertigt, alle Fälle, in denen geringe Mengen von Bakterien im Blute gefunden werden, als Septikämie resp. Allgemeininfektion aufzufassen. Auszuschließen ist zunächst sicher der größte Teil der Fälle, in denen die Untersuchung, wenn auch kurz nach dem Tode, an Leichenblut vorgenommen ist, und ein Teil der

Fälle, in denen Bakterien nur im Stadium der Agone nachgewiesen werden konnten. Unter diesen Verhältnissen sind offenbar schwere Allgemeinerscheinungen, wenn sie bestanden haben, auf eine Toxinämie, die der agonalen Bakteriämie vorausging, zu beziehen. Auch sind diejenigen Fälle auszuschließen, bei welchen die Bakterien nur temporär das Blut passieren, um sich in einem von der Eintrittsstelle mehr oder weniger entfernten Körpergebiet zu lokalisieren, oder wo sie vom Blutstrom nur zu bestimmten Ausscheidungsorganen transportiert werden, um aus dem Körper eliminiert zu werden. Das ist z. B. vielfach bei der Ausscheidung der Typhusbazillen durch die Nieren der Fall. Der Häufigkeit, mit welcher sie im Urin erscheinen, entspricht die Tatsache, daß sie außerordentlich häufig im Blute nachgewiesen sind, so z. B. von Lenhartz in der ungewöhnlich hohen Zahl von 90 %. Wir werden demnach eine Bakteriämie als Beweis für eine Allgemeininfektion nur dann annehmen, wenn:

1. eine Vermehrung der Bakterien im Blute stattfindet oder
2. ihre Gegenwart im Blute nicht zu kurz dauert, oder
3. ihre Anwesenheit die Schwere der Krankheitserscheinungen und die pathologisch-anatomischen Veränderungen wesentlich beeinflußt.

Die außerordentliche Verschiedenheit, die in der Wirkung ein und desselben Mikroben beobachtet wird, tritt namentlich bei den Staphylo- und Streptokokken hervor, welche das eine Mal einen einfachen, gutartigen Furunkel, das andere Mal die schwerste Allgemeinerkrankung verursachen können. Sehen wir von der Pyämie, für welche besondere, später zu besprechende Verhältnisse in Betracht kommen, ab, so ist hier wohl als das wichtigste und oft allein ausschlaggebende Moment die große Verschiedenheit in der Virulenz hervorzuheben, wie sie uns die tägliche Erfahrung und das vielfach variierte Tierexperiment lehren. Die Entwicklung und Ausbreitung speziell der Staphylokokken kann, wie Experimente von Ribbert, Rodet und Courmont u. A. ergeben, dadurch begünstigt werden, daß man vorher oder gleichzeitig Toxine injiziert. Ähnliche Verhältnisse erklären vielleicht zum Teil den malignen Verlauf, den oft Misch- und Sekundärinfektionen nehmen.

Daß neben dem Virulenzgrade der Entzündungserreger der individuellen Disposition eine wenn auch sehr viel geringere Bedeutung zukommt, kann nicht bezweifelt werden. Unter den konstitutionellen Krankheiten, die das Zustandekommen einer Allgemeininfektion begünstigen, sind namentlich der Diabetes und die perniziöse Anämie, sowie auch experimentell hervorgerufene anämische Zustände zu nennen, und eine lokale Disposition für schnellere und ausgedehntere Entwicklung pathogener Keime, die zu einer Toxinämie und Bakteriämie führen kann, gibt das vorherige Absterben der Gewebe.

Die Frage nach der Eintrittspforte der Krankheitserreger betrifft zwar nicht ausschließlich das Gebiet der Septikämie, sie ist aber gerade mit Rücksicht auf die septischen Erkrankungen so oft studiert worden, daß ich mit einigen Worten auf sie eingehen will; eine Trennung zwischen Septikämie und Pyämie läßt sich dabei natürlich nicht durchführen.

Als Eintrittspforte kommt vor allem die Haut mit den darunter liegenden Weichteilen in Betracht. Ob, ähnlich wie bei den bekannten Experimenten von Garrè, häufiger ein Eindringen von Spaltpilzen durch die ganz intakte Haut vorkommt, ist fraglich. Jedenfalls bilden viel häufiger kleine unbedeutende Wunden oder überhaupt nicht erkannte minimale Verletzungen die Eintrittsstelle. Auch an Erysipel können sich, wie mehrfache Beobachtungen lehren, Allgemeininfektionen anschließen. Die Bedeutung anscheinend gutartiger Furunkel ist allgemein bekannt; wenn es sich um tiefer gehende Wunden handelt, ist oft die Verletzung des Knochens resp. des Knochenmarks für die Entstehung der Allgemeininfektion von größerer Bedeutung wie die Weichteilwunde. Ältere Wunden und Granulationsgewebe sind dem Eindringen der Eitererreger nicht günstig.

Die Schleimhäute dagegen bieten im allgemeinen wegen ihrer leichten Verletzlichkeit für das Vordringen von Spaltpilzen günstige Verhältnisse dar. Auch scheint es nach Experimenten, die von Braunschweig u. a. an der Conjunctiva angestellt sind, als wenn manche Schleimhäute schon in intaktem Zustande für einzelne Bakterien durchgängig wären.

Nasen- und Mundschleimhaut werden im allgemeinen nicht häufig zur Eingangspforte für Allgemeininfektionen. Die schützende Eigenschaft des Schleims und des Speichels, in der Mundhöhle auch das geschichtete Pflasterepithel, sind hier von Bedeutung. Daß an Zahnextraktionen sich Sepsis und Pyämie, wohl meistens vom verletzten Knochen aus, anschließen können, ist bekannt.

Immer mehr hat sich in dem letzten Dezennium die Überzeugung Bahn gebrochen, daß die Rachenschleimhaut, vor allem aber die Tonsillen, eine häufige Eingangspforte für pathogene Mikroorganismen bilden. Diese Überzeugung gründet sich zunächst auf den anatomischen Bau der Tonsillen, die mit ihren Buchten und Taschen wie geschaffen sind für die Einnistung und Vermehrung von Bakterien. Auch zeigt der normale Durchtritt von Leukocyten zwischen dem Epithel schon den Weg an, auf welchem die Bakterien eindringen können. Dann basiert diese Überzeugung auf dem vielfach gelieferten Nachweis von pathogenen Bakterien auf und in den Tonsillen und auf den in den letzten Jahren immer häufiger gewordenen Beobachtungen eines Zusammenhangs zwischen Angina und Allgemeininfektion. Schließlich liegen auch experimentelle Untersuchungen vor, welche die Bedeutung der Tonsillen als Eingangspforte klarstellen. So hat Ribbert beobachtet, daß in die Mundhöhle von Kaninchen eingebrachte Bazillen der Darmdiphtherie sich in den Taschen der Tonsillen festsetzten und von da durch das Epithel in das Gewebe einwanderten. Lexer infizierte die Mund- und Rachenhöhle von Kaninchen ohne Verletzung der Schleimhaut mit geringen Mengen hochvirulenter Streptokokkenkultur. Die Streptokokken vermehrten sich schon in den Krypten der Tonsillen, wohin sie mit den Schluckbewegungen gelangten, und durchwanderten dann das Epithel an Stellen, an denen es infolge des Durchtrittes von Leukocyten oder Fremdkörpern gelockert war. Schon nach kurzer Zeit waren sie in den Organen und im Blute nachzuweisen.

Auch das Mittelohr kann zum Ausgangspunkt von Allgemeininfektionen werden, die ganz vorwiegend pyämischer Natur sind. Daß auch von der Schleimhaut der Respirationswege und von den Lungen aus Allgemeininfektionen entstehen können, ist nicht zu bezweifeln. Namentlich die tuberkulös erkrankte und von Kavernen durchsetzte Lunge bildet vielfach die Ausgangsstelle für Toxinämie, Bakteriämie und Pyämie, letztere meist veranlaßt durch das Zwischenglied einer Endokarditis; darauf beruht es, daß die Lungenphthise in den späteren Stadien oft ganz unter dem Bilde einer Sepsis verläuft, bei deren Zustandekommen Mischinfektionen eine hervorragende Rolle spielen.

Dem Magendarmkanal haben Kocher und in neuerer Zeit Beil auf Grund experimenteller Untersuchungen eine Bedeutung als Eingangspforte zugeschrieben. Daß auch die ganz normale, intakte Darmschleimhaut durchgängig für pathogene Bakterien sein sollte, scheint mir durch die bis jetzt vorliegenden Untersuchungen nicht sicher erwiesen. Wenn pathogene Bakterien längere Zeit im Darm verweilen oder häufiger in denselben gelangen, dürften sie allerdings fast immer an der einen oder anderen Stelle Verhältnisse antreffen, die einen Durchtritt gestatten.

Im Magen sind phlegmonöse Entzündungen mit konsekutiver Thrombophlebitis der Wandvenen manchmal von Allgemeininfektion gefolgt. Im Darm kommen Geschwüre, namentlich typhöse und dysenterische, ferner Entzündungen des Appendix sowie proktitische und periproktitische Prozesse und vereiternde Hämorrhoiden als Ausgangspunkt für Allgemeininfektion in Betracht; diesen gesellen sich in der Nachbarschaft des Darms noch die Entzündung der Gallenwege und der Nabelschnur zu.

Die Blase kann bei beiden Geschlechtern zum Ausgang von Koli-, Proteus- und anderen Infektionen werden. Wegen ihrer Häufigkeit verdienen dann noch die weiblichen Geschlechtsorgane Erwähnung, namentlich die puerperalen, bei denen die einer großen Wundfläche ähnelnde innere Oberfläche des Uterus, Eihautreste, Quetschungen und Risse eine besondere Disposition zur rapiden Vermehrung und zum Eindringen der Spaltpilze geben, sodaß außer Bakteriämie und Pyämie auch foudroyante Formen von Toxinämie entstehen können. Von den männlichen Geschlechtsorganen ist als Ausgangspunkt die Prostata mit dem periprostatischen Gewebe zu nennen.

Faßt man alle diese Eingangspforten zusammen, so bleiben immer noch Fälle von septischer Allgemeininfektion übrig, bei denen es nicht gelingt, eine Eingangspforte zu finden. Der Grund kann darin liegen, daß die Eintrittsstelle, z. B. an der Haut oder den sichtbaren Schleimhäuten, zu geringfügig ist und bei der Invasion der Bakterien keine nennenswerten Veränderungen erfahren hat, oder sich überhaupt der klinischen Untersuchung entzieht, oder zur Zeit der Untersuchung infolge allgemeiner Veränderungen eine sichere Beurteilung nicht mehr gestattet. Nach Leube nennen wir diese Gruppe von Fällen „kryptogenetische Septikopyämie“. So wenig der Begriff einstweilen noch zu entbehren ist, so dürfte doch die fortschreitende Erkenntnis des Wesens der Infektionskrankheiten eine engere Begrenzung desselben herbeiführen. Sicherlich ist z. B. mancher Fall früher als kryptogenetisch bezeichnet worden, für dessen Genese man jetzt bei genauer Untersuchung des Rachens und der Tonsillen eine befriedigende Erklärung finden würde.

Die pathologisch-anatomischen Veränderungen sind bei der Toxinämie und der Bakteriämie annähernd dieselben. Am wichtigsten sind die Veränderungen des Blutes. Von jeher hat man einen Untergang der roten Blutkörperchen angenommen, meist freilich nicht auf Grund direkter Beobachtung, sondern indem man von dem so häufig auftretenden Ikterus auf die Zerstörung der Blutkörperchen schloß. Exakte Untersuchungen liegen nach dieser Richtung von Grawitz vor, der bei foudroyanter Sepsis eine Zerstörung von 90 Prozent aller roten Blutkörperchen nachweisen konnte; das Serum hatte in diesem Falle eine purpurrote Färbung von gelöstem Hämoglobin. Ferner sinkt nach Grawitz der Wert der Trockensubstanz und auch das isolierte Serum büßt erheblich an Konzentration ein. Grawitz führt aber die schnelle Blutverdünnung nicht ausschließlich auf die Hämatolyse zurück, er nimmt vielmehr an, daß durch gewisse Toxine Flüssigkeitsströmungen im Gefäßsystem angeregt werden, die zum Eintritt von Flüssigkeit aus den Geweben in die Zirkulation führen. Fast konstant, oder vielleicht regelmäßig ist eine Leukocytose vorhanden. In vielen Fällen von Bakteriämie und Toxinämie zeigt das Blut eine verminderte Gerinnungsfähigkeit und dunkelschwarze Farbe, doch beobachtet man auch hellrote Farbe und Dünnflüssigkeit. Manchmal scheint die Gerinnungsfähigkeit erhöht zu sein. Diese Verschiedenheiten beruhen offenbar hauptsächlich auf der Verschiedenheit der Toxine.

Die Milz ist meist mehr oder weniger stark vergrößert, die Pulpa ist dunkelrot und zerfließend, die Follikel sind nicht deutlich; doch kommen auch Fälle vor, in denen die Follikel groß und gesättigt grau sind. Bei schneller Anschwellung entstehen manchmal festere, braunrote, infarktähnliche Stellen.

Die degenerativen Veränderungen an den Nieren, der Leber und am Herzen sind allgemein bekannt. An der Leber kann bei schweren Fällen von Septikämie die Verfettung sich zu Degeneration mit Zerfall steigern, welche der echten Leberatrophie sehr ähnlich und später von cirrhotischen Veränderungen gefolgt sind. Am Herzen ist die fettige Degeneration entweder diffus oder herdweise stärker ausgebildet. Auch hyaline Degeneration kommt vor. Bekannt ist, daß sich am Herzen häufig die Erscheinungen der sog.

segmentären Myokarditis finden. Es ist nicht ohne Interesse, daß sich eine klassische Schilderung dieser Veränderung schon bei Heiberg im Jahre 1873, also ziemlich lange vor der ersten einschlägigen Publikation von Rénaut, findet. Auch am Pankreas, Hoden, Ovarium können degenerative Veränderungen nachweisbar sein. Im zentralen und peripheren Nervensystem können sie sich zu einer wahren multiplen Neuritis steigern.

An den Lungen stellt sich häufig ein sog. toxisches Ödem ein. Die im Verlauf der Septikämie auftretenden Pneumonien sind teils durch den ursprünglichen Krankheitserreger hervorgerufen, teils sekundär.

In den serösen Häuten kommt es fast regelmäßig zu kleinen Hämorrhagien; in der Haut entstehen ebenfalls häufig Blutungen, in deren Bereich zum Teil Bakterien vermißt werden; sie sind dann auf die veränderte Blutbeschaffenheit und auf die Alteration der Gefäßwand durch die Toxinämie zu beziehen. Eine hyaline Degeneration der Gefäße, wie sie Babes beschreibt, habe ich dabei nie gesehen. In einem anderen Teil der Fälle finden sich in den Blutungen und in den Gefäßen Bakterien, und hier ist dann oft eine scharfe Grenze gegenüber der Pyämie nicht zu ziehen. Auf Retinalblutungen hat namentlich Litten die Aufmerksamkeit gelenkt.

Man pflegt Fälle, in denen die Blutungen in der Haut und den serösen Häuten, manchmal auch in den inneren Organen, sehr zahlreich und ausgedehnt sind, als „hämorrhagische Septikämie" zu bezeichnen. Meist handelt es sich wohl um eine besondere Disposition oder um eine erhöhte Virulenz der Krankheitserreger. Ob es beim Menschen auch noch spezifische Erreger der hämorrhagischen Septikämie gibt, ist nach den vereinzelten Fällen der Kasuistik nicht zu entscheiden.

Zu erwähnen sind unter den pathologisch-anatomischen Veränderungen schließlich noch diejenigen des Darms, die in Hyperämie und kleinen Hämorrhagien, bei schweren Fällen aber auch in kroupös-diphtheritischen oder dysenterischen Prozessen bestehen, und auch im Tierexperiment häufig hervorgerufen sind.

Pyämie. Wie der Name besagt, glaubte man früher, daß bei Pyämie ein Übertritt von Eiter von einem lokalen Eiterherd aus ins Blut erfolge, der dann an verschiedenen Körperstellen in Form von Metastasen abgelagert würde. Wie bahnbrechend die Untersuchungen von Virchow wirkten, der die Pyämie in Beziehung zum embolischen Prozeß setzte, kann ich bei der Kürze der Zeit nur andeuten.

Die moderne bakteriologische Forschung hat uns die Erkenntnis gebracht, daß die Pyämie durch dieselben, verschiedenartigen pathogenen Mikroorganismen hervorgerufen wird, welche wir auch als Erreger der Toxinämie und Bakteriämie kennen gelernt haben. Die Pyämie ist daher zugleich eine Toxinämie und, wenigstens zeitweilig, eine Bakteriämie. Gegenüber diesen beiden Erkrankungen besteht der wesentliche, charakteristische Unterschied darin, daß der Einbruch der Bakterien in die Blutbahn zu metastatischen Eiterungen führt. Wir können daher die Pyämie definieren als eine Erkrankung, bei welcher von einem primären Eiterherd aus Keime ins Blut aufgenommen werden, die an verschiedenen Körperstellen neue multiple, sekundäre Eiterungen erregen. Man pflegt zwar häufig die Multiplizität der Eiterungen als ein Charakteristikum des pyämischen Prozesses hinzustellen, prinzipiell fallen aber auch solitäre Metastasen unter den Begriff.

Da die Spaltpilze dieselben sind wie bei der Toxinämie und Bakteriämie, so kommen wir der Erkenntnis des Wesens der Pyämie nahe, wenn wir folgende Fragen zu beantworten suchen:

1. Auf welche Weise gelangen die pathogenen Keime in die Blutbahn?

2. Auf welche Weise werden sie in den Organen abgelagert und wie kommen sie zur Wirkung?

3. Weshalb erregen dieselben Spaltpilze in einem Falle Septikämie, speziell Bakteriämie, im anderen Pyämie?

Was die erste Frage betrifft, so gelangen die Eitererreger in der Mehrzahl der Fälle nicht direkt, sondern indirekt in die Blutbahn. In dem entzündeten und von Eitererregern durchsetzten Körperbezirk entsteht zunächst eine Thrombophlebitis mit ihren bekannten anatomischen Veränderungen; in den Thrombus, der anfangs noch die Zusammensetzung gewöhnlicher Thromben zeigen kann, wandern die Spaltpilze ein und führen eine Erweichung desselben herbei. Von den erweichten und zerfallenden Thromben werden dann leicht, und in vielen Fällen wiederholt, kleinere und größere Partikelchen losgelöst, mit dem Blutstrom weitergeführt und erregen an dem Orte ihrer Einkeilung infolge ihres Gehaltes an Eitererregern von neuem eitrige Entzündung. So entsteht das Krankheitsbild der Pyämie.

Häufig beobachtet man aber auch bei Pyämie multiple kleine Embolien, die lediglich aus einem Konglomerat von Eiterkokken, ohne Beimengung von Thrombuselementen bestehen, ähnlich, wie man es bei der experimell durch intravenöse Injektion von Staphylokokkenkultur erzeugten Pyämie sieht. Dieser Vorgang kann auf zweierlei Art zu stande kommen. Einmal kann man sich vorstellen, daß die Erweichung an einzelnen Thrombusteilen eine derartig hochgradige ist, daß keine gröberen Partikel mehr übrig bleiben. Meist aber dürfte es sich darum handeln, daß die Kokken direkt die Venenwand durchwachsen haben und in den Blutstrom gelangt sind, ohne an der Eiterstelle Thromben zu erzeugen. Koch u. a. haben einen derartigen Vorgang, den man nicht so selten beobachten kann, beschrieben. Es kann dafür einmal die Virulenz der Kokken maßgebend sein, da diese bei einer gewissen Höhe zweifellos gerinnungsfeindlich wirkt. In anderen Fällen erleichtert die Dünnwandigkeit und Weite der Gefäße ein direktes Einwachsen der Bakterien ohne Thrombenbildung. Das trifft namentlich für das Knochenmark zu und für die Weiterverbreitung der Pyämie von schon vorhandenen eitrigen Lungenmetastasen aus. Die so entstehende Form der Pyämie ist der Bakteriämie nahe verwandt, und liefert am ehesten diejenigen Übergangsbilder, die man als Septikopyämie bezeichnet.

Ein weiterer Entstehungsmodus der pyämischen Metastasen, der der thrombophlebitischen Form der Pyämie nahe steht, ist dadurch gegeben, daß die ins Blut gelangten Spaltpilze zunächst eine Endokarditis mit Thrombenbildung hervorrufen. Von den Klappenthromben werden dann kleine bakterienhaltige Partikelchen losgelöst und wirken bei ihrem Transport ganz ähnlich wie Teile eines infizierten Venenthrombus. Man kann diese Form der Pyämie als endokarditische bezeichnen. Denkbar ist noch ein vierter Weg, den die Eitereregar ins Blut nehmen können. In der Literatur sind vereinzelte Fälle mitgeteilt von starker Ausdehnung des Duktus thoracicus oberhalb der Cisterne durch Eiter. Schuh berichtet über eine derartige Beobachtung bei einem Manne, der nach einem seitlichen Steinschnitt an „Pyämie ohne Metastasen“ gestorben war, und bei dem das Zellgewebe zwischen Mastdarm und Blase mit dünnem Eiter infiltriert war. Auf diese Weise könnte, wie Schuh mit Recht bemerkt, direkt vom Ductus thoracicus aus Pyämie hervorgerufen werden. Ob eine ähnliche Eiteransammlung bei schwerer Beckenperitonitis und Phlegmone häufiger vorkommt, das bedürfte wohl noch einer genaueren Untersuchung.

Was die zweite der oben aufgestellten Fragen nach der Art der Ablagerung der in den Kraislauf gelangten Bakterien und ihrer Wirkung betrifft, so ist in allen denjenigen Fällen, in welchen die Bakterien an gröbere Thrombuspartikel gebunden sind, diese Art der Suspension für den Transport und den Ort der Ablagerung von maßgebender Bedeutung. Von einem Venenthrombus aus entstehen in der Lunge infarktähnliche Herde, die bald vereitern; das Zentrum des Infarktes wird oft sequestriert, es bildet sich ein Abszeß. Von einem derartigen Eiterherd aus kann der Prozeß auf die Lungenvene übergreifen, entweder in Form einer Thrombophlebitis oder wohl häufiger in Form eines direkten Einbruches der Bakterien, und damit ist dann die Möglichkeit gegeben, daß sich Metastasen im großen Kreislauf bilden. Dieselbe Möglichkeit liegt vor, wenn eine linksseitige Endokarditis vorhanden ist, ebenso ist eine Ausbreitung im großen Kreislauf möglich, wenn am Orte der primären Entzündung ein direkter Einbruch der Spaltpilze in die Venen ohne Thrombophlebitis erfolgt ist, sodaß die kleinen Kokkenembolien den Lungenkreislauf passieren können. Auch ein offenes Foramen ovale gestattet einen direkten Übertritt der aus den Venen stammenden Emboli in den arteriellen Kreislauf.

Eine besondere Art der Lokalisation bedingt die Nabelschnursepsis. Von der Nabelvene aus können Thrombuspartikel, wenn der Ductus venosus Arantii noch offen ist, in die Vena cava inferior und von da aus ins rechte Herz transportiert werden, um dann weiterhin in die Lungen oder durch den Ductus Botalli — falls auch dieser noch weit genug offen ist — in die Aorta zu gelangen. Embolien der Venae advehentes, bezw. Pfortader und multiple Leberabszesse können natürlich ebenfalls entstehen, meist scheint aber die Folge der Nabelschnursepsis eine Peritonitis durch Übergreifen der Periphlebitis auf die Bauchfellfalte zu sein, in welcher die Nabelvene eingebettet liegt. Von den Aa. umbilicales aus kann Pyämie entstehen, wenn sich die Thrombusmasse bis an die Abgangsstelle der A. hypogastrica fortsetzt.

Die metastatischen Eiterungen der serösen Häute entstehen wohl ebenfalls meist durch subendotheliale Kapillarembolien oder kleinere subendotheliale Abszesse, die nach der Oberfläche durchbrechen und danach eine schnelle Verbreitung und Vermehrung der Spaltpilze in der serösen Flüssigkeit ermöglichen. Ob unter gewissen Umständen auch eine Art Ausscheidung der Bakterien an die Oberfläche vorkommt, wie das Weigert für nicht ganz unmöglich hält, läßt sich einstweilen nicht sicher entscheiden. Für diese Möglichkeit könnte man anführen, daß einige Male — soviel mir bekannt ist, allerdings nur an Leichen — in der Gelenkflüssigkeit Spaltpilze gefunden worden sind, ohne daß eine eitrige Entzündung zur Entwicklung gekommen war. In den Drüsen können Metastasen auch dadurch entstehen, daß die mit dem Blutstrom herangebrachten Kokken zunächst in die Drüsenkanäle ausgeschieden werden. Am häufigsten kann man das bei multiplen Niereneiterungen an der einen oder anderen Stelle sehen. In den meisten Fällen handelt es sich aber darum, daß kleine Eiterherde aus dem interstitiellen Gewebe in die Drüsenräume durchbrechen.

Wenn aus dem bisher Gesagten folgt, daß für die Art der Lokalisationen vor allem der Sitz der Primäreiterung und die Zirkulationsverhältnisse von Wichtigkeit, meist sogar von ausschlaggebendem Einfluß sind, so ist doch nicht zu verkennen, daß auch den Entzündungserregern selbst eine gewisse Bedeutung zukommt. Es sei in dieser Beziehung nur erinnert an die Vorliebe der Pneumokokken für seröse Häute, speziell für die Meningen und die Synovialis der Gelenke.

Die Zirkulationsverhältnisse einerseits, die Prädilektion der einzelnen Entzündungserreger andererseits bestimmen nicht nur die Art; sondern auch die Häufigkeit der einzelnen Lokalisationen. In Bezug auf die Häufigkeit hat vor kurzem Amos aus dem geschlossenen Sektionsmaterial des Straßburger pathologischen Instituts von 12 Jahren folgende Häufigkeitsskala gegeben: Lungen, Nieren, Herz, Leber, Milz, Muskulatur, Gelenke, Schleimhäute, Gehirn, Haut, Darmtractus, größere Gefäße, Parotis, Pankreas, Prostata, Schilddrüse, Tonsille.

Die dritte der oben aufgestellten Fragen, warum dieselben Spaltpilze das eine Mal Septikämie, oder, genauer gesagt, Bakteriämie, im anderen Falle aber Pyämie hervorrufen, läßt sich dahin beantworten, daß hier eine wichtige Rolle die anatomischen Verhältnisse an der primären Angriffsstelle der Entzündungserreger spielen. Es kann zwar von jeder primär eitrig entzündeten Körperstelle aus

Pyämie entstehen, aber infolge der nahen Beziehungen, welche die Pyämie zur Thrombophlebitis hat, werden doch mit Vorliebe solche Stellen zum Ausgangspunkt einer Pyämie, an welchen ein Übergreifen der Entzündung auf die Venenwand und die Entstehung einer Thrombophlebitis oder ein direkter Einbruch größerer Kokkenmassen in die Gefäßbahn durch die anatomischen Verhältnisse erleichtert und begünstigt wird. Ich erinnere hier nur an die Pyämie nach Thrombophlebitis der Placentarstelle, der Sinus der Dura mater nach Felsenbeinerkrankung, an die Häufigkeit der Pyämie nach Entzündung des Knochenmarks mit seinen zahlreichen, weiten Gefäßen. Erklärlich ist es auch, daß die Hautvenen bei phlegmonöser Entzündung so häufig die Entstehung einer Pyämie vermitteln. Ganz kurz sei noch auf die Rolle der Mesenterialvenen, der Nabelschnurgefäße und der Protastavenen hingewiesen.

Gegenüber dieser anatomisch-ätiologischen Auffassung der Pyämie ist in neuerer Zeit mehrfach das Bestreben hervorgetreten, für die Entstehung einer Bakteriämie oder Pyämie im gegebenen Falle den Virulenzgrad der Eitererreger verantwortlich zu machen. Bei den höchsten Virulenzgraden soll nach Monod und Macaigne Septikämie resp. Bakteriämie entstehen, bei geringerer Virulenz Pyämie. Canon gibt derselben Auffassung Ausdruck, wenn er sagt, daß bei der Septikämie eine Vermehrung der Bakterien im Blute stattfinde, daß bei der Pyämie dagegen nur eine einfache Durchschleppung durch das Blut ohne Vermehrung erfolge. Sittmann führt die Septikämie darauf zurück, daß die Krankheitserreger die Fähigkeit haben sollen, mehr Toxine zu bilden, während bei geringer Fähigkeit zur Toxinbildung nur die Proteine wirken sollen, die erst beim Absterben der Mikroorganismen frei werden und dann Pyämie bedingen. Dieser Ansicht von Sittmann, die in modifizierter Form ebenfalls auf die Virulenz zurückgreift, kann ich schon deshalb nicht beipflichten, weil bei der Pyämie tatsächlich, wie die Art der pathologisch-anatomischen Veränderungen beweist, eine erhebliche Toxinwirkung vorhanden ist.

Daß bei der Pyämie zur Zeit, wo die Untersuchung einsetzt, die Krankheitserreger oft eine geringere Virulenz besitzen wie bei der Septikämie resp. Bakteriämie, ist zuzugeben. Dafür spricht schon der gewöhnlich rapidere Verlauf der Septikämie; dafür liefert aber auch die histologische Untersuchung einige Anhaltspunkte, denn in der Leber, die sich zu derartigen Untersuchungen besonders gut eignet, findet man bei nicht zu weit vorgeschrittener Pyämie oft die erweiterten Kapillaren an zahlreichen Stellen von umfangreichen Kokkenballen ausgefüllt; das angrenzende Lebergewebe ist manchmal noch ganz unverändert, manchmal ist es einfach nekrotisch, an noch anderen Stellen wird die nekrotische Zone von einem mehr oder weniger breiten Gürtel eitriger Infiltration eingeschlossen. Der Umstand, daß diese eitrige Infiltration an vielen Stellen noch fehlt, und daß anderwärts selbst das an die Kokkenballen angrenzende Lebergewebe noch intakt sein kann, spricht gewiß dafür, daß hier die Kokken nicht den höchstmöglichen Grad von Virulenz besitzen. Auch könnte man vielleicht das Zusammenballen in annäherd gleich großen Haufen als den Ausdruck einer herabgesetzten Tendenz zur Wucherung auffassen. Indessen scheint mir, abgesehen davon, daß es doch auch recht rapid verlaufende Fälle von Pyämie gibt und eine Vermehrung der Bakterien im Blute bei der Pyämie keineswegs ausgeschlossen werden kann, bis jetzt der Beweis nicht erbracht, daß die Entzündungserreger auch schon in diesem im Vergleich zur Septikämie geschwächten Zustande in den Körper eingedrungen sind. Es wäre sehr wohl möglich, daß diese Abschwächung erst an der Eingangspforte erfolgt, während der Zeit, die bis zur Ausbildung der Thrombophlebitis und bis zum Eindringen in die Blutbahn vergeht. Und damit kommen wir doch wieder zu dem anatomisch-ätiologischen Standpunkt zurück, der im übrigen seine beste Begründung in der Tatsache besitzt, daß die Häufigkeit, mit welcher die Pyämie ihren Ausgang von bestimmten Körperstellen nimmt, ihre Erklärung nur in den Beziehungen zur Thrombophlebitis findet. Daß gerade an diesen Stellen häufiger wie an anderen abgeschwächte Kokken eindringen sollten, ist doch nicht anzunehmen.

In pathologisch-anatomischer Beziehung möchte ich zunächst einige Worte über das Verhalten der embolischen Herde sagen. Diese haben manchmal im Anfang noch das Aussehen eines Infarktes, in der Lunge eines hämorrhagischen, in der Niere eines anämischen; in der Milz kommen beide Formen vor. Sehr bald beginnen die Infarkte zu vereitern, einzelne zentrale Partien werden oft sequestriert und immer mehr bilden sich eitrige Infiltrationsherde und Abszesse, die meist von einem mehr oder weniger breiten hämorrhagischen Hof umgeben sind. In der Lunge entstehen in der Umgebung dieser Herde oft pneumonische Infiltrationen, auch eitrige Pleuritis schließt sich oft an. Andererseits erfolgt in der Lunge, wenn das Organ ganz frei von älteren Zirkulationsstörungen ist, auch nach umfangreicheren Embolien oft Abszeßbildung ohne infarktartiges Vorstadium.

Es kommt aber auch vor, daß einzelne embolische Herde lange die Eigenschaften eines Infarktes behalten und überhaupt wenig Neigung zur Vereiterung verraten. Hier enthält der Embolus entweder abgeschwächte Spaltpilze, die längere Zeit zur Entfaltung ihrer pathogenen Wirkung bedürfen, oder er enthält überhaupt keine Entzündungserreger, weil die fortgesetzten Thrombusmassen, die sich an der Stelle der Thrombophlebitis an den Primärthrombus ansetzen, manchmal frei von Bakterien sind. So erklärt es sich, daß man in derselben Leiche einfache und vereiterte Infarkte und Zwischenstufen zwischen beiden findet. Bei der endokarditischen Form der Pyämie ist das Verhältnis oft ganz ähnlich. Wenn die Pyämie subakut wird, so bildet sich um die Abszesse mehr und mehr eine pyogene Membran.

Wir sind bis jetzt nicht im stande, je nach der Verschiedenheit der Erreger eine Verschiedenheit des Eiters in den Metastasen zu behaupten, wiewohl Weichselbaum z. B. dem Pneumokokkus ein besonders fibrinreiches Fxsudat vindiziert. Für manche Fälle trifft das zu, für andere nicht.

Die Entzündungen der serösen Häute haben durchaus nicht immer rein eitrigen Charakter, oft sind sie serofibrinös.

Ein Teil der übrigen pathologisch-anatomischen Veränderungen deckt sich mit denjenigen bei der Septikämie, was sich daraus erklärt, daß beide Krankheiten zugleich Toxinämien sind. Die hochgradige Zerstörung der roten Blutkörperchen kommt auch bei der Pyämie darin zum Ausdruck, daß häufig Ikterus vorhanden ist. Hier und da hat man aber die Pyämie entsprechend der längeren Krankheitsdauer unter dem Bilde einer perniziösen Anämie verlaufen sehen. Außer von Fischel und Adler, Silva, Grawitz liegen aus der neuesten Zeit einschlägige Beobachtungen von Lenhartz vor. Auch die Milzveränderungen und die degenerativen Veränderungen an den inneren Organen sind ähnliche wie bei der Bakteriämie und Toxinämie; ebenso werden ähnliche Darmveränderungen beobachtet.

Sehr mannigfach sind die Veränderungen der Haut. Außer den gewöhnlichen Hämorrhagien, wie sie bei der Septikämie schon erwähnt wurden, finden sich roseolaartige Exantheme und Erytheme. Häufig kommt das Erythema multiforme vor, welches namentlich am Hand- und Fußrücken und an den angrenzenden Partien des Vorderarms und Unterschenkels auftritt und durch die Bildung stecknadelkopfgroßer flacher, zinnoberroter Flecken charakterisiert ist. Schließlich kommen auch pustulöse und bullöse Exantheme zur Beobachtung, in denen manchmal Streptokokken nachgewiesen werden konnten.

Die Schwierigkeiten, bei diesen Veränderungen der Haut eine scharfe Trennung zwischen Septikämie und Pyämie durchzuführen, machen sich auch bei den krankhaften Prozessen am Auge bemerklich. Hier finden sich einmal — nach Herrnheiser in 30 %, nach Litten sogar in 80 % der Fälle — die Erscheinungen der Retinitis septica, d. h. Blutungen und weiße Flecken, die hauptsächlich in einer zirkumpapillären Zone liegen. Die Blutungen sind meist, aber nicht immer den Venen angelagert, die weißen Flecken bestehen aus hypertrophischen Nervenfasern und Körnchenzellen. Nach Herrnheiser sind diese Veränderungen nicht durch die Ansiedelung von Bakterien bedingt, sondern eine Folge der Blutdissolution und der Alteration der Gefäßwand, würden also der Toxinämie zuzurechnen sein.

Im Gegensatz dazu ist die zweite Augenveränderung, die Panopthalmitis, exquisit pyämischer Natur, wie das die zahlreichen Kokkenembolien beweisen, die eines ihrer charakteristischen Merkmale sind. Daneben finden sich starke Hyperämien, eitrige Infiltration und Durchsetzung der Gewebe mit Fibrin.

M. H. Die kurze Übersicht, die ich Ihnen hier geben konnte, zeigt, daß zwischen der Bakteriämie und Toxinämie einerseits und zwischen der Pyämie andererseits wichtige Beziehungen und Berührungspunkte bestehen. Die Ätiologie ist für alle drei Krankheitsformen in letzter Linie dieselbe, die Verschiedenheiten sind nur davon abhängig, ob ein und dieselben Krankheitserreger von einem umschriebenen Krankheitsherde aus durch Toxinproduktion wirken, ob sie ins Blut eindringen und sich dort vermehren oder ob sie durch embolische Verschleppung Metastasen erzeugen. Eine weitere Beziehung zwischen Bakteriämie und Pyämie ist dadurch gegeben, daß die Bakteriämie durch Erregung einer Endokarditis in eine Pyämie übergehen kann. Eine dritte Beziehung endlich stellen die Übergangsbilder zwischen beiden Krankheitsformen dar, bei denen im allgemeinen die Erscheinungen der Bakteriämie bestehen, vereinzelte kleinere nicht ausgesprochen eitrige Herderkrankungen aber, z. B. im Myokard, oder die oben erwähnten pathologischen Veränderungen der Haut zur anatomischen Diagnose der Pyämie herüberleiten.

Alle diese Verhältnisse, die auch Schwierigkeiten für die Differentialdiagnose mit sich bringen, haben zu dem Vorschlag geführt, die scharfe Trennung zwischen Septikämie und Pyämie fallen zu lassen und statt dessen den Begriff der Septikopyämie einzuführen. Andere haben vorgeschlagen, die beiden Begriffe vollständig zu beseitigen. Es ist ja richtig, daß sie der Wortbedeutung nach dem Wesen der beiden Krankheiten, wie es uns jetzt bekannt ist, nicht entsprechen, und daß ihnen ätiologisch der spezifische Charakter fehlt, den man voraussetzte, als man sie aufstellte. Die Septikämie resp. Toxinämie wird nicht durch ein einziges Gift und die Bakteriämie und Pyämie nicht durch eine einzige Bakterienart hervorgerufen. Es gibt vielmehr offenbar eine Reihe von Toxinen, welche bei der Septikämie beteiligt sind, und, wie wir gesehen haben, eine ganze Anzahl von Bakterien, welche Bakteriämie und Pyämie erregen können. Auch darin ist der Pyämie und Septikämie der früher vindizierte spezifische Charakter genommen, daß manche ihrer Erreger, z. B. der Pneumokokkus und der Typhusbazillus, nur selten Bakteriämie und Pyämie, viel häufiger dagegen andere, wohl umschriebene Krankheitsbilder hervorrufen, deren ätiologische Beziehungen zu den uns hier interessierenden Erkrankuugen früher gänzlich unbekannt waren. Daß andererseits Erkrankungen, die ihrer Natur nach sehr wohl der Toxinämie oder Bakteriämie oder Pyämie zugerechnet werden könnten, z. B. Diphterie, Tetanus, Rekurrens, Rotz, Pest, Osteomyelitis, als besondere Krankheitsbilder aufgestellt sind, könnte ebenfalls im Sinne einer Abschaffung angeführt werden, weil die Abgrenzung der Begriffe Septikämie resp. Bakteriämie und Pyämie dadurch wesentlich erschwert wird. Unter den verschiedenen Vorschlägen, Benennungen einzuführen, die das Wesen der betreffenden Infektion besser kennzeichnen, scheint mir am rationellsten die von Kocher und Tavel speziell für die Staphylokokken gemachte, die aber auch mutatis mutandis für andere Infektionen anwendbar ist. Die beiden Autoren schlagen Staphylomycosis multiplex und metastatica und Staphylohämie vor, wozu man dann noch eine Staphylotoxinämie fügen müßte.

Wenn auf der einen Seite die Zweckmäßigkeit dieser Benennungen ihnen eine gewisse Einbürgerung zu garantieren scheint, so steht dieser auf der anderen Seite entgegen die große Verbreitung, welche die alten Bezeichnungen gewonnen haben, die schon anfangs der 70er Jahre für Birch-Hirschfeld ein Grund war, ihre Abschaffung für unmöglich zu erklären. Dann darf man auch nicht außer acht lassen, daß die Kocher-Tavelsche Nomenklatur an die Exaktheit der Diagnose Anforderungen stellt, denen bei der Schwierigkeit der bakteriologischen Blutuntersuchung nur unter günstigen äußeren Bedingungen und bei einer gewissen Übung genügt werden kann.

Diskussion.

Herr Simmonds-Hamburg: Aus dem reichen Material, das der Herr Redner behandelt hat, möchte ich nur einen Punkt herausgreifen, der uns Anatomen besonders berührt, es ist das der Wert der bakteriologischen Untersuchung des Leichenblutes. Herr v. Kahlden erachtet den Nachweis von Bakterien im Leichenblute im Hinblick auf die Möglichkeit einer agonalen Bakterieninvasion als nicht beweisend für das Vorhandensein einer Bakteriämie. Wenn ich nun auch das Vorkommen einer agonalen Bakterieninvasion gewiß zugebe, so glaube ich doch, daß wir praktisch nur äußerst selten mit dieser zu rechnen brauchen. In unserem Krankenhause werden in sehr großer Häufigkeit bakteriologische Blutuntersuchungen am Lebenden ausgeführt und ich habe in sehr zahlreichen Fällen Gelegenheit, bei denselben Individuen auch am Leichentisch Kulturen aus dem Herzblut auszuführen. Fast niemals ist es mir hierbei passiert, daß ich im Leichenblut Bakterien nachweisen konnte, wenn die klinische Untersuchung ein negatives Resultat ergeben hatte; niemals habe ich andere Bakterien angetroffen als gerade die, welche aus dem Blut des Lebenden gewonnen waren. Praktisch braucht man daher die agonale Bakterieninvasion nicht zu berücksichtigen und wird den Nachweis von Bakterien im Leichenblut, wenn sie nicht gar zu spärlich vorhanden sind und wenn die Leichen nicht zu alt waren, als beweisend für eine Bakteriämie ansehen dürfen. Ich halte die bakteriologische Untersuchung des Blutes nicht allein für beweiskräftig, sondern in vielen Fällen für eine ganz wichtige, notwendige Ergänzung der Sektion. Manche Fälle von kryptogenetischer Sepsis, speziell bei Fehlen einer klinischen

Beobachtung, dürften erst durch den Nachweis von Streptokokken im Blut, wie ich das mehrfach erfahren habe, ihre Aufklärung erhalten. Ich möchte daher empfehlen, in möglichst großer Häufigkeit, wie das in unserem anatomischen Institut geschieht, bei Beginn der Sektion Kulturen aus dem Herzblut anzulegen. Die Technik ist eine äußerst einfache.

Herr v. Baumgarten-Tübingen: Ich stimme mit Herrn v. Kahlden überein, in der Septikämie die Zustände der Toxinämie und Bakteriämie auseinander zu halten, glaube aber ebenfalls, daß sich diese Zustände sehr häufig miteinander verbinden, so daß es schwierig sein dürfte, in praxi reine Fälle von septischer Toxinämie und Bakteriämie festzustellen. Dagegen gelingt diese Unterscheidung theoretisch und praktisch für andere Infektionskrankheiten. Viele Fälle von Diphtherie und wohl die meisten Fälle von Tetanus sind reine Toxinämien, der typische Milzbrand eine reine Bakteriämie. Was die Frage des Vorkommens der „Septicaemia haemorrhagica" beim Menschen anlangt, so glaube ich, daß nichts einzuwenden wäre, wenn man die Pest als eine Spezies der Septicaemia haemorrhagica auffassen wollte.

Herr v. Hansemann-Berlin: Ich schätze ebenfalls den Wert der Bakterienuntersuchung an der Leiche. Jedoch kann man einem Irrtum dadurch ausgesetzt sein, daß die Streptokokken und Staphylokokken in der Leiche weiterwachsen, wenn sie einmal in den Körper eingedrungen sind. Man kann in den Organen 24 Stunden nach dem Tode mehr Bakterien finden als nach 12 Stunden u. s. w. Darüber habe ich eine Reihe spezieller Untersuchungen angestellt.

Herr v. Kahlden: Ich möchte den Wert der bakteriologischen Untersuchung an der Leiche durchaus nicht unterschätzen. Aber sicher ist doch, daß die Untersuchung des Blutes auf Bakterien in der Leiche in einer größeren Zahl von Fällen positiv ausfällt, als am Lebenden. Unter diesen Umständen beweist der Befund von Bakterien, wenn er erst in der Agone oder nach dem Tode erhoben werden kann, gleichwohl, daß die Krankheit wesentlich als Toxinämie verlaufen ist.

Herr Heller-Kiel: Im Anschluß an die Äußerungen der Herren Simmonds und v. Hansemann möchte ich empfehlen, darauf hinzuwirken, daß die Sektionen bald nach dem Tode gemacht werden, da Döhle sogar bei Totgeborenen schon 18 Stunden nach dem Tode in der Milz reichlich Bakterien gefunden hat; diese konnten nur während des Durchganges durch die Geburtswege in Mund und Nase gekommen sein. Besonders ist darauf hinzuwirken, bei den Herren Juristen die Einsicht zu erwecken, daß Leichen nicht wie Akten das Lagern vertragen. In vielen Fällen mit unbekannter Todesursache würde der Bakteriennachweis Aufschluß über eine beginnende akute Infektionskrankheit geben können.

Herr Paltauf-Wien: Im allgemeinen bin ich zwar mit den Ausführungen des Referenten einverstanden. Zugleich bin ich jedoch der Anschauung, daß man immer mehr und mehr trachten müsse, ätiologische Bezeichnungen zu gebrauchen, also Staphylokokkie oder Staphylomykose z. B. für eine Infektion mit Staphylokokken. Die ätiologische Therapie, deren Anfänge ja bereits existieren, wird uns dazu drängen. Ich erachte es daher auch nicht für richtig, Krankheiten mit spezifischen Erregern unter einen der alten Namen zu subsumieren, also z. B. unter hämorrhagische Septikämie die Pest; man kann nur sagen, die Pestinfektion kann unter dem Bilde einer hämorrhagischen Septikämie, einer Pyämie erscheinen.

X.

Herr Marchand-Leipzig:

Demonstration einer Leber mit sog. knotiger Hyperplasie.

Die Leber stammt von einem 14jährigen Mädchen, welches nach dem Überstehen von Kinderkrankheiten und wiederholten Anfällen von Gelenk-Rheumatismus im Sommer 1901 mit Atemnot und Herzklopfen, dann im September mit Gelbsucht erkrankte. Etwa 14 Tage vor dem Tode traten schwere, nervöse Symptome, endlich vollständige Besinnungslosigkeit auf, zugleich heftige Schmerzen im Epigastrium; kurze Zeit nach der Aufnahme in das Krankenhaus im komatösen Zustande erfolgte der Tod. (2. März 1902.)

Die Leber ist allseitig stark verkleinert (21 cm breit, rechter Lappen 13, linker Lappen 17 hoch) mit der Umgebung, besonders dem Zwerchfell durch feste, bindegewebige Verwachsungen zusammenhängend. Die rechte Hälfte des rechten Lappens ist besonders verkleinert, erscheint aber auf dem Durchschnitt von annähernd normalem Aussehen, mit deutlicher Läppchenzeichnung. Der übrige Teil des rechten und der ganze linke Lappen ist dagegen auf der Oberfläche sehr stark höckerig, die Höcker sind erbsengroß und größer, von intensiv gelber Farbe; der ganze Durchschnitt dieser Teile der Leber ist von Knoten derselben Farbe und weicher Konsistenz eingenommen, die nur durch Bindegewebszüge voneinander getrennt sind; einzelne kleinere Knoten derselben Art traten auch im Bereiche des noch besser erhaltenen Teils des rechten Lappens auf. Die mikroskopische Untersuchung erzielt, daß das anscheinend ziemlich gut erhaltene Gewebe des rechten Lappens zwar noch deutlich die Läppchenzeichnung erkennen läßt, mit deutlich erweiterten und blutgefüllten Gefäßen im Zentrum und etwas vermehrtem Bindegewebe in der Umgebung der Pfortaderäste. Indes fehlen die Leberzellen vollständig. Das Gewebe besteht größtenteils aus einem feinen netzförmigen Bindegewebs-Stroma mit sehr zahlreichen eingelagerten Rundzellen, die hier und da dichte Anhäufungen bilden; dazwischen verlaufen sehr reichliche gewucherte Gallengänge, deren Zellen sich z. T. vergrößern und ähnlich Leberzellen werden. Die weichen Knoten bestehen aus großen Leberzellen, die größtenteils in Form von Balken angeordnet sind und, was an den kleineren Knoten deutlich zu verfolgen ist, aus den gewucherten Gallengängen hervorgegangen sind. Zwischen den Reihen der Leberzellen finden sich an vielen Stellen verästelte Gallengangs-Konkremente, dagegen enthalten die Zellen nur sehr wenig Fett. In den größeren Knoten haben die Zellen eine regellose, mehr diffuse Anordnung; es finden sich hier stets größere Gruppen kernloser, im Zerfall begriffener augenscheinlich abgestorbener Zellen mit spärlichen dazwischen gelagerten Leukocyten. Das Bild entspricht also vollständig dem mehrfach beschriebenen der knotigen Hyperplasie mit Gallenstauung und partieller Nekrose des neugebildeten Lebergewebes. Es handelt sich aber hier hauptsächlich um die Frage, auf welche Erkrankung der offenbar vorausgegangene Schwund des Leber-Parenchyms, wie er in den ganz atrophischen Teilen des rechten Lappens uns entgegentritt, zurückzuführen sei. Ein gewöhnlicher cirrhotischer Periost ist mit Sicherheit auszuschließen; auch dem Bilde der syphilitischen Leber entspricht das mikroskopische Verhalten nicht; dagegen spricht der totale Schwund der Leberzellen für eine parenchymatöse Erkrankung, die in ihren Folgen der akuten Leberatrophie gleichkommt.

Ich glaube demnach, daß man in diesen, wie in einigen ähnlichen, früher beschriebenen Fällen (Marchand, Kretz, Ströbe Barbacci) eine entweder auf infektiösen oder toxischen Ursachen beruhende, jedoch mehr chronisch verlaufende Leber-Degeneration mit konsekutiver vikariierender Hyperplasie annehmen muß.

Diskussion.

Herr Albrecht-München: 1. Ich habe im letzten Jahre Herrn Ali Bey einen Fall zur Publikation (Münchner med. Wochenschr. 1901) überlassen, in welchem sowohl klinisch als pathologisch-anatomisch sich das Bild einer subakut verlaufenen gelben Leberatrophie mit teilweise bereits ausgesprochener Cirrhose fand. Alle von Herrn Marchand beschriebenen Erscheinungen lassen sich von dieser Auffassung aus leicht verstehen.

2. Der Name „knotige Hyperplasie" ist zu reservieren für die von Simmonds u. a. genau beschriebenen Veränderungen; für den hier beschriebenen Fall empfiehlt sich die Kreierung eines eigenen Namens.

Herr v. Hansemann-Berlin: Ich glaube nicht, daß sich aus dem anatomischen Bild dieser Leber ein Rückschluß auf die Ätiologie ziehen läßt, da solche Zustände bei den verschiedensten Formen der Lebercirrhose gefunden werden. In meiner Sammlung bewahre ich etwa 12 Fälle von Lebercirrhose bei Kindern. Davon entfällt die Mehrzahl der Fälle auf kongenitale Syphilis. In einem Fall ging septischer Scharlach, in einem anderen Falle eine schwere Pockeninfektion voraus.

Herr Schmorl-Dresden: Ich habe ebenfalls mehrere Fälle von Leberveränderungen gesehen, welche mit dem von Herrn Marchand beschriebenen identisch waren. In einer Reihe von Fällen lag angeborene Syphilis vor. In einem anderen Fall hatte ein Jahr vor dem Tode eine Eklampsie bestanden, in einem anderen bestand eine wandständige Thrombose der Pfortader, von der aus multiple Embolien in der Leber erfolgt waren. Es ließen sich hier alle Übergänge von der einfachen Nekrose des Leberparenchyms zur knotigen Hyperplasie nachweisen.

Herr Ströbe-Hannover: Ich halte mit Herrn Marchand fest an der Auffassung, daß aus gewucherten Gallengängen sich Leberzellen bilden können, daneben kann bei knotiger Hyperplasie auch Wucherung alter Leberzelleninseln vorhanden sein; beide Formen der Wucherung durchwachsen sich und sind unter Umständen nicht voneinander zu trennen. Bei nachträglicher Untersuchung von Präparaten des von mir beschriebenen Falles von großknotiger Hyperplasie aus früher nicht untersuchten Stellen fand ich die zellige Wucherung mit dem Aussehen der Leberzellen innerhalb von Gefäßlumina, welche den Eindruck kleiner Venen machten. Daraus ergibt sich die Schwierigkeit der Abtrennung dieser Wucherungen von geschwulstartiger Proliferation und die Schwierigkeit ihrer Benennung.

Herr Marchand: Ich bin der Meinung, daß der Name „knotige Hyperplasie" der bekanntlich von Friedreich für einen mit dem vorliegenden allerdings nicht ganz identischen Prozeß eingeführt ist, am besten beizubehalten sein dürfte für alle solche Fälle, in denen es sich um eine vikariierende Wucherung nach Zerstörung von Leberparenchym aus verschiedenen Ursachen handelt. Herrn v. Hansemann erwidere ich, daß mir selbstverständlich die hyperplastischen Knoten bei Cirrhose wohl bekannt sind. Das, worauf es hier ankommt, ist gerade, daß es sich um keinen cirrhotischen Periost im gewöhnlichen Sinne handelt, sondern um einen Schwund des Parenchyms mit nachträglicher Wucherung.

Herr Aufrecht-Magdeburg: Ich möchte glauben, daß es sich hier um einen Fall von sogenannter perikarditischer Lebercirrhose mit besonders hochgradiger Beteiligung des Lebergewebes handele. Nach meinen Erfahrungen beginnt dieses Leiden mit einer Dilatation des Herzmuskels, also Erscheinungen von seiten des Herzens, wie sie von Herrn Marchand in seinem Falle beschrieben sind. Infolge der Blutstauung schwellen Leber und Milz beträchtlich an, sodaß die Überzüge aller dieser Organe infolge der enormen Spannung entzündlich hyperplasieren, am Perikard zur Verwachsung desselben an Leber und Netz zur Retraktion und Verdickung gelangen und in der ersteren zumal hochgradige trophische Störungen mit Schwund des Parenchyms und Zusammensinken des Bindegewebes zu dicken fibrösen Strängen zur Folge haben.

Herr Schlagenhaufer-Wien: Angesichts der ätiologischen Unklarheit der fraglichen Erkrankung ist es gewiß geboten, auf die schweren bei Schwammvergiftung vorkommenden degenerativen Leberveränderungen aufmerksam zu machen.

Herr Paltauf-Wien: Ich werde noch Gelegenheit haben, auf das Thema Bezügliches zu zeigen. Auf Grund des Aussehens der

Leber indes, namentlich auch des mikroskopischen Befundes: Nekrose der Zellen im Zentrum der Acini, möchte ich den demonstrierten Fall für eine ausgeheilte Erkrankung aus der Gruppe der genuinen Atrophie halten.

Herr Albrecht-München: In den Fällen von sog. „perikardialer Lebercirrhose", die ich beobachtete, waren niemals so hochgradige Veränderungen nekrotischer, entzündlicher, regenerativer Art vorhanden wie in dem von Herrn Marchand beschriebenen Falle.

Herr Jores-Bonn: Der Fall, den ich vor einiger Zeit kurz veröffentlicht habe, stimmt anatomisch mit dem von Herrn Marchand demonstrierten überein. Es handelte sich auch um einen Fall von „knotiger Hyperplasie", den ich aber auf Grund der exakten klinischen Beobachtung nicht als Endstatium einer akuten gelben Leberatrophie betrachten konnte. Ich habe damals darauf hingewiesen, daß möglicherweise Darm- und Magenaffektionen in ätiologischer Beziehung zu der genannten Leberaffektion stehen könnten. Denn man hat schon auf Grund klinischer Beobachtung Erkrankungen des Magendarmtraktus zu manchen Formen von „Lebercirrhose" in Beziehung gebracht. Außerdem möchte ich daran erinnern, daß die Gifte, mit denen man experimentell Schwund der Leberzellen und Bindegewebswucherung in der Leber hervorrufen kann, in positiven Fällen auch immer Veränderungen des Magens erzeugt haben. Daher glaube ich, daß man bei einer ätiologisch so unklaren Affektion, wie es die in Rede stehende ist, auf die Bedeutung der Magendarmerkrankungen zu achten hat.

Herr Ziegler-Freiburg: Nach dem Befund in den aufgestellten Leberpräparaten gehört der Fall in die Gruppe der akuten und subakuten Leberatrophie mit nachfolgenden regenerativen Wucherungen des Bindegewebes und der Gallengänge. Als knotige Hypertrophie möchte ich den Zustand nicht bezeichnen, sondern diesen Namen reservieren für Fälle, in denen Acini eine kompensatorische Hypertrophie erfahren, wie das nach Verlust von Lebergewebe oft vorkommt.

Bezüglich der Ätiologie der Erkrankung möchte ich darauf hinweisen, daß in begrenzter Ausbreitung Nekrosen des Lebergewebes mit nachfolgender Entzündung bei Typhus abdominalis, Ruhr, Cholera, Staphylokokken- und Streptokokkeninfektionen nicht so selten zur Beobachtung gelangen.

Herr Albrecht-München: Die von Herrn Ziegler erwähnte Form ist sowohl von der „knotigen Hyperplasie“ als von dem hier besprochenen Fall zu trennen; ich bezeichne diese Art als „adenomatöse Cirrhose“.

Herr Marchand: Meiner Ansicht nach ist eine Unterscheidung der Wucherung je nach ihrer Entstehung von Leberzellen oder von Gallengängen nicht möglich, da beide durchaus ineinander übergehen. Wo noch erhaltene Leberzellen vorhanden sind, können sie wuchern; die kleinen Gallengänge, die die Hauptrolle zu spielen pflegen, bilden ebenfalls Leberzellen.

XI.

Herr Paltauf-Wien:

Über Veränderungen der Leber bei Phosphorvergiftung und genuiner Atrophie.

Meine Herren! Ich erlaube mir Ihnen kurz über histologische Untersuchungen zu berichten, welche sich auf die Veränderungen der Leber bei der Phosphor-Vergiftung und bei der genuinen Atrophie beziehen. Es besteht kein Zweifel, daß es im Gefolge des Phosphors zu einem atrophischen Zustand der Leber kommt, der in hohem Maße dem bei der genuinen Atrophie ähneln kann; der von Orth skizzierte Standpunkt: „es gibt Atrophien nach Phosphor-Vergiftung und solche, welche eine andere Ursache haben“, gilt noch immer. Wenn der Giftnachweis nicht gelingt, was auch bei notorischer Phosphorvergiftung häufig der Fall ist, so fehlt uns in solchen Fällen ein Kriterium. Die Diagnose wird noch erschwert durch die landläufige Annahme, daß die genuine Atrophie bei Schwangeren häufiger vorkomme und anderseits durch die Tatsache, daß der Phosphor in manchen Ländern als Abortivum gilt; das ist zweifellos auch in Wien der Fall (v. Hofman). Aber nicht nur in forensischer Beziehung, sondern auch theoretisch, um eine möglichste Abgrenzung der in ihrer Ätiologie noch immer unklaren genuinen Atrophie womöglich zu erreichen, wären irgendwelche Behelfe höchst wünschenswert. Ich hatte nun in 18 Fällen notorischer Phosphorvergiftung, von denen in 9 Fällen der Tod zwischen dem

7. und 14. Tage nach der Vergiftung eingetreten war, die Vorgänge in der Leber verfolgt, die zur Atrophie führen. In einzelnen Fällen war die Leber exquisit verkleinert.

Die atrophischen Vorgänge beginnen bereits früh, bei noch typischer großer Leber, mit dem Auftreten rötlicher Flecke und Herde, welche einsinken und deutlich die sonst aneinander gepreßten gelben und graurötlichen Acini erkennen lassen. Unter Zunahme dieser Herde tritt eine graurötliche Marmorierung der Oberfläche, merkliche Verkleinerung und Erschlaffung des Organes, endlich graurote Färbung, Zuschärfung der Ränder, Runzelung der Kapsel auf; das Gewebe ist am Durchschnitt graubräunlich rot, das interacinöse Gewebe häufig deutlich, die Acini klein — stellenweise verschwinden solche vollständig und restiert ein dunkelgraurotes schlaffes, manchmal zähes Gewebe. Die Veränderung ist nicht gleichmustrig, häufig persistieren pralle, knotenförmige, hoch- oder ikterisch gelb gefärbte Herde.

Mikroskopisch zeigt sich zunächst ein Zerfall der fettig infiltrierten Zellen an der Peripherie der Acini, freies Fett, Zell- und Kerndetritus, frühzeitig Leukocyteninfiltration des interacinösen Bindegewebes, Wucherung der Gallenkanälchen, deren Zellen im weiteren Verlauf viel Ähnlichkeit mit Leberzellen besitzen; das interacinöse Bindegewebe wird zu einem Granulationsgewebe, der fettige Zerfall der Leberzellen nimmt zu, die Acini werden unter fortschreitendem Zerfall und Resorption des freigewordenen Fettes kleiner, es resultiert ein ganz charakteristisches Bild, welches als akute Cirrhose bezeichnet werden kann; am längsten sind die stark verfetteten Leberzellen im Zentrum der Acini zu erkennen. An den nicht atrophierenden prallen Anteilen weder Kern- noch Zellzerfall, keine interstitielle Infiltration, häufig Gallenstauung. Außer auf den von der Peripherie her fortschreitenden Schwund der Leberzellen sei auf die nicht nur frühzeitige, sondern auch reichliche Wucherung von seite der Gallenkanälchen aufmerksam gemacht, deren Auftreten bei der genuinen Atrophie vielfache Aufmerksamkeit (Meder, Marchand, Ströbe) gefunden hat.

Anders gestaltet sich der zur Atrophie führende Prozeß bei der genuinen Atrophie; mir liegen 10 Beobachtungen vor; in 5 frischen Fällen (verkleinerte 1000—1200 gr schwere intensiv gelb gefärbte Leber, ergab sich außer fettiger Degeneration ausgedehnte Nekrose, Kernschwund der Leberzellen im Zentrum des Acinus, an der

Peripherie verfettete Zellen (häufig Körbchenzellen); auch bei noch vorgeschritteneren Fällen (2) ließen sich, wenn überhaupt Leberzellen, so nur an der Peripherie der kollabierten Acini nachweisen und in 3 Fällen subakuten Verlaufes, sogenannter roter Atrophie fand sich Verfettung und rezente Nekrose in dem zentralen Anteil der bereits in Hypertrophie begriffenen Leberreste als eine Rekrudeszenz des Prozesses. Bei bereits schwerer Degeneration des Parenchyms, beträchtlicher Verkleinerung des Organes finden sich noch keine Veränderungen im interstitiellen Gewebe; Infiltration sowohl als Gallengangwucherung treten erst später auf.

Das Vorkommen und die Bedeutung der Zellnekrosen bei der gemeinen Atrophie wurde von Marchand bereits hervorgehoben und gewürdigt, von Anschütz, der jüngsten Publikation auf diesem Gebiete, in richtigen Gegensatz zu den vorwiegenden Verfettungsprozessen bei der Phosphorvergiftung gestellt.

In diese Untersuchungen sind ferner einbezogen 18 Fälle, in welchen keine Angabe über Phosphorvergiftung vorlag, sich nur 4mal der landläufige typische Befund, 11mal verkleinerte Lebern, nicht selten im Gewichte von 1200 g, einmal von 1018 g fanden; sie verhalten sich wie eine Parallelreihe zu jenen Fällen notorischer Phosphorvergiftung; 11 von den 14 weiblichen Personen in dieser Reihe waren gravid (in den ersten Wochen oder Monaten). Ich bin daher geneigt, diese Fälle, von denen manche ein der genuinen Atrophie ähnliches Bild boten, auf Grund des skizzierten Verhaltens der Leber bei der histologischen Untersuchung für Phosphorvergiftungen zu halten. Da der Phosphor als Abortivum zweifellos in geringerer Menge genommen wird, als bei den Selbstmorden, so resultieren hier viel mehr Fälle mit längerer Lebensdauer. Durch das Entgegenkommen meines Freundes Prof. Kolisko hatte ich auch Gelegenheit, die Leber eines Falls von Vergiftung mit Giftschwämmen zu untersuchen, deren Befund ja eine gewisse Ähnlichkeit mit Phosphorvergiftungen besitzt. Der mikroskropische Befund ähnelt in gewisser Beziehung dem bei der genuinen Atrophie insofern als erhaltene, wenn auch verfettete Leberzellen sich nur an der Peripherie der Acini finden; die zentralen Anteile sind ausgedehnt fettig zerfallen; es besteht nicht jene Nekrose mit Kernschwund wie in rezenten Fällen genuiner Atrophie; die Räume zwischen den mit Blut erfüllten Kapillaren sind mit großen Fettropfen, Zell- und Kerndetritus erfüllt, nicht selten bestehen Blutungen. Im weiteren Verlauf könnte das Bild allerdings dem der genuinen Atrophie noch ähnlicher werden. In dem Falle einer Phosphorvergiftung von 14tägiger Dauer, sowie in einigen Fällen der zweiten Reihe, der supponierten Phosphorvergiftungen fanden sich ausgesprochene Regenerationsvorgänge und dürfte wohl kein Zweifel bestehen, daß in ähnlicher Weise, wie es zuerst Marchand angenommen hat, manche Formen scheinbar grob knolliger Cirrhosen auf die Ausheilung einer Phosphorleber zurückzuführen wären, namentlich sei da an Fälle kindlicher Cirrhosen (Passini) gedacht.

Fragen wir uns, ob sich aus dieser doch ganz wesentlichen Verschiedenheit der Destruktion des Lebergewebes Anhaltspunkte für die Pathogenese ergeben, so wäre zu sagen, daß der Ablauf der Vorgänge bei der Phosphorvergiftung ganz gut mit der Vorstellung in Einklang zu bringen wäre, daß ein unter der Einwirkung des Phosphors entstandenes autolytisches Ferment (Jacobi) vom Blute aus auf die Leberzellen seine deletäre Tätigkeit entfalte. Die bei der akuten gelben Atrophie im Zentrum der Acini auftretenden Zellnekrosen lassen aber vermuten, daß ein in der Galle vorhandenes Gift es ist; es könnte nun sowohl die Galle unter gewissen Verhältnissen eine solche Giftwirkung gewinnen (Quinke), es könnte das Gift aber auch aus dem Blute nach der Galle ausgeschieden werden; von meinen Fällen wäre diesbezüglich zu bemerken, daß sich in 3 Fällen Extrauteringravidität und 1mal eine gedrehte Ovarialcyste bestand, welche die Laparotomie veranlaßten, worauf in ein paar Tagen ohne septisch-infektiöse Komplikation der Tod eintrat. An das Entstehen und die Resorption von zytolitischen (antolytischen) Fermenten zu denken, würde in solchen Fällen naheliegen.

Diskussion.

Herr v. Baumgarten-Tübingen: Ich kann die Darlegungen und Auffassungen des Herrn Vortragenden nur unterstützen. In der von ihm angeführten, von mir veranlaßten Arbeit von Anschütz ist im wesentlichen die gleiche Anschauung über die histologische Differenzierung zwischen Phosphorleber und akuter gelber Leberatrophie zum Ausdruck gebracht worden.

Herr Chiari-Prag: Ich möchte auf den nicht so seltenen Befund zentraler Nekrose in den Leberläppchen bei schwerer tuberkulöser Lungenphthise hinweisen.

Herr Dietrich-Tübingen: Die Annahme des Herrn Vortragenden, die zentrale Nekrose bei akuter gelber Leberatrophie deute auf Einwirkung von der Galle aus hin, stimmt nicht überein mit den Ansichten über Resorption der Galle in der Leber, wie sie früher von Cohnheim schon aufgestellt, neuerdings von Bürker experimentell bestätigt wurden. Eine Gallenresorption und so wohl auch eine schädigende Wirkung der Galle auf die Leberzellen tritt danach immer zuerst in der Peripherie der Acini ein.

Herr v. Recklinghausen-Straßburg: Ich erlaube mir daran zu erinnern, daß im Anfang der sechziger Jahre, als die Diskussion über die Leberveränderungen bei der Phosphorvergiftung sehr lebhaft geworden war, E. Wagner die Behauptung aufstellte, daß die sog. akute gelbe Leberatrophie, namentlich da sie bei jungen Weibern häufiger wie bei Männern vorkäme, immer auf absichtlicher Phosphorvergiftung beruhe, daß indes diese Lehre späterhin keine Bestätigung gefunden hat.

Herr Paltauf-Wien: Selbstverständlich nehme ich ebenfalls eine genuine Atrophie der Leber neben jener infolge subkutaner Phosphorvergiftung entstehenden an. Die Ergebnisse der Versuche von Wegner und Aufrecht stimmen mit meinen Beobachtungen überein. Was andere Leberzellnekrosen anbelangt, so kenne ich außer denen bei Eklampsie auch solche Fälle, wie Chiari sie anführt, und habe die gleichen auch bei Scarlatina beobachtet. Teilweise sind sie mit starker Verfettung verbunden und unterscheiden sich durch die scharfe Abgrenzung, den Mangel der Progredienz von den Zellnekrosen und fettigen Degenerationen bei der genuinen Atrophie.

XII.

Herr Jores-Bonn:

Über die Histogenese der Intimaverdickung in kleinen Arterien.

Die Theorien über die Arteriosklerose schließen meist die Voraussetzung ein, daß den unter den verschiedensten Verhältnissen vorkommenden Intimaverdickungen dieselbe Histogenese zukomme. Am ausgesprochensten haftet die Anschauung bekanntlich der

Thomasschen Theorie an. Andererseits finden sich auch Versuche, histologische Unterschiede zwischen einzelnen Formen der Intimaverdickung aufzustellen, in der Literatur bemerkt. Hierhin rechne ich die Angaben von Heubner über die Verschiedenheit seiner luetischen Erkrankung der Gehirngefäße von der gewöhnlichen chronischen Endarteriitis. Ferner gehört hierhin die Aufstellung des anatomischen Krankheitsbildes der Arteriitis obliterans durch Friedländer. Schließlich wäre eine neuere Arbeit von Friedemann zu erwähnen, welcher für die kleinen Arterien der Schrumpfniere zwei Formen der Intimaverdickung aufstellte. Eine, bei welcher die Intima vorwiegend aus starken elastischen Lamellen gebildet wird, spricht er als Hypertrophie der Intima an, bedingt durch Nierenerkrankung. Die zweite Form, mit der ersten vielfach kombiniert, ist eine rein bindegewebige Intimaverdickung, die Friedemann als die eigentlich arteriosklerotische Veränderung hinstellt. In eine Besprechung der Arbeit von Friedemann einzugehen, würde mich hier zu weit führen. Ich möchte nur erwähnen, daß, so sehr seine Ausführungen im einzelnen meiner Ansicht nach unzutreffend sind, sie doch andererseits viele Berührungspunkte mit dem Ergebnis meiner Untersuchungen zeigen.

Ich gehe aus von dem Umstand, der auch wohl Friedemann zu seinen Untersuchungen geführt hat, daß wenn man erkrankte Arterien kleineren Kalibers mit den neueren Methoden zur Färbung des elastischen Gewebes behandelt, man auffällig verschiedene Bilder der Intimaverdickung erhält. Ich war auf diese Verhältnisse aufmerksam, seitdem ich der Neubildung elastischen Gewebes in der Intima meine Aufmerksamkeit schenkte und habe bereits in meiner damaligen Mitteilung zwei Arten der Neubilduug elastischer Fasern in der Intima unterschieden. Die eine Art war der schon länger bekannte Vorgang der Abspaltung neuer Lamellen aus der Membrana elastica interna. Die letztere verdickt sich, bildet zwei Lagen, welche sich voneinander unter Dazwischentreten von zelligen Elementen und bindegewebig-elastischer Grundsubstanz abheben. Die zweite Art der Neubildung elastischer Fasern in der Intima besteht darin, daß die elastischen Elemente zunächst als feine Fäserchen angelegt werden, die zwar mit der Elastica interna durch feine Brücken zusammenhängen, im übrigen aber sich unabhängig von der inneren Lamelle entwickeln. Die Fasern nehmen im Laufe ihres Wachstums an Stärke zu, können sich sogar zu parallel dem

Lumen hinziehenden Lamellen anordnen, erreichen aber meist nicht die Stärke der durch Abspaltung gebildeten Lamellen.

Die Unterscheidung der beiden Arten der Neubildung elastischen Gewebes gewinnt nun ein größeres Interesse, wenn man sieht, wie verschieden sich das Aussehen der Intimaverdickung gestaltet, je nachdem der eine oder der andere Modus der Bildung elastischen Gewebes vorherrscht, oder allein vertreten ist. Betrachtet man z. B. die Querschnitte einer kleinen Arterie aus einer Schrumpfniere und einer Arteria fossae Sylvii mit organisiertem, nicht völlig obturierendem Embolus nebeneinander, so wird man sich fragen dürfen, ob man nicht berechtigt ist, zwei histologisch verschiedene Formen der Intimaverdickung zu unterscheiden. Es ist nun für die Verschiedenheit dieser Intimaverdickungen in erster Linie die verschiedene Anordnung des elastischen Gewebes die Veranlassung. Bei der einen Intimaverdickung (Schrumpfniere) sieht man die ganze Grundsubstanz aus gleichstarken Lamellen zusammengesetzt, die sich voneinander abzweigen, ineinander übergehen und in dieser Weise nicht nur unter sich, sondern auch mit der Lumina elastica interna zusammenhängen. Aus diesem Verhalten und der Verfolgung früherer Stadien der Verdickung geht hervor, daß sich in dieser Intimaverdickung das elastische Gewebe nach dem Abspaltungsmodus gebildet hat. Bei der zweiten Intimaverdickung (Arteria fossae Sylvii) ist dagegen der andere Modus der Neubildung elastischen Gewebes vertreten. Hier sieht man die Elastica interna völlig intakt an der Grenze der Muskelhaut und Intima liegen, die feinen elastischen Fasern der Intima stehen zwar auch hier mit der Lamina elastica interna in Verbindung, aber so, daß die ihr zunächst liegenden Bälkchen des Intimagewebes auf ihr fußen. Das Verhältnis der inneren Lamelle zu dem elastischen Gewebe der Intima ändert sich bei dieser Form der Intimaverdickung auch nicht, wenn sich reichlichere elastische Fasern in letzterer bilden, wie Ihnen die Abbildung einer ligierten Kaninchenkarotis z. B. zeigen wird. Bei dieser durch die embolisierte' Arteria fossae Sylvii und ligierte Kaninchenkarotis repräsentierten Form der Intimaverdickung entspricht die Entwickelung der elastischen Elemente genau dem Modus, den die Neubildung und Regeneration des elastischen Gewebes auch unter anderen Verhältnissen und in anderen Organen einzuhalten pflegt. Dem gegenüber stellt der Prozeß der Bildung elastischer Lamellen durch Abspaltung, wie wir ihn bei dem anderen Typus der Intimaverdickung beobachten, einen Vorgang dar, welcher, nach unseren bisherigen Kenntnissen wenigstens, in den übrigen Organen und Geweben keine Analogie besitzt. Höchstens könnte man anführen, daß er unter Verhältnissen auftritt, die man als physiologische anzusehen gewohnt ist, denn das Vorkommen einer doppelten Lamina elastica interna, wie sie an den Arterien des Menschen im mittleren und höheren Lebensalter fast regelmäßig beobachtet wird, beruht genau auf demselben Vorgang der Abspaltung. Das Auftreten von Verdoppelungen der innern Lamelle kommt nach den Untersuchungen von Thoma und seines Schülers Westphalen schon im Kindesalter vor; sie lokalisiert sich vorzugsweise an den Teilungs- und Abgangsstellen der Arterien. Meine eigenen Untersuchungen, in denen ich die Arterien der Nieren und die Gehirnarterien in den verschiedenen Lebensaltern verfolgte, haben folgendes Ergebnis. Beim Neugeborenen findet sich eine Verdoppelung der Lamina elastica interna nicht. Wohl pflegt, wie das ja durch frühere Untersucher bereits bekannt ist, an den Winkelstellen der Verzweigungen in nicht zu kleinen Arterien eine Schicht Längsmuskulatur aufzutreten, welche in zwei Blättern der Lamina elastica interna eingeschlossen ist. Dieselben Stellen, an denen die Längsmuskulatur der Gefäße liegt, sind es nun, an denen zuerst und, wie ich bestätigen kann, schon im Kindesalter die Verdoppelung der Lamellen auftritt. Sie bildet mit den zwischen sie tretenden zelligen Elementen eine kleine Intimaverdickung, welche nach innen von der Schicht der Längsmuskulatur gelegen ist. Mit zunehmendem Alter dehnt sich die Verdoppelung der inneren Lamelle weiter aus und zwar einmal über den Querschnitt des Gefäßes hin und ferner in der Längsrichtung desselben. Durch diese Ausdehnung ist dann die Erscheinung bedingt, daß man in Querschnitten auf verdoppelte Lamellen treffen kann, ohne daß die Verzweigungsstelle schon sichtbar ist und daß, wenn zwei oder mehrere nicht zu weit voneinander entfernt liegende Gefäßabgänge sich in ihrem Einfluß ergänzen, schließlich die Verdoppelung über den ganzen Querschnitt des Gefäßes verteilt ist. Immer aber kann man durch Serienschnitte jede Verdoppelung oder Vervielfachung der Membran auf ihre zugehörigen Abgänge zurückführen.

Wie erwähnt, geht die Abspaltung von Lamellen auch hier unter physiologischen Verhältnissen mit der Bildung einer Intima einher, und es fragt sich nun, welche anderen Elemente daran teilnehmen, vor allen Dingen, welcher Art die Zellen sind, die schon gleich beim Eintreten der Spaltung sich zwischen die Lamellen schieben. Thoma und Westphalen haben diese Kerne als Kerne longitudinal verlaufender Muskelfasern angesprochen, ohne auszuschließen, daß neben diesen auch Zellen bindegewebiger Natur vorhanden seien. Auch schon von früheren Autoren ist das Vorkommen von glatten Muskelfasern in der Intima beschrieben worden und zwar zunächst an den Stellen der Astabgabe, aber auch unabhängig von dieser. Ich konnte mich auch davon überzeugen, daß die Kerne, welche zwischen den abgespaltenen Lamellen liegen, wenn man sie in Längsschnitten der Arterien untersucht, ihrer Form nach den Kernen glatter Muskulatur wohl entsprechen können. Die Ähnlichkeit kann in manchen Arterien eine sehr hochgradige sein. Aber auf Grund solcher morphologischer Ähnlichkeiten die Frage mit voller Sicherheit zu entscheiden, halte ich nicht für angängig, dafür ist die Differenz der Muskel- und Bindegewebskerne nicht eklatant genug. Somit bleibt es nur möglich und wahrscheinlich, aber nicht über jeden Zweifel erhaben, daß mit der Abspaltung von elastischen Lamellen eine Hyperplasie glatter Muskulatur verbunden ist. Erwähnen möchte ich noch, daß man bei dem anderen Typus der Intimaverdickung solche große Ähnlichlichkeit der zelligen Elemente mit glatter Muskulatur nicht antrifft. Weitere Differenzen zwischen den beiden oben aufgestellten Typen der Intimaverdickung scheinen in verschiedenem Verhalten der übrigen Gefäßhäute zu liegen. So pflegt diejenige Form, welche mit einer regenerierenden Neubildung elastischer Elemente einhergeht, mit Erscheinungen von Gewebsproliferation in der Media und eventuell Adventitia ziemlich konstant verknüpft zu sein, also mit Vaskularisation, kleinzelliger Infiltration, Vermehrung des kollagenen und elastischen Bindegewebes in der Media. Bei der Intimaverdickung, welche mit Abspaltung von Lamellen einhergeht, fehlen diese Erscheinungen. Dagegen kann man hier vielfach, wie auch Friedemann hervorhebt, hypertrophische Erscheinungen wahrnehmen, wie die allerdings schwer exakt festzustellende Verdickung der Media und Verdickung der Muskelbündel der Adventitia. Diese Hypertrophien in Begleitung der Intimabildung unter Abspaltung von Lamellen fehlen allerdings häufig oder sind wenigstens nicht ersichtlich, sogar kann die Media, wie das von den Arterien der Schrumpfniere bekannt ist, hochgradig atrophisch sein.

Zur weiteren Aufklärung der beiden Formen von Intimaverdickung habe ich auch das Experiment herangezogen. Die Versuche gründen sich zunächst auf die Vorfrage, ob bei Versuchstieren ebenfalls die beiden Formen der Intimaverdickung unterscheidbar sind. Für das Kaninchen hatte ich früher die Erfahrungen gewonnen, daß gelegentlich Intimaverdickungen vorkommen, welche dem mit Abspaltung von Lamellen einhergehenden Typus des Menschen sehr ähnlich sind, und die ich zuerst als mit diesen identisch ansah. Als Beispiel können die Pulmonalarterien chronisch mit Blei vergifteter Kaninchen gelten. (Über die Bedeutung dieses Befundes für die chronische Bleivergiftung des Kaninchens vergl. meine Ausführungen in Zieglers Beitr. z. path. Anat. Bd. 31.) Da nun andererseits jede Gefäßunterbindung an demselben Tierorganismus den anderen Typus der Intimaverdickung hervorzurufen vermag, so schien mir die Möglichkeit vorhanden, die beiden Formen der Intimaverdickung beim Kaninchen zu erzeugen. Indessen begegnete ich hinsichtlich der experimentellen Erzeugung der Form, welche mit Abspaltung von Lamellen einhergeht, den größten Schwierigkeiten. Nach vielen Mißerfolgen glaube ich doch bei einer Versuchsanordnung Resultate von positivem Wert erlangt zu haben. Ich erzeugte eine künstliche Stenose der Aorta abdominalis beim Kaninchen. Wenn dies gelingt, ohne daß das Gefäß völlig für die Zirkulation verlegt ist, so bildet sich ein Kollateralkreislauf, welcher durch kleine Ästchen geleitet wird, die von dem hinteren Umfang der Bauchaorta nach der Wirbelsäule hin ziehen. In zwei Fällen habe ich das zunächst zentral von der Stenose gelegene Gefäßchen, welches sich makroskopisch deutlich als erweitert erwies, in Serienschnitte zerlegt. Hat man dann Stellen vor sich, an denen der Gefäßabgang voll getroffen ist, so zeigt sich an dem von der Aorta abgehenden Gefäß und zwar hauptsächlich an der Stelle, welche der Abgangsöffnung gerade gegenüber liegt, eine Verdickung der Intima, welche auf den ersten Blick schon eine große Ähnlichkeit mit der beim Menschen beobachteten, mit Abspaltung von Lamellen einhergehenden Form zeigt. Untersuchung bei stärkerer Vergrößerung stellt ohne Zweifel fest, daß auch hier die Lamellen auf dem Wege der Abspaltung wenigstens größtenteils gebildet sein müssen. Denn wir finden nicht nur den charakteristischen Zusammenhang der Lamellen untereinander, sondern auch die Verdickung der alten Lamelle bis zur Bildung zweier Lagen, von denen die innere sogar genau wie an den menschlichen Arterien eine Körnung zeigt. Gleichwohl ist es nicht sicher, daß es sich bei den Ergebnissen des Experimentes um eine vollständige Analogie mit der Intimaverdickung der menschlichen Arterien handelt. Normalerweise findet man an der betreffenden Stelle der Kaninchenarterie eine Lage longitudinal verlaufender Muskulatur, eingeschlossen zwischen zwei Blättern der Lamina elastica interna. Wahrscheinlich handelt es sich also zunächst mal um eine Verdickung dieser Schicht, was ja dem Umstand entsprechen würde, daß die dem Kollateralkreislauf dienenden Gefäße hypertrophieren. Eine eigentliche Intimaverdickung kann damit immerhin noch verknüpft sein. Für unseren Zweck würde es aber schon genügen, wenn wir die experimentell erzeugte Verdickung allein als eine hypertrophische Dickenzunahme einer normalerweise vorhandenen muskulösen Lage auffassen. Denn die Tatsache, daß wir die Bildung elastischer Lamellen durch Abspaltung bei einem unserer Versuchstiere antreffen und erzeugen können, ist an und für sich schon von Wert, und daß sie eine mit der Hypertrophie muskulärer Schichten einhergehende Erscheinung ist, hat ebenfalls erhebliche Bedeutung.

Zur Intimaverdickung der menschlichen Arterien zurückkehrend, möchte ich in Kürze das Vorkommen der oben aufgestellten zwei Formen der Intimaverdickung bei den verschiedenen Gefäßerkrankungen verfolgen. Die meisten der unter den Begriff der Friedländerschen Arteriitis obliterans fallenden Gefäßveränderungen zeigen den Typhus der Intimaverdickung, welcher mit einer proliferierenden Neubildung elastischer Fasern einhergeht. Das gilt für die Obliteration der Nabelarterie und des Ductus botalli (den physiologischen Beispielen für die Arteriitis obliterans), ferner für die Arteriitis nach Ligatur, die Thrombusorganisation, die Arteriitis in entzündlich veränderten Geweben, sowie für die Arteriitis luetica der Gehirnarterien. Bei der Arteriosklerose nehmen beide Formen an dem Aufbau der Intimaverdickung Anteil und ich muß gestehen, daß hier die Scheidung nicht immer eine klare ist. Bemerkenswert ist aber, daß wir die mit Abspaltung von Lamellen einhergehende Form der Intimaverdickung niemals vermissen. Sie ist diejenige, welche im alternden Gefäßsystem auftritt, und daß sie auch die Grundlage des arteriosklerotischen Prozesses abgibt, zeigt sich unter anderem durch den wichtigen Umstand, daß sich in ihr vorwiegend und primär die Degenerationen entwickeln. Freilich ist das histologische Bild dieser Form der Intimaverdickung nicht immer genau dasjenige der als Beispiel gewählten Arterie aus einer Schrumpfniere. Meist sind die Lamellen durch bindegewebige Grundsubstanz etwas mehr auseinander gedrängt; ob es sich hierbei schon um eine Kombination der beiden Typen der Intimaverdickung handelt, will ich vorläufig dahingestellt sein lassen. Sicher aber liegt eine solche Kombination vor in denjenigen Bildern, in denen sich nach innen von einer, abgespaltene Lamellen enthaltenden Intima eine bindegewebige Lage bildet, die mehr oder weniger großen Kerngehalt und mehr oder weniger zahlreich entwickelte feine elastische Fasern aufweist. Solche Schichten, sicher dem Typus angehörig, den wir in der Arteriitis nach Ligatur u. a. kennen gelernt haben, finden sich regelmäßig nach innen den Degenerationsherden aufgelagert.

Ich komme zu den Schlußfolgerungen meiner Darlegungen. Zunächst möchte ich Sie davon überzeugen, daß man berechtigt ist, in der oben angegebenen Weise zwei Typen der Intimaverdickung zu unterscheiden. Der Wert und Zweck dieser Unterscheidung soll allein der sein, in das Verständnis der Histogenese der Gefäßerkrankungen weiter vorzudringen. Denn ich halte den Schluß für berechtigt, daß den dargelegten morphologischen Differenzen in dem Aufbau der Intima auch eine verschiedene Pathogenese zu Grunde liegt. Das Verhalten des elastischen Gewebes gibt uns hier die Fingerzeige, wie wir die beiden unterschiedenen Prozesse der Intimaverdickung aufzufassen haben. Die erste Form, bei welcher das elastische Gewebe sich nach den allgemeinen Erscheinungen regenerativer Neubildung entwickelt, ist wohl als eine proliferierende Bindegewebswucherung aufzufassen, also in der Weise, wie man die Intimaverdickung überhaupt nach den meisten Theorien aufgefaßt hat. Für die Beurteilung derjenigen Form, welche mit Abspaltung der Lamellen einhergeht, sind die für die Pathogenese dieses Abspaltungsprozesses gewonnenen Erfahrungen in erster Linie maßgebend. Die wichtigsten dieser Gesichtspunkte sind: Der Prozeß der Neubildung elastischer Lamellen durch Abspaltung ist von dem der regenerativen Neubildung dieser Gewebsart verschieden. Er tritt unter physiologischen und pathologischen Verhältnissen zunächst da auf, wo das Gefäßsystem der Einrichtung längs verlaufender Muskulatur bedarf. Der Prozeß der Abspaltung elastischer Lamellen ist wahrscheinlich mit einer Hyperplasie muskulärer Elemente mehr oder weniger verbunden. Im Tierversuch fand sich der Prozeß als Begleiterscheinung hypertrophischer Vorgänge. Es läßt sich also aus diesen Gesichtspunkten schließen, daß die Form der Intimaverdickung, welche mit Abspaltung von Lamellen einhergeht, als eine Hypertrophie anzusprechen ist.

Es ist ferner leicht ersichtlich, daß die dargelegten Ergebnisse meiner Untersuchungen auch von Bedeutung sind für die Pathogenese der Arteriosklerose, allerdings unter der Voraussetzung, daß die Auffassung, die ich durch die Unterscheidung zweier Formen der Intimaverdickung gewonnen habe, auch für die großen Gefäße und speziell die Aorta zutrifft. Dies ist aber der Fall, wie ich auf Grund weiterer Untersuchungen, die noch nicht völlig abgeschlossen sind, behaupten kann. Ich will indessen bis zur ausführlichen Mitteilung hierüber weitere Schlüsse nicht ziehen, sondern mich mit der Hindeutung begnügen, daß meine Untersuchungen zunächst allen Theorien widersprechen, welche eine einheitliche Genese für sämtliche mit Intimaverdickung einhergehende Gefäßveränderungen postulieren. Außerdem sind meine Ergebnisse geeignet, Beweise zu erbringen für die schon vielfach vermutete Bedeutung, die hypertrophische Vorgänge für die Pathogenese der Arteriosklerose besitzen. (Demonstration von Zeichnungen und Präparaten.)

Diskussion.

Herr v. Baumgarten: Ich möchte den Vortragenden fragen, ob er bei seinen Untersuchungen auf eine etwaige Neubildung von glatten Muskelfasern geachtet hat („Heubners Arteriom der Arterien“)? Ich habe bei der Ligatur-Endarteriitis diese Auffassung nicht bestätigen können, bin aber an Präparaten von menschlicher Arteriitis obliterans wieder vor die Frage gestellt worden, ob Heubner nicht doch für seine Fälle mit seiner Auffassung recht gehabt habe.

Herr v. Recklinghausen: Wenn der Herr Vortragende, allgemeinem Gebrauch folgend, dem Ausdruck: oblitierende Endarteriitis die Bezeichnung Friedländers im Sinne der Autorschaft hinzufügte, so bedarf es wohl eines Wortes der Erinnernng daran, daß jene Bezeichnung längst schon vor F. durch Virchow eingeführt worden war, auch für die mikroskopischen Befunde.

Herr Jores: Auf das Auftreten glatter Muskulatur habe ich sehr geachtet und mit den uns zur Verfügung stehenden Methoden

Aufklärung gesucht. Ich glaube ausschließen zu können, daß bei der Arteriitis nach Ligatur, überhaupt bei derjenigen Form, welche mit regenerativer Neubildung elastischen Gewebes einhergeht, glatte Muskelfasern vorkommen. Hier ließ sich das Protoplasma durch Färbung immer so deutlich darstellen, daß man die kurzspindelige oder sternförmige Form des Zellleibes erkennen konnte. Dagegen halte ich, wie gesagt, das Auftreten von Muskelfasern bei der Form der Intimaverdickung, welche mit Abspaltung von elastischen Lamellen einhergeht, für wahrscheinlich.

Herr Sternberg: Bei Fällen von Endarteriitis obliterans habe ich in der Intima von Gefäßen mit Sicherheit glatte Muskelfasern nachweisen können.

XIII.

Herr Saltykow-Groningen:

Über Stauungsleber.

Allgemein bekannt ist die gebräuchliche, auch von den meisten Lehrbüchern angeführte Beschreibung des Durchschnittes einer Stauungsleber (Muskatnußleber). Es wird gewöhnlich von roten, eingesunkenen zentralen und blassen, prominierenden peripheren Partien der Läppchen gesprochen.

Nun möchte ich aber auf die Lebern die Aufmerksamkeit lenken, welche man ohne Mühe als Stauungslebern erkennt und welche doch entweder nur teilweise oder garnicht die angeführte typische Zeichnung zeigen. Man erkennt sie als solche hauptsächlich an dem Blutreichtum, an den eben so scharf, wie in den typischen Fällen abgegrenzten roten und blassen Partien, welche aber anders verteilt sind, und an dem allgemeinen Stauungsbild des betreffenden Sektionsfalles.

Ich will als Ausgangspunkt meiner Beschreibung diejenige Form der Stauungsleber nehmen, welche von Ribbert, Aschoff und Gaylord, sowie von Kaufmann in ihren Lehrbüchern der pathologischen Histologie, resp. Anatomie erwähnt wird. Es kommt nämlich vor, daß die Durchschnittszeichnung eine gerade umgekehrte der eingangs erwähnten ist: man sieht kleine, blasse, prominierende Herdchen, welche in roten, eingesunkenen Ringen eingeschlossen sind. Dieses Aussehen des Durchschnittes kommt dadurch zu stande, daß beim Steigen des Stauungsgrades das zentrale Stauungsgebiet sich nicht gleichmäßig, konzentrisch nach außen verbreitet, sondern sich in Form von Ausläufern zwischen die Verzweigungen des periportalen Bindegewebes erstreckt. So bekommen die roten Partien erst die Sternform und, nachdem die Ausläufer miteinander in Verbindung getreten sind — diejenige von Ringen, welche die vormaligen peripheren Partien der benachbarten Läppchen umzingeln. Man erhält das Bild umgebauter (Pseudo-)Läppchen oder der eigentlichen funktionierenden Läppchen.

Anfangs bilden die erhaltenen Parenchympartien nur schmale Säume um das periportale Bindegewebe. Schon in diesem Stadium sieht man aber oft mikroskopisch, daß das Gewebe hier aus sehr großen, großkernigen Leberzellen besteht, welche mehrreihige Balken oder unregelmäßige Inseln bilden; diese sind durch spärliche Kapillaren voneinander getrennt. Manchmal findet man etwas größere, abgerundete, gelbliche Gewebsinseln und sogar solche von etwa 1 cm^2 und darüber in atrophische, rote Partien eingelagert. Durch das Vergleichen von allen diesen Inseln bekommt man den Eindruck, daß die größeren allmählich aus den kleineren entstehen. Mikroskopisch besitzen sie das eben beschriebene typische Aussehen vom wuchernden Lebergewebe. Manche Leberabschnitte können fast im ganzen aus diesen größeren, gelblichen, strukturlosen Herden bestehen, welche auf dem dunkelroten Feld ganz besonders scharf hervortreten und vielfach zu unregelmäßigen Figuren zusammenfließen. Die roten Partien sind von Blut überschwemmt, sodaß man hier mikroskopisch nur schwer die Leberzellen erkennen kann.

In manchen Fällen hochgradiger Stauung bleibt das Parenchym überhaupt nur in der nächsten Umgebung der größeren Verzweigungen der Glissonschen Kapsel erhalten. Das übrige Gewebe erscheint im ganzen gleichmäßig schwarzrot, der Pulpa einer Stauungsmilz ähnlich. Wenn in einem solchen Fall die Wucherung des erhalten gebliebenen Parenchyms eintritt, so entstehen durch dieselbe blasse, blattförmige, dendritisch verzweigte Gebilde, da sich das Lebergewebe den Verzweigungen der Vena portarum entlang entwickelt. Die mikroskopische Untersuchung zeigt hier dicke

Zellenbalken, welche aus den Bindegewebsinseln auszustrahlen scheinen. Das rote Gewebe besteht mikroskopisch fast ausschließlich aus dickwandigen, mit Blut gefüllten Kapillaren, zwischen welchen nur hier und da undeutliche Zellenreste zu erkennen sind.

Wir haben in allen diesen Fällen unzweifelhaft mit der nämlichen vikariierenden, regeneratorischen Wucherung des erhalten gebliebenen Lebergewebes zu tun, welche bei anderen zerstörenden Prozessen (akute gelbe Leberatrophie, Cirrhose u. s. w.) zur Zeit so allgemein bekannt ist.

Über das Vorkommen derselben bei der Stauungsatrophie kann man auch Literaturangaben finden.

So hat Kretz[1]) Hypertrophie von peripheren Acinusteilen und von ganzen Acini bei Stauungsatrophie gesehen.

Meder[2]) erwähnt kurz, daß auch in den Stauungslebern vikariierende Hypertrophie stattfindet.

Eisenmenger[3]) sagt, daß die erhaltenen Zellen der Läppchenperipherie in Stauungslebern hypertrophieren können, wodurch die körnige Beschaffenheit dieser Lebern erklärlich wäre. Das letzte kann ich für manche Fälle bestätigen.

Etwas Ähnliches der oben beschriebenen Beschaffenheit der roten, atrophischen Partien bei hochgradiger Stauung, wobei dieselben fast ausschließlich aus Blutkapillaren (und Bluträumen) bestehen, ist auch in Fällen akuter, gelber Leberatrophie mit knotiger Hyperplasie gesehen worden (Marchand[4]), Barbacci[5])). Dieser Umstand dürfte nicht besonders befremdend wirken, da es sich in beiden Fällen um das Zugrundegehen der Leberzellen unter dem Erhaltenbleiben der Kapillaren handelt. Noch erklärlicher wäre diese Ähn-

---

[1]) Kretz. Über Hypertrophie und Regeneration des Lebergewebes. Wien. kl. Woch. 1894 Nr. 20, S. 365.

[2]) Meder. Über akute Leberatrophie, mir besonderer Berücksichtigung der dabei beobachteten Regenerationserscheinungen. Ziegl. Beitr. 1895, Bd. 17, S. 143.

[3]) Eisenmenger. Über die Stauungscirrhose der Leber. Zeitschr. für Heilk. 1902, Bd. 23, Heft IV, S. 171.

[4]) Marchand. Über Ausgang der akuten Leberatrophie in multiple, knotige Hyperplasie. Ziegl. Beitr. 1895, Bd. 17, S. 206.

[5]) Barbacci. Über Ausgang der akuten Leberatrophie in multiple, knotige Hyperplasie. Ziegl. Beitr. 1901, Bd. 30, S. 49.

lichkeit der Bilder, wenn man mit Ströbe[1]) annehmen wollte, daß ein Teil der Fälle von akuter Leberatrophie seine Entstehung vielleicht der Stauung verdanke. Andererseits nimmt ja Eisenmenger an, daß es sich auch bei Stauungsatrophie um eine fettige Degeneration infolge ungenügender Ernährung der zentralen Acinusteile handelt.

Aus meinen Beobachtungen möchte ich folgende Schlußfolgerungen ziehen:

1. die meist übliche anatomische Beschreibung der Stauungsleber befriedigt nicht, da sie auf manche Fälle der eben geschilderten Art nicht paßt;

2. auch bei Stauungsatrophie der Leber findet oft kompensatorische Hypertrophie des erhalten bleibenden Parenchyms statt.

(Demonstation makro- und mikroskopischer Präparate).

XIV.

Herr H. Chiari-Prag:

Über die Beziehungen zwischen der Autodigestion des Pankreas und der Fettgewebsnekrose.

Wohl selten hat eine pathologische Veränderung im menschlichen Körper so sehr das Interesse der pathologischen Anatomen und auch der Kliniker in Anspruch genommen wie die von Balser[2]) im Jahre 1882 zuerst eingehender beschriebene Fettnekrose, resp. Fettgewebsnekrose. Balser schilderte das ziemlich häufige Vorkommen von opaken, gelbweißen, punktförmigen, bis über stecknadelkopfgroßen, mitunter auch etwas größeren Herden zwischen den Drüsenläppchen des Pankreas und in dem das Pankreas umgebenden Fettgewebe, mitunter fand er aber auch gleichzeitig, entfernt vom

[1]) Ströbe, Zur Kenntnis der sogenannten akuten Leberatrophie, ihrer Histogenese und Ätiologie, mit besonderer Berücksichtigung der Spätstadien. Ziegl. Beitr. 1897, Bd. 21, S. 379.

[2]) Balser, Über Fettnekrose, eine zuweilen tödliche Krankheit des Menschen. Virch. Arch. 90. B. 1882.

Pankreas solche Herde, so einmal im Knochenmarke, einmal im subperikardialen Fettgewebe und zweimal im mesenterialen Fettgewebe. In den letzten beiden Fällen waren die Nekrosen einerseits durch Verjauchung des Pankreas, andererseits durch Blutungen, welche Balser auf sie zurückführt, zur Todesursache geworden. Die Nekrose des Fettgewebes erklärte Balser als Folge einer übermäßigen, herdweisen Wucherung der Fettzellen.

Im Jahre 1883 konnte ich[1]) die Angaben Balsers bestätigen sowohl in Bezug auf das häufige Vorkommen von herdweisen, mitunter von Blutungen umgebenen Fettgewebsnekrosen im Pankreas und seiner Umgebung als auch hinsichtlich des gelegentlichen Befundes solcher Nekrosen weiter entfernt vom Pankreas (im subperitonealen, subperikardialen, subpleuralen und subkutanen Fettgewebe), welch letztere Befunde hauptsächlich bei Individuen mit schweren Pankreaserkrankungen gemacht wurden. Die Fettgewebsnekrosen sah ich als Ausdruck einer rein regressiven Ernährungsstörung an und zwar einerseits einer Fettdegeneration mit Zerfall der Fettzellen und eventueller nachheriger Verkalkung, andererseits einer eigentlichen Nekrose der Fettzellen mit Umwandlung der die einzelnen Fettzellen erfüllenden großen Fetttropfen in homogene Schollen. Die um manche Herde gefundene schwielige Kapsel deutete ich als Produkt einer reaktiven inkapsulierenden Entzündung. Als ätiologisches Moment nahm ich Marasmus an.

Es wurden dann eine ganze Reihe einschlägiger kasuistischer Mitteilungen publiziert, die sich mehrfach wenn auch von verschiedenen Gesichtspunkten aus zusammengestellt finden, so bei Fitz[2]), bei Seitz[3]), bei Körte[4]), bei Nimier[5]), bei Dieckhoff[6]), bei

---

[1]) Chiari, Über die sogenannte Fettnekrose, Prag. med. Woch. 1883 No. 30.

[2]) Fitz, Akute Pankreatitis. Aconsideration of pancreatic hemorrhage, hemorrhagic, suppurative and gangrenous pancreatitis and of disseminatet fat necrosis, Boston Med. and Surg. Journ. 1889.

[3]) Seitz, Blutung, Entzündung, brandiges Absterben der Bauchspeicheldrüse, Berlin 1892.

[4]) Körte, Zur chirurgischen Behandlung der Pankreaseiterung und Pankreasnekrose, Arch. f. klin. Chir. 48. B. 1894.

[5]) Nimier, Hémorrhagies du pancréas, Revue de méd. 1894.

[6]) Dieckhoff, Beiträge zur pathologischen Anatomie des Pankreas, Festschr. f. Th. Thierfelder, Leipzig 1895.

Warthin[1]) namentlich aber bei Katz und Winkler[2]). Dadurch wurde immer wieder gezeigt, daß es außer harmlose Nebenfunde darstellenden Fettgewebsnekrosen auch solche gibt, welche mit schweren Blutungen und mit Nekrose des Pankreas vergesellschaftet sein können, so daß es sich um eine geradezu tödliche Krankheit handeln kann.

Die Histologie des Prozesses studierten weiter besonders Langerhans[3]), Fraenkel[4]) und Katz und Winkler[5]). Nach Langerhans beginnt die Fettgewebsnekrose mit einer Zersetzung des in den Fettzellen enthaltenen neutralen Fettes. Die flüssigen Bestandteile werden eliminiert, die festen Fettsäuren bleiben liegen. Letztere verbinden sich mit Kalk zu fettsaurem Kalke. Die betreffenden Fettgewebsläppchen bilden eine tote Masse, welche durch dissezierende Entzündung des umgebenden Gewebes von der Nachbarschaft getrennt wird. Eine Wucherung der Fettzellen im Sinne von Balser sah Langerhans nie. Er konnte aber auch nicht die von mir beschriebene Fettdegeneration der Fettzellen konstatieren. Fraenkel schloß sich im wesentlichen mir und Langerhans an und erklärte die Fettgewebsveränderung auch als eine regressive Ernährungsstörung, desgleichen Katz und Winkler.

Die dunkelste Frage war immer die nach der Ätiologie der Fettgewebsnekrose. Balser[6]) supponierte ursprünglich eine übermäßige Wucherung des Fettgewebes als Ursache, ich[7]) bezog die Fettgewebsnekrose auf Marasmus, Hlava[8]) auf Störungen der Blutzirkulation im Fettgewebe. Keine dieser Meinungen hat aber sich

[6]) Warthin, The minute pathology of acute hemorrhagic pancreatitis associated with multiple fat-necrosis, Philad. Med. Journ. Vol. II 1898. Nach Williams, The morbid anatomy and etiology of fat necrosis, Rep. of the laboratory of pathology of the univ. of Buffalo No. I 1900.

[7]) Katz und Winkler, Die multiple Fettgewebsnekrose, Arch. f. Verdauungskr. IV. B. 1899.

[8]) Langerhans, Über multiple Fettgewebsnekrosen. Virchows Archiv. 122. B. 1890.

[9]) Fraenkel, Über den gegenwärtigen Stand der Lehre von der Fettgewebsnekrose, Münch. med. Woch. 1896 Nr. 35 und 36.

[10]) l. c. 1899.

[11]) l. c. 1882.

[12]) l. c. 1883.

[13]) Hlava, Pancreatitis haemorrhagica et la necrose du tissu adipeux, Festschr. z. Feier des 100j. Bestandes des k. k. allg. Kr. in Prag 1890 (tschechisch).

zu halten vermocht. So war es denn sehr begreiflich, daß man bald versuchte, der Ätiologie der Fettgewebsnekrose auf experimentellem Wege näher zu treten. Als der Erste erzeugte Langerhans[1]) der Fettgewebsnekrose ähnliche Veränderungen in dem retroperitonäalen Fettgewebe eines Kaninchens durch Injektion von Pankreassaft und sprach er zuerst die Idee aus, daß für eine gewisse Reihe von Fällen ein kausales Verhältnis zwischen den Pankreasfermenten und der Fettgewebsnekrose bestehen könne. Hildebrand[2]) erzeugte Fettgewebsnekrosen bei Katzen im Pankreas und im großen Netze durch Ligatur des Pankreas, verbunden mit Ligatur von Venen und durch partielle Resektion des Pankreas, und im großen Netze durch Implantation des Pankreas einer anderen Katze. Er hielt das Fettferment für das wichtigste und meinte, daß durch die Mitwirkung des Trypsins die Blutungen entstünden. Jung[3]) erzielte Fettgewebsnekrose in der Bauchhöhle von Kaninchen durch Einbringung von Trypsin (Schuchardt) und von Stücken eines frischen Hundepankreas. Als das wirkende Moment sah er einerseits das Fettferment, andererseits und zwar zum größten Teile das Eiweiß zersetzende Enzym an. Dettmer[4]) bezog die von ihm bei Katzen und Hunden durch Unterbindung der Venen und Ausführungsgänge des Pankreas, durch Durchschneidung des Pankreas und durch Einbringen frischer Pankreasstücke in die Bauchhöhle erzeugten Fettgewebsnekrosen so wie Hildebrand auf das Fettferment des Pankreas und stützte diese seine Anschauung dadurch, daß er, wenn er sicher reines Trypsin in die Bauchhöhle injizierte, wohl Blutungen aber nie Fettgewebsnekrosen auftreten sah. Körte[5]) erzeugte Fettgewebsnekrosen bei Hunden und Katzen durch Implantation exzidierter Pankreasstücke in die Bauchhöhle und außerdem auch durch Injektion von infektiösem Eiter und Bakterienaufschwemmungen, wie letzteres schon früher einmal

[1]) Langerhans, Experimentieller Beitrag zur Fettgewebsnekrose, Festschr. der Assistenten für Virchow, 1891.

[2]) Hildebrand, Über Experimente am Pankreas zur Erzeugung von Fettnekrosen. Zentr. Bl. f. Chir. 1895 No. 12.

[3]) Jung, Beitrag zur Pathogenese der akuten Pankreatitis. Diss. inaug., Göttingen 1895.

[4]) Dettmer, Experimenteller Beitrag zur Lehre von den bei Pankreatitis haemorrhagica beobachteten Fettgewebsnekrosen und Blutungen. Diss. inaug. Göttingen 1895.

[5]) Körte, Zur Chirurgie des Pankreas. Berl. klin. Woch. 1896, p. 767.

Hlava[1]) bei Hervorrufung einer experimentellen Pankreatitis haemorhagica durch Injektion von Bacillus diphtheriae in das Pankreas einer Katze gelungen war und derselbe Autor später[2]) auch durch Injektion anderer Bakterien in den D. Wirsungianus erzielte. Milisch[3]) setzte die Experimente von Dettmer fort und rief bei Katzen durch Exzision eines Teiles des Pankreas und Implantation von Pankreasstücken in die Bauchhöhle Fettgewebsnekrosen in der Umgebung der Schnittflächen des Pankreas und in der Nähe des implantierten Pankreasstückes hervor. Als das wirksame Agens sah auch er das Fettferment an und meinte, daß das Trypsin nur die Blutungen erzeuge. Williams experimentierte zunächst[4]) an Hunden und Katzen mittels Ligaturen des Pankreas und Venenabbindungen. Er erzielte dabei öfters Fettgewebsnekrosen. Später[5]) gelang es ihm auch bei Katzen durch Einbringung von Pankreasstücken in das subkutane Fettgewebe Fettgewebsnekrosen daselbst zu erzeugen. Flexner[6]) operierte an Hunden und Katzen durch Ligatur der Pankreasvenen und gleichzeitige Verletzung des Pankreas. In den dadurch erzeugten, oft von Hämorrhagien begleiteten Fettgewebsnekrosen im Pankreas und dessen Nachbarschaft ließ sich auf physiologisch-chemischem Wege die Gegenwart eines fettspaltenden Ferments nachweisen, wie ihm das auch in einzelnen Fällen von Fettgewebsnekrose beim Menschen gelang, während es im gesunden Fettgewebe sich nicht fand. Blume[7]) erzielte bei einer

---

1) l. c. 1890.

2) Hlava, Hämorrhagie, inflammation et gangrene du pancreas. Bull. internat. de l'Académie des sciences de Bohème 1897.

3) Milisch, Experimenteller Beitrag zur Lehre von dem Zusammenhange der entzündlichen Pankreaserkrankungen mit Nekrose des Fettgewebes. Diss. inaug. Berlin, 1897.

4) Williams, The experimental production of fat necrosis. Fat necrosis about the pancreas of the hog, Boston med. and surg. Journal 1897.

5) Williams, Experimental fat necrosis. The action of pancreatic tissue upon subcutaneous adipose tissue. Journ. of. exp. Med. Vol. III. 1898, vide auch die neuerliche Zusammenstellung der Erfahrungen Williams auf diesem Gebiete, 1900, l. c.

6) Flexner, On the occurenze of the fat-splitting ferment in peritonal fat nekrosis and the histology of these lesions. Journ. of exp. Med. Vol. II. 1898.

7) Blume, Zur Frage der intravitalen Selbstverdauung des Pankreas. Beitr. z. wissensch. Med. Festschr. f. d. 69. Vers. d. Naturf. u. Ärzte, Braunschweig 1897.

Katze durch temporäre Ligatur des Pankreas Fettnekrosen. Oser[1]) sah bei Hunden das Auftreten von Fettgewebsnekrosen nach partieller Resektion und Implantation resezierter Stücke des Pankreas in das Omentum majus und das subkutane Fettgewebe nach Injektion von Chlorzink in das Pankreasgewebe und nach Unterbindung der Blutgefäße des Pankreas. Katz und Winkler[2]) hatten bei Hunden regelmäßig positiven Erfolg durch mehrfache Massenligaturen des Pankreas. Die schönsten Resultate hatte aber Opie[3]). Er ligierte bei Katzen die beiden Ausführungsgänge des Pankreas doppelt und durchschnitt dieselben zwischen den Ligaturen. Lebten die Tiere einige Wochen nach der Operation, so fanden sich Fettgewebsnekrosen nicht bloß in der Nähe des Pankreas, sondern im ganzen Unterleibe, aber auch im subperikardialen und subkutanen Fettgewebe, also ganz so wie in hochgradigen Fällen beim Menschen. In diesen Herden konnte das Fettferment auf physiologisch-chemischem Wege nachgewiesen werden. Die vom Pankreas weiter entfernten Herde zeigten keine entzündliche Proliferation, die näher gelegenen ließen eine solche erkennen, woraus Opie den Schluß auf eine Entstehung der Herde durch allmählich sich weiter ausbreitende Diffusion zog. Starben die Tiere früher, so fanden sich entweder keine Fettgewebsnekrosen oder nur in der Nachbarschaft des Pankreas. Wurde den Tieren Pilokarpin gegeben und dadurch die Sekretion des Pankreas befördert, so entwickelten sich schon in kurzer Zeit weit verbreitete Fettgewebsnekrosen. Bei Transplantation der distalen Schnittenden der Ausführungsgänge des Pankreas in das subkutane Fettgewebe der vorderen Bauchwand zeigten sich daselbst weit verbreitete Fettgewebsnekrosen.

Aus allen diesen Experimenten entwickelte sich mit Recht die Anschauung eines kausalen Zusammenhanges zwischen dem Pankreassafte und zwar speziell seinem Fettfermente und den Fettgewebsnekrosen.

---

[1]) Oser, Die Erkrankungen des Pankreas. Nothnagel Spez. P. a. Th. XVIII. B. 1898.

[2]) l. c.

[3]) Opie, Experimental disseminated fat necrosis. The Johns Hopkins Hosp. Rep. Vol. IX. 1900.

Keinen Anklang fand demgegenüber die Vermutung Balsers[1]), die er im Jahre 1892 aussprach, daß die Fettgewebsnekrosen durch einen Aktionymces-ähnlichen Pilz hervorgerufen würden, und die Idee Ponficks[2]), daß bei den schweren Fällen von Fettgewebsnekrose beim Menschen das Wesentliche in einer Intervention eines dem Bacterium coli commune nahestehenden Bazillus liege, ebenso wenig endlich die Ansicht Hlavas[3]), daß beim Menschen die Fettnekrosen durch das Hineingelangen von hyperacidem Magensafte in die Pankreasgänge erzeugt würden, wenn es auch diesem Autor gelang, bei Hunden durch Einspritzung von Salzsäure in den D. Wirsungianus neben Nekrose des Pankreasgewebes und Blutung i. e. einer „Necrosis haemorrhagica pancreatis acida acuta" Fettnekrosen hervorzurufen. Flexner[4]), der so wie im Jahre 1898 Hildebrand[5]), im Jahre 1900 diese Experimente wiederholte und durch Injektion von Säuren, wie aber auch von Alkalien, Bakterien und Formalin teils in den D. Wirsungianus, teils in das Pankreasgewebe im Pankreas und in der Umgebung desselben in der Tat Fettgewebsnekrosen erzielte, deutete die Entstehung der Fettgewebsnekrosen hiebei in der Art, daß durch die genannten Substanzen eine Schädigung des Pankreasgewebes herbeigeführt werde, infolge welcher das Fettferment, welches er übrigens auch wieder öfters in den Herden physiologisch-chemisch nachweisen konnte, frei wird und nun auf das Fettgewebe einwirkt.

Eine sehr wichtige Unterstützung erhielt die Lehre von der Entstehung der Fettgewebsnekrosen beim Menschen durch den Pankreassaft mit der Sicherstellung der Häufigkeit des Vorkommens der Autodigestion im Pankreas beim Menschen. Nachdem schon früher von verschiedenen Autoren die Möglichkeit einer Autodigestion des menschlichen Pankreas in Betracht gezogen worden war, konnte

---

[1]) Balser, Über multiple Pankreas- und Fettnekrose. Verh. d. XI. Kongr. f. inn. Med. in Leipzig, 1892.

[2]) Ponfick, Zur Pathogenese der abdominalen Fettnekrose. Berl. klin. Woch. 1896, No. 17.

[3]) l. c. 1897.

[4]) Flexner, Experimental pancreatitis. The Johns Hopkins Hosp. Rep. Vol. IX, 1900.

[5]) Hildebrand, Neue Experimente zur Erzeugung von Pancreatitis haemorrhagica und von Fettnekrosen. Arch. f. klin. Chir. 57. Bd., 1898.

ich im Jahre 1895[1]) auf Grund einer systematischen Untersuchung einer größeren Zahl von menschlichen Pancreata den Beweis erbringen, daß im menschlichen Pankreas gerade so wie im Magen intravitale, intraagonale und postmortale Selbstverdauung vorkommt, wobei wie im Magen die intravitale Form seltener ist, während die beiden anderen Formen häufig sind. Ich supponierte dabei bezüglich der intravitalen Form das Vorhandensein irgend eine Alteration der Pankreaszellen, so daß sie der verdauenden Wirkung ihres eigenen Sekretes unterliegen. In der Diskussion über meinen Vortrag in Lübeck bemerkte Beneke, daß er sich als Ursache für das Eintreten der intravitalen Autodigestion im Pankreas eine durch Arterienkrampf bedingte lokale Anämie des Pankreas denken könnte und fand diese Anschauung in der Tat eine Stütze durch die unter Leitung Benekes ausgeführten, schon erwähnten Versuche von Blume[2]), der durch temporäre Ligatur des Pankreas bei einer Katze Zerfallsherde wie im Fettgewebe so im Drüsengewebe erzeugte. Pförringer[3]) bestätigte dann 1899 in einer ausführlichen Arbeit über die Selbstverdauung des Pankreas, worin er auch die seit 1895 publizierten anderweitigen Angaben zusammenstellte, meine Erfahrungen und führte auch einen Fall von intravitaler Selbstverdauung des Pankreas bei einem 53jähr. Manne an, der dadurch interessant ist, daß sich hier nicht bloß Herde von frischerer Pankreasgewebsnekrose, sondern gleichzeitig auch Herde von auch nicht alter Fettgewebsnekrose fanden, während solche in meinen beiden Fällen intravitaler Selbstverdauung, über die ich im Jahre 1895 berichtete, gefehlt hatten. Die Fettgewebsnekrose brachte Pförringer in einen kausalen Zusammenhang mit der Pankreasgewebsnekrose, indem er sich vorstellte, daß durch die erstere eine Entzündung hervorgerufen wurde, welche dann auf die benachbarten Teile des Pankreasgewebes übergriff, dort den Austritt von Pankreassekret ermöglichte und so zur Digestion führte. Im Jahre 1900[4]) konnte

---

[1]) Chiari, Über Selbstverdauung des menschlichen Pankreas. Vortrag auf der Versammlung deutscher Naturforscher und Ärzte in Lübeck 1895 (Verhandlungen 2. Teil, 2. Hälfte) und Zeitschrift für Heilkunde 18. Bd., 1896.

[2]) l. c. 1897.

[3]) Pförringer, Über die Selbstverdauung des Pankreas. Virch. Arch. 158. Bd., 1899.

[4]) Chiari, Beitrag zur Lehre von der intravitalen Autodigestion des menschlichen Pankreas. Prag. med. Woch. 1900, No. 14.

ich dann einen neuen Fall von herdweiser intravitaler Autodigestion des Pankreas bei einer 45jähr. Frau mitteilen, in welchem ich als das auslösende Moment für die Autodigestion eine in den Pankreasarterien vorhandene Endarteriitis proliferans ansah. In dem einen der Selbstverdauungsherde waren wie auch sonst im Pankreas einzelne kleinste, von einer Bindegewebskapsel umgebene, augenscheinlich alte Herde von Fettgewebsnekrose vorhanden, die ich in keinen kausalen Zusammenhang mit den jetzt in der Leiche gefundenen Herden von Pankreasgewebsnekrose zu bringen vermochte und daher für diesen Fall als Nebenbefund in Bezug auf die jetzt vorfindlichen Herde von intravitaler Autodigestion des Pankreasgewebes deuten mußte.

Immerhin wurde besonders im Hinblick auf den Fall Pförringers und die vielfachen Angaben in der Literatur über die Kombination von Fettgewebsnekrosen mit Nekrose des Pankreasgewebes bei bezüglichen Experimenten die Vorstellung in mir immer reger, daß die intravitale Autodigestion des Pankreasgewebes und die Fettgewebsnekrose (natürlich abgesehen von Fällen, in denen durch ein direktes Ausfließen von Pankreassaft aus durch ein Trauma in ihrer Kontinuität getrennten Pankreasgängen die Fettgewebsnekrose bedingt wird) beim Menschen in der Art zusammengehörige Prozesse sein, daß der Pankreassaft unter geeigneten Umständen sowie primär die Autodigestion des Pankreasgewebes durch sein Trypsin, im Zusammenhange damit, nachdem ihm einmal durch die Autodigestion des Pankreasgewebes der Austritt aus den Drüsenläppchen ermöglicht wurde, sekundär durch sein Fettferment auch die Nekrose des Fettgewebes im Pankreas und außerhalb desselben bedingen könne. Dafür sprach auch, daß in so vielen Fällen von „letaler Fettgewebsnekrose“ beim Menschen gleichzeitig mehr oder weniger ausgebreitete, gewöhnlich als Pancreatitis haemorrhagica oder gangraenosa angesehene Nekrose des Pankreasgewebes gefunden wurde, in welcher Hinsicht ich aus der neuesten Zeit namentlich auf die sehr interessanten Fälle von Simmonds[1]) und Selberg[2])

[1]) Simmonds, Zur Ätiologie der Fettgewebsnekrose. Münch. med. Woch. 1898, No. 6, und: Über Trauma und Fettgewebsnekrose des Peritonäum. Ibidem 1900, No. 16.

[2]) Selberg, Traumatische Pankreasnekrose. Berl. kl. Woch. 1901, No. 36.

verweisen möchte, wo es nach einem stumpfem Trauma in die Pankreasgegend zu Autodigestion des durch das Trauma geschädigten Pankreas und zu Fettgewebsnekrose gekommen war.

Ich richtete daher schon seit längerer Zeit meine Aufmerksamkeit auf einschlägige Befunde beim Menschen und möchte ich mir im folgenden erlauben, meine bezüglichen Erfahrungen mitzuteilen.

In dieser Hinsicht kann ich zunächst darauf hinweisen, daß bei der postmortalen, namentlich aber bei der agonalen Autodigestion des Pankreas gar nicht selten die im Bereiche der von der Selbstverdauung ergriffenen Partien des Pankreas gelegenen Fettzellen den Beginn der bei der Fettgewebsnekrose im Fettgewebe sich abspielenden Veränderungen zeigten, wie das auch Williams[1]) gesehen zu haben scheint. Die einzelnen Fettzellen, deren Kerne sich nicht mehr färben ließen, waren mit einer homogenen, starren, scholligen Masse erfüllt und unterschieden sich dadurch deutlich von den gewöhnlichen, große Fetttropfen enthaltenden und gut färbbare Kerne besitzenden Fettzellen in den von der Autodigestion frei gebliebenen Pankreaspartien. Kalk ließ sich dabei nie nachweisen. Wären Gruppen solcher Fettzellen in einem sonst nicht veränderten Pankreas zu finden gewesen, so hätte ich dieselben unbedingt für junge „idiopathische“ Fettgewebsnekrosen angesprochen, während hier die Fettgewebsveränderung doch sicherlich nur eine Teilerscheinung des Autodigestionsprozesses im Pankreas war, darauf zu beziehen, daß der Pankreassaft nicht bloß durch sein Trypsin das Drüsengewebe des Pankreas angedaut hatte, sondern durch sein Fettferment auch auf die Fettzellen eingewirkt hatte. Besonders gut hoben sich diese beginnenden „Fettgewebsnekrosen“ ab bei den agonalen Autodigestionen, indem hier die Veränderungen einerseits weiter gediehen waren als bei der postmortalen Autodigestion, und andererseits in der Blutextravasation sich schärfer differenzierten.

Viel wichtiger waren mir aber hierbei mehrere neue Fälle von intravitaler Autodigestion des Pankreas, in welchen sich neben der Autodigestion des Pankreasgewebes auch frischere multiple Fettgewebsnekrose fand.

---

[1]) l. c. 1900.

Der erste dieser Fälle betraf eine 48jähr. Frau, welche am 24. Januar 1900 in der hiesigen Landesirrenanstalt auf der Abteilung des Herrn Primarius Dr. Hellich gestorben war und deren Leiche nach 14 Stunden seziert wurde. Aus der von dem genannten Herrn Kollegen mir freundlichst überlassenen Krankengeschichte entnehme ich, daß die Patientin seit dem Jahre 1879 paranoisch gewesen war und seit dem Jahre 1889 ständig in der Irrenanstalt verpflegt worden war. Ihr somatisches Befinden war stets ein gutes gewesen. Erst zwei Tage vor dem Tode hatten sich Unterleibsbeschwerden — Erbrechen und Schmerzhaftigkeit in der Magengegend — eingestellt. Unter Steigerung dieser Symptome, welche auf eine Peritonitis hinwiesen, erfolgte im Collaps der Exitus letalis. Bei der Sektion zeigte sich universelle Lipomatose mit destruierendem Charakter im Bereiche des Herzens und folgender Befund im Abdomen: Das Cavum peritonei enthielt etwa 100 cm^3 einer trüben, blutig tingierten, serösen Flüssigkeit, die sich hauptsächlich im kleinen Becken angesammelt fand. Das Peritoneum erschien dabei injiziert und getrübt. Die Leber war stärker steatotisch und weicher. In der Gallenblase fanden sich zahlreiche hirsekorn- bis haselnußgroße Konkremente. Ein erbsengroßer Gallenstein lagerte auch im D. choledochus, 1 cm vor dessen Mündung in das Duodenum. Die Milz war sehr weich. Die Nieren hatten eine mächtige Fettkapsel. Die fibröse Kapsel ließ sich von ihnen leicht abziehen. Das Nierenparenchym zeigte keine Veränderung, ebenso nicht die Schleimhaut des harnleitenden Apparates. In der vorderen Wand des Uteruskörpers saß ein erbsengroßes, kugeliges Myom und im linken Ovarium ein haselnußgroßes Fibrom. Der Magen war mäßig ausgedehnt, mit leicht verdickter und geröteter Schleimhaut versehen. Der Dünndarm enthielt spärliche, nicht gallig gefärbte, chymöse, der Dickdarm reichliche, dickbreiige und auch festere, fast ganz acholische Fäkalmassen. Das Mesenterium des ganzen Darmes war so wie das Omentum majus ungemein fettreich und fanden sich in der Radix mesenterii und im Mesocolon transversum sehr zahlreiche, sowohl oberflächlich als auch tief gelegene, scharf begrenzte, zumeist hirsekorngroße, mitunter aber auch bis erbsengroße, gelblichweiße Herde von Fettgewebsnekrose. Die Bursa omentalis enthielt in der Gegend der Cauda pancreatis ein etwa hühnereigroßes, frisches, lockeres, dunkelrotes Blutcoagulum und waren die hintere Fläche des Magens, die vordere Fläche des Pankreas und die obere Fläche des Mesocolon transversum mit einer dünnen Schichte frisch geronnenen Blutes bedeckt und von Blutfarbstoff inhibiert. Das gewöhnlich große Pankreas (Musealpräparat No. 5293) erschien etwas weicher und war mäßig lipomatös. In seinem Schwanzende fand sich ein haselnußgroßer, an die vordere Fläche des Pankreas heranreichender, hämorrhagischer Nekroseherd, in seinem Kopfteile ein ebensolcher, etwas kleinerer Herd. Der D. Wirsungianus ließ sich leicht sondieren, hatte gewöhnliche Dimension und enthielt auch in seinem Darmende keine Galle. In dem Fettgewebe um das Pankreas fanden sich dieselben sehr reichlichen Fettgewebsnekrosen wie im Mesenterium. Mikroskopisch zeigten die zwei genannten Herde im Pankreasschwanze und im Pankreaskopfe frischere Nekrose des Pankreasgewebes und des darin eingeschlossenen Fettgewebes mit Blutung und stärkerer reaktiver Entzündung an der Peripherie. Die Venen im Bereiche der Herde waren thrombosiert, die Arterien, abgesehen davon, daß sie auch nekrotisch waren, nicht verändert. Stellenweise fanden sich Anhäufungen von Mikrokokken. Im übrigen Pankreas ließen sich in den mikroskopischen Schnitten auch noch hier und da kleinste, nur Teile von Läppchen betreffende. Herde ganz frischer Nekrose des Pankreasgewebes und des an diesen Stellen gerade befindlichen Fettgewebes erkennen. Diese Herde entbehrten aber der reaktiven Entzündung. Ältere durch eine Kapsel abgegrenzte Fettgewebsnekrosen fanden sich im Pankreas nirgends vor. Die Fettgewebsnekrosen im Fettgewebe außerhalb des Pankreas zeigten das Bild einer frischen Nekrose ohne reaktive Entzündung.

In diesem Falle hatte es sich also augenscheinlich um eine an zwei Stellen des Pankreas aufgetretene, wahrscheinlich erst zwei Tage alte, intravitale Autodigestion — für die Annahme einer primären „Pancreatitis haemorrhagica cum necrosi“ oder irgend einer anderen Genese der Nekroseherde im Pankreas fehlten alle Anhaltspunkte — gehandelt, welche daselbst das Pankreasgewebe durch das Trypsin und das an diesen Stellen vorhandene Fettgewebe im Pankreas durch das Fettferment zur Nekrose gebracht hatte, die tödliche Blutung in die Bursa omentalis und die beginnende Peritonitis bedingt hatte und weiter auch durch eine Diffusion (?) des Fettfermentes die ausgebreitete, frische, multiple Fettgewebsnekrose im Bauchraume hervorgerufen hatte. Dazu hatten sich in ultimis vielleicht auch erst post mortem noch die kleinsten, nur mikroskopisch sichtbaren, weiteren, von reaktiver Entzündung freien „Nekroseherde“ im Pankreas gesellt. Die Venenthrombose in den Autodigestionsherden des Pankreas möchte ich ebenso wie die Bakterienansiedlung daselbst als etwas Sekundäres ansehen. Die Ursache für das Eintreten der intravitalen Autodigestion des Pankreas ist für diesen Fall unklar. Vielleicht war dafür von Bedeutung die Gegenwart des Gallensteines im D. choledochus, der möglicherweise zu einer Stauung des Sekretes des Pankreas geführt hatte.

Der zweite Fall bezog sich auf einen 52jähr. Mann, welcher nach der von Herrn Professor Dr. Wölfler gütigst übermittelten Krankengeschichte am 25. August 1901 angeblich nach dem Genusse von Fleisch an Diarrhoen erkrankt war, wozu sich dann Unterleibsschmerzen und Erbrechen gesellt hatten. Vom 26. August ab hatte Obstipation bestanden und waren weder Stuhl noch Winde abgegangen. Am 30. August war der Patient auf die interne Klinik des Herrn Obersanitätsrates Professor Dr. v. Jaksch aufgenommen worden und von hier, da hohe Infusionen keinen Erfolg hatten, auf die chirurgische Klinik des Herrn Professor Dr. Wölfler transferiert worden, wo noch zur Behebung der vermuteten Stenosis intestini am 31. August eine Laparotomie ausgeführt wurde, während welcher aber der stark collabierte Patient verschied. Bei der 12 Stunden nach dem Tode ausgeführten Sektion der Leiche des sehr fettreichen Mannes fielen sofort nach Eröffnung der Bauchhöhle in der Radix mesenterii zahlreichste, durch das Peritoneum durchscheinende, scharf begrenzte gelbliche und gelblichrötliche, teils nur hanfkorngroße, teils aber beträchtlich größere Herde auf, welche sich beim Einschneiden als bis 3 cm^3 große, nekrotische, zum Teil auch von Blutung durchsetzte Partien des Fettgewebes erwiesen. Die gleichen Herde fanden sich im peripankreatischen Fettgewebe und im retroperitonealen Fettgewebe, wo sie nach aufwärts bis zum Zwerchfell, nach abwärts bis in die Höhe der Teilungsstelle der Aorta zu verfolgen waren. An der Vorderfläche des Pankreas fand sich eine bis 1 cm dicke, hämorrhagische Infiltration im Fettgewebe zumal gegen die Radix mesenterii zu. Das Pankreas selbst (Musealpräparat No. 5353) erschien stärker lipomatös und enthielt überall sehr reichliche, scharf begrenzte, bis 2 cm^3 große, hämorrhagischnekrotische Herde. Im zentralen Ende der V. lienalis und der V. meseraica superior fand sich parietale Thrombose, mehrere aus dem Pankreas in die V. lienalis einmündende kleinere Venen waren vollständig thrombosiert. Die Gallenblase enthielt nebst trüber Galle mehrere bis erbsengroße, rundliche Steine, mehrere kleinere solche ließen sich auch in dem D. choledochus nachweisen. Der D. Wirsungianus war leicht zu sondieren und enthielt keine Galle. Die übrigen Organe boten keine pathologischen Veränderungen. Mikroskopisch erwiesen sich die Herde im Pankreas als Herde von Nekrose des Pankreasgewebes und des in den betreffenden Territorien des Organes enthaltenen und daran angrenzenden Fettgewebes mit deutlicher, kleinzelliger Infiltration an der Peripherie, wobei jedoch diese Zone entzündlicher Reaktion Unterbrechungen zeigte, sodaß es den Eindruck machte, daß da und dort die Gewebszerstörung eben sich weiter auszubreiten im Begriffe gewesen war, als der Tod erfolgte. In den Nekroseherden fand sich auch häufig Blutung und darauf zu beziehende Bildung von Schollen geronnenen Blutes, sowie Infiltration der abgestorbenen Massen mit Blutfarbstoff. Die in den Herden befindlichen Venen waren durchwegs thrombosiert, die Arterien zeigten in einzelnen Herden hochgradige Endarteriitis proliferans fast bis zur vollständigen Verschließung des Lumens. In den Ausführungsgängen war das Epithel zum großen Teil abgelöst. Sonst erschienen dieselben aber nicht weiter verändert. Die Herde von Fettgewebsnekrose außerhalb des Pankreas zeigten vielfach eine deutliche Zone kleinzelliger Infiltration. Auch in ihnen ließ sich Blutextravasation konstatieren. In ihrer Nachbarschaft waren die Venen mitunter thrombosiert. Die Suche nach Bakterien ergab insoferne ein positives Resultat, als in einzelnen Pankreasherden Häufchen von Kokken und stellenweise auch kurze Bazillen gefunden wurden.

Auch diesen Fall kann ich nicht anders deuten als den früheren. Auch hier hatte intravitale Autodigestion des Pankreasgewebes an verschiedenen Stellen des Pankreas eingesetzt und war es von dem dadurch zerstörten Pankreasgewebe aus durch Austritt von Pankreassaft auch zu einer Nekrose des Fettgewebes zunächst im Bereiche der Pankreasherde, dann auch von da weiter im Fettgewebe des Abdomens gekommen. Dadurch war auch die gewiß bedeutungsvolle Blutung an der Vorderfläche des Pankreas erzeugt worden. Der ganze Prozeß hatte nach dem Befunde von Reaktion auch um viele Herde von Fettgewebsnekrose außerhalb des Pankreas etwas länger gedauert als im ersten Falle, womit auch die Angaben der Krankengeschichte (6tägige Dauer der schweren Unterleibssymptome) stimmen. Die Venenthrombose und die Bakterienansiedlung muß ich auch wieder als sekundär ansehen. Hingegen war zweifellos älteren Datums die Arterienveränderung im Pankreas und erscheint es mir ganz wohl denkbar, daß die starke Verengerung der Arterien daselbst, vielleicht vergesellschaftet mit einer durch die Cholelithiasis in D. choledochus veranlaßten Stauung des Sekretes des D. Wirsungianus an dem Eintreten der Autodigestion im Pankreas Schuld getragen hatte. Von alten Fettgewebsnekrosen konnte ich trotz Untersuchung zahlreicher Stellen weder im Pankreas, noch außerhalb desselben etwas finden. Auch Verkalkung war in den Herden nirgends nachzuweisen.

Der dritte Fall betraf einen 40j. ♂, dessen Leiche von derselben Klinik am 24. Januar 1902 24 Stunden nach dem Tode zur Sektion gelangte. Der Mann hatte seit einem Jahre an Schmerzen im Unterleibe gelitten, welche sich in den letzten 4 Tagen beträchtlich gesteigert und mit Erbrechen, Stuhl- und Windverhaltung kombiniert hatten, weswegen der Patient am 22. Januar Hülfe auf der Klinik suchte. Dort wurde sofort die Laparatomie ausgeführt, bei der jedoch nicht die vermutete Darmstenose, sondern der Befund einer ausgebreiteten, multiplen, disseminierten Fettgewebsnekrose, zum Teile mit Blutung im großen Netze und auch im subperitonealen Fettgewebe, zumal um das Pankreas, ergab, und Schwellung, Rötung und Nekrose des Pankreas selbst wahrgenommen wurde. Nach Lösung mehrerer Adhäsionen des großen Netzes an der vorderen Bauchwand wurde die Bauchhöhle gegen das Pankreas hin tamponiert und die Bauchwunde geschlossen. Nach 23 Stunden erfolgte der Exitus letalis. Der Körper war sehr kräftig, mit starker Muskulatur versehen und ungemein fettreich. Im Abdomen zeigte das Fettgewebe viele herdförmige Nekrosen und zwar besonders reichlich in der Umgebung des Pankreas, im Ligamentum hepatogastricum, im Anfangsteile des Omentum majus, im Mesocolon transversum und in der Radix mesenterii intestini tenuis. Hier waren die scharf begrenzten, gelblich-weißen Fettgewebsnekrosen bis 1 cm^3 groß und vielfach von Blutungen durchsetzt und umgeben. Im Mesenterium des Dünndarms selbst, im übrigen großen Netze, in den Appendices epiploicae des Dickdarmes, in dem subperitonealen Fettgewebe der hinteren Bauchwand, entfernter vom Pankreas bis in das kleine Becken herab und in dem subperitonealen Fettgewebe der vorderen Bauchwand waren die Fettgewebsnekrosen minder reichlich, meist nur stecknadelkopfgroß, selten bis halberbsengroß und nirgends von Blutungen umgeben. Die Leber, die Milz und die Nieren waren blaß. Der Magen und der Darm erschienen frei von pathologischen Veränderungen bis auf spärliche punktförmige Ekchymosen in der Mucosa des ersteren. Die Gallenblase enthielt dunkelgrüne Galle und mehrere Dutzend bis erbsengroßer, schwarzer, mit den Fingern leicht zerreibbarer Gallensteine. Der D. cysticus, hepaticus und choledochus waren leicht sondierbar. In dem etwas weiteren D. choledochus fanden sich nebst reichlicher dunkelgrüner Galle einzelne bis hanfkorngroße schwarze Konkremente, die auch leicht zerreiblich waren. Der D. Wirsungianus hatte gewöhnliche Weite und enthielt keine Galle. Das Pankreas (Musealpräparat No. 5373) erschien größer und stärker lipomatös. Auf Durchschnitten fanden sich in das blaßgraue, stellenweise, wie namentlich im Mittelstücke, rotgraue Gewebe desselben eingestreut sehr reichliche bis 1 cm^3 große Nekroseherde, die vielfach mit Blutungen vergesellschaftet waren. Die, wie schon erwähnt, sehr reichlichen peripankreatischen Fettgewebsnekrosen waren am zahlreichsten an der unteren Fläche des Pankreas, wo sich um sie beträchtliche Blutung fand. Von hier ließ sich auch eine mißfärbige Erweichung des Fettgewebes mit Blutung an der oberen Fläche des Mesocolon transversum und des Fettgewebes an der hinteren Fläche des Colon descendens bis zum Anfange der Flexura sigmoides als ein fast drei Finger breiter kontinuierlicher Streifen verfolgen. Die Thoraxorgane boten keine pathologische Veränderung. Mikroskopisch zeigte sich auch hier in den Pankreasherden einerseits Nekrose des Pankreasgewebes, anderseits Nekrose des in den Herden befindlichen Fettgewebes und des daran angrenzenden Fettgewebes, stets kombiniert mit Blutung und reaktiver Entzündung. Häufig war in den Herden und ihrer Nachbarschaft Thrombose von Venen wahrzunehmen, während die Arterien durchwegs normale Verhältnisse darboten. Die Ausführungsgänge waren etwas weiter. Ihr Epithel erschien zumeist in Ablösung begriffen. Im Fettgewebe außerhalb des Pankreas war in den dem Pankreas näher gelegenen größeren Nekroseherden Blutung und um dieselben an der Peripherie reaktive Entzündung zu sehen, während die vom Pankreas entfernteren kleinen Nekroseherde keine Blutung und nur hier und da ganz geringe Entzündung erkennen ließen. Verkalkung war in den Nekroseherden nirgends nachzuweisen.

Die Auffassung des Falles war dieselbe wie im ersten und zweiten Falle. Im Pankreas war es in der letzten Zeit des Lebens zu einer herdweisen, als Autodigestion anzusprechenden Nekrose des Pankreasgewebes gekommen und hatte diese wieder dazu geführt, daß der aus dem zerstörten Pankreasgewebe austretende Pankreassaft durch sein Fettferment einerseits das Fettgewebe des Pankreas, andererseits das außerhalb des Pankreas gelegene Fettgewebe zur Nekrose gebracht hatte. Im Pankreas und in der unmittelbaren Nachbarschaft desselben hatte sich hierzu Blut-Extravasation gesellt, wie man sich vorstellen kann, ebenso weit reichend, als die Wirkung des Trypsins sich erstreckte, während weiter weg vom Pankreas die Blutungen fehlten. Um die Nekrosen im Pankreas und in der Nachbarschaft desselben war durchwegs reaktive Entzündung eingetreten, während diese um weiter entfernte i. e. ganz kurze Zeit getragene, vielleicht zum Teile auch erst post mortem entstandene Nekrosen fehlte. Die Venenthrombose im Pankreas war etwas Sekundäres. Die Ursache für das Einsetzen der Autodigestion war nicht zu bestimmen. Vielleicht hatte auch hier die durch die Cholelithiasis im D. choledochus bedingte Störung des Abflusses des Sekretes des Pankreas eine Rolle gespielt.

Der vierte Fall nahm insofern eine besondere Stellung ein, als sich hier die mit der intravitalen Autodigestion des Pankreas zusammenhängende Nekrose des Fettgewebes nur auf das Pankreas beschränkte und dieser Prozeß nicht wie in den früheren Fällen die Todesursache abgegeben hatte. Es handelte sich um einen auf der Klinik des Herrn Hofrates Professor Dr. Pribram verstorbenen 37j. Mann, dessen Leiche am 6. Juni 1900, 18 Stunden nach dem Tode, obduziert wurde.

Aus der von dem genannnten Herrn Kollegen freundlichst überlassenen Krankengeschichte erwähne ich, daß der Patient vor 11 Jahren wegen einer Bleikolik eine Woche in einem Spitale gewesen war, seit 2 Jahren an Kopfschmerzen gelitten hatte und seit Juli 1899 mehrere leichte Schlaganfälle gehabt hatte, aus denen eine linksseitige Parese mit Lähmung des l. N. radialis resultiert hatte. Drei Monate vor seiner am 11. Mai 1900 erfolgten Aufnahme auf die Klinik des genannten Herrn Kollegen hatte sich Abnahme der Sehschärfe, einen Monat darauf Druckgefühl und Beklemmung in der Herzgegend mit Herzklopfen und anfangs Mai, wie schon einmal früher um Weihnachten 1899, Blutharnen eingestellt.

Bei der Aufnahme auf die Klinik konstatierte man bei dem schwer darniederliegenden Patienten außer der erwähnten Hemiparesis sin. mit Lähmung des l. N. radialis Verstrichensein der l. Nasolabialfalte, Herabsetzung der Sehschärfe, Vergrößerung der Herzdämpfung, frequenten und gespannten Puls, schwaches Geräusch an der vorderen Fläche des Herzens, Schmerzhaftigkeit in der Magengegend, Gehalt des Harns an Eiweiß, granulierten und hyalinen Zylindern und Schwarzfärbung des Stuhles (Teichmannsche Probe auf Blutfarbstoff positiv). Während des Spitalsaufenthalts steigerte sich allmählich die Prostration des anämischen und häufig somnolenten Patienten immer mehr, bis daß am 5. Juni 2 h. p. m. der Exitus letalis eintrat. Auf eine Pankreaserkrankung zu beziehende Symptome waren nie vorhanden gewesen. Die klinische Diagnose lautete: Intoxicatio saturnina chronica. Arteriosclerosis. Embolia a. fossae Sylvii. Hemiparesis sin. Paralysis nervi radialis sin. Hypertrophia ventriculi cordis sin. Nephritis chronica. Colica saturnina peracta. Enteritis ulcerosa. Peritonitis. Parotitis. Sepsis. Retinitis albuminurica. Pericarditis sicca. Die Sektion bestätigte die klinische Diagnose einer schweren Nierenaffektion, insofern sich Morbus Brightii chronicus mit Granularatrophie der Nieren vorfand. Dieser hatte zusammen mit einer Arteriosklerose und chronischen entzündlichen Veränderungen an den Klappen des linken Herzens zu einer Hypertrophie des Herzens hauptsächlich in dessen linkem Ventrikel geführt. Die Hemiparesis sin. fand ihre Erklärung in einem größeren älteren Blutungsherde im Nucleus lenticularis d., zu dem sich übrigens in der allerletzten Zeit des Lebens noch ein kleinerer symptomenlos gebliebener Blutungsherd im Nucleus lenticularis sin. hinzugesellt hatte. Die Enteritiserscheinungen hatten ihre Ursache in einer augenscheinlich urämischen Gastroenteritis ulcerosa gehabt, von der aus durch Perforation eines Geschwüres im untersten Ileum eine diffuse eitrige Peritonitis entstanden war. Weiter fand sich noch konform den klinischen Angaben eine ganz frische Pericarditis fibrinosa und eine eitrige Parotitis d. Die Gallenblase enthielt reichliche dunkle Galle. Der D. choledochus und der D. Wirsungianus waren normal. Als nun hier das Pankreas (Musealpräparat No. 5260) wie gewöhnlich durch einen von links nach rechts verlaufenden horizontalen Halbierungsschnitt seziert wurde, zeigten sich in seinem Schweife mehrere scharf begrenzte, grüngelbe, zum Teile sehr weiche Herde von Halberbsen- bis Bohnengröße. Das übrige

Pankreas erschien von gewöhnlicher Beschaffenheit. Im Fettgewebe des Bauchraumes ließen sich trotz sorgfältigen Nachsuchens nirgends Fettgewebsnekrosen erkennen. Mikroskopisch war entsprechend den bei der Sektion konstatierten Pankreasherden frischere Nekrose des Pankreasgewebes und des Zwischengewebes mit reaktiver Entzündung an der Peripherie zu sehen. Weiter zeigten sich in den Schnitten aber auch noch ziemlich viele ebenso beschaffene Herde nur mikroskopischer Dimension und hie und da auch kleinste Nekroseherde ohne kleinzellige Infiltration an der Grenze gegen die Nachbarschaft. Dort, wo im Bereiche der Nekrose etwas von dem in diesem Pankreas überhaupt spärlich vertretenen Fettgewebe lagerte, war auch dieses in die frischere Nekrose mit einbegriffen. Abgekapselte alte Herde von Fettgewebsnekrose waren nirgends vorhanden. In der Nachbarschaft der Nekroseherde zeigten die kleineren Arterien häufig das Bild einer Endarteritis proliferans, welche stellenweise sogar zu völliger Obliteration geführt hatte. Außerhalb der Herde erschien miskoskopisch das Pankreas überall vollkommen normal. Bakterien waren im Pankreas nirgends, weder in den Herden noch außerhalb derselben, zu sehen.

Die Herde im Pankreas waren darnach Herde von zumeist intravitaler, hie und da (die erwähnten kleinsten Herde ohne Reaktion) auch erst in ultimis eingetretener Autodigestion gewesen, vielleicht bedingt durch die wahrscheinlich mit dem Morbus Brightii chronicus in Zusammenhang stehende Endarteriitis obliterans der Pankreasarterien und hatten sie bei ihrer geringen Dimension und dem Fehlen von Blutungen keine Symptome gemacht. Deutlich war auch hier die Einbeziehung des in ihnen enthaltenen Fettgewebes in den Nekroseprozeß, wodurch an solchen Stellen das Bild einer ganz frischen herdweisen Fettgewebsnekrose hervorgerufen wurde.

In Bezug auf alle diese 4 Fälle, die der besseren Übersicht halber in der nachstehenden Tabelle zusammengestellt sind, ist es meiner Meinung nach wohl zweifellos, daß die Wirkung des Pankreassaftes es war, welche so wie die Zerstörung des Pankreasgewebes auch die frischen Fettgewebsnekrosen im Bereiche des Pankreas und im Bauchraume erzeugt hatte. Das Ganze war ein einheitlicher Prozeß — eine pathologische Wirkung des Pankreassaftes. Derselbe griff durch sein Trypsin das Pankreasgewebe an und zerstörte es. Es gelangte aber dadurch auch sein Fettferment in das zwischen

Tabelle der

Datum der Sektion und Individuum	Zeit zwisch. d. Todeseintr. u. d. Sekt.	Klinische Angaben	Path.-anatomische Diagnose	Makr. Pankreasbefund
1. 25. 1. 1900 Irrenanstalt 48 j. ♀	14 St.	Durch 2 Tage Peritonitissymptome.	Lipomatosis universalis. Lipomat. cordis destruens. — Autodigestio pancreatis circ. mult. intravit. c. haemorrh. in bursam oment. et peritonitide incip. — Necr. circ. mult. text. adiposi in pancreate, circa pancreas, in mesenterio coli transv. et in radice mesent. intest. tenuis. — Cholelithiasis (Calculus in d. choled.).	Das Pankreas gew. mäß. groß, lipomatös. In der Cauda 1 haselnußgr. häm. Nekroseherd. Im Caput 1 etwas kleinerer. Sonst das Pankreasgewebe etwas weicher, grau-rötlich. Der D. Wirs. normal. In ihm keine Galle.
2. 1. 9. 1901 Kl. Wölfler 52 j. ♂	12 St.	Durch 6 Tage Erscheinungen von Darmstenose. Laparatomie in ultimis.	Lipomatosis universalis. — Autodigestio pancr. circ. mult. intravitalis c. haemorrhagia ad superf. ant. pancreatis. — Necros. circ. mult. text. adiposi in pancreate, circa pancreas, in radice mesenterii tenuis et in textu adiposo retroperitoneali partim c. haemorrhagia. — Cholelithiasis (Calculi in d. choled.).	Das Pankreas stärker lipomatös. In ihm sehr reichliche, bis 2 cm³ große häm. Nekroseherde. Der D. Wirs. normal. In ihm keine Galle.
3. 24. 1. 1902 Kl. Wölfler 40 j. ♂	24 St.	Durch 4 Tage Erscheinungen von Darmstenose. Laparatomie 23 St. vor dem Tode.	Lipomatosis universalis. — Autodigestio pancreatis circ. mult. intravitalis c. haemorrhagia. — Necrosis circ. mult. textus adiposi in pancreate, circa pancreas, in lig. hep. gastr., in radice mesent. ten., in mesent. int. ten., in omento maj., in append. epipl. et in textu adiposo subperit. par. post. et ant. abd. partim c. haemorrhagia. — Cholelithiasis (Calculi in d. choled.).	Das Pankreas größer, stärker lipomatös. In ihm sehr reichliche, bis 1 cm³ große häm. Nekroseherde. Der D. Wirs. normal. In ihm keine Galle.
4. 6. 6. 1900 Kl. Pribram 37 j. ♂	18 St.	Symptome von Morbus Brightii chr. mit Urämie.	M. Brightii chr. c. atr. gran. renum. Endart. chr. def. Endocard. valv. chr. def. — Hypertr. c. tot. praec. ventr. sin. Häm. cerebri. — Pericarditis recens. — Gastroenteritis necrotisans uraemica c. peritonitide acuta e perfor. ulceris ilei. — Parotitis supp. d. — Autodigestio pancreatis circ. mult. partim intravital. cum necrosi textus adiposi in pancreate	Das Pankreas sehr wenig lipomatös. Im Schweife mehrere grüngelbe, halberbsen bis bohnengroße, zum Teile sehr weiche Herde. Der D. Wirs. normal.

vier Fälle.

Makr. Befund von Fettgewebsnekrose außerhalb d. Pankreas	Mikr. Pankreasbefund	Mikr. Befund an den Fettgewebsnekrosen außerhalb d. Pankreas	Auffassung
Im Fettgewebe um das P., im Mesocolon und in der Wurzel des Mesenteriums d. Dünndarms sehr reichliche, meist nur hirsekorngroße, scharf begrenzte gelblich-weiße Herde.	In den 2 Herden Nekrose d. Pankreasgew. u. d. daselbst befindl. Fettgeweb. Um diese Herde Blutung und Entzünd. I. d. Herden Venenthrombose. Sonst i. P. noch mikr. Herde v. frisch. Nekr. d. P.-Gewebes u. d. darin eingeschl. Fettgeweb. ohne Entzünd.	Nekrose d. Fettgewebes ohne Entzündung.	Herdweise, zum Teile intravitale Autodigestion des Pankreasgew. mit frischer Nekrose d. i. d. Herden befindlichen Fettgewebes + herdweise frische Fettgewebsnekrose im Abdomen außerhalb des Pankreas.
Im Fettgewebe um das P., in der Wurzel des Mesenteriums d. Dünndarms und im retroperitoneal. Fettgewebe, nach aufwärts bis zum Zwerchfelle, nach abwärts bis zur Teilung der Aorta zahlreichste, bis 3 cm³ große, zum Teile hämorrhagische Nekroseherde.	In d. Herden Nekrose d. P.-Gewebes u. des darin befindl. u. daran angrenz. Fettgewebes m. Blutung, reaktiver Entzünd. und Venenthrombose. In einzelnen Herden Endarteriitis obliterans.	Nekrose d. Fettgewebes mit reaktiver Entzündung, Blutung und Venenthrombose	Herdweise zumeist intravitale Autodigest. d. Pankreasgewebes m. frischer Nekrose d. i. d. Herd. befindl. u. des angrenz. Fettgewebes + herdweise intravit. Fettgewebsnekrose i. Abdomen außerhalb des Pankreas.
Im Fettgewebe um d. P., im Lig. hep. g. im Anfangsteile d. Om. maj., im Mesoc. tr. u. in der Radix mesent. int. ten. sehr reichl., bis 1 cm³ gr. häm. Nekroseherde. Im Mesent. int. ten., im übr. Om. maj., i d. Append. epipl. u. i. subper. Fettgew. d. hint. u. vord. Bauchw. mind. reichl., nur bis halberbsengr. nicht häm. Nekroseh.	In d. Herden Nekrose des P.-Gewebes und d. darin befindlichen und angrenzenden Fettgewebes mit Blutung, Venenthrombose u. reaktiv. Entzündung.	In den größeren Herden Nekrose mit Blutung und reaktiver Entzündung, in den kleineren Herden keine Blutung und nur hier und da ganz geringe reaktive Entzündung.	Herdweise intravit. Autodigestion des Pankreasgewebes m. frischer Nekrose des daselbst befindlichen Fettgewebes + herdweise z. Teile intravitale Fettgewebsnekrose i. Abdomen außerhalb des Pankreas.
—	In d. Herden Nekrose des P.-Gewebes und d. darin befindlichen Fettgewebes meist mit reaktiver Entzündung. In der Nachbarschaft der Herde häufig Endarteriitis obliterans.	—	Herdweise z. Teile intravitale Autodigestion des Pankreasgewebes mit frischer Nekrose des in den Herden befindlichen Fettgewebes.

den Pankreasläppchen gelegene Fettgewebe, in den ersten 3 Fällen auch weiter nach außen und bedingte dasselbe dann hier die Fettgewebsnekrose.

Die Fettgewebsnekrose muß also hier etwas Sekundäres genannt werden gegenüber der Antodigestion des Pankreasgewebes und möchte ich überhaupt das Vorkommen des umgekehrten Verhältnisses, wie das viele Autoren (s. z. B. Fraenkel[1]), Marchand[2]), Pförringer[3]), Ehrich[4]) u. a.) annehmen, bezweifeln. Vielmehr möchte ich ganz beistimmen der Anschauung, welche z. B. Schmidt[5]) gelegentlich der Mitteilung eines Falles von multipler Fettgewebsnekrose im Abdomen nach Verletzung des Pankreas mit Durchreißung des D. Wirsungianus aussprach und auch Kaufmann[6]) in der 2. Auflage seines Lehrbuches äußert, i. e. die Fettgewebsnekrose stets als Folge einer Pankreas-Veränderung hinstellen, bei der es zum Austritte von Pankreassaft aus dem Drüsengewebe des Pankreas kommt, sei es nun eine Kontinuitäts-Trennung der Pankreasgänge oder, was gewiß das viel Häufigere ist, eine Autodigestion des Pankreasgewebes.

Die intravitale Autodigestions-Nekrose des Pankreas muß durchaus nicht immer mit Fettgewebsnekrose kombiniert sein, sie kann auch ohne solche vorkommen, wie das meine im Jahre 1896 publizierten beiden Fälle zeigen, in denen nirgends, weder im Pankreas noch außerhalb desselben Fettgewebsnekrose zu finden war. Sie kann auch getroffen werden neben alten Fettgewebsnekrosen im Pankreas, eventuell auch seiner Umgebung, und möchte ich in diesem Sinne den mir sehr lehrreichen Fall deuten, den ich im Jahre 1900 publiziert habe[7]), in welchem sich außer der herdweisen, frischeren, intravitalen Autodigestions-Nekrose des

---

[1]) l. c. 1896.

[2]) Verhandl. d. Sekt. f. allg. P. u. p. Anat. der 68. Vers. deutscher Naturf. u. Ärzte in Frankfurt a. M., 1896.

[3]) l. c. 1899.

[4]) Ehrich, Beitrag zur Kenntnis der Pankreasnekrose. Bruns Beitr. z. klin. Chir., Bd. 20, 1898.

[5]) Schmidt, Über das Verhältnis der Fettgewebsnekrose zu den Erkrankungen des Pankreas. Münch. med. Woch., 1900, No. 19.

[6]) Kaufmann, Lehrbuch d. spez. path. Anat. 1901.

[7]) Prag. med. Woch., 1900, No. 14.

Pankreasgewebes im Pankreas zerstreut einzelne alte, nämlich von einer Bindegewebskapsel umschlossene Herde von Fettgewebsnekrose fanden. Diese alten Fettgewebsnekrosen standen mit der späteren, multiplen, frischeren, intravitalen Autodigestion des Pankreas in keinem Zusammenhange, wenn sie auch wohl seinerzeit durch eine umschriebene, dann aber wieder abgeheilte Autodigestion des Pankreas ihre Entstehung genommen haben mochten. Etwas Ähnliches sah ich übrigens auch schon einmal im Jahre 1896 bei der am 24. Januar des genannten Jahres ausgeführten Sektion der Leiche eines 24 Stunden vorher auf der Klinik des Herrn Professor Dr. Wölfler verstorbenen 68jähr. Mannes, welcher zwei Tage vor dem Tode wegen einer inkarzerierten rechtsseitigen Inguinalhernie herniotomiert worden war und an Lipomatosis cordis destruens bei hochgradiger universeller Lipomatose verschieden war. Das gewöhnlich große und stärker lipomatöse Pankreas (Musealpräparat No. 5122) enthielt zahlreiche bis erbsengroße, frischere Herde von Nekrose des Pankreasgewebes und des in den Herden befindlichen Fettgewebes mit Blutung und leichter reaktiver Entzündung an der Peripherie der Herde, außerdem fanden sich aber auch im Pankreas viele nur bis hanfkorngroße alte Herde von Fettgewebsnekrose mit inkapsulierender Bindegewebsbildung und Verkalkung, ohne daß das an diese Herde angrenzende Pankreasgewebe eine pathologische Veränderung hätte erkennen lassen. Weiter zeigten sich dann noch im Fettgewebe um das Pankreas, in der Radix mesenteri tenuis, in der Capsula adiposa renum und im retroperitonealen Fettgewebe bis zum Promontorium hinab ziemlich reichliche, bis erbsengroße, frische Herde von Fettgewebsnekrose, welche in der Nähe des Pankreas zum Teile mit Blutung versehen waren. Diesen Fall, der mir seinerzeit schwer verständlich erschien, möchte ich nun dahin deuten, daß in einem Pankreas, das von früher her umschriebene Fettgewebsnekrosen getragen hatte, kurze Zeit vor dem Tode in multiplen Herden eine Autodigestion des Pankreas einsetzte, die dann auch im Fettgewebe des Pankreas und in dem Fettgewebe außerhalb des Pankreas frische Fettgewebsnekrosen bedingte. Es müssen eben hier wie immer die frischen und die alten Fettgewebsnekrosen auseinander gehalten werden. Bei den ersteren findet sich noch die die Fettgewebsnekrose veranlassende Autodigestion des Pankreasgewebes ausgesprochen, bei den letzteren braucht hiervon nichts mehr zu sehen sein.

Nach dem Gesagten werden alle Momente, welche zu der bisher meist als idiopathische Pancreatitis haemorrhagica oder gangraenosa gedeuteten intravitalen Selbstverdauung des Pankreas Veranlassung geben, auch zur multiplen Fettgewebsnekrose führen können und ist darnach die aus den pathologisch-anatomischen Befunden beim Menschen und aus den Experimenten hervortretende so beträchtliche Verschiedenartigkeit der Veranlassung zur Entstehung der Fettgewebsnekrosen sehr wohl verständlich. In dieser Richtung wird allerdings für die menschliche Pathologie noch sehr vieles zu erforschen sein und sind zunächst noch viele Fälle von intravitaler Autodigestion des Pankreas ätiologisch ganz unklar, wenn wir auch schon jetzt eine Reihe von kausalen Momenten anzuführen vermögen. Das Trauma spielt hierbei gewiß eine wichtige Rolle und möchte ich diesbezüglich besonders auf die früher erwähnten Fälle von Simmonds[1]) und Selberg[2]) verweisen. Weiter kommen hierbei in Betracht Zirkulationsstörungen im Pankreas und scheint mir dafür bedeutungsvoll zu sein die bereits öfter bei der intravitalen Autodigestion des Pankreas konstatierte Endarteriitis obliterans. Endlich halte ich auch dafür, daß die Stauung des Pankreassekretes ein ätiologisches Moment abgeben kann, sei es direkt, sei es durch Vermittlung des Eindringens von Galle oder einer Bakterieneinwanderung in den D. Wirsungianus und glaube ich, daß sich in dieser Richtung die nicht seltene Koinzidenz von Cholelithiasis speziell von Gallensteinen im D. choledochus oder dem Diverticulum Vateri mit intravitaler Autodigestion des Pankreas und Fettgewebsnekrose verwerten läßt, wie ich das in drei der von mir früher geschilderten Fälle gefunden habe und auch in der Literatur öfters hervorgehoben wird. (Vide in dieser Hinsicht besonders die Publikationen von Halsted und Opie[3]), worin ein, meiner Meinung nach als intravitale Autodigestion des Pankreas anzusehender Fall von „Pancreatitis haemorrhagica“ mit

---

[1]) l. c. 1898 und 1900.

[2]) l. c. 1901.

[3]) Halsted, Retrojection of bile into the pancreas a cause of acute hemorrhagic pancreatitis. Johns Hopkins Hosp. Bull. Vol. XII, No. 121—123 1901. Opie, The etiology of acute hemorrhagic pancreatitis. Ibidem. Opie, The relation of cholelithiasis to disease of the pancreas and to fat necrosis Americ. Journ. of the Med. Sc. 1901.

Fettgewebsnekrose in der Umgebung des Pankreas von einem 48jähr. Manne beschrieben wird, bei dem sich im Diverticulum Vateri ein Gallenstein fand, über die experimentelle Erzeugung von „Pancreatitis haemorrhagica“ und Fettgewebsnekrosen bei Hunden durch Injektion von Galle in den D. Wirsungianus berichtet wird und einschlägige Befunde aus der Literatur zusammengestellt sind.

Daß das Eindringen von Magensaft in den D. Wirsungianus beim Menschen zu einer Autodigestion des Pankreas und zu Fettgewebsnekrose Veranlassung geben könne, ist mir, wenn auch durch bezügliche Experimente bei Tieren, wie früher erwähnt wurde, derartige Veränderungen im Pankreas und im Fettgewebe erzeugt wurden, sehr unwahrscheinlich, weil das Eindringen des Magensaftes in den D. Wirsungianus beim Menschen wohl überhaupt nicht vorkommen dürfte.

Wahrscheinlich werden sich im Laufe der Zeit noch verschiedene andere ätiologische Momente für die intravitale Autodigestion des Pankreas und damit auch für die daraus entstehende Fettgewebsnekrose beim Mensehen finden. Die müssen aber erst aufgedeckt werden. Ich wollte hier eben nur die Aufmerksamkeit lenken auf die Unabweislichkeit des Zusammenhanges zwischen primärer Autodigestion des Pankreas und sekundärer Fettgewebsnekrose, durch welchen die so große Verschiedenheit der Verhältnisse, unter denen Pankreasgewebsnekrose und frische Fettgewebsnekrose kombiniert getroffen werden, begreiflich erscheinen.

Freilich ergibt sich hierbei die Notwendigkeit der Lösung einer ganzen Reihe weiterer Fragen:

1. Ist speziell auch für den Menschen der sichere Nachweis zu erbringen, daß, wie man dermalen vermuten muß, es wirklich stets nur das Fettferment des Pankreassaftes ist, welches die Fettgewebsnekrosen macht. Bei der Autodigestion des Pankreasgewebes ist das wirksame Prinzip sicher das Trypsin. Vielleicht wirkt das aber bei den Fettgewebsnekrosen denn doch auch mit, wofür der Umstand herangezogen werden könnte, daß um die Fettgewebsnekrosen besonders in der Nachbarschaft des Pankreas häufig Blutungen getroffen werden.

2. Ist der Modus aufzuklären, durch welchen die entfernter vom Pankreas auftretenden Fettgewebsnekrosen entstehen und namentlich zu entscheiden, ob es sich hierbei nur um eine Diffusion des Pankreassaftes resp. des Fettfermentes desselben handelt. Es

bietet nämlich diese Vorstellung gewisse Schwierigkeiten schon bei den Fettgewebsnekrosen in der Bauchhöhle, die bis in das kleine Becken hinunter getroffen werden und oft mit einem ganz intakten Peritoneum überzogen zu sein scheinen. Noch größer aber ist die Schwierigkeit bezüglich der Erklärung der außerhalb der Bauchhöhle wenn auch selten, so doch zweifellos sichergestellten Fettgewebsnekrosen z. B. im subperikardialen und subkutanen Fettgewebe.

3. Ist zu erweisen, daß die umschriebenen, inkapsulierten, oft verkalkten, augenscheinlich alten Fettgewebsnekrosen im Pankreas und außerhalb desselben, um die sich im Bereiche des Pankreas ganz gewöhnlich keine Veränderung des Drüsengewebes erkennen läßt, wie ich jetzt annehmen möchte, auch als durch die Wirkung des Pankreassaftes entstanden anzusehen sind. Wahrscheinlich kommen solche Fettgewebsnekrosen durch vorübergehende, geringfügige, ganz umschriebene Autodigestion des Pankreasgewebes und damit zusammenhängendes Austreten kleiner Mengen von Pankreassaft in das pankreatische Zwischengewebe und das Fettgewebe außerhalb des Pankreas, etwa veranlaßt durch temporäre Stauung des Pankreassekretes zur Entwicklung, wie das schon Dettmer[1]) ausgesprochen hat, indem er hierbei auch schon eine Art Selbstverdauung des Pankreas supponierte. Die durch die Autodigestion zerstörten kleinen Partien des Pankreasgewebes dürften allmählich vollkommen resorbiert werden und so verschwinden, während die Fettgewebsnekrosen wenigstens sehr lange Zeit persistieren. Diese alten Fettgewebsnekrosen können für sich bei den Obduktionen als harmlose Nebenbefunde getroffen werden, sie können aber auch, wie früher gezeigt wurde, neben durch eine frische Autodigestion des Pankreas erzeugten frischen Fettgewebsnekrosen vorkommen und dann das anatomische Bild sehr komplizieren. Sie sind eben Residuen eines oder mehrerer seinerzeitiger Autodigestionsvorgänge im Pankreas und muß ich jetzt insofern die Bemerkung widerrufen, die ich in der Diskussion über den Vortrag Ponficks über abdominale Fettnekrose und Pankreasnekrose in der Sitzung der Abteilung für allgemeine Pathologie und pathologische Anatomie auf der Versammlung deutscher Naturforscher und Ärzte in Frankfurt a. M. im Jahre 1896 machte, daß die Fettgewebsnekrose und

---

[1]) l. c. 1895.

die Pankreasnekrose beim Menschen nicht unbedingt kausal zusammengehören. Sie gehören, wie ich jetzt glaube, zusammen, sie sind eben beide auf die schädigende Wirkung des Pankreassaftes zu beziehen, nur ist bei den alten Fettgewebsnekrosen dieser kausale Zusammenhang zwischen primärer Autodigestion des Pankreasgewebes und sekundärer Fettgewebsnekrose aus den angeführten Gründen nicht mehr zu erkennen, sondern kann nur erschlossen werden.

XV.

Herr E. Ponfick-Breslau:

Diabetes und Fettgewebsnekrose des Pankreas.

(Hierzu Tafel I.)

Seit in dem zu jener Zeit von mir geleiteten Göttinger Institute von meinem damaligen Assistenten, Dr. W. Balser, die erste Beobachtung von Nekrose des subperitonealen Fettgewebes um die Bauchspeicheldrüse beschrieben worden ist, habe ich diesem merkwürdigen Leiden dauernd meine Aufmerksamkeit zugewendet erhalten. Allein nicht bloß dessen Natur und Entstehungsweise hat mich seitdem beschäftigt: Fragen, die ungeachtet des Bemühens so mancher scharfsinniger Autoren noch immer zu einem guten Teile rätselhaft sind. Sondern im Interesse schärferer Abgrenzung des gesamten klinisch-anatomischen Bildes war ich auch bestrebt, die Beziehungen, welche zwischen der genannten und anderen Affektionen des Pankreas beständen, mehr und mehr aufzuklären.

Von letzteren kommen zwar zunächst die organischen Veränderungen des Drüsengewebes in Betracht. Daneben verdienen jedoch nicht mindere Beachtung dessen lediglich funktionelle Anomalien.

Allerdings hatten die bisher gewonnenen Erfahrungen im ganzen den Eindruck hinterlassen, daß die Fettgewebsnekrose an und für sich allein bloß einen unscheinbaren, ja sogar nur zufälligen Befund darstelle. Was Wunder also, wenn die Meinung vorherrschte, daß sie als solche, d. h. so lange sie nicht das Stadium disseminierter und gegenüber dem Drüsenkörper gewissermaßen extraner Eruption überschreite, nicht nur symptomlos verlaufe, sondern auch außer Zusammenhang stehe mit etwaigen sonst im Körper vorhandenen Krankheitszuständen.

Sonach schien sie klinisches Interesse erst dann zu gewinnen, wenn sich Blutungen damit verbänden und wenn infolge teils der Zerfalls-, teils der lebhaft reaktiven Erscheinungen, die sich wenigstens an größere Extravasate unvermeidlich anschließen, ein einigermaßen umfänglicher Erkrankungsherd im Pankreas selber sich entwickele. Indes auch ein solcher, mag er sich nun als „Hämatom" oder — in späteren Stadien — als „Cyste" darstellen, schien vorwiegend, wenn nicht ausschließlich, bloß dann der Beachtung wert zu sein, falls er danach angetan war, entweder vermöge einer Beteiligung des serösen Überzuges der Drüse peritonitische Reizerscheinungen zu bedingen oder vermöge des auf irgend welche Nachbarorgane, in erster Linie das Duodenum, ausgeübten Druckes die gefürchtete Symptomengruppe der Darmstenose hervorzurufen. In der Tat hat sich die Überzeugung von der wenngleich nur fakultativen Tragweite, die dem Vorhandensein von Fettgewebsnekrose beigemessen werden müsse, von dem Augenblicke an in immer weitere Kreise verbreitet, wo ihr die Abdominal-Chirurgie erhöhte Aufmerksamkeit gewidmet hat. Und diese Erkenntnis ihrer Bedeutung nahm noch zu, als sich mehr und mehr herausstellte, daß ihr vor allem bei der Erörterung derjenigen Ursachen, die irgend welcher unter den Symptomen des Ileus verlaufenden Störung zu Grunde liegen möchten, eine wichtige Rolle zuzuerkennen sei.

Immerhin schienen mit den unmittelbaren, im wesentlichen grob mechanischen Einflüssen, die ein solcher Zerfallsherd auf die nächste Umgebung ausübt, die von ihm zu gewärtigenden Rückwirkungen erschöpft zu sein. Denn ungeachtet des gewaltigen Umfanges, den die Kasuistik auch auf diesem, doch erst neu erworbenen Gebiete bereits gewonnen hat, berichtet sie uns gleichwohl nur über ganz vereinzelte Fälle von Fettgewebsnekrose, wo diese mit solchen auf eine allgemeine Stoffwechselstörung zu beziehenden Symptomen verbunden gewesen wäre, wie man im Hinblick auf den Ausfall immerhin erheblicher Bruchteile des Drüsenkörpers glauben sollte, sie erwarten zu dürfen.

Ist es von diesem Standpunkte aus nicht in hohem Maße bemerkenswert, daß die Fettgewebsnekrose des Pankreas selber, trotz dem zweifellosen Untergange ansehnlicher Abschnitte seines Gewebes, wozu sich nur allzu rasch die Außerfunktionsetzung anderer, allerdings nur mittelbar geschädigter Gebiete des Organs hinzugesellen kann, so selten mit Glykosurie verbunden gewesen ist? Denn wirklich pflegte dieses Zeichen sogar dann zu fehlen, wenn sich erstens der durch Blutung und Nekrose herbeigeführte Zerfall ziemlich weit bis in die eigentliche Drüsensubstanz hinein erstreckte, außerdem aber eine weitere Zone in entzündlich-reaktive Mitleidenschaft gezogen war.

In noch größere Ferne wird uns durch die bisher bekannt gewordenen Erfahrungen, wenn anders man nur die verfügbare Kasuistik zu Rate zieht, der Gedanke gerückt, daß jene Veränderung am Pankreas so schwere und sich stetig so steigernde Anomalien des Stoffwechsels im Gefolge haben könne, wie sie ein so tiefgreifendes Leiden wie den Diabetes begleiten.

In diesem Sinne glaube ich wohl, daß eine Beobachtung auf allgemeineres Interesse rechnen darf, die da beweist, daß zu denjenigen organischen Veränderungen an der Bauchspeicheldrüse, welche nicht nur zu vorübergehender Glykosurie, sondern zu der Gesamtstörung der Zuckerharnruhr führen, auch die Fettgewebsnekrose zu zählen sei. Allein nicht minder verdient gewiß die Schlußfolgerung beachtet zu werden, die im umgekehrten Sinne daraus zu ziehen ist. Denn die landläufige Ansicht, daß diese bald nur an, bald zugleich in dem Pankreas sitzende Affektion ohne erkennbare Änderungen in der Funktion der Bauchspeicheldrüse verlaufe, insbesondere ohne einen Einfluß auf deren innere Sekretion auszuüben, wird man zwar auch fürderhin genötigt sein, als für die Mehrzahl der Fälle gültig zuzugeben. Daneben wird man jedoch in Zukunft nicht umhin können, sofort beizufügen, daß nichtsdestoweniger ihre Rückwirkung mitunter stark genug sei, um sich in Gestalt schwerer und dauernder Störungen zu äußern, ja sogar das typische Bild des Coma diabeticum hervorzubringen.

Mit Rücksicht auf diesen in doppelter Richtung neuen Inhalt der auf den folgenden Blättern mitzuteilenden Tatsachen möge es mir gestattet sein, dem anatomischen Befunde eine so genaue Krankengeschichte[1]) voraufzuschicken, daß sich daraus mit hinreichender Schärfe nicht nur die Anwesenheit eines echten Diabetes

[1]) Für deren Überlassung bin ich meinem verehrten Kollegen Kast zu lebhaftem Danke verbunden.

erkennen lasse, sondern auch die Abhängigkeit des tödlichen Ausganges von dem eben so plötzlichen wie ernsten Ausbruche jenes ominösen komatösen Zustandes.

Anamnese.

Pat., ein erst 29jähriger Mühlenbesitzer, ist, abgesehen von Masern, niemals krank gewesen.

Den ersten Grund zu Klagen spürte er vor 4 Jahren, wenn anders es gestattet ist, die fieberhaften Erscheinungen, welche damals bei ihm auftgetreten und auf Intermittens bezogen worden sind, bereits als Beginn des gegenwärtigen Leidens aufzufassen. Ein Jahr darauf stellten sich Schmerzen im Leibe und in der Brust ein, die mehrfach von Schwindelanfällen begleitet waren.

Obwohl der ihn zu jener Zeit behandelnde Arzt festgestellt hatte, daß der Urin Zucker enthalte, gab Pat. seine Gewohnheit nicht auf, täglich große Mengen, sei es von Obst-, sei es von Moselwein zu trinken. Ebensowenig hielt er eine geregelte Diät inne, lebte vielmehr unbekümmert von gemischter Kost. Die einzige Kur, der er sich unterwarf, bestand darin, daß er etwa eine Woche lang Karlsbader Brunnen gebrauchte.

Ungeachtet solcher Sorglosigkeit wurde niemals weder Polyphagie, noch Polyurie beobachtet. Wohl aber haben die vorhin beschriebenen Symptome seit den letzten 4 Wochen erheblich zugenommen. Unter steter Steigerung der Schmerzen, hauptsächlich der in der Oberbauchgegend zu fühlenden, sind nämlich die erwähnten Anfälle von Schwindel immer häufiger wiedergekehrt. Innerhalb dieses Monats soll sich auch das Körpergewicht des Pat. um 15 Pfd. verringert haben.

Zu der vollkommenen Appetitlosigkeit und dem hohen Grade allgemeiner Körperschwäche, der sich inzwischen entwickelt hatte, gesellte sich vor 4 Tagen wiederholtes Erbrechen, von vermehrtem Durstgefühle begleitet.

Status praesens.

Mittelgroßer kräftig gebauter Mann mit gut entwickeltem Fettpolster und normaler Beschaffenheit der Haut. Nirgends Ödeme.

Sensorium frei; die mittelweiten Pupillen reagieren langsamer als normal.

Zunge leicht belegt, feucht. Thorax sehr kräftig gebaut, Atmung gleichmäßig; physikalisches Verhalten der Lungen in jeder Hinsicht normal. — Der Herzstoß ist in der Mammillar-Linie, wenngleich etwas undeutlich, fühlbar; Töne rein. Puls regelmäßig und kräftig. — Der untere Rand der Leber reicht etwas tiefer als normal; ihr unterer Rand ist etwas abgestumpft.

Der sehr reichliche Urin, welcher hellgelb gefärbt und entsprechend seinem klaren Aussehen frei von jedem Sedimente ist, reagiert sauer. Er enthält kein Eiweiß, aber sehr ansehnliche Mengen Zucker.

16. März 1902. Das heute entleerte Urinquantum beläuft sich allerdings nur auf 1,300 ccm. Es muß jedoch insofern erheblich höher eingeschätzt werden, als Pat. daneben mehrere diarrhöische Stühle entleert hat. Das spez. Gew. des Harns beträgt 1,027, die Azidität 50, der Zuckergehalt 3,4 %. Nicht minder lassen sich beträchtliche Mengen von Azeton- und Azetessigsäure nachweisen und auch die Osmazonprobe fällt positiv aus.

Patellar-Reflexe aufgehoben.

Patient, der schlecht geschlafen hat, klagt über Beschwerden auf der Brust und große Engigkeit. Der Respirations-Typus gleicht dem der beginnenden „großen Atmung“. Allein das Sensorium ist frei und ebensowenig läßt die physikalische Untersuchung der Lungen eine Veränderung entdecken. Puls 124; Lippen leicht cyanotisch. — Der Kranke nimmt jede Nahrung bloß mit höchstem Widerwillen.

Um das drohende Koma zu bekämpfen, werden ihm große Dosen von Natr. bicarb. gereicht (täglich über 60 g) neben der auf mehrere Portionen verteilten Zufuhr von 40 g Traubenzucker. Zugleich erhält er behufs Anregung der Herztätigkeit alle 3 Stunden eine Kampher-Einspritzung.

Gegen Abend hat sich der Puls gekräftigt und auch der Allgemeinzustand gebessert. Obwohl der Schlaf infolge der Diarrhoe mehrfach unterbrochen gewesen ist, befindet sich Patient heute morgen leidlich. Trotz Anwendung von Opium hält jedoch der Durchfall an. Appetit und Nahrungsaufnahme sind nach wie vor gering.

Die Urinmenge beträgt 2,200 ccm; das spez. Gew. 1,021; die Acidität 28. Der Zuckergehalt ist auf 1,6 % gesunken; dagegen hat sich der an Acetessigsäure vermehrt.

18. März 1902. Infolge der Fortdauer des Durchfalls war auch die heutige Nacht sehr unruhig. Puls 120, ziemlich kräftig, Atmung beschleunigt.

Urinmenge 1270, spez. Gew. 1,027; Acidität 28; neben 2,0 % Zucker viel Aceton und Acetessigsäure.

Der heftige Durst, welcher den Kranken seit vorgestern quält, besteht ungemindert fort. Zu der Appetitlosigkeit und der Diarrhoe hat sich heute Erbrechen gesellt.

19. März. Nach einer sehr unruhigen Nacht liegt Patient heute in tiefer Benommenheit. Daneben besteht Fieber, mit Delirien verbunden und zwar hat die Temperatur schon in der Frühe 39,7° erreicht. Puls 120.

Die Urinmenge beträgt 1,500; spez. Gew. 1,015, Acidität 16, Zucker 1,6 %.

Während die Diarrhoe gleich profus bleibt, hört man jetzt im Bereiche des l. Unterlappens bis zur vorderen Axillar-Linie feines Rasseln, jedoch ohne Bronchialatmen.

Die Delirien und die Trübung des Sensoriums bestehen fort. Obgleich sich Patient, wenn er angeredet wird, für einen Augenblick zu sammeln vermag, fällt er doch alsbald wieder in den früheren Zustand zurück.

Abends 6 Uhr ist das Rasseln über der l. Lunge erheblich dichter geworden; auch reagieren die Pupillen träger. Nachdem die Herztätigkeit um 8 Uhr unvermittelt nachgelassen hat, erfolgt um 9 Uhr rasch der Exitus.

Das Ergebnis der am 20. März ausgeführten Obduktion ist folgendes:

Anatom. Diagnose. Allgemeine Fettleibigkeit. Hochgradige Fettdurchwachsung des Herzmuskels, begleitet von leichter Erweiterung des r. wie l. Ventrikels. Fettige Degeneration der Intima sämtlicher großer Arterien. Frische fleckige Blutungen im Endokard der l. Herzkammer und dem serösen Überzuge beider Lungen. Hydropericardium.

Hypostase und Ödem beider Lungen; Tracheobronchitis. Linksseitiger Hydrothorax.

Disseminierte Hämorrhagien und Nekrosen in dem allgemein vergrößerten Pankreas. Vielfache miliare Nekrosen im Fettgewebe des Bauchfells und des Gekröses.

Frische Blutungen in der Schleimhaut von Magen und Dickdarm. Diffuse Colitis.

Allgemeine fettige Entartung der Nieren und der Leber.

Abgelaufene Peritonitis in der Ileococal-Gegend.

Äußeres. Großer, robust gebauter Mann mit ziemlich kräftiger, aber etwas schlaffer Muskulatur und übermäßig entwickeltem Fettpolster. Hautdecken blaß, durchweg frei von Ödem. — Zwerchfellstand in der l. Mammillar-Linie am unteren Rande der 6., rechts der 5. Rippe.

Brusthöhle. Bei der Entfernung des Sternums sinken beide Lungen soweit nach oben und hinten zurück, daß der Herzbeutel, obwohl sein Umfang beträchtlich vermehrt ist, beinahe in seiner ganzen Ausdehnung unbedeckt zu Tage liegt. Die Volums-Zunahme beruht nicht so sehr auf einer Vergrößerung des Herzens selber, als auf gesteigerter Ansammlung von Flüssigkeit. Das Cavum pericardii enthält nämlich 250 g klaren, gelben Fluidums. Das subseröse Fettgewebe des Herzens hat an Mächtigkeit so zugenommen, daß es durchweg, besonders aber im Sulcus atrioventricularis des r. Ventrikels, ein dickes Polster bildet. Von hier aus sieht man es sich in erst breiteren, dann schmaler werdenden Zügen zwischen die Bündel des Myokards vorschieben.

Die Herzhöhlen sind beiderseits mäßig dilatiert und im Einklange hiermit die Wandungen leicht verdünnt. Am Septum ventriculorum bemerkt man nahe dessen Übergange auf die hintere Wand des l. Ventrikels unter dem Endokard eine umfangreiche Blutung offenbar ganz frischen Datums. Unregelmäßig begrenzt hat sie eine Höhe von nicht weniger als 5, eine Breite von 4 cm. Ähnliche, allerdings weit kleinere Extravasate finden sich an der Spitze der Papillarmuskeln, jedoch auch hier ohne in die Muskelsubstanz selber einzudringen.

Unabhängig hiervon sind Endokard und Klappen durchweg zart und spiegelnd. Nur am Aortenzipfel der Mitralis zeigen die Sehnenfäden eine geringe Verdickung. An der Innenfläche der Aorta bemerkt man eine Reihe weißgelber, strichförmiger Flecken, daneben einzelne polsterartige Erhebungen von unregelmäßiger Gestalt. Der Arcus und die großen Gefäße des Halses bieten ähnliche Veränderungen.

Das l. Cavum pleurae enthält ungefähr $^1/_2$ Liter, das r. nur eine geringe Menge ganz klarer gelber Flüssigkeit. In der überall glatten und glänzenden Pleura bemerkt man eine ziemliche Menge dunkel schwarzroter Flecken von 0,5—1,5 cm im Durchmesser.

Beide Lungen überschreiten sowohl an Umfang, wie Gewicht das Normalmaß. Auch ihr Blutgehalt ist beträchtlich vermehrt, so daß sie je weiter nach abwärts, desto ausgesprochener dunkel blaurot aussehen. Der Luftgehalt ist durchweg erhalten, wenngleich in den unteren und hinteren Bezirken etwas vermindert. Hier dringen zwar überall große Mengen schaumiger Flüssigkeit aus dem Gewebe hervor; nirgends erkennt man indes eine Spur von Verdichtung. Gleichermaßen ist die Schleimhaut der Bronchien dunkelblaurot und sehr succulent; ihre Oberfläche, ebenso wie die des Kehlkopfs und der Luftröhre mit eitrigem Schleime bedeckt. Das r. wahre Stimmband, welches ebenfalls etwas aufgelockert ist, trägt mehrere oberflächliche Epithel-Defekte. In dem l. Lappen der nur wenig vergrößerten Schilddrüse sitzt ein über kirschkerngroßer Gallertknoten mit einigen hämorrhagischen Einsprengungen.

Bauchhöhle. Bei Eröffnung des Abdomens drängen sich alsbald die stark geblähten Dünndarmschlingen entgegen, während aus den unteren und seitlichen Gegenden des Bauchraumes viel gelbliche, fast klare Flüssigkeit hervorquillt. Die Menge dieses hauptsächlich in der Tiefe des kleinen Beckens und der Fossae iliacae angesammelten Fluidums beläuft sich im ganzen auf ungefähr 2 Liter.

Das große Netz, welches ebenfalls ungewöhnlich fettreich ist, überdeckt die Darmschlingen bis zur Symphyse. Nahe seiner r. unteren Ecke besitzt es eine runde, scharf umrandete Lücke von kaum 1 cm im Durchmesser. Durch diese knopflochähnliche Öffnung zieht ein peritonitischer Strang, offenbar eine alte Adhäsion, hindurch, zwar straff, aber ringsum frei beweglich. Seine Befestigung findet er einerseits an der dem Coecum gegenüberliegenden Fläche des serösen Überzuges der vorderen Bauchwand, andererseits an der ventralen Fläche des gleichfalls fettreichen Gekröses etwa in der Mitte zwischen dessen Wurzel und der Ansatzlinie des Ileum. Obwohl sich der Strang somit über den in mäßigem Füllungszustande befindlichen Blinddarm hinüberspannt, bleibt dem einen wie dem andern nichtsdestoweniger hinreichender

Spielraum gegönnt, um sich gegenseitig nicht wesentlich zu beeinträchtigen. In der sonstigen Umgebung des Coecum begegnet man weiteren Residuen abgelaufener Peritonitis, indem die untersten Ileumschlingen nicht bloß in sich zusammengefaltet und untereinander verwachsen, sondern auch an der medianen Fläche des Blinddarms angelötet sind.

Allein auch abgesehen von Netz und Gekröse ist das Stratum subserosum sämtlicher Baucheingeweide der Sitz einer ungemein reichlichen Fettablagerung. Den höchsten Grad erreicht diese an den Appendices epiploïcae und der Capsula adiposa beider Nieren. Während aber im Bereiche der beiden letztgenannten Depots das Fettgewebe seine normale Beschaffenheit bewahrt hat, stößt man in den omentalen und mesenterialen auf eigentümliche Herde von bald weißlicher, bald schwefelgelber Farbe von mattem, trockenem Aussehen der Schnittfläche.

Annähernd stecknadelkopfgroß treten sie bald vereinzelt auf, bald zu Nestern und Gruppen vereinigt. Bald endlich häufen sie sich so dicht aneinander, daß sie zusammenzufließen scheinen. Während manche von ihnen die an sich unververänderte Serosa leicht emporheben, schimmern viele lediglich durch deren klare Fläche hindurch. In engstem Nebeneinander trifft man sie in demjenigen Gebiete sowohl des Gekröses, wie des retroperitonealen zur Seite der großen Bauchgefäße gelegenen Fettgewebes, welches dem distalen unteren Rande der Bauchspeicheldrüse, insbesondere deren Corpus und Cauda benachbart ist.

Die Milz ist beträchtlich vergrößert und mißt in der Länge 17, in der Breite 10, in der Dicke 13 cm. Im Einklange mit der schon von außen auffallenden Konsistenzverminderung des Parenchyms quillt die Pulpa fast breiartig über die dunkelblaurote Schnittfläche hervor. Follikel deutlich angeschwollen, grau und verwaschen.

Nebennieren normal.

Nieren etwas vergrößert. Von ihrer graurötlichen, durchweg glatten Oberfläche läßt sich die Kapsel leicht abziehen; Gefüge sehr schlaff. Auf dem Durchschnitte hebt sich die matt rötlichgelbe Rindenschicht aufs deutlichste ab von der dunkelblauroten Marksubstanz. Harnblase bloß stark erweitert.

Obwohl die Leber den Rippenbogen nur wenig überragt, ist sie dennoch sehr voluminös. Ihre Breite beträgt 33, die Höhe des

r. Lappens 28, des l. 20; die Dicke des r. 8, des l. 5 cm; das Gesamtgewicht 3,425 g.

Entsprechend der abnorm hellen Färbung der Ober- wie Schnittfläche zeigt letztere verringerten Blutgehalt und ein teils rein gelbes, teils verwaschen hellbräunliches Gewebe. Zugleich ist dessen Konsistenz fühlbar vermindert.

So verschwommen die azinöse Zeichnung nun auch ist, so läßt sich dennoch unterscheiden, daß die lebhafter geröteten Partien den Zentren der einzelnen Läppchen entsprechen und daß eben die nämlichen Bezirke außerdem einen leicht ikterischen Anflug wahrnehmen lassen.

Die Gallenblase enthält etwa 20 ccm dunkelgrüner Galle. Gänge wegsam.

Der Ductus Wirsungianus, dessen Ausmündungsstelle sich, von der des Choledochus durchaus gesondert, beinahe 1 cm nach oben und l. von dessen Papilla duodenalis befindet, hat durchweg normales Kaliber und ist bis in die Cauda hinein wegsam. Ebenso zeigt seine Schleimhaut überall normale Beschaffenheit.

Die Bauchspeicheldrüse ist allgemein vergrößert und besitzt eine Länge von 18, Höhe von 7 und eine Dicke von 6 cm. Sie fühlt sich fast durchweg derber, fast hart an, so daß man auf den ersten Blick glauben möchte, daß sie von einer diffus infiltrierenden Neubildung eingenommen sei. Mit leicht uneben höckeriger Oberfläche drängt sie das hintere Blatt der Bursa omentalis gegen die Dorsalwand des Magens heran. Bei genauerer Prüfung freilich überzeugt man sich, daß die Abweichungen, welche sie, wie geschildert, sowohl in Bezug auf Umfang, wie Konsistenz erkennen läßt, keineswegs ausschließlich dem Drüsenparenchym selber auf Rechnung zu setzen seien. Zu einem nicht geringen Teile beruhen sie vielmehr darauf, daß letzteres ringsum von derb infiltriertem Fettgewebe umfaßt ist, in welches eine Menge eigentümlicher Herde eingesprengt sind, die wenigstens teilweise mit den vorhin aus Netz und Gekröse beschriebenen übereinstimmen. — Als ein besonders starrer Gewebszug stellt sich das zwischen Cauda pancreatis und oberem Pole der l. Niere liegende (die Nebenniere deckende) Fettgewebe dar. Immerhin hängen das Drüsenparenchym und die ansehnliche Lage subperitonealen Fettgewebes, in welches sie eingebettet ist, so innig miteinander zusammen, daß sie, aufs mannigfachste ineinander übergehend, zu einer Einheit verschmolzen sind.

Nachdem das Organ durch einen in horizontaler Richtung geführten Schnitt in seiner ganzen Länge halbiert ist, bieten die so freigelegten Flächen ein höchst buntes Bild dar. Nur in der dorsalen und teilweise auch der mittleren Zone nämlich sieht man sei es ausschließlich, sei es wenigstens vorwiegend graurötliche Drüsensubstanz von anscheinend unversehrter Beschaffenheit. Je weiter man hingegen zentralwärts vordringt, um so zahlreicher fallen eigentümliche Herde auf, die sich durch ihre rauchgraue, zuweilen beinahe tintenschwarze Färbung von dem hellen Untergrunde herausheben. Nicht minder stechen sie dadurch von der festen Hauptmasse ab, daß sie aus einem matt und trocken aussehenden Gewebe bestehen, welches seine größere Lockerheit schon durch leichtes Eingesunkensein verrät.

Ihr Durchmesser ist ziemlich ungleich und schwankt zwischen 0,5—2,4 cm. In ähnlicher Weise wechselt die Form der Einsprengungen, die zwar im großen und ganzen rundlich, jedoch durch mancherlei Zacken und Ausläufer so unregelmäßig ist, daß die Schnittfläche vielfach ein landkartenähnliches Aussehen angenommen hat. Besondere Hervorhebung verdient die Schärfe der Umrisse, wie sie den fraglichen Herden eigen ist. Der natürliche Gegensatz zwischen dem hellen Kolorit der vom Drüsenparenchym gebildeten Hauptmasse und jener schwarzbaunen Einsprengungen wird nämlich da und dort noch verstärkt durch eine schmale, ihren Grenzen genau folgende Zone, die sie in Gestalt eines gelblichweißen Konturs umrandet. Von diesen hellen Säumen, welche bald hier und da unterbrochen sind, bald ringsum geschlossene Ringe darstellen, gehen ähnlich gefärbte Züge und Striche aus, die sich, den interacinösen Septen entlang, zwischen den Acinis kaum merklich verlieren.

Hinsichtlich mancher, wohl der meisten der beschriebenen Herde läßt es sich gar nicht bezweifeln, daß sie aus einer Umwandlung des die Drüsenläppchen verbindenden, mit dem subperitonealen kontinuierlich zusammenhängenden Fettgewebes hervorgegangen seien. Andererseits vermag man sich da und dort dem Eindrucke nicht zu entziehen, daß die fraglichen Einsprengungen in wirklichem Pankreasgewebe ihren Ursprung hätten, daß also jede von ihnen entweder auf einen ganzen Lobulus oder wenigstens den Bruchteil eines solchen zurückzuführen sei.

Da verschiedene Anzeichen vermuten lassen, daß die Cauda pancreatis besonders viele der in Rede stehenden Herde enthalte, so wird dem horizontalen ein Frontalschnitt hinzugefügt. Hiernach bietet allerdings nur die kaudale Hälfte annähernd das nämliche Bild dar, wie es vorhin von ersterer Fläche geschildert worden ist. In der medianen Hälfte dagegen werden die Herde, je weiter man sich dem Bereiche des Caput nähert, desto seltener und kleiner, indem ihr Durchmesser höchstens 1 cm erreicht. Auch an ihnen gibt sich indes aufs deutlichste das kontrastierende Nebeneinander kund von schwärzlicher Hauptmasse und gelbweißer, in feine Streifen und Strahlen auslaufender Umrandung. —

Die Schleimhaut des stark dilatierten Magens ist allgemein gewulstet und enthält eine Menge fleckiger Blutungen offenbar ganz frischen Datums, die, rundlich gestaltet, den Umfang einer Linse erreichen.

Während die Mucosa des Duodenums und Jejunums ziemlich blaß und nur leicht geschwollen ist, begegnet man im Ileum, je weiter man hinabsteigt, desto ausgesprochenerer Rötung. Wenngleich diese vor allem auf der Höhe der Falten und Zotten zu beobachtende Erscheinung der Hauptsache nach auf Injektion beruht, so tragen doch vielfach kleine Blutergüsse dazu bei, sie zu steigern.

Im Blinddarm beginnen diese Veränderungen heftiger zu werden und nehmen von hier ab bis ins Rectum stetig zu. Im Colon transversum trifft man nicht mehr bloß vereinzelte Blutherde, sondern meistens Gruppen von mehreren, die zu beetartigen Extravasaten zusammenfließen. In noch höherem Maße gilt dies von der Flexura iliaca und dem Mastdarm. Hier bemerkt man außerdem, daß über die allgemein verdickte und sehr succulente Mucosa da und dort kleine Fetzen und Membranen von mattgrauer Farbe gebreitet sind.

Diskussion.

Herr Kretz: Einen Fall von Pancreatitis haemorrhagica, der klinisch als Ileus imponierte, habe ich ebenfalls gesehen; es fand sich keine Darmocclusion, wohl aber $\frac{1}{2}$ % Zucker und Acetongeruch der Leiche.

Herr Simmonds: Es hat mich sehr interessiert, daß durch die histologischen Untersuchungen des Herrn Chiari eine weitere Stütze für die Auffassung geliefert ist, daß Veränderungen des

Pankreas den primären Vorgang bei der disseminierten Fettgewebsnekrose der Peritonealhöhle bilden. Mehr als allgemein bisher angenommen ist, spielen dabei traumatische Einflüsse eine Rolle. Ich habe Fälle mitgeteilt, in welchen einmal eine Schußverletzung des Pankreas, ein anderes Mal eine Querzerreißung des Pankreas durch Überfahren zu Fettgewebsnekrose führte und in einigen anderen Fällen, die ich durch Herrn Rosen-Runge habe publizieren lassen, waren nach der Anamnese schwere äußere Traumen der Erkrankung vorausgegangen.

Daß die vom Pankreas weiter entfernten Fettgewebsnekrose-Herde zum Teil auf osmotische Vorgänge zurückzuführen sind, dafür scheint mir vor allem auch die Erfahrung zu sprechen, daß diese Herde z. B. im Herzbeutel bisweilen zur Beobachtung kommen aus dem dem Zwerchfell aufliegenden, der Bauchhöhle und Magengegend also nächst gelegenen Abschnitt.

Daß die disseminierte Fettgewebsnekrose klinisch häufig unter dem Bilde des Ileus verläuft, ist ja schon von Eugen Fränkel hervorgehoben worden und hat sich auch bei meinen Beobachtungen wiederholt. Ich kann mich aber nicht der Ansicht des Herrn Ponfick anschließen, daß dabei eine Kompression des Duodenum durch das veränderte Pankreas eine Rolle spielt, da ich weder diese Kompression, noch eine übermäßige Auftreibung des obern Zwöffingerdarms und Magens in derartigen Fällen konstant angetroffen habe. Endlich muß ich noch erwähnen, daß in meinen Beobachtungen die von Herrn Ponfick besonders hervorgehobenen Blutungen entweder ganz fehlten oder nur von untergeordneter Bedeutung waren.

Was nun das Zusammentreffen von Diabetes und Fettgewebsnekrose betrifft, so ist das nach meiner Erfahrung etwas Seltenes. Unter 80 Sektionen von Diabetikern habe ich nur dreimal ein reichlicheres Vorhandensein von kleinen benignen Fettgewebsnekrose-Herden in der von Fett stark durchsetzten Bauchspeicheldrüse angetroffen, ein viertes Mal lag eine disseminierte Fettgewebsnekrose der Peritonealhöhle vor. Dies ist aber auch der einzige Fall von letal endigender Fettgewebsnekrose gewesen, bei dem intra vitam Zucker (1 $^0/_0$) festgestellt werden konnte. In den anderen Fällen von disseminierter Fettgewebsnekrose, die ich seziert habe, war weder intra vitam noch auf dem Sektionstisch Zucker im Urin — mit den gewöhnlichen Methoden — nachweisbar gewesen.

Herr Aschoff: Für das Entstehen der Fettgewebsnekrose in dem bevorzugten Mittel- und Schwanzstück der Bauchspeicheldrüse ist, wie ich glaube, die Wirbelsäule von nicht geringer Bedeutung. Sobald nämlich, wie es schon bei einer recht stumpfen Gewalt geschehen mag, der Mittelteil des Pankreas gegen die Wirbelsäule gequetscht wird, kann es kaum ausbleiben, daß dadurch der Abfluß gehemmt und eine Autodigestion in dem peripher von der Quetschung liegenden Teile begünstigt werde.

Ob freilich allein der Pankreassaft die Fettgewebsnekrosen hervorrufe, ist noch nicht sicher zu entscheiden, da auch der Darm- und Magensaft in Betracht kommen. Für die Wirkung des Darmsaftes sprechen die Fälle, wo Gallensteine in der Papille und dem erweiterten Ductus pancreaticus gefunden werden. Für die Wirkung des Magensaftes sprechen die Fälle von Fettgewebsnekrose nach Perforation des Magens: hiervon habe ich einen Fall (Perforation durch Sonde) selber beobachtet.

Schließlich bedürfen die Fälle von Fettgewebsnekrose beim Schlachtvieh (Schwein, Rind) noch der Erklärung, da bei ganz gesunden Tieren unter anderem eine nahezu talergroße Nekrose im pericardialen Fettgewebe hat aufgefunden werden können.

Herr Askanazy: Ich habe ebenfalls einen Fall ausgedehnter abdomineller Fettgewebsnekrose nach schwerem Trauma der Bauchhöhle gesehen. Doch gilt das Trauma als ätiologisches Moment nur für einen Bruchteil der Fälle. In anderen ist auf den Befund von Gallensteinen Bezug zu nehmen, wenngleich hier der nähere Zusammenhang zwischen den beiden Prozessen noch wenig geklärt ist.

Betreffs der Erklärung des Ileus genügt die Annahme einer Kompression des Duodenum durch eine Blutung höchstens für einige Fälle; es gibt, wie meine eigene Erfahrung lehrt, Fälle von Ileus infolge Fettgewebsnekrose ohne jede Blutung. So beobachtete ich einen solchen Fall, wo eine ausgedehnte peripankreatische Jauchehöhle das Duodenum teilweise umgab.

Herr Albrecht: Ich möchte zur Frage der Entstehung der Ileuserscheinungen bei Pankreas-Apoplexie auf die Möglichkeit hinweisen, daß dieselben in manchen Fällen erzeugt werden durch primäres Hämatom der Bursa omentalis und die dadurch bedingte Zerrung, bezw. Kompression von Mesenterium und Sympathicus. Hierfür spricht ein von mir sezierter Fall von abdominaler Blutung infolge Zerreißung von Venen in der Kapsel über einem Adenom des Lobus Spigelii und primärem Hämatom der Bursa, welcher mit ausgesprochenen Ileuserscheinungen einherging (publiziert von Dr. Graßmann, Münch. med. Wochenschr. 1902). Auf diese Weise erklärt sich vielleicht auch der von Herrn Askanazy erwähnte Fall.

Herr Simmonds: Auch ich habe zweimal disseminierte Fettgewebsnekrosen seziert, bei denen Steine in der Gallenblase vorhanden waren. Als Zwischenglied zwischen der Gallenblasen- und Pankreas-Veränderung dürfte dabei vielleicht das Eindringen von Bakterien aus den Gallenwegen in das Pankreas eine Rolle spielen. So lag in einem meiner Fälle neben den Gallensteinen eine Cholecystitis vor mit Anwesenheit von Colibazillen in großer Menge. Es waren dann noch kleinere Steine im Ductus choledochus und ein Gallenstein auch im Ductus Wirsungianus vorhanden, und auch im Pankreas fanden sich reichlich Colibazillen, ohne daß eine Darmperforation stattgefunden hatte. Das Vorhandensein des Gallensteines im Ductus pancreaticus läßt mit Sicherheit in diesem Falle einen Übergang von Colibazillen aus den Gallenwegen ins Pankreas voraussetzen. Ich möchte daher glauben, daß beim Zusammentreffen von Gallensteinen und Fettgewebsnekrosen des Pankreas weniger an eine physikalische Wirkung der Steine zu denken ist, als an eine Schädigung der Bauchspeicheldrüse durch Übergang von Mikroben aus den erkrankten Gallenwegen in den Ductus pancreaticus.

Herr Heller: Ich habe schon in den 70er Jahren das häufige Vorkommen von Fettnekrose bei Schweinen mitteilen lassen. Die Erscheinungen von Ileus bei den Pankreasblutungen möchte ich nicht auf Kompression zurückführen, sondern auf die Blutung als solche. Häufig ist die einzige Erscheinung von Blutung in die Bauchhöhle z. B. bei Aneurysma der Bauchaorta Ileus ohne jede Verlegung des Darmkanales. Es dürfte Zirkulationsstörung in der Darmwand die Ursache dieser Erscheinung sein.

Das Vorkommen von traumatischer Pylethrombose kann ich bestätigen. Ich habe gerade einen Fall zur Begutachtung wegen Unfall, bei dem vor 2 Jahren ein Mann nach Sprung in ein Boot Magenblutung bekam, die bald heilte. Jetzt starb er an starker Magenblutung (ohne sonstige Magen-Erscheinungen) aus einer kleinen Stelle nahe der Cardia. Als Ursache ergab sich Pfortaderthrombose u. zw. alte an der linken Seite der Pfortader, daran anschließend frische in Vena lienalis und renalis. Mikroskopisch scheint es sich um alte Risse in der Pfortaderwand zu handeln. Ähnlich wie Virchow für die Gummata der Leber nahe dem Ligamentum hepatis die Zerrung der Leber nach unten in Anspruch nahm, so könnte der gefüllte Magen, nach unten stürzend, Zerrung der Pfortader zur Folge haben.

Herr Ponfick: Wenn ich die von den verschiedenen Rednern beigebrachten Erfahrungen im Hinblick auf die von mir aufgeworfene Frage der Blutungen überschaue, vermag ich auch jetzt noch keine befriedigende Aufklärung dafür zu finden. Denn so sehr ich selber geneigt bin, Traumen auch für das Haematoma pancreatis eine bedeutsame Rolle einzuräumen, so bleibt doch ein allen Anzeichen nach nicht unerheblicher Bruchteil von Fällen übrig, wo sich ein solches nicht heranziehen läßt.

Was sodann die von Herrn Simmonds gemachte Beobachtung anlangt, daß der in oder neben dem Pankreaskopf gelegene Herd Bact. coli enthalten habe, so interessiert sie mich insofern lebhaft, als ich vor Jahren den gleichen Parasiten und zwar bei einem nur wenige Tage krank gewesenen und sehr rasch nach dem Tode obduzierten Manne gefunden habe. Freilich fehlte sowohl im Bauchraum wie in dem blutig infiltrierten Gewebe jenes Patienten nicht nur jede Spur septischer Veränderungen, sondern sogar fast alle örtliche Reaktion.

Was endlich die Äußerungen betrifft, welche Herr Askanazy gegenüber meinem Versuche getan hat, die Ursache des die Fettgewebsnekrose mitunter begleitenden Ileus zu erklären, so bin ich von ihm offenbar mißverstanden worden. Denn selbstredend habe ich die Blutung nur als eine — allerdings die wichtigste, jedenfalls früheste — der verschiedenartigen Möglichkeiten herangezogen, welche eine Verengerung des Darms zu Wege bringen können. Daß zu einer solchen Folgewirkung ebensowohl frische Blutungen geeignet seien, wie diejenigen Produkte, welche etwa aus deren Zerfall hervorgehen, nämlich Eiterherde oder Jauchehöhlen, das bedarf wohl keiner ausdrücklichen Hervorhebung. Das, was ich zu betonen wünschte, war vielmehr lediglich, daß Fettgewebsnekrose allein keine Occlusions-Erscheinungen bedinge, sondern daß sie das erst dann tue, wenn sie sich mit Hämorrhagien verbinde: natürlich mit Einschluß aller der sonstigen raumbeengenden Ansammlungen, welche aus der Umwandlung jener Extravasate späterhin erwachsen mögen.

Herr Saxer: In der letzten Nummer des Zentralbl. f. pathologische Anatomie habe ich eine Zusammenstellung der bisher veröffentlichten Fälle von Pfortaderthrombose gemacht. Die Phlebosklerose halte ich als Ursache der Pylethrombose ebenfalls für durchaus unwahrscheinlich, da jede beweisende Beobachtung darüber fehlt. Daß in Fällen von totalem Pfortaderverschluß die A. hepatica die Funktion der Pfortader vikariierend übernehmen kann, betrachte ich als zweifellos.

Herr Ponfick: Die von Herrn Saxer hervorgehobene Tatsache, daß in einem der von ihm zusammengestellten Fälle die Art. hepatica die Versorgung der ganzen Leber mit Blut übernommen und allein bestritten habe, bin ich weit davon entfernt anzufechten. Sogar eine allgemeinere Tragweite läßt sich ihr nicht absprechen, meines Erachtens freilich nur in dem Sinne, daß man diesen Weg als einen der mancherlei Wege auffaßt, welche der Natur zum Zwecke ausgleichender Umgehung des Hindernisses offen stehen. Hieraus ist man allerdings noch keineswegs zu schließen berechtigt, daß gerade er tatsächlich immer und mit Notwendigkeit eingeschlagen werde. Eine solche Annahme läßt sich als Möglichkeit sehr wohl zugeben, ohne daß man daraus zu schließen berechtigt wäre, man dürfe immer und mit Sicherheit auf ihren tatsächlichen Eintritt rechnen. Eine solche Annahme würde weder mit den Ergebnissen des Tierexperiments, noch mit denen der Kasuistik in Einklang zu bringen sein. Vielmehr kann man oft genug wahrnehmen, wie die Leberarterie zwar ersichtliche Anstrengungen macht, durch zunehmende Erweiterung die Blutzufuhr zur Leber kompensatorisch zu steigern. Nicht minder überzeugt man sich indes, wie ich das auch von dem zweiten der vorhin erwähnten Fälle betont habe, daß diese ihre Querschnittszunahme keineswegs ausreicht, um ein Gefäß von so gewaltigem Kaliber wie die Pfortader wirklich vollständig zu ersetzen. Eben zur Deckung dieses fehlenden, nicht selten überwiegenden Bruchteiles dienen jene mächtig erweiterten, förmliche Plexus bildenden Kollateralvenen, wie ich sie als bald auf der linken, bald auf der rechten Seite sich entwickelnde Bahnen vorhin geschildert habe.

Herr v. Baumgarten: Die Wichtigkeit des sog. Caput medusae als Kollateralbahn bei Lebercirrhose erachte ich für manche Fälle als unbestreitbar.

Herr Schmorl: Ich kann über einen analogen Fall wie Herr Heller berichten. Hier hatte $^{1}/_{2}$ Jahr vor dem Tode ein Trauma stattgefunden. Bei der Sektion fand sich ein hühnereigroßes Hämatom in der Duodenalwand, welche mit der Pfortader verwachsen war, und einen echten und frischen wandständigen Thrombus, auf dem ein in Verheilung begriffener Riß die Wand erkennen ließ.

III. Wissenschaftliche Sitzung.

XVI.

Herr Georg Joannovics-Wien:

Über die Ausschaltung der Milz aus dem Pfortader-kreislauf.

Im Verlaufe meiner Untersuchungen über experimentell durch Toluylendiamin erzeugten Ikterus, ergab sich die Notwendigkeit, eine Methode ausfindig zu machen, bei welcher die Milz aus dem Kreislaufe der Pfortader ausgeschaltet wird.

Über den Einfluß der Milz auf die Beschaffenheit der Galle und das Zustandekommen von Ikterus liegen Untersuchungen von Banti und Pugliese vor. Ersterer experimentierte an Hunden, denen er Pyrodin, Acetylphenylhydracin und Toluylendiamin subkutan beibrachte und fand, daß entmilzte Tiere die dreifache Dosis dieser Gifte benötigen, um einen annähernd so starken Ikterus zu erhalten, wie er bei normalen Tieren auftritt. Im Harne der ikterischen, entmilzten Hunde vermißte er das Bilirubin, welches bei den nicht operierten Tieren niemals fehlte.

Pugliese stellte fest, daß entmilzte Tiere eine an Gallenfarbstoff ärmere Galle produzieren und konnte bei Pyrodin und anderen Blutgiften dieselbe erhöhte Widerstandsfähigkeit der entmilzten Versuchstiere beobachten. Beim Toluylendiamin konnte er dagegen keinen wesentlichen Unterschied zwischen normalen und milzexstirpierten Tieren feststellen. Daraus schließt er, daß das Toluylendiamin kein Blutgift ist. Aus den Ergebnissen seiner Untersuchungen gelangt nun Pugliese zu der Vorstellung, daß die Milz jenes Organ ist, welches in hohem Maße befähigt ist, Blutkörperchen zu zerstören und aus dem Blute zerstörte Elemente und deren Produkte zurückzuhalten und der Leber zuzuführen. Ist die Milz entfernt, so übernimmt das Knochenmark einen Teil der Funktionen der Milz; es hält die zerstörten Blutkörperchen zurück. Bei den entmilzten Tieren gelangt das Blutpigment nicht mehr auf dem direkten Wege durch die Milzvene, sondern auf dem Umwege über den gesamten Körperkreislauf in die Leber. Dabei passiert es die großen Ablagerungsstätten im Knochenmark und gelangt so erst in weit verdünnterem Zustande als unter normalen Verhältnissen zur Leber.

Wenn nun diese Vorstellung von Pugliese zu Recht besteht, so müßten Tiere, deren Milzvenenblut nicht in die Pfortader, sondern in den Körperkreislauf sich ergießt, noch weit größere Dosen von Blutgiften ertragen können, ohne wesentliche Störungen der Organfunktionen, namentlich aber von Seite der Leber aufzuweisen. Denn diese Tiere haben nicht nur die Milz und das gesamte Knochenmark, welche die Trümmer der roten Blutkörperchen aufhalten und aus dem Blute ausscheiden, sondern es gelangen auch die Produkte der aufgelösten Erythrocyten erst verdünnt auf dem Wege des Körperkreislaufes in die Leber und können so nicht jene Schädigung der Leberzellen und ihrer Leistungsfähigkeit entfalten, wie es auf dem geraden Wege der Fall ist.

Diese Überlegung erweckte in mir den Gedanken, das Blut aus der Milzvene der unteren Hohlvene direkt zuzuführen und so die Milz aus dem Kreislauf der Pfortader auszuschalten. Zu diesem Behufe wurde die Operationsmethode ausgearbeitet, welche ich jetzt in Kürze schildern will. Es handelt sich dabei um eine Verbindung der Milzvene mit der linken Nierenvene mit Hülfe eines eingeschalteten Metallringelchens, wie es zuerst von Queirolo zur Verbindung von Pfortader und Vena cava inferior angegeben wurde. Erfahrungsgemäß ertragen ja Hunde die Exstirpation einer Niere anstandslos, indem alsbald die andere Niere die gesamte Funktion der Harnausscheidung übernimmt, wobei sie leicht hypertrophiert. Es liegt demnach kein Bedenken vor, dem Tiere die linke Niere zu entfernen und in den Venenstumpf derselben die Vena lienalis zu implantieren. Und schon die erste Operation, welche Herr Professor Biedl so freundlich war auszuführen, zeigte, daß der Eingriff von den Tieren ohne Nachteil ertragen wird. Ich habe nun schon eine Reihe von Hunden und Katzen operiert, welche bei exakter Ausführung der Operation dieselbe monatelang überlebt haben.

Der operative Eingriff wird unter aseptischen Kautelen vorgenommen und zerfällt in mehrere Abschnitte. Zunächst wird die Milz aus der Bauchhöhle hervorgeholt und in ihrem Gekröse der Stamm der Vena lienalis präpariert. Für die Erhaltung der ganzen Milz ist es von besonderer Wichtigkeit, ein möglichst großes Stück der Milzvene freizulegen, um in dasselbe später, ohne den Abfluß aus einer ihrer Wurzeln zu hemmen, das Metallringelchen einzubinden. Ein um die Vene gelegter Seidenfaden markiert die freigelegte Stelle. Nach Reposition der Milz wird die linke Niere exstirpiert, wobei Ureter, Vena und Arteria renalis sinistra einzeln unterbunden werden. Von der Vene wird ein zirka $1^1/_2$ cm langes Stück frei präpariert und dieselbe durch Anlegung einer Klemme vor der Ligatur anstauen gelassen. Nun wird die Milz wieder vor die Bauchwunde gezogen und in die gleiche Lage gebracht, wie es beim ersten Akt der Operation der Fall gewesen ist. Mittels eines stumpfen Hakens zieht der Assistent die Gabelung der Arteria lienalis möglichst weit nach oben, um die Milzvene in ihrem Verlaufe zu Gesicht zu bringen. Nach Abklemmung der Vena und Arteria lienalis mit Schieberpinzetten wird der um die Vene gelegte Faden möglichst median geknotet und das Gefäß peripher davon quer durchtrennt. Über diesen Venenstumpf wird ein Metallringelchen gezogen und das freie Ende desselben um den Rand des Ringelchen gestülpt und mit einem Faden festgebunden. Die Vena lienalis wird mit Hülfe des daran befestigten Ringelchens in die Vena renalis sinistra eingeführt und diese darüber mittels eines Seidenfadens festgebunden. Nachdem man sich nach Abnahme der Klemme an der Vena lienalis überzeugt hat, daß die angelegte Fistel dicht ist, werden sämtliche Schieberpinzetten entfernt. Während dieses Abschnittes der Operation schwillt die Milz nicht an, und auch später nimmt ihr Volumen nicht zu, wenn der venöse Abfluß aus allen Teilen der Milz ungehindert vor sich geht. Nach Reposition der Milz wird die Bauchwunde durch mehrfache Etagennähte geschlossen und mit einer dünnen Schicht Jodoformkollodium verklebt.

Unter dem Einflusse der Morphiumdosen, welche ich Hunden vor der Operation gebe, bleiben dieselben den Tag der Operation ziemlich ruhig, was von günstiger Einwirkung auf die Verklebung der aneinanderliegenden Venenwände ist, welche zur Verwachsung gebracht werden sollen. Am andern Tage, wo die Tiere aus der Narkose vollständig erwacht sind, sind sie ausnahmslos munter und frisch, nehmen die ihnen gereichte Nahrung zu sich, und es bedarf nur mehr weniger Tage, bis die Laparotomiewunde per primam verheilt ist. In den ersten Tagen nach der Operation nehmen die Tiere etwas an Gewicht ab, welcher Verlust aber alsbald wieder eingebracht wird. Ja nicht selten nehmen sie später an Gewicht zu, ein Umstand, der wohl ohne Zweifel für die Unschädlichkeit des Eingriffes spricht.

Die eben geschilderten Verhältnisse sowie der Verlauf der Operation gelten für den Hund. An Katzen gestaltet sich die Operation schwieriger, wenn auch die anatomischen Verhältnisse günstigere Erfolge erwarten ließen. Es liegen nämlich die Äste der Arteria lienalis so zu denen der Vene, daß der Venenstamm weiter vom Zwerchfell gelegen ist, als der der Arterie, wodurch bei der Präparation und Einbindung der Vena lienalis in die Vena renalis kein Hindernis vorliegt. Überdies fehlt bei der Katze die beim Hunde fast konstante Lymphdrüse an der Teilungsstelle der Milzgefäße, deren Exstirpation nicht nur zeitraubend ist, sondern auch Anlaß zu unliebsamen Blutungen geben kann. Ferner ist die verhältnismäßig größere Länge des Gekröses der Milz auch ein Umstand, welcher einen besonders günstigen Ausgang verspricht, indem dadurch die Milz beweglicher erscheint, und die Stämme der Milzgefäße eine größere Länge besitzen. Trotzdem ist es mir bisher nur einmal gelungen, eine Katze längere Zeit nach der Operation am Leben zu erhalten. Schon während des Operierens macht sich die Schwierigkeit geltend, daß infolge der großen Dünnwandigkeit und Zartheit der venösen Gefäße der Katze die Versuche, das Ringelchen einzubinden, scheitern. Wiederholt mußte ich, um nicht ein Tier zu verlieren, den Operationsplan in der Weise ändern, daß ich mich mit der einfachen Milzexstirpation, eventuell kombiniert mit der Entfernung der linken Niere, begnügte. Und gelingt es auch einmal, die Verbindung der beiden Venen herzustellen, so ist damit die Möglichkeit eines andauernden Durchtrittes des Blutstromes noch immer nicht gegeben. Denn bei dem geringen Durchmesser der vereinigten Venen kommt es nicht selten innerhalb des Ringelchens zu Thrombrose, welche schwere Stauung in der Milz und schließlich auch den Tod der Tiere zur Folge hat. Endlich ist das Verhalten der Katzen nach der Operation nicht zu unterschätzen. Infolge des Aufregungszustandes, mit dem sie auf Morphin reagieren, können sie nur mit Ätherchloroformmischung narkotisiert werden. Dadurch entbehren sie jener vierundzwanzigstündigen Ruhe nach der Operation, wodurch einerseits sich die Bedingungen zur Verlötung der Venenwände ungünstiger gestalten, andererseits die Gefahr der Infektion der Bauchwunde sich vermehrt. Denn beim Erwachen aus der Narkose sind die Katzen unruhig, versuchen zu gehen und fallen dabei häufig um. Zudem haben kranke Katzen die Gewohnheit, sich platt auf den Bauch zu legen, während die Hunde es vorziehen, sich auf die Seite zu legen.

Nachdem es mir bisher nur bei einer Katze, welche ein Körpergewicht von 4500 g hatte, gelungen ist, dieselbe nach der Operation längere Zeit am Leben zu erhalten, so glaube ich nicht fehl zu gehen in der Annahme, daß für das Überleben des Eingriffes bei Katzen die Größe maßgebend ist, indem mit der Zunahme derselben die Gefahr der Thrombosierung der Venenfistel abnimmt. Und nun möchte ich noch einen Umstand erwähnen, welcher die Operation der Katze zu einer idealen gestalten könnte. Es bezieht nämlich bei der Katze die Nierenvene ihr Blu aus zwei gabelig geteilten Ästen, welche etwa 1 cm vom Hilus der Niere entfernt sich vereinigen. Die Länge eines solchen Astes wäre für die Einbindung des Ringelchens genügend, und es wird eine meiner nächsten Aufgaben sein, an einem geeigneten Tiere den Versuch zu machen, bei Erhaltung der Niere die Vena lienalis mit einem Aste der Vena renalis sinistra zu verbinden.

Bei der Beschreibung der Operationstechnik habe ich hervorgehoben, daß es von Wichtigkeit ist, das Metallringelchen so einzubinden, daß der Abfluß des Milzvenenblutes aus keinem der Äste der Vena lienalis gehemmt wird. Denn ist dieses der Fall, so kommt es in den entsprechenden Anteilen der Milz zu Atrophie, indem sich zunächst eine venöse Stauung in dem betreffenden Bezirke etabliert, durch welchen ein Teil der Milzpulpa zugrunde geht, während das Stromagewebe erhalten bleibt. Nachdem sich durch Ausbildung der kollateralen Bahnen gegen den nicht verlegten Ast der Vene das Blut Bahn gebrochen hat, schwindet die Stauung allmählich. Der von derselben betroffen gewesene Abschnitt der Milz kann jedoch nicht zur Norm zurückkehren, denn die zelligen Elemente sind bis zur Nekrose geschädigt. Nach Resorption des zugrundegegangenen Gewebes erübrigt nur das Gewebe des Stromas, welches zum Teil gewuchert erscheint. Dieses Schicksal trifft zumeist den hinteren Pol der Milz, indem wahrscheinlich bei der Reposition der Milz der von hinten nach vorne und abwärts ziehende Venenast leicht eine Knickung erfährt, wenn das zur Einbindung verwendete Stück des Venenstammes nicht eine genügende Länge besitzt. Der atrophierte Teil der Milz verwächst mit dem Peritoneum parietale und fixiert dieselbe dadurch.

Was die Veränderungen der Organe bei vollkommen gelungener Operation anlangt, so sind dieselben keine besonders in die Augen springenden. Zunächst ist die Hypertrophie der rechten Niere hervorzuheben, welche sich makro- und mikroskopisch kundgibt. Die Galle erscheint heller und weniger reich an Farbstoffen, sowie es ja auch bei einfacher Milzexstirpation der Fall ist. Die Milz zeigt makroskopisch keine Veränderung, doch mikroskopisch findet sich in derselben ein körniges, mehr oder weniger grobscholliges Pigment, welches gelbrötlich oder goldgelb gefärbt zum großen Teile auch Eisenreaktion gibt. Dasselbe ist zweifellos ein Produkt zerstörter roter Blutkörperchen, welches unter normalen Verhältnissen der Leber zugeführt wird, unter den durch den Eingriff veränderten Zirkulationsbedingungen jedoch in der Milz deponiert bleibt. Daß die Veränderung in der Zirkulation allein es ist, welche diese Anhäufung von Blutpigment in der Milz hervorruft, kann nicht ohne weiteres angenommen werden, da ja die Wege zum Transporte dieser Zerfallsprodukte nicht verschlossen sind. Es ließe sich vielleicht an eine Beziehung zwischen den beiden Organen, Leber und Milz, in dem Sinne denken, daß nach Ausschaltung der Milz aus dem Kreislaufe der Pfortader und direkter Überleitung des Blutes aus der Milz in den allgemeinen Kreislauf das Pigment, welches unter normalen Verhältnissen zur Bildung des Gallenfarbstoffes der Leber zugeführt wird, in der Milz zurückbleibt, ohne eine weitere Verarbeitung zu erfahren. Vielleicht werden uns weitere Untersuchungen gestatten, einen Einblick in diese komplizierten Verhältnisse zu gewinnen.

Die Ergebnisse meiner Untersuchungen, welche ich mit Hülfe dieser Operationsmethode zum Studium des experimentell erzeugten Ikterus angestellt habe, werde ich demnächst ausführlich veröffentlichen. Heute möchte ich die eine Tatsache hervorheben, daß sich bei der Vergiftung mit Toluylendiamin zwischen normalen und entmilzten Hunden sowie Hunden, bei denen das Milzblut in den allgemeinen Kreislauf geleitet wurde, Differenzen ergeben, welche Rückschlüsse auf das verschiedene Verhalten entmilzter Tiere gegenüber normalen bei verschiedenen Giften gestatten. So wissen wir ja von den Bakterien und deren Toxinen, daß sie einmal von entmilzten, das andere Mal von normalen Tieren besser und in größeren Quantitäten vertragen werden. Vom Toluylendiamin kann ich, was den Hund anlangt, Bantis Untersuchungen bestätigen, denn auch ich sah konstant eine größere Toleranz der splenektomierten Hunde gegen dieses Gift. Aber noch besser ertragen die Hunde mit der Venenfistel die Vergiftung.

Während normale Hunde auf tägliche Dosen von 0,02 g Toluylendiamin einen schweren Ikterus bekommen, an dem sie unter Abmagerung in der zweiten Woche zugrunde gehen, sind entmilzte Hunde zu dieser Zeit noch vollkommen frisch, sie haben keinen Ikterus, sondern nur eine geringe Anämie, und das einzige Symptom ihrer Erkrankung ist eine tägliche Abnahme ihres Körpergewichtes. Erst nach mehrfach größeren Dosen oder nach lange Zeit hindurch fortgesetzter Vergiftung werden die Tiere ikterisch und anämisch, wobei die Abmagerung den höchsten Grad erreicht. Die Hunde mit der Ausschaltung der Milz aus dem Portalkreislaufe können auch mehrfach letale Dosen von Toluylendiamin zu sich nehmen, ohne besonders auffallende Erscheinungen darzubieten. Sie werden zunächst träge und schläfrig, später auch anämisch und erst in der letzten Zeit vor dem Tode bekommen sie einen leichten Grad von Ikterus. Wird die Giftzufuhr im Beginne des Ikterus sistiert, so kann der Ikterus wieder schwinden. Dabei nimmt die Anämie konstant zu und bleibt das hervorstechendste Symptom, während der Verlust an Körpergewicht kaum etwas größer ist als beim normalen Hunde. Die Differenzen sind also folgende:

Zunächst sind entmilzte Hunde und solche mit der Ableitung des Milzvenenblutes in den Körperkreislauf und Ausschaltung desselben aus dem Pfortaderkreislauf weitaus widerstandsfähiger gegen Toluylendiamin als normale Hunde.

Der normale Hund zeigt an Krankheitssymptomen: hochgradigen Ikterus, Anämie und einen Gewichtsverlust von 20 %.

Der entmilzte Hund nimmt bis zu 50 % seines ursprünglichen Gewichtes ab, ist anämisch und ikterisch.

Der Hund mit der Venenfistel reagiert auf die Vergiftung mit Toluylendiamin mit hochgradiger Anämie, während der Gewichtsverlust nur 25 % beträgt. Ad finem stellt sich auch ein leichter Ikterus ein.

Versuchen wir nun diese Symptome und ihre Differenzen zu erklären, so müssen wir von der von Vast festgestellten Tatsache ausgehen, daß das Toluylendiamin die roten Blutkörperchen des Hundes nur bis zu einem gewissen Grade lädiert und schädigt. Die vollständige Zerstörung dieser Erythrocyten, welche nicht mehr über ihre normale Leistungsfähigkeit verfügen, besorgt die Milz. Diese hält sie auf und führt die Zerfallsprodukte derselben durch die Vena lienalis dem Pfortaderkreislaufe zu. Auf diesem Wege wird die Leber mit Material zur Bildung von Gallenfarbstoff überschwemmt, es kommt zu vermehrter Produktion von Galle, zu Gallenstauung, zu Eindickung der Galle und endlich infolge exzessiver Inanspruchnahme einzelner Leberzellen auch zu Nekrosen in der Leber. Die Zerstörung der Erythrocyten in der Milz führt zur Anämie, die Veränderungen in der Leber verursachen den Ikterus. So verläuft die Toluylendiaminvergiftung beim normalen Hunde.

Mit der Exstirpation der Milz entfernt man jenes Organ, welchem die Aufgabe obliegt, die durch das Toluylendiamin lädierten roten Blutkörperchen zu zerstören. Diese bleiben im Blute kreisen. Darunter leidet vor allem die allgemeine Ernährung, deren Ausdruck die konstante Abnahme des Körpergewichts ist. Erst nach Zufuhr von großen Dosen Toluylendiamin kommt es auch zur Zerstörung von roten Blutkörperchen und damit zu Anämie. Und nun gelangen auch die Zerfallsprodukte derselben in die Leber, die sie zu Gallenfarbstoff verarbeitet, wodurch es zu Polycholie, Gallenstauung und leichtem Ikterus kommt.

Schalten wir nun die Milz aus dem Kreislauf der Vena portae aus und leiten wir ihr Venenblut in den allgemeinen Kreislauf, so behält die Milz die Funktion, die lädierten und geschädigten Erythrocyten aufzufangen und zu zerstören, sie kann aber nicht mehr die daraus gebildeten Zerfallsprodukte auf kurzem Wege der Leber zuführen. Dieselben bleiben zum größten Teile in der Milz liegen. Es tritt daher bei den Hunden mit der Milznierenvenenfistel die Anämie als erstes Symptom der Toluylendiaminvergiftung auf und bleibt die ganze Zeit im Vordergrunde des Krankheitsbildes. Der

Allgemeinzustand leidet darunter nicht so sehr, da im Blute keine lädierten Erythrocyten zirkulieren, die, wenn ihnen auch eine gewisse Funktionsfähigkeit geblieben ist, gerade infolge dieser Einseitigkeit dem Organismus eher Schaden als Nutzen zu bringen vermögen. Auch die Leber wird nicht durch übermäßige Zufuhr von Zerfallsprodukten aus dem Blute geschädigt. Erst nach langer Vergiftung gelangen die Zerfallsprodukte der Erythrocyten auch in die Leber, jedoch auch nur in sehr verdünntem Zustande, woselbst aus ihnen vermehrter Gallenfarbstoff gebildet wird. Durch Stauung und Eindickung der Galle kann es auch dann zu Ikterus in ganz leichtem Grade kommen.

Aus meinen Untersuchungen geht demnach hervor, daß das Toluylendiamin, wie schon von anderer Seite behauptet wurde, ein Blutgift für den Hund ist und zwar in dem Sinne, daß es die Erythrocyten nur schädigt und nicht vollkommen zerstört. Zum Zustandekommen des typischen Vergiftungsbildes bedarf es der Intervention der Milz, welche die geschädigten roten Blutkörperchen auflöst und der Leber zur weiteren Verarbeitung zu Gallenfarbstoff übergibt. Die Veränderungen, welche sich daran in der Leber anschließen, wie Gallenstauung und Nekrosen, sind demnach nicht unmittelbare Folge der Wirkung des eingeführten Giftes, sondern wohl sekundär durch die massenhafte Zerstörung von roten Blutkörperchen bedingt.

Übertragen wir nun diese Auffassung des Vergiftungsbildes auf die Bakterien und deren Toxine, so werden wir von jenen, welche eine die Erythrocyten schädigende Eigenschaft besitzen, erwarten dürfen, daß sie auf entmilzte Tiere weniger schädlich wirken.

Abgesehen also davon, daß es uns in Hinkunft möglich sein wird, sowie beim Toluylendiamin auch noch bei anderen Blutgiften ihre Wirkungsweise mit Hülfe dieser Operationsmethode genauer zu analysieren, bietet sie uns noch einen Ausblick für das experimentelle Studium der Funktion der Leber und Milz nicht nur in physiologischer, sondern auch in pathologischer Hinsicht, und wird uns vielleicht das Verständnis jener so häufigen Kombination von gleichzeitig bestehenden Erkrankungen der Leber und Milz näher zu rücken imstande sein. Auch bezüglich der Bildung von Haemosiderin in der Milz können uns neue Momente erschlossen werden.

Und zum Schlusse möchte ich noch erwähnen, daß die nicht vollkommen exakt ausgeführte Operation, bei welcher infolge Verlegung oder Verengerung eines Astes der Milzvene der venöse Abfluß nicht gleichmäßig aus allen Teilen der Milz erfolgt, uns gelehrt hat, daß auf diese Weise partielle Atrophien dieses Organes hervorgerufen werden können, wie sie auf andere Art bisher nicht so schön erzielt werden konnten.

Diskussion.

Herr v. Hansemann: Ich möchte den Herrn Vortragenden fragen, ob es ihm aufgefallen ist, daß die entmilzten Tiere eine große Empfindlichkeit gegen Kälte haben. Ich habe über 50 Ratten entmilzt und dabei gesehen, daß die in der Kälte gehaltenen Tiere in einigen Tagen an hämorrhagischer Nephritis oder Pneumonie zu Grunde gehen, während die in der Wärme gehaltenen am Leben blieben. Danach machte ich bei einer Anzahl Ratten eine Laparotomie, wie bei der Milzexstirpation, ließ aber die Milz im Tiere und band nur ein Stück Netz ab. Diese bloß laparotomierten Tiere wurden zusammen mit entmilzten Tieren teils in der Wärme, teils in der Kälte gehalten. In der Wärme blieben alle Tiere am Leben; von den in der Kälte gehaltenen starben die entmilzten, während die nur laparotomierten mit abgebundenem Netz am Leben blieben. Temperaturveränderungen treten bei entmilzten Hunden zu keiner Zeit ein, wenn keine eitrigen Prozesse hinzutreten.

Herr Ponfick: Gestützt auf die vikariierende Tätigkeit des Knochenmarks, wie ich sie nach Milzexstirpation beim Hunde (ohne nachfolgende Vergiftung) beobachtet habe, nehme ich an, daß dessen Gewebe in den Versuchen des Herrn Vortragenden eine gesteigerte Aufnahme von Blutkörperchen-Trümmern darbietet. Vielleicht nimmt der Vortragende Anlaß, sich auch hierüber zu äußern.

Herr Joannovics-Wien: Bei den Milzexstirpationen, die ich an Hunden vorgenommen habe, konnte ich keinen Einfluß der äußeren Temperatur beobachten. Auch sah ich keine Änderungen in der Körpertemperatur an den Tieren nach der Entfernung der Milz auftreten, welche auf den Eingriff zurückzuführen wären. Anhäufungen von gelbbraunem Pigment im Knochenmark der Tiere mit Milznierenvenen-Fistel treten nach Toluylendiamin wohl in geringer Menge auf. Endlich vermag das Toluylendiamin wohl in größeren Dosen zirkulierende rote Blutkörperchen zu zerstören. Bei so geringen Dosen, wie ich sie angewendet habe, von 0,02 g pro Kilo Hund, werden sie nur geschädigt und erst in der Milz vollkommen zerstört.

Herr Albrecht: Ich frage den Herrn Vortragenden, ob ich ihn richtig dahin verstanden habe, daß bei Ausschaltung der Milz die geschädigten Blutkörperchen nicht zugrunde gehen?

Wenn das zutrifft, so möchte ich darauf hinweisen, daß dieser Befund in gewissem Widerspruch steht zu den bisherigen Untersuchungen über die Blutkörperchenzerstörung nach Toluylendiaminvergiftung, welche auf deren Untergang auch bereits in der Blutbahn hinweisen. — Ferner frage ich, ob der Herr Vortragende seine Aufmerksamkeit dem genaueren Modus des Zusammenhangs zugewandt hat, welcher zwischen der Blutkörperchen-Zerstörung in der Milz und der Entstehung des Ikterus besteht: ob es sich dabei um zellulären Transport von Milzzellen in die Leber oder um reichliches Einfließen von gelöstem Hämoglobin, also um eine sozusagen „umschriebene Hämogloblinämie" der Milz- und Portalvene handelt. Die Resultate der Versuche würden sich von beiden Möglichkeiten aus gleich gut verstehen lassen als eine Folge der diffuseren Verteilung des Hämoglobins im Kreislaufe und dessen allmähliche Zufuhr zu Leber, Knochenmark etc. Wenn eine nur partielle Schädigung der Erythrocyten vorliegt, so bemerke ich, daß hierin eine Analogie zu der in meinem Vortrag beschriebenen partiellen, nicht zur völligen Zerstörung führenden Schädigung der roten Blutkörperchen durch physiologische Kochsalzlösung gegeben wäre. Außerdem möchte ich bei dieser Gelegenheit auf einen Punkt hinweisen, über welchen gegenwärtig eine gewisse Verwirrung herrscht. Die Entstehung von färbbaren Gebilden an und in den geschädigten roten Blutkörnchen (Blaukörnchen Heinz etc.) stellt durchaus nicht einen Beweis für das Vorhandensein von latenter „Kernsubstanz" im roten Blutkörnchen dar, sondern würde sich z. B. ganz einfach auch nach dem neulich von mir Gesagten durch partielle Spaltung der fettartigen Substanz des roten Blutkörnchens unter Bildung eines stark farbstoffspeichernden Körpers deuten lassen.

Herr Sternberg-Wien: Mit Bezug auf die zweite Anfrage des Herrn Albrecht darf ich wohl auf meine gestrige in Gemeinschaft mit Herrn Kraus vorgenommene Demonstration verweisen. Durch diese haben wir dargetan, daß subkutane Injektion eines Immun-Hämolysins bei Hunden starke Vermehrung der Galle bedinge.

Da die Wirkung des Immun-Hämolysins im Organismus die gleiche ist wie in vitro, d. h. Auflösung der roten Blutkörperchen innerhalb der Gefäße nach sich zieht, so ist hier wohl sicher anzunehmen, daß das Hämoglobin als solches in die Leber gelangt. Herr Joannovics, der mit demselben Immun-Hämolysin Versuche an entmilzten und nach seiner Methode operierten Hunden gemacht hat, ist hierbei zu Resultaten gelangt, die der vorgetragenen Annahme entsprechen.

Herr Aschoff: Ich glaube, daß bei Injektion von kleinen Dosen von Hämolysin auch ähnliche Verhältnisse auftreten, wie der Vortragende sie geschildert hat. Levaditi hat bei Injektion von Hämolysinen in die Bauchhöhle zunächst eine Aufnahme der roten Blutkörperchen durch die Milzzellen nachgewiesen. Erst dann tritt die Auflösung und die Hämoglobinurie ein.

XVII.

Herr Saxer-Leipzig:

Unter dem Bilde einer Meningitis verlaufende karzinomatöse Erkrankung der Gehirn- und Rückenmarkshäute.

M. H. In dem Falle, über den ich Ihnen hier berichten will, fand sich an den Häuten des Zentralnervensystems eine Veränderung, welche ganz außerordentlich an die gewöhnlichen Formen der tuberkulösen Meningitis erinnerte und auch klinisch unter Erscheinungen verlaufen war, die eine große Übereinstimmung mit dem Bilde der Meningeal-Tuberkulose zeigten. Es handelte sich aber in Wirklichkeit um eine höchst eigentümliche und in mehrfacher Beziehung bemerkenswerte, fast ganz diffuse Karzinom-Entwicklung. Der Ausgang des Prozesses war ein Karzinom des Magens.

Krankengeschichte[1]): Carl Ludwig, 29 Jahre, Arbeiter. Tag der Aufnahme 7. März 1902, † 16. März 1902.

[1]) Beobachtung des Herrn Dr. Rolly. Mit gütiger Erlaubnis des Herrn Geh. R. Curschmann reproduziert.

Anamnese: Seit Weihnachten Husten und Auswurf und Schmerzen in der Magen- und Kreuzgegend. Keine erbliche Belastung. Patient klagt über Erbrechen, besonders beim Husten, und eigentümliches Druckgefühl im Leib. Schmerzen im Rücken und Kreuz.

Status und Decursus: Mann in schlechtem Ernährungszustande, wenig muskulös.

Sowohl an der rechten wie linken Seite des Halses — stärker an der rechten — sind große Drüsenpakete. Thorax beiderseits etwas abgeflacht, rechts bleibt der Thorax bei der Inspiration zurück. Über beiden Oberlappen gedämpfter Schall, rechts mehr als links. Rechte Lunge reicht nur bis zur 5. Rippe, ist wenig verschieblich. Hinten Dämpfung über beide Oberlappen. Atemgeräusch vorn vesikulär mit einigen Rasselgeräuschen; hinten ebenfalls vesikulär mit kleinblasigen, knitternden Geräuschen.

Am Herzen nichts besonderes.

Abdomen eingezogen, untere Partien weich. In der Gegend des linken Leberlappens fühlt man nach links zu eine unebene Resistenz, die bis zur linken Mammillarlinie und zum linken Rippenbogen reicht. Die untere Grenze reicht bis an den Nabel, über der Resistenz absolute Dämpfung. Die Resistenz verschiebt sich bei der Atmung nicht. — Stuhlgang in der letzten Zeit angehalten.

Die Wirbelsäule ist besonders in der Kreuzgegend druckempfindlich, sonst nichts Pathologisches.

Am 10. März 1902 kann Patient sich schwer aufrichten und fühlt dabei starke Schmerzen in der Kreuzgegend. Bei der Palpation ist namentlich die Gegend des 2. bis 4. Lendenwirbels auf Druck empfindlich. Ebenso klagt Patient über starke Schmerzen im Rücken. Er kann den Kopf nur wenig seitlich bewegen. Vorwärtsbewegung des Kopfes ist vollkommen unmöglich. Rückwärtsbewegung kann er aber noch leidlich ausführen. Reflexe normal, im Auswurf keine Tuberkelbazillen. Wenig Auswurf. Erbrechen von grünlichem Mageninhalt, wenig Appetit.

13. März 1902 Strabismus convergens sin. (Lähmung des linken Abduzens), das linke Augenlid weniger fest geschlossen als das rechte.

Starke Somnolenz, starke Schmerzhaftigkeit an der Halswirbelsäule und Steifigkeit derselben. Kein Erbrechen mehr.

14. März 1902. Pupillen ungleich weit, reagieren nur noch minimal (links stärker als rechts). Der Patellarreflex ist rechts nur noch wenig auslösbar. Fußsohlenreflex fehlt. Patient ist stark benommen und antwortet nicht mehr auf Fragen, nimmt keine Nahrung mehr. Cheyne-Stokes'sches Atmen. Schmerzempfindung erhalten. Abdomen etwas eingezogen.

Exitus am 16. März 1902 $10^1/_2$ Uhr Vorm.

Sektion am 17. März 1902, 23 St. p. m. (No. 281).

Klinische Diagnose: Tumor ventriculi. Geschwulst-Infiltration der zervikalen Lymphdrüsen. Meningitis.

Pathol.-anat. Diagnose: Carcinoma ventriculi partis pyloricae et curvaturae minoris. Carcinosis vasorum chyliferorum (villorum) duodeni.

Carcinosis vasor. lymphatic. perigastricar., retroperitonealium, mesenterialium, subpleuralium, pulmonalium, ductus thoracici. Carcinosis glandularum lymphaticar. perigastricar., retroperitoneal., mediastinal., bronchialium, cervicalium.

Carcinomata metastatica hepatis.

Carcinosis menignum cerebri, cerebelli et medullae spinalis.

Sektionsprotokoll.

Ziemlich große, sehr magere männliche Leiche. Hautfarbe blaß, vielfach schmutzig-gelblich. Unter der Haut des Halses eine Anzahl haselnußgroßer, harter Knoten, anscheinend vergrößerte Lymphdrüsen.

Kopfhöhle: Schädeldach symmetrisch, ziemlich breit, dünn, Nähte von gewöhnlicher Beschaffenheit, Dura mater ziemlich stark gespannt, Gefäße wenig gefüllt, Innenfläche ganz glatt. Das Gehirn füllt den Duralsack sehr vollständig aus, die Windungen erscheinen breit und etwas abgeplattet. Die Gefäße der Pia mater sind ziemlich stark gefüllt. Bei der Herausnahme des Gehirns erscheinen die weichen Häute an der Basis stark weißlich getrübt; in den Maschen ziemlich reichliche Flüssigkeit. In der Umgebung des Chiasma und besonders auch in der linken Fossa Sylvii finden sich äußerst zahlreiche, etwas durchscheinende, grauweiße Knötchen, teils dem Verlauf der Gefäße folgend, teils mehr in der Pia verstreut. Am Chiasma selbst ist die Verdickung eine etwas mehr diffuse und setzt sich namentlich auf die Scheide des rechten Opticus fort. Auch der Stamm des rechten Trigeminus am Pons ist sehr stark verdickt, der Durchmesser desselben beträgt etwa 6—7 mm. Die einzelnen Nervenfaserbündel sind durch graurötliche, etwas durchscheinende Geschwulstmassen auseinander gedrängt. Eine ähnliche Masse findet sich auch an der Eintrittsstelle des linken Facialis-acusticus in den Meat. audit. intern. An der Unterfläche des Kleinhirns, welches im ganzen geschwollen und von weicher Konsistenz erscheint, finden sich an den Gefäßen sehr zahlreiche gelblichweiße Streifchen und Fleckchen, welche sich auch als gelbliche Infiltrate zwischen die einzelnen Lobuli fortsetzen.

Ähnliche finden sich auch sehr reichlich an der Oberfläche der Kleinhirn-Hemisphären und des Wurms. An der Schädelbasis kommt an der rechten Hälfte des Clivus resp. der Hinterfläche des rechten Keilbeins eine etwa $1^1/_2$ cm im Durchmesser messende, flache Geschwulstinfiltration zum Vorschein. Auch die Gegend des rechten Ganglion Gasseri erscheint rechts im Vergleich zu links deutlich verdickt. Am rechten Meatus auditor. internus ebenfalls graurötliche, die Nervenstämme einschließende Geschwulstmassen. Die Seitenventrikel sind stark erweitert, mit klarer Flüssigkeit gefüllt. Das Septum pellucidum stark ausgezogen, von sehr weicher Beschaffenheit. An der Oberfläche des Balkens in den weichen Häuten eine Anzahl feiner, grau durchscheinender Knötchen und diffuse graurötliche Infiltration.

Auch der 3. Ventrikel ziemlich weit. In beiden Plexus laterales sehr zahlreiche, bis erbsengroße, cystenartige Gebilde. Der 4. Ventrikel ist nicht deutlich erweitert. In der Höhe des Calamus script. ist der Plexus ziemlich diffus graurötlich verdickt. Von hier aus setzt sich die Geschwulstinfiltration fort auf die Substanz des Kleinhirns. Hier findet sich dem Vorderteil des Unterwurms entsprechend ein im ganzen etwa haselnußgroßer, graurötlicher Geschwulstknoten, in dessem Bereich aber noch undeutliche Reste der ursprünglichen Zeichnung des Arbor vitae zu erkennen sind. Ein ähnlicher, etwas kleinerer Knoten findet sich am hinteren Umfang des Wurms. Kleinere Geschwulstinfiltrate lassen makroskopisch nicht immer einen deutlichen Zusammenhang mit der Pia mater erkennen.

An Durchschnitten durch die Großhirn-Hemisphären erscheint die Substanz derselben sehr weich, stark durchfeuchtet, aber frei von Herden.

Rückenmark: Die Arachnoidea spinalis ist in ziemlicher Ausdehnung weißlich getrübt. An vielen Stellen lassen sich auch feine weißliche, knötchenförmige Verdickungen sehen und fühlen, und zwar im Bereiche des ganzen Rückenmarkes, am Lendenmark wieder etwas stärker als am Brustmark; am Halsmark finden sich einige größere Knötchen im Bereich des Eintritts der hinteren Wurzeln.

Schon bei der frischen mikroskopischen Untersuchung ließen sich an allen den kleinen Verdickungen der Gehirn- und Rückenmarkshäute, an den Nervensträngen u. s. w. überall sehr charakteristische, aus polygonalen Zellen zusammengesetzte Karzinomzapfen nachweisen.

Von dem übrigen Befund will ich nur anführen, daß es sich um ein ulceriertes Karzinom gewöhnlicher Form an der kleinen Kurvatur des Magens handelte, von dem eine ganz kolossale Karzinom-Infiltration der Lymphbahnen und Lymphdrüsen des Bauches, des Thorax und des Halses eingetreten war.

Besonders auffallend erschien schon makroskopisch die Füllung der Lymphbahnen des Duodenum, namentlich die der Schleimhaut. Jedes einzelne Zöttchen erschien vergrößert, starr und von gelblicher Farbe (Füllung des zentralen Chylusgefäßes mit Karzinomzellen).

Am schönsten aber erschien diese Injektion an den Lungen hervortretend. Sie bot im ganzen das bekannte Bild der Füllung der Lymphgefäße, welche in der Pleura und im subpleuralen Gewebe, wie im Lungenparenchym und in den Interlobulärsepten verlaufen, aber in diesem Fall war die Ausfüllung eine so vollkommene und gleichmäßige, wie man sie jedenfalls nur äußerst selten zu sehen bekommt. Durch die mikroskopische Untersuchung zeigte sich, daß auch die feinsten, sonst nur selten zur Beobachtung kommenden Lymphgefäße, wie die sehr feinen Verzweigungen in der Bronchialschleimhaut, auf diese Weise natürlich injiziert waren.

Außer einer enormen Beteiligung der gesamten cervicalen Lymphdrüsen fand sich schließlich noch eine diffuse Karzinose des Ductus thoracicus fast in seinem ganzen Verlauf. An der affizierten Stelle war derselbe in einen runden, derben, aber ziemlich dünnen Strang umgewandelt.

Bei dem ersten Eindruck, den ich bei der makroskopischen Betrachtung des Gehirns hatte, glaubte ich eine Karzinom-Entwicklung gleich ausschließen zu sollen, weil mir dieses Bild ein bis dahin völlig unbekanntes war. Es lag nahe, zunächst an eine tuberkulöse Meningitis zu denken, denn die Ähnlichkeit war auf den ersten Blick schon eine recht bedeutende. Die Affektion der Häute an der Basis und namentlich in den Fossae Sylvii glich vollständig einer sehr dichten Eruption von Knötchen. Es erschienen diese Knötchen allerdings größer, als wir sie gewöhnlich bei der meningealen Tuberkulose sehen, sie waren trotz ihrer Größe nirgends von deutlich käsiger Beschaffenheit und erschienen außerdem mehr verwaschen als die gewöhnlichen Tuberkel.

Daß es sich in Wirklichkeit aber nur um Karzinom handeln konnte, lehrte schon die genauere makroskopische Betrachtung der Schädelbasis und des Gehirns selbst, vor allem des Kleinhirns.

Es fanden sich nämlich in der Dura mater der Basis weißliche flache Infiltrate, die zweifellos den Charakter der Geschwulst boten, es fand sich ferner auf dem Durchschnitt des Wurms ein größerer Knoten, über dessen Geschwulstnatur man ebenfalls nicht im unklaren sein konnte.

Man sah aber an dem letzteren sofort, daß es sich keineswegs um das Bild eines gewöhnlichen metastatischen Karzinoms handelte und das ergab sich daraus, daß man inmitten der Geschwulstmasse überall noch sehr deutlich die Zeichnung des Arbor vitae erkennen konnte, also noch Kleinhirnsubstanz überall zwischen der Geschwulstmasse erhalten war.

Die makroskopische und mikroskopische Untersuchung des gehärteten Präparates ergab in der Hauptsache folgendes Resultat:

Die Karzinom-Infiltration der Meningen zeigte im ganzen ein sehr gleichmäßiges Verhalten. Es fand sich überall entsprechend den weißlichen Verdickungen und Knötchenbildungen Anhäufung von Karzinomzellen, hauptsächlich in den Maschen der Pia mater am Rückenmark zwischen den Bindewebsbündeln der eigentlichen Pia und der Gefäßschicht der Arachnoidea. Die Karzinomzellen sind ziemlich klein und lassen eine besondere Anordnung nicht erkennen. Sie füllen die Spalten und Lymphräume einfach aus, ohne daß eine Spur einer Bindegewebs-Neubildung oder frischer entzündlicher Infiltration zu erkennen wäre. An denjenigen Stellen, wo die Anhäufungen der epithelialen Zellen am stärksten sind, sind die zentral gelegenen Abschnitte regelmäßig nekrotisch. An vielen Stellen, namentlich in der Fossa Sylvii und ganz besonders am Kleinhirn finden sich auch zahlreiche Züge und Zapfen von Karzinomzellen unter der Pia und in der Gehirnsubstanz, stellenweise ziemlich weit eindringend. Namentlich die Lobuli des Kleinhirns sehen manchmal geradezu wie angenagt aus, indem an Stellen der Karzinom-Einlagerungen stets ein vollständiger Defekt der ursprünglich vorhandenen Gehirnsubstanz vorhanden ist. Dieselbe wird geradezu von den Geschwulstzellen aufgefressen, von einer Verdrängung ist nirgends etwas zu sehen.

Auch der größte Knoten im Kleinhirn scheint dadurch entstanden zu sein, daß von vielen Seiten her Geschwulstmassen von der Pia mater her in die Gehinsubstanz eingedrungen sind, wenigstens sieht man an der Peripherie des Knotens noch sehr deutlich die Geschwulstmasse in den Piasepten und zwischen diesen noch die zwischen den eindringenden Geschwulststrängen stehen gebliebenen Reste der Lobuli.

Die Geschwulst-Infiltration hat sich nun auch weiter fortgesetzt auf die Scheiden der Gehirnnerven, besonders deutlich war das namentlich rechterseits am Facialis-Acusticus und Trigeminus. Auffallend war auch hier, daß (entsprechend dem mikroskopisch nachzuweisenden Fehlen einer Bindegewebs-Entwicklung resp. entzündlichen Reaktion) die Krebszellenmassen ganz lose in und um die Scheiden und zwischen den Nervenbündeln lagen, auch am gehärteten Präparat noch eine weiche krümlige Masse darstellend. Genauer auf Schnitten untersucht wurde das rechte Ganglion Gasseri mit dem eintretenden und austretenden Trigeminusstamm (Sagittalschnitt durch zentralen Stamm, Ganglion und Ramus II). Im Bereich des Stamms waren die lockeren Karzinomzellen-Anhäufungen fast nur zwischen die gröberen Nervenbündel, im Bereich des Ganglion waren sie aber auch zwischen und in die feineren Bündel eingedrungen, einen großen Teil der Fasern zerstörend. Das ganze Ganglion erschien durch die Geschwulsteinlagerung stark verdickt. Der periphere Ast war vollkommen frei, weder in den Nervenscheiden noch zwischen den Bündeln und den Fasern war etwas von Karzinomzellenzügen zu sehen.

Auch am Rückenmark fanden sich an allen überhaupt untersuchten Stellen Karzinom-Einlagerungen in den Häuten von derselben Beschaffenheit wie die im Gehirn. Namentlich reichlich waren sie an den Austritts- resp. Eintrittsstellen der vorderen und hinteren Wurzeln. An sehr vielen Stellen drangen dann auch Geschwulstzellenzüge in die Rückenmarkssubstanz ein, dieselbe zerstörend; in der Umgebung der Karzinom-Zellhaufen waren die Nervenfasern, die Markscheiden und Achsenzylinder stark gequollen, manchmal ist um größere Karzinom-Einlagerungen auch eine etwas diffusere Erweichung festzustellen.

An manchen Stellen, besonders im untersten Dorsal- und im Lendenmark sind die Karzinomzellen auch in die Nervenwurzeln eingedrungen, haben die Bündel des Peri- und Endoneurium aufgefasert und vielfach auch die Fibrillenscheide durchwachsen und die Nervenfasern zerstört.

Auch in der Cauda equina fanden sich noch zahlreiche Klümpchen von Karzinomzellen zwischen und in den Häuten.

M. H. Ich brauche wohl zu der objektiven Schilderung des merkwürdigen Befundes nicht viel hinzuzufügen. Eine offenbar ganz analoge Erkrankung ist kürzlich von Benda[1]) mitgeteilt, doch war in diesem Falle die Beteiligung der Gehirnhäute, welche in dem eben geschilderten die frappierende Ähnlichkeit mit der

---

[1]) Berliner klin. Wochenschr., 1901, No. 27.

tuberkulösen Meningitis bedingte, nur eine sehr geringe.[1]) Das histologische Verhalten stimmt sonst bestens mit dem von mir erhobenen Befunde überein.

Benda hat bereits die Vermutung ausgesprochen, daß die bisher als diffuse Endothelgeschwülste der Hirn- und Rückenmarkshäute beschriebenen Fälle wohl nichts anderes seien als solche Karzinom-Infiltrate, und führt speziell den alten Fall von Eberth[2]) an. Auch ich halte es nicht für unmöglich, daß gelegentlich solche Verwechselungen vorgekommen sein mögen, immerhin muß ich doch betonen, daß es Befunde gibt, welche den diffusen sog. endothelialen Neubildungen der Gehirnhäute entsprechen und welche sicher nichts mit Karzinomen zu tun haben.

Diskussion.

Herr Sternberg-Wien: Im Anschlusse an die Demonstration Saxers möchte ich Ihnen ein Gehirn und Rückenmark zeigen mit infiltrierendem Melanosarkom der Meningen. Ein primärer Tumor war in keinem Organ nachweisbar, so daß das Melanosarkom der Meningen als primär aufzufassen ist. Klinisch bot der Fall ein sehr kompliziertes Krankheitsbild, bei dem zuerst an Meningitis gedacht wurde, diese Annahme aber auf Grund der Lumbalpunktion ausgeschlossen wurde.

Herr v. Recklinghausen: Es scheint mir einige Ähnlichkeit zu bestehen sowohl in der Form als in der Anordnung zwischen den epithelialen Zellen der von Herrn Saxer als karzinomatös bezeichneten Herden der Hirn- und Rückenmarkshäute und denjenigen endothelartigen Zellen, welche ich in allgemeinem primären Endothelialkrebs (Orth) der Lymphdrüsen oft gefunden und vor einigen Jahren beschrieben habe (Wiener klinische Wochenschrift 1897 No. 14). Wie in den Lymphdrüsen die Lymphbahnen könnten auch in den Hirn- und Rückenmarkshäuten die Lymphspalten den Sitz der Wucherung und ihr Endothel den Ausgangspunkt der Krebszellen abgeben.

Herr Askanazy: Ich habe einen Fall beobachtet, wo die klinische Diagnose auf Meningitis gestellt war und das anatomische

---

[1]) Ob Siefert (Münch. med. Wochenschr., 1892, S. 826) vielleicht etwas Ähnliches gesehen hat, geht aus seiner Schilderung nicht klar hervor.

[2]) Virchows Archiv, Bd. 49.

Bild auch durchaus einer chronischen Leptomeningitis zu entsprechen schien. Weiter fand sich ein Sarkom des Thalamus opticus, das auf die Plexus chorioidei übergegriffen hatte. Mikroskopisch ergab sich eine diffuse sarkomatöse Infiltration der Meningen von großer Extensität, aber sehr geringer Intensität. Eine solche Form der sarkomatösen Infiltration der weichen Häute ist bisher selten festgestellt und erfordert Beachtung. (Die Beobachtung wird aus der Königsberger medizinischen Klinik genauer publiziert.)

Herr v. Hansemann: Die seltene akute Karzinose der Meningen hat, wie ich glaube, ein Analogon in der recht häufigen gleichen Erscheinung an anderen serösen Häuten. Bei primären Karzinomen irgend eines Organes findet man nicht selten am Epikard oder an der Pleura kleinste Fibrinauflagerungen, unter denen mikroskopisch eine geringe krebsige Infiltration nachzuweisen ist. Das kann sich denn auch gelegentlich bis zu etwas stärkerer Entzündung steigern.

Herr Albrecht: Der Herr Vortragende hat nichts über das Vorhandensein von Fieber im vorliegenden Falle erwähnt. Wenn, wie ich vermute, Fieber fehlte, so würde hierin eventuell ein Moment für die Differentialdiagnose gegen Meningitis gegeben sein.

In Übereinstimmung mit Herrn Saxer muß ich dagegen protestieren, daß alle diffusen Endotheliome der Hirn- und Rückenmarkshäute als Metastasen bezw. Karzinome angesehen werden können. Ich habe in der Prager Zeitschrift für Heilkunde durch Herrn Lindner einen Fall von höchstgradig ausgedehntem diffusen flächenhaften Endotheliom der Dura mater cerebralis beschreiben lassen, welcher gleichfalls im Leben keinerlei charakteristische Symptome machte und bei welchem sowohl die Autochthonie als die Endotheliomnatur — es war ein ausgesprochenes Hämangioendotheliom — sicher erweisbar waren.

Herr Ziegler: Ich habe einen Fall beobachtet, in welchem ein Magenkarzinom sich nicht nur über die Lymphgefäße des Unterleibs und der Brusthöhle, sondern auch über diejenigen der Arme verbreitet hatte. Die ersten krankhaften Erscheinungen bestanden in Knötchenbildung in der Haut des Armes bis zur Hand, verbunden mit ödematöser Schwellung. Die mikroskopische Untersuchung eines herausgeschnittenen Knötchens ergab, daß es sich um Metastasen eines Adenokarzinoms mit hohen Zylinderzellen in Lymphgefäßen handelte. So wurde die Diagnose auf ein Adenokarzinom des Darmtraktus gestellt. Der Tod erfolgte acht Monate später und bestätigte die Diagnose. Im Magen fand sich ein Geschwür von höchstens 1 cm Durchmesser. Vom Grund des scharfrandigen Geschwüres ging eine krebsige Wucherung aus, die sich in der Submucosa und der Muscularis über den größten Teil des Magens verbreitet hatte, ohne prominente Knoten zu bilden. Die Verbreitung in den abdominalen und thorakalen Lymphdrüsen entsprach den von Saxer und von v. Recklinghausen mitgeteilten Fällen.

Herr Saxer (Schlußwort): Ich muß noch einmal betonen, daß ich das Vorkommen diffuser primärer Geschwulstinfiltrationen der Meningen, z. B. endothelialer Natur gar nicht leugne, in meinem Fall aber den Ausgang von einem primären Magenkarzinom für zweifellos halte.

Auf die Bemerkung des Herrn Askanazy erwidere ich, daß meines Wissens diffuse Geschwulstinfiltrationen der Meningen an und für sich, namentlich bei kleinzelligem Rundzellensarkom, nicht besonders selten sind. Mir lag es hier an der Demonstration einer akuten sekundären Karzinominfiltration der Meningen in der angegebenen eigentümlichen Form. Für eine Annahme einer Affektion der Lymphgefäße des Armes wie in dem Falle von Herrn Ziegler, war in meinem Fall kein Anhaltspunkt.

XVIII.

Herr R. Hammerschlag-Schlan:

Über Vermehrung erkrankter Lymphdrüsen.

(Hierzu 1 Textfigur.)

Es ist eine anerkannte Tatsache, daß die Zahl der Lymphdrüsen in bestimmten Regionen variabel ist, daß sie während der Gravidität, bei der leukämischen und aleukämischen Ademie, sowie bei der Infektion mit Tuberkulose, Karzinom und Sarkom sich bedeutend vergrößern kann.

Wenn man ans Zählen von Lymphdrüsen, z. B. in einem umfangreichen tuberkulösen Packet geht, so wird man bald gewahr, daß das durchaus nicht so einfach ist, wie man sich das vorstellen würde.

Bei pathologischen Prozessen unterliegen die Lymphdrüsen so mannigfachen Veränderungen, daß man genötigt ist, mit besonderer Schärfe daran festzuhalten, wenn man ein lymphadenoides Gebilde als isolierte Lymphdrüse anzusehen hat. Ist man darüber nicht im klaren, so kommt man bei Zählungen zu sehr differenten Resultaten. Es klingt fast als selbstverständlich, daß man eine Lymphdrüse als ein isoliertes, für sich als Organ aufzufassendes Gebilde anzusehen hat, wenn es allseitig durch eine Kapsel, durch Bindegewebe, wie es eben die Kapsel verschiedener pathologischer Lymphdrüsen konstituiert, umgeben und dadurch von der Nachbardrüse geschieden ist. Diese Bindegewebsschichte bedingt auch eine gegenseitige Verschieblichkeit der Lymphdrüsen. Aber auch auf Grund dieses Prinzips ist eine vollkommen einwandsfreie Zählung schwierig, ja manchmal ganz unmöglich. — Bevor ich auf die Ursache dieser Schwierigkeit eingehe, will ich die morphologischen Veränderungen der Lymphdrüsen bei ihren Erkrankungen kurz besprechen und hierbei vorwiegend die tuberkulösen und hyperplastischen berücksichtigen.

Die Lymphdrüsen werden bei ihrer Erkrankung nicht allein größer, sondern sie verändern in den meisten Fällen ihre Gestalt, ihre Oberfläche. Die ovoide Grundform ist mannigfach durch höckerige, lappige oder knospenartige Gebilde verwischt. Merkwürdigerweise ziehen diese Auswüchse zuweilen parallel der Drüsenachse. Es sieht so aus, als ob sich Bindegewebe seitlich und nahe dem Ende des Drüsenkörpers einschieben würde und auf diese Art einen Körper gestaltet, der einem Molaris mit ungleichlangen Wurzeln ähnlich ist. Die Tafel I veranschaulicht den größten Querschnitt einer retroperitonealen Lymphdrüse von einem tuberkulösen Mädchen. An der rechten Seite sind die Querschnittsfiguren in verschiedener Höhe aufgenommen, an welchen die grobhöckerige Oberfläche wahrnehmbar ist. Im Querschnitte d zieht ein knospenartiger Fortsatz der großen Achse parallel nach abwärts. Wie aus dem tieferen Querschnitte ersichtlich ist, zerfällt auch dieser in zwei durch Bindegewebe geschiedene Teile. Diese Fortsätze reichen nicht bis zum Pol des Drüsenkörpers.

Gebilde von derselben Formation kann man auch mitten im Hilusgebiet beobachten. Nur sind diese mit breiter Basis beginnenden und im Hilusfett in einer feinen Spitze sich verlierenden Kegel bar der Kapselhülle. Diese eigentümlich geformten Lymphdrüsenteile finden ihr Analogon bei normalen Lymphdrüsen. Insbesondere findet man im Hilusgebiete von normalen atrophischen Lymphdrüsen alter Leute Drüsenfollikelgruppen, die durch deutlich ausgeprägte vasa afferentia et efferentia, sowie dadurch, daß der Zusammenhang mit den anderen Follikeln und Marksträngen gänzlich aufgehoben ist, ein Vorbild jener bei pathologischen Drüsen erwähnten Zapfen. Man stößt ferner bei Lymphdrüsen, deren Oberfläche vielfache Einschnürungen aufweist, auf kleine Appendices, bei welchen eine genaue mikroskopische Untersuchung nicht völlig darüber aufklärt, ob wir es in diesem Falle mit einer angelagerten, bloß adhärenten Lymphdrüse zu tun haben, oder ob wir nicht einen abgeschnürten Teil der großen Lymphdrüse vor uns haben.

Wenn wir von diesem Gesichtspunkte die innere Textur der Lymphdrüsen betrachten, so bemerken wir im Hilus graduelle Verschiedenheiten. Er ist, wenn die Nekrose fast bis an die Kapsel heranreicht, schwer sichtbar zu machen, manchmal wieder ist er bei diesen wie auch bei kleineren als hellbrauner rechteckiger oder konischer Bezirk wahrnehmbar, in welchem die Blutgefäße deutlich zu sehen sind. Dieses Gebiet verliert sich aber nicht immer gleichmäßig im Markraum der Drüsen, sondern wir finden den Hilus als schmales Band direkt in senkrechter Richtung auf die Hauptachse der Kapsel sich nähern; in anderen Fällen zieht dieser Strang in schräger flach wellenförmiger Weise durch die Drüse. Weiter finden wir dieses Band die Lymphdrüsensubstanz ganz durchsetzend. Die Ausdehnung dieses Zuges lateralwärts entspricht nicht immer diesem in der Hauptebene sich aussprechenden Verhältnisse. Er kann schalenartig die ganze Drüse durchsetzen oder er verliert frühzeitig seinen Zusammenhang und zieht in isolierten Strängen durch die Drüse. Bei anderen Lymphdrüsen wieder strahlen vom Hilus aus zwei bis drei derartige Züge gegen die Kapsel, sich derselben mehr weniger nähernd oder sie auch völlig erreichend.

Die gegenseitige Verschieblichkeit als Maßstab für eine faktische Scheidung zweier Lymphdrüsen zu benutzen, ist unmöglich. Es gibt Lymphdrüsenteile, die durch einen ungemein zarten Strang, der vom Hilus gegen die Kapsel zieht, von dem übrigen Lymphdrüsenkörper teilweise getrennt sind und hierdurch eine gewisse Beweglichkeit erlangen, obgleich nachgewiesen werden kann, daß eine durchgreifende bindegewebige Grenze nicht besteht und die Konfiguration dieses Teiles, seine Kapsel, seine Stellung zum Hilus seine Gefäße ihn als einen integrierenden Bestandteil der Lymphdrüse erscheinen lassen. Bei karzinomatösen Lymphdrüsen kann die Beweglichkeit eines Lymphdrüsenteiles umso weniger für seine Isoliertheit sprechen, als die Entwickelung der Trabekeln häufig eine so mächtige ist, daß die voluminösen Rindenfollikelgruppen eine deutliche Verschieblichkeit erlangen.

Die mannigfaltigen Abweichungen der pathologischen Lymphdrüsen von der normalen Grundform sind verschiedenartig erklärt worden. Cornil z. B. meint, daß die gelappte Oberfläche einer inneren vom Hilus ausgehenden Teilung entspricht, daß speziell bei der Syphilis, bei der skrophulösen und tuberkulösen Adenitis wie auch bei Lymphdrüsengeschwülsten bindegewebige Stränge vom Hilus gegen die Kapsel ziehen und daß diese Teilung der Lymphdrüsensubstanz ihren Ausdruck an der Oberfläche durch Höckerbildung findet.

Dieselbe Ansicht äußert auch Lancereaux. Andere Forscher sehen in den Lymphdrüsenkonglomeraten Verschmelzungsprodukte, die durch periadenitische Prozesse hervorgebracht würden. Virchow bildet einen solchen Drüsenkomplex in den „krankhaften Geschwülsten“ ab und begleitet dieses Bild, dessen Kopie ich hier demonstriere, mit dem Worten, daß wir in dem unteren Tumor konfluierte, verkäste Drüsen vor uns haben, deren Grenzen noch undeutlich zu sehen sind.

Auch v. Bergmann meint, daß dies Produkte der Agglutination von Drüsen sind und sieht in der Möglichkeit, dieselben leicht voneinander trennen zu können, ein Unterscheidungsmerkmal der hypertrophischen Lymphdrüsen gegen die Konglomerate, wie sie bei der Skrophulose und Tuberkulose entstehen, wobei die verlötende Periadenitis ein derartiges Zusammenfließen der Tumoren bewerkstelligt, daß man im Packet kaum mehr die Zusammensetzung aus einer Mehrheit vergrößerter Drüsen erkennen kann. Die exquisit höckerige Oberfläche deute auch schon auf eine Agglutination ursprünglich gesonderter Knollen.

Billroth hingegen ist der Ansicht, daß es auch bei hypertrophischen Lymphdrüsen zu innigen Verschmelzungen komme, während die bei der chronischen Entzündung sekundär angeschwollenen Drüsen nicht miteinander verwachsen. Die Konfluenz der Drüsen wird nach ihm durch lymphadenoide Umwandlung der Septa und der Kapseln angebahnt, so daß bei Wegfall der Trabekeln nicht allein das Innere der Drüse gleichmäßig wird, sondern daß auch die aneinander stoßenden Kapseln eine ähnliche Umwandlung erfahren und eine Verschmelzung der benachbarten Drüsenkörper ermöglichen. Ähnliche Prozesse verzeichnet Billroth auch bei amyloider Degeneration der Lymphdrüsen.

Seit vielen Jahren arbeite ich an der Vervollkommnung einer neuen Therapie der tuberkulösen Lymphome und widme dem Wachstum und der Wandlung derselben meine besondere Aufmerksamkeit. Ein günstiges Objekt boten mir hierbei die Lymphdrüsen in der Mitte des hinteren Halsdreiecks bei mageren Individuen, wo man das Relief der Drüsen Monate und Jahre hindurch genau verfolgen kann. Ich machte die Beobachtung, daß bei dem Wachstum einer Drüse sich häufig quere Furchen bilden, daß an der Peripherie sich Lappen ablösen, daß also in querer Richtung und am Umfange ein Zerfall der Lymppdrüse in mehrere Teile sich zu vollziehen scheint. — Ob man es hier mit einer Vergrößerung bereits vorgebildeter Teile zu tun hat, ob man nicht irrtümlicherweise eine Drüse vor sich zu haben glaubt, wo eine ganze Gruppe durch periadenitisches Gewebe eine einheitliche Geschwulst vortäuscht, mußte eine genaue anatomische Untersuchung lehren. Man mußte an diese Möglichkeit umso mehr denken, als man bei unzweifelhaften Lymphdrüsenhaufen, die durch ein mehr lockeres, periadenitisches Gewebe zu einem großen, ovalen, scheinbar einheitlichen Tumor vereinigt wurden, unter dem Einfluß von systematischen Jodoformglyzerin-Injektion die Umwandlung dieses periadenitischen Gewebes in ein straffes fibröses erzielte, wodurch es zu einem deutlichen Hervortreten der einzelnen Drüsen, zu einem scheinbaren Zerfall des großen Lymphoms gekommen ist.

Die makro- und mikroskopische Untersuchung zahlreicher Drüsen führten mich zur Ansicht, daß wir in den häufig bizarren Formen von Lymphdrüsen keine Verschmelzungs-, sondern Proliferationsprodukte vor uns haben.

Schon bei kleinen Drüsen, deren Inneres homogen ist, wo keine deutlicheren bindegewebigen Züge vom Hilus gegen die Kapsel ausstrahlen, kann man mannigfache Buckel an der Oberfläche sehen. Diese ungleichmäßige Wucherung der Rindenfollikelzone zwischen dem Trabekelsystem steht nicht immer mit einem inneren Septensystem im Zusammenhang. Man findet Lymphdrüsen mit so hoch aufsitzenden Lappen, daß man garnicht daran zweifeln würde, zwei innig verschmolzene Drüsen vor sich zu sehen. Die Untersuchung im Querschnitte ergibt jedoch eine homogene Beschaffenheit und man forscht vergebens nach den Spuren einer stattgefundenen Verschmelzung. Es gibt von den wenig erhabenen Höckern zu den wie Mollariswurzeln ausgebildeten Zapfen alle möglichen Übergänge.

Die faktische Teilung und Zersprengung einer wachsenden erkrankten Lymphdrüse wird vom Hilus aus besorgt. Wenn man z. B. die tuberkulösen oder hypertrophischen Lymphdrüsen eines Individuums durchforscht, so trifft man auf Tumoren, in welchen der Hilus neben der nekrotischen Lymphdrüsensubstanz ein schmales Gebiet einnimmt. Bei anderen wieder, und zwar sind es stets solche von ansehnlicher Größe, ist der Hilus, wie ich es schon oben angedeutet habe, scharf ausgebildet. Wir sehen in demselben erweiterte Blut- und Lymphgefäße, deren Adventitien eine bedeutende Entwicklung erfahren haben. Diese von dem breiten Bindegewebsbande, wie es insbesondere bei der Giesonschen und Malloryschen Färbung deutlich hervortritt, begleiteten Gefäße ziehen nun in einem ungeteilten Bündel mehr weniger tief in die Drüse, in derselben sodann nach zwei Richtungen sich verteilend. Dieser Gefäßzug kann in der großen Querschnittsebene die Lymphdrüse auch ganz durchqueren. Lateralwärts kann jedoch eine Verzweigung mit der bindegewebigen Hülle stattfinden. Bei anderen Drüsen jedoch läßt sich diese Schichte auch lateralwärts in continuo verfolgen. Dieses Band ist durch Lymphdrüsengewebe nicht unterbrochen, wie eine Membran durchsetzt es die ganze Drüse nach beiden Richtungen und bildet auf diese Art eine Übergangsstufe zu den durch Bindegewebskapseln getrennten Lymphdrüsen.

Es ist unmöglich, diesen Befund so zu deuten, daß wir hier eine Berührungsfläche zweier, früher getrennter Drüsen und nicht eine Teilungszone hätten.

Die Betrachtung des engeren Hilusgebietes widerspricht der ersteren Anschauung. Bei diesen komplizierten Geschwülsten finden wir stets einen gemeinsamen Hilus, der in seiner Ausdehnung keineswegs dem Hilus zweier oder dreier Drüse entspricht. Er ist merkwürdigerweise stets an einer Stelle, wo er auch bei einheitlichen Drüsen sich so oft findet; nämlich zwischen dem ersten und zweiten Drittel der halben Peripherie. Hier sind abgelöste Lymphdrüsenteile, die bald zu der einen, bald zu der anderen Hälfte gehören. Diese Trennung wird durch breite Bindegewebsbänder in mehr oder minder vollständiger Weise vollzogen. Dieses ganze Gebiet unterscheidet sich durch gar nichts von dem bei kleinen Lymphdrüsen, wobei es niemandem einfallen würde, von einer Verschmelzung oder Teilung zu sprechen.

Das erwähnte Bindegewebe zeigt ein viel lockeres Gefüge als das der Kapsel, was bei einem Gewebe, das durch Kompression hervorgegangen sein soll, nicht zu erwarten wäre. Untersucht man dieses Band im weiteren Verlaufe selbst in Fällen, wo es sich bis gegen die Kapsel hin verfolgen läßt, so findet man keinerlei Zeichen einer an dieser Stelle erfolgten Vereinigung, sondern einer sich einleitenden Trennung. Die starken Bindegewebszüge längs der Adventitien der Gefäße finden an der Lymphdrüsensubstanz durchaus nicht ihre Grenze. Die Bindegewebsfibrillen sind noch innerhalb der Lymphdrüse in abnehmender Dichte zu verfolgen. Es handelt sich hier unzweifelhaft um eine Neubildung von Bindegewebe, ausgehend von den Aventitien der Gefäße gegen die Lymphdrüsensubstanz hin. In dieser intermediären Schichte dringen die dilatierten Blut- und Lymphwege in die Lymphdrüse ein, indem sie die bestehenden kapillären Gefäße erweitern. Das hypertrophische Bindegewebe wühlt sich förmlich in die angrenzende Lymphdrüsenpartie ein, so daß es auch weit vom Hilus zum Absprengen und Umschließen von spindelförmigen Lymphdrüsenteilen kommt. Diese inselförmigen Teile zeigen dieselben Eigenschaften wie die benachbarten Ränder der Lymphdrüse, weisen also entweder mehr den lymphoiden oder den epitheloiden Charakter auf.

Es unterliegt keinem Zweifel, daß bei weiterer Entwicklung, bei weiterer Verdichtung dieses Bindegewebes zum Kapselgewebe diese abgesprengten Lymphdrüsenteile komprimiert werden oder verschwinden.

An diesen drei Bildern mögen drei Phasen der Lymphdrüsenabteilung veranschaulicht werden.

An der ersten Tafel ist eine hyperplastische mit ungemein zahlreichen Riesenzellen versehene Lymphdrüse von einem 10jährigen Knaben, der an Tuberkulose der serösen Häute gestorben ist. Makroskopisch fällt eine quere etwas dunklere Partie auf. Durch die Giesonsche Färbung wird ein ziemlich breites bindegewebiges Band sichtbar, welches in Begleitung der dilatierten Gefäße die ganze Drüse durchzieht. An keiner Stelle vermißt man die Lymphdrüsenstruktur, das Bindegewebe ist zwischen den die Lymphdrüse konstituierenden Zellen in ungleicher Dichte eingebettet. Nirgends ist eine mediale kapselähnliche Struktur zu finden. Daß sich hier eine Teilung vorbereitet, wird an den beiden Drüsenkernen sichtbar, die zu beiden Seiten des medialen Bindegewebsbündels sich mit einer zarten Zone von Bindegewebe umgibt.

Auf dem zweiten Blatt ist der mediale Teil einer Lymphdrüse dargestellt, die von einem 4jährigen Knaben, der an einer regionären aleukämischen Adenie litt, herrührt. In dieser ziemlich großen Drüse war ein mediales dunkleres Band sichtbar, das makroskopisch denselben Eindruck machte wie das auf dem ersten Blatte demonstrierte. Das mikroskopische Bild belehrte mich jedoch, daß hier andere Verhältnisse vorliegen. Der Hilus ist hier sehr deutlich ausgesprochen, die dilatierten Gefäße mit den breiten Adventitien tief in die Drüse eingegraben, stellenweise Lymphdrüsenpartien insel- und halbinselförmig umschließend. Auch lateralwärts erreicht dieser Keil nirgends die Kapsel. Makroskopisch sah man vom Hilus aus einen zweiten Bogen mit diesem divergierend der Kapsel zustreben. Mikroskopisch sind diese Bindegewebszüge nicht sehr ausgeprägt gefunden worden.

Am interessantesten und wichtigsten erscheint das dritte Präparat. Es stammt von tuberkulösen Halsdrüsen einer 21jährigen Frau, hatte einen Durchmesser von 1.5 cm und bis auf eine seichte quere Furche eine ganz glatte Oberfläche. Im Querschnitt durch den längsten Durchmesser fällt ein braunes Band auf, das quer durch die ganze Drüse zieht. Bei der Durchmusterung in Serien bemerkt man vom Hilus zwei Züge ausgehend und zwar einen nach aufwärts, den anderen horizontal bis zur Kapsel hin sich erstreckend. Die Bindegewebsfibrillen halten sich, wie bereits erwähnt wurde, nicht streng in dem ursprünglich schon gewiß hier gelegenen zarten Bindegewebe, sondern sind auch in der lymphoiden Begrenzungszone der Drüse zu sehen, welche große verkäste Herde umgibt. Es ist bei manchen Inseln des dichten lymphoiden Drüsengewebes nicht gut möglich, anzugeben, welcher Seite sie angehören. Die Grenzen sind eben noch nicht ganz scharf abgesteckt. Die Serienschnitte belehrten mich ferner, daß diese mediale Bindegewebszone durch den ganzen Drüsenkörper zu verfolgen ist. Dieser Befund war für mich umso überraschender, als keine Spur einer gegenseitigen Verschieblichkeit der in Teilung begriffenen Drüse nachgewiesen werden konnte.

Ein Schritt weiter, eine bedeutendere Dilatation der Gefäße, eine fibrösere Beschaffenheit des Bindegewebes, eine Atrophie oder Metaplasie der in diesem Gebiete sich befindlichen Drüsenpartikeln und der Zerfall dieser Drüse, die den Eindruck eines einheitlichen Gebildes hervorgebracht hat, ist vollzogen. Selbst bei Drüsen, die in einer Art gruppiert sind, wie es in beistehender Figur dargestellt

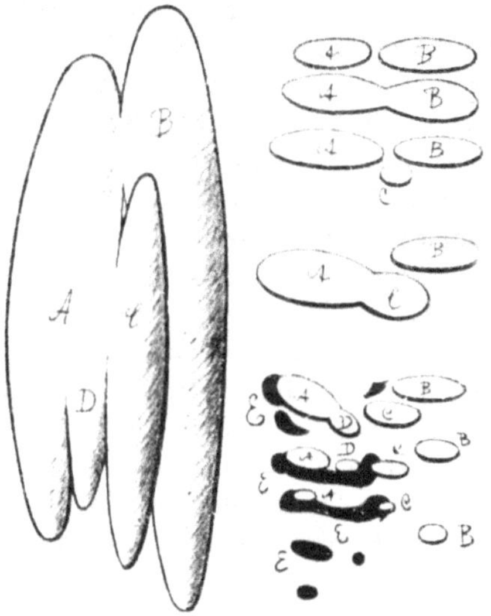

wurde, kommt man bei genauem Studium dahin, daß sie durch Teilungen und nicht durch Verschmelzungen entstanden sind. Die Drüse A trägt am unteren Pol zwei ungleich lange Ausläufer, die Drüse C erscheint bei Betrachtung des unteren Teiles wie ein dritter Fortsatz, der den beiden ersterwähnten ganz gleichartig ist. Wird dadurch diese Drüse C zu einer erst hinzugetretenen, sich der ersten bloß anschließenden, weil ein ähnlicher getrennter Fortsatz sich auch oberhalb der beiden gemeinsamen Zone befindet? Daß A, D und C einheitliche Körper waren, zeigt auch die Verteilung der Riesenzellen, von denen wir doch wissen, daß ihr Vorkommen in verschiedenen Schnitten bestimmten Schwankungen unterworfen ist. Bei diesen zwei im breitesten Anteil miteinander verschmolzenen Drüsen ist die Verteilung von Riesenzellen eine derartig übereinstimmende, als ob wir nur eine einzige Lymphdrüse vor uns hätten. Für die Entstehung der drei Drüsen aus einer einheitlichen Drüsenanlage spricht noch ein anderer Umstand. Diese ganze Drüsengruppe ist in ihrem unteren Anteil von einer Seite von frischem, keine Nekrose zeigendem lymphadenoiden Gewebe E umfaßt. Diese unvollkommen gebaute, neu gebildete Drüse, welche die Funktion der nekrotischen aufnehmen soll, zeigt einen oberen, runden, stumpfen Pol, eine unregelmäßige, konkave, mediale Zone, welche, den Hilus mit den verkästen Drüsen teilt und einen gabelförmigen, unteren Pol. Also auch hier treffen wir auf die oft erwähnte Gabelung der Drüsen.

Aber abgesehen von all den angeführten Momenten lassen sich die Verschmelzungs-Erscheinungen insbesondere bei hypertrophischen Drüsen in den Rahmen unserer gangbaren Anschauungen nicht einfügen.

Zu wahren Verschmelzungen führt das Karzinom und Sarkom. Was hier verschmilzt, ist jedoch weniger Lymphdrüsensubstanz als die Aftermasse, welche imstande ist, auch die heterogensten Gewebe zu vereinigen. Die Arbeiten von Teichmann, Engel, Brücke, in letzter Zeit die Monographie über die Entwickelung der Lymphdrüsen von Saxer lehren uns, daß die Lymphdrüsen aus Gebilden einfacherer Konstruktion durch deren vollständige oder unvollständige Konfluenz hervorgehen. Die einfachen Saugaderdrüsen werden nach Teichmann und Engel zu zusammengesetzten Drüsen und Drüsengruppen. Die ursprünglich als eigentümliche Bindegewebskerne angelegten lymphadenoiden Gewebe werden nach Saxer zu Lymphdrüsen durch Vereinigung einer ganzen Gruppe solcher Kerne. Bei pathologischen Prozessen geht vielleicht der Zerfall in denselben Grundlinien vor sich, nach welchen sich der Aufbau vollzogen hat.

Den Anstoß zum Zerfall gibt gewiß die Kreislaufsstörung, die durch Vernichtung des Kapillarsystems innerhalb der Follikel und Markstränge, durch deren Umwandlung in epitheloides oder nekrotisches Gewebe, durch die Ausbildung der verschiedenen ischämischen Krankheitsprodukte entstanden ist. Im Anschluß daran kommt es bei manchen Drüsen zur Erweiterung der normal hier vorhandenen Blut- und Lymphwege, sowie auch durch den Reiz der nekrotischen und pathologisch veränderten Gewebe zur intensiven Bindegewebsentwickelung, was endlich zur Scheidung von Lymphdrüsenteilen gleichen Charakters, zur Abspaltung nekrotischer Partien von funktionsfähigen, zum Sprengen einer total verkästen Drüse in zwei bis drei morphologisch gleichwertige Teile führt.

Diskussion.

Herr Chiari-Prag: Ich glaube, daß in Bezug auf die geschilderten Befunde auch zu denken ist an die von Bayer zuerst beschriebene regeneratorische Neubildung von Lymphdrüsen.

Anmerkung bei der Korrektur:

Durch diese Darstellung der Vermehrung von bereits pathologisch veränderten Lymphdrüsen werden die schönen Resultate der Bayerschen Forschungen über die Neubildung und Regeneration von Lymphdrüsen nicht angetastet. Die vorstehende Schilderung sollte nur auf einen Modus der Teilung und Multiplikation von Lymphdrüsen die Aufmerksamkeit hinlenken. Bei der ausführlichen Beschreibung des in Frage kommenden Vorganges werde ich also keinesfalls unterlassen, der ausgezeichneten Arbeiten von Bayer, sowie der Forschungen von Ribbert in gebührender Weise zu gedenken.

XIX.

Herr M. Askanazy-Königsberg:

Über schwarze Kristalle beim Menschen.

In folgenden Worten möchte ich über ein Pigment berichten, dem man nach meiner in der Literatur gehaltenen Umschau bisher noch nicht begegnet zu sein scheint, obwohl sein Verhalten sofort die Aufmerksamkeit des Beobachters erregen müßte.

Im Sommer dieses Jahres wurde ein fast 3 Jahre alter Knabe (Zwilling) wegen einer Geschwulst in der Brustbeingegend der Königsberger chirurgischen Klinik (Professor Garrè) zugeführt. Diese Geschwulst[1]) soll schon bei der Geburt etwa erbsengroß gewesen und dann langsam gewachsen sein. Schon am Ende des ersten Lebensjahres fiel auf, daß sie mit bläulicher Farbe durch die Haut schimmerte, so daß sie vom Arzte für eine Blutcyste gehalten wurde. Eine Behandlung des Tumors hat bisher in keiner Weise stattgefunden, insbesondere ist keinerlei Einspritzung in denselben erfolgt.

Das Kind ist grazil gebaut, in gutem Ernährungszustand, frei von sonstigen Anomalien, frei von Ikterus.

Vor dem oberen Teil des Sternum ist in der Höhe des Ansatzes der 2. bis 3. Rippe ein etwa haselnußgroßer Tumor mit glatter Oberfläche sichtbar und fühlbar. Er schimmert blau durch die Haut hindurch, hat eine weiche, elastische Konsistenz und zeigt Fluktuation. Der Tumor ist auf dem Sternum, die Haut über dem Tumor verschieblich. — Der Tumor wurde größtenteils auf stumpfem Wege exstirpiert und zeigte dabei keine Verwachsung mit dem Brustbein. Nach der Eröffnung der fast pflaumengroßen Cyste fällt sofort die eigentümliche graugrüne Färbung des dickbreiigen Inhalts auf, in welchem außerdem noch zahlreiche bis stecknadelkopfgroße, rundliche, zerdrückbar weiche schwärzlich-grüne Bröckel eingeschlossen sind. Der Inhalt von der Konsistenz des Kuchenteigs haftet der Cystenwand innig an und läßt keine Haare erkennen. Solche fehlen auch in der Cystenwand, die teils glatt,

---

[1]) Die Krankheitsnotiz verdanke ich Herrn Dr. Halberstädter, Arzt an der hiesigen chirurgischen Klinik.

teils körnig beschaffen, rötlich oder epidermoidal weiß, streckenweise aber auch grünlich gefärbt ist. Unter dem Mikroskope finden sich in der graugrünen Inhaltsmasse Epithelschüppchen, zum Teil in ganzen Lagern, Cholestearintafeln, kleine und größere Fetttropfen, kleinste mattglänzende Körnchen, ganz vereinzelte Fettkörnchenzellen und ebenso spärliche unveränderte rote Blutkörperchen, die wahrscheinlich erst beim Aufschneiden der Cyste hineingelangt sind.

In den großen Fetttropfen fallen nun 2 Pigmente auf. Erstlich zeigt sich Hämatoidin, das an der leuchtend rotgelben Farbe, der typischen Kristallform (meist rhombische Tafeln oder Prismen, seltener Nadeln, eckige Körnchen oder diffuse eigelbe Pigmentflecke) und der H_2SO_4-Reaktion leicht zu erkennen ist. Zweitens ist aber noch ein anderes Pigment und zwar viel reichlicher vertreten, nämlich schwärzliche Nadeln und Nadelbüschel, die in manchen Fetttropfen zu amorph erscheinenden grünlichschwarzen Pigmentklumpen zusammengeballt sind. Durch leichten Druck auf das Deckglas werden die Nadelbüschel gelockert und auseinander geschoben. Auffallend ist immer wieder, wie oft sich die beiden Pigmente, das Hämatoidin und die schwärzlichen Kristalle, innerhalb desselben Fetttropfens vereinigt finden. Zuweilen liegen die schwarzen Nadeln über oder unter den Hämatoidintafeln oder auf einem diffus durch Hämatoidin gelb gefärbten Grunde. — In den makroskopisch bemerkbaren grünlich-schwarzen Krümeln sind die schwarzen Pigmentmassen in zahllosen dichten Haufen ebenfalls in einem fettigen Material eingehüllt und mit spärlicheren, aber konstant vorhandenen und durch ihre leuchtende Kontrastfarbe besonders auffallenden Hämatoidin-Kristallen untermengt. Gebilde, welche etwa vom Hämatoidin zu den schwarzen Kristallen überleiteten, waren nicht aufzufinden, sondern beide Pigmente waren in Farbe und Form um so strenger geschieden, als Hämatoidinnadeln nur seltener zu Gesicht kamen.

Die genauere Untersuchung des schwarzen Pigments ergibt, daß es sich hier durchweg um gerade, schmale, an den Enden meist zugespitzte Nadeln handelt, die von etwas wechselnder Länge sind, etwa zwischen 4 und 10 μ variierend. Diese isolierten kleinen Nädelchen kommen aber nur vereinzelt oder nur in einem dünnen Ausstriche der Pigmentmasse zur Beobachtung, denn die Nadeln haben eine ausgesprochene Neigung, sich in garbenförmigen Haufen dicht aneinander zu lagern. Durch solche Zusammenballungen wird aus den stäbchenförmigen oder schmalspindligen Nadeln eine breitere, plumpere Spindel. Manchmal durchkreuzen sich auch die Nadelbüschel. Die Farbe der einzelnen Nadel ist schwärzlich mit einem leichten Stich ins Grünliche oder Bräunliche. Größere Nadelbüschel erscheinen schwarz, geben aber auch bei Bewegungen der Mikroskopschraube einen grünlichen Reflex.

Bei der Prüfung auf seine chemischen Eigenschaften bewies das Pigment eine große Resistenz. Es blieb in Alkohol, Äther, Glycerin und Chloroform unverändert. So ließ sich das Pigment auch an Schnitten aus Alkoholmaterial und nach Celloidineinbettung an den später zu erwähnenden Stellen nachweisen. Für die weiteren Reaktionen war die Durchmengung mit Hämatoidin und auch der Einschluß in Fetttropfen störend. Wurde ein schwarzes Bröckchen in Chloroform gebracht, so trat durch Auflösung des Hämatoidins eine Gelbfärbung ein und die schwarzen Nadeln stiebten zum Teil auseinander. Es wurden demgemäß größere schwärzliche Partikel im Reagensglase mit viel Chloroform geschüttelt und dann stehen gelassen. Nach einigen Tagen schwebt über dem Chloroform eine dünne schwärzlich pigmentierte Schicht, von der nun Tropfen zur Untersuchung auf den Objektträger gebracht werden. Das Chloroform verdunstet in noch nicht einer Minute und es bleibt das schwarze Pigment (mit einzelnen Fetttröpfchen und Epithelschüppchen) auf dem Glase zurück. Hier laufen die mikrochemischen Reaktionen reiner und schneller ab als im ursprünglichen Material. Als Reagentien verdienen in erster Linie konzentrierte Schwefelsäure und Kalilauge Erwähnung. Bei Zusatz konzentrierter Schwefelsäure wird das Pigment hellbraun, nähert sich in seiner Farbe zunächst etwas dem melanotischen Pigment der Geschwülste, zeigt aber doch vielfach einen deutlichen Stich ins Olivgrüne. Allmählich wird die Farbennüance heller grünlich und verblaßt mehr und mehr, was sich auch an den einzelnen Nädelchen verfolgen läßt. Dabei tritt auch eine leichte diffuse grünlich-braune Färbung der Flüssigkeit bezw. morphotischen Elemente um die Kristalle auf. In konzentrierter Kalilauge tritt nach einiger Zeit die grünliche Nüance der schwarzen Kristalle deutlicher hervor, ähnlich wie in der Schwefelsäure, nur daß bei ersterer der grünliche Ton mehr vorherrscht. Bald ercheinen die Kristalle und Kristallbüschel in Kalilauge ausgesprochen grün, besonders bei stärkerer Vergrößerung vom Charakter des Olivgrün. Nebenher zeigt sich stellenweise auch eine diffuse grünliche Färbung. Nach einiger Zeit wird das Pigment lichtgrün und verblaßt schließlich vollends. Der Farbenwechsel und die Entfärbung bei Einwirkung von Schwefelsäure und Kalilauge auf das Pigment wird durch Erhitzung des Präparats beschleunigt. Konzentrierte Salzsäure, Eisessig, Ammoniak erzeugen in Stunden keine Veränderung des Pigments, selbst dann noch nicht, wenn die Flüssigkeit unter dem Deckglase bereits verdunstet ist. In konzentrierter Salpetersäure vollzieht sich die Farbenmetamorphose und Zerstörung des Pigments langsamer als in Schwefelsäure. Von Bedeutung ist die Frage nach dem Eisengehalt des Pigments. Nach Applikation von Ferrocyankalium und Salzsäure tritt auch nach längerer Zeit keine Spur von Blaufärbung ein, wodurch sich das Pigment also mikrochemisch als eisenfrei erweist. Auch eine makrochemische Reaktion an einem größeren auf dem Platinspachtel veraschten schwärzlichen Bröckel ergibt eine negative Rhodankalium-Reaktion. Das Fehlen von Eisen in unserem Pigmente stellt es also den melanotischen Pigmenten an die Seite. Eine von Dr. Ellinger angestellte Probe auf Schwefel-Gehalt (mittels Nitroprussidnatrium) ergab trotz der Beimengung von Epithelschüppchen ein negatives Resultat.

Für die Beurteilung des Entstehungsortes des Pigments interessiert nun noch seine Beziehung zur Cystenwand. Die Wand des cystischen Tumors besteht aus einem ziemlich gefäßreichen, auch von einigen frischen Blutungen durchsetzten Bindegewebe (mit Papillenbildung an einzelnen Stellen) und einem geschichteten Plattenepithel als innere Auskleidung, das vielfach eine deutliche Sonderung in ein Stratum germinativum, granulosum und corneum zuläßt. Da es gelang, einige zum Teil nachweisbar in die Epidermis der Cyste ausmündende Schweißdrüsen aufzufinden, ist die Cyste als Demoidcyste zu bezeichnen. Das Stratum corneum erhebt sich nun an vielen Orten zu einem mächtigen Lager, in welchem außer den Epidermisschüppchen die spaltförmigen Lücken ehemaliger Cholestearintafeln und unsere Pigmente wiederzutreffen sind. Einzelne schwarze Kristalle oder größere klumpige Nadelbüschel liegen in der verhornten Masse, stellenweise neben orangefarbenem Haematoidin. Dagegen ist die übrige Epidermis wie das Bindegewebe der Cystenwand einschließlich der besonders unter dem Deckepithel gelegenen kleinzelligen Infiltrationsherdchen durchaus frei von Pigment. Indessen nehmen vereinzelte Partien in der Cyste hier eine

Sonderstellung ein. Von den sogenannten Dermoidcysten des Eierstocks weiß man schon lange, daß an den Stellen der inneren Oberfläche, wo der epidermoidale Wandcharakter nie bestand, sich ein Granulationslager mit Fremdkörper-Riesenzellen entwickeln kann, in dem die talgigen und epidermoidalen Inhaltsprodukte organisch eingeschlossen, implantiert liegen.[1]) Jüngst hat B. Huguenin[2]) über einen analogen Befund an epidermoidalen Cysten in einer Mischgeschwulst des Hodens berichtet. Auch an intrakraniellen Epidermoiden werden solche Stellen beobachtet und von Beneke[3]) als Rupturen der Wand gedeutet. Im Bereiche der äußeren Haut sind vereinzelte analoge Beobachtungen von Böhm[4]), Henke[5]) und Aschoff[6]) an traumatischen Epithelcysten und Epidermoiden gemacht worden. Auf Grund eigener Erfahrungen an Dermoiden und Epidermoiden von der Haut der verschiedensten Körpergegenden kann ich behaupten, daß hier bei genauerer Untersuchung häufig ein oder einige Abschnitte zu finden sind, an denen die Epidermis fehlt und dafür eine riesenzellreiche Granulationszone, von dem Material des Cysteninhalts oft bunt durchsetzt, die Innenwand bilden hilft. Selbst das elastische und kollagene Bindegewebe der Kutis kann noch einem Granulationsgewebe an der betreffenden Stelle Platz machen, leider ohne Beweiskraft für die Entscheidung der Frage, ob die Haut hier verloren gegangen oder nie vorhanden gewesen ist. Auch an unserem Dermoid finden sich einige Bezirke, an denen die nachbarliche breite Oberhaut plötzlich ähnlich wie das Epithel der Speiseröhre an der Kardia aufhört, eine ganz nach dem Typus des Granulationsgewebes gestaltete breite Gewebszone an das Lumen stößt, die nach der Tiefe hin mehr in ein von Blutgefäßen und Mastzellen reichlicher durchsetztes Narbengewebe übergeht. In den großen, hellen, rundlichen Zellen, zum Teil wohl verfetteten Epitheolidzellen und in den Riesenzellen dieses Granulationsgewebes

---

[1]) Hildebrandt machte in Zieglers Beitr. Bd. 7 1890 S. 159 zuerst auf die sekundäre Implantation von Haaren aufmerksam. Klockow beschrieb in seiner unter meinen Augen verfaßten Dissertation (Über Eierstocksdermoide mit Karzinom. Königsberg, Mai 1901) nicht nur den gleichen Vorgang, sondern auch sekundäre Einpflanzung nekrotischer Plattenepithelkrebs-Massen.

[2]) Virchows Archiv, Bd. 167.

[3]) Virchows Archiv, Bd. 149 und 165 S. 518.

[4]) ibid Bd. 144.

[5]) Verhandl. dieser Gesellsch. IV. 1901 S. 173.

[6]) ibid p. 175.

bis in die Region der narbigen Metamorphose hinein finden sich nun unsere beiden Pigmente, nur spärlich Hämatoidin, reichlicher die schwarzen Kristalle. Mit starken Systemen, besonders bei Immersion, erkennt man genau, daß die schwarzen Nadeln fast alle in einzelnen oder zahlreichen Exemplaren im Protoplasma der großen rundlichen Zellelemente und der Riesenzellen eingeschlossen liegen.

Nach diesen Befunden dürfen wir annehmen, daß ebenso wie das Hämatoidin auch das schwarze Pigment nur sekundär der Cystenwand einverleibt ist und daß die schwarzen Kristalle im Cysteninhalt entstanden sind. Dabei ist ihre räumliche Beziehung einerseits zu den Fetttropfen, andererseits zu den Hämatoidinkristallen durchaus beachtenswert. Wie die letzteren und mit den letzteren haben auch sie sich besonders gern im Innern von Fett kristallinisch ausgeschieden. Die Frage, ob wir nun weiter schließen dürfen, daß die schwarzen Kristalle wie das Hämatoidin als Residuum alter Blutungen zu betrachten sind, d. h. ob sie zu den hämatogenen Pigmenten zu zählen sind, läßt sich mangels weiterer positiver Anhaltspunkte zur Zeit nicht entscheiden. Selbst an Analogien mangelt es vorläufig noch. Daß ein eisenfreies braunschwarzes Pigment überhaupt vom Blutfarbstoff abstammen kann, möchte man durch den Hinweis auf das melanotische Pigment der Malaria zu begründen versuchen. Allein dieses Malaria-Melanin entsteht doch, genau genommen, garnicht im menschlichen Gewebe, sondern im Leibe eines parasitären Eindringlings, des Plasmodium Malariae.

Der Befund von sicheren schwarzen Pigmentkristallen ist, soweit meine literarischen Nachforschungen reichen, beim Menschen bisher kaum einwandfrei erhoben. Daß das an ganz anderer Stelle entstehende und wohl aus anderer Quelle stammende melanotische Pigment nicht immer rundliche Körnchen, sondern bisweilen, wie z. B. im Retina-Epithel und in großen verzweigten Zellen in der Anlage von Federn [1]) mehr gestreckte, stäbchenförmige Elemente bildet, dürfte bekannt sein. Allein diese nur bei stärksten Vergrößerungen hervortretenden Differenzen der Form führen nicht zu unseren größeren nadelförmigen schwarzen Kristallen. Einige Bemerkungen über schwarze Pigmentkristalle finden sich in Virchows zusammenfassender Darlegung über pathologische Pig-

---

[1]) vgl. H. Post, Virchows Archiv Bd. 135 S. 479 und Rabl, Ergebnisse der Anatomie und Entw. Bd. VI 1896 S. 459.

mente im I. Bande seines Archivs.[1]) Nach der Angabe dieses Forschers hat Mackenzie 1835 in einer weichen melanotischen Masse im Inneren des Auges schwarze Partikeln von unbestimmter Form gefunden, zwischen welchen einzelne Kristalle von rhomboidaler Gestalt zerstreut waren. Die übrigen Angaben Virchows beziehen sich auf schwarze Kristalle in den Lungen, stammen aber aus einer Zeit, wo man dem Eindringen kristallähnlicher Kohlensplitter in die Luftwege noch nicht die Beachtung schenkte, wie heutzutage. So gibt Virchow von seinen schwarzen Kristallen in der Lunge an, daß sie sich weder in Kalilauge (p. 415) noch in konzentrierter Mineralsäure (p. 419) veränderten, und auch nach der Abbildung (Taf. III, Fig. 12) würden wir jetzt geneigt sein, den fraglichen Gebilden eine anthrakotische Natur zu vindizieren.

XX.

Herr G. Goerdeler-Magdeburg:

Die Eintrittspforte des Tuberkelbazillus und sein Weg bis zur Lunge.

Die Frage nach der Entstehung der Lungentuberkulose darf heute nicht als völlig eindeutig gelöst betrachtet werden. Nachdem früher ausschließlich durch Inhalation des Tuberkelbazillus die Lungeninfektion erklärt wurde, ist in letzter Zeit ein zweiter Infektionsmodus, nämlich der auf dem Blutwege, von verschiedenen Autoren in Betracht gezogen worden.

Angeregt durch meinen Chef, Herrn Geheimrat Aufrecht, der auf Grund seiner Untersuchungsergebnisse über die Genese des käsigen Tuberkels die Entstehung der Lungentuberkulose auf dem Blutwege vertritt, begab ich mich daran, selbständig dem Tuberkelbazillus, wenn ich mich so ausdrücken darf, auf seinen Pfaden innerhalb des menschlichen Körpers nachzuspüren, speziell seinen Weg nach der Lunge zu verfolgen; allerdings richtete ich von vornherein mein Augenmerk speziell auf das etwaige Eindringen

[1]) l. c. S. 396—399.

des Bazillus in die Lungen durch die Blutbahn, oder allgemeiner gesagt durch Gefäßbahnen bei Berücksichtigung nämlich der Lymphwege.

Ich ging dabei von folgender Überlegung aus: Irgendwo an einer Stelle des Körpers kann sich ein tuberkulöser Herd befinden, und von diesem aus werden nun unter Umständen Tuberkelbazillen in die benachbarten Venen aufgenommen und weiter durch das rechte Herz in die Arteria pulmonalis und damit in die Lungen transportiert. Eine zweite Möglichkeit ist die, daß von einem primären Herd Tuberkelbazillen zunächst in die Lymphwege geraten, um von diesen aus schließlich die Lungen zu infizieren. Der Lymphbahnen kommen nun theoretisch gedacht eine mannigfache Zahl in Betracht, auf Grund jedoch der Beobachtungen bei Sektionen erweist sich nur eine bestimmte Gruppe als der eingehenderen Untersuchung wert. Wenn man erwägt, wie nicht so selten man gelegentlich von Autopsien die ganze Kette der Hals- und Mediastinallymphknoten bis hinab zu den Lungenhilus tuberkulös erkrankt findet, so drängt sich einem von vornherein der Gedanke auf, daß, wenn überhaupt eine Lungeninfektion auf dem kombinierten Lymph-Blutwege möglich ist, diese viel umstrittene Frage am ehesten durch eine systematische Untersuchung der Hals- und Mediastinallymphbahnen geklärt werden kann. Schon einer meiner ersten Befunde, wo ich nachweisen konnte, daß von einem verkästen Bronchiallymphknoten durch einen diesem adhärenten kleineren Lungenarterienast Tuberkelbazillen hindurchgedrungen waren, spornte mich an, weitere Untersuchungen anzustellen. Ich sagte mir: Ein Eindringen von Tuberkelbazillen in die Pulmonalarterie und mithin eine Infektion der Lungen auf der Blutbahn liegt im Bereich der Möglichkeit. Im vorliegenden Falle waren die Bazillen aus einem tuberkulös erkrankten Lymphknoten des Lungenhilus eingewandert. Wie können nun ihrerseits die an den Lungenhilus gelegenen Lymphknoten affiziert werden? Der Weg ist ziemlich klar, die Bazillen können von weiter aufwärts, von den Halslymphknoten her gekommen sein. Und wie erfolgt nun die Infektion der letzteren? Irgend ein primärer Herd ganz allgemein gesagt am Kopfe vermag die Ursache abzugeben, sei es eine tuberkulöse Affektion der äußeren Haut oder der Schleimhaut der Mundhöhle, sei es ein an einer anderen Stelle des Kopfes gelegener Herd, soweit derselbe Beziehungen zu den Halslymphknoten hat. Von all diesen primären

Lokalisationsstätten jedoch schien mir der ganzen Sachlage nach ein Organsystem von vornherein als der näheren Untersuchung wert, nämlich die Tonsillen. Sind diese doch ihrer ganzen Lage nach durchaus einer tuberkulösen Infektion zugänglich, die Gaumentonsillen mehr einer Infektion durch die Nahrung, die Rachentonsillen mehr einer solchen durch die eingeatmete Luft, und sind doch in der Tat schon von einer Reihe von Untersuchern tuberkulöse Affektionen dieser Organe nachgewiesen worden. Nachdem ich auf Grund solcher theoretischer Erwägungen den Transport von Tuberkelbazillen von den Tonsillen aus bis zu den Bronchiallymphknoten mit der Möglichkeit einer definitiven Infektion des Lungenparenchyms selbst als durchaus möglich ansehen durfte, ging ich daran, durch Untersuchungen einen derartigen Infektionsmodus der Lungen nachzuweisen.

Kommt ein derartiger Infektionsmodus in Wirklichkeit vor, dann wird man von vornherein verlangen müssen, alle Stadien der Wanderung von Tuberkelbazillen von den Tonsillen aus auf dem vorerwähnten Wege bis zu dem Lungenparenehym gelegentlich von Sektionen vorzufinden.

Ich habe nun das gesamte Sektionsmaterial der inneren Abteilung des Altstädter Krankenhauses zu Magdeburg nach diesem Prinzip untersucht in dem Laufe ziemlich eines ganzen Jahres.

Ausgeschlossen von der Untersuchung habe ich natürlich Fälle, in denen sich ältere und ausgedehntere tuberkulöse Veränderungen an den Lungen fanden; hier, wo der Beginn der Erkrankung schon jahrelang zurückzudatieren war, würde es aus begreiflichen Gründen unmöglich sein, den Infektionsmodus klarzustellen. Ich wählte mir solche Fälle, wo die Lungen frisch erkrankt waren, und dann natürlich — und das war die weitaus größere Zahl — Fälle, wo an den Lungen nichts von tuberkulösen Veränderungen vorhanden war. Es liegt in der Natur der Sache, daß das beste Untersuchungsobjekt kindliche resp. jugendliche Leichen abgeben, an denen ja entweder gar keine oder vorkommendenfalls mehr frische Prozesse tuberkulöser Natur im Bereich der Lungen etabliert sind. Außerdem bilden kindliche Leichen ja gerade für das Studium der Drüsentuberkulose so günstige Objekte. — Die Zahl meiner untersuchten Sektionsfälle beläuft sich auf 60; diese nun teile ich in vier Gruppen.

Gruppe I umfaßt solche Fälle, in denen die Lungen frei waren von tuberkulösen Veränderungen und auch keinerlei Hals- und Mediastinaldrüsenerkrankungen sich fanden; in diesen Fällen — es handelt sich um 21 — konnten also möglichenfalls nur die Tonsillen erkrankt sein. Bei einem 3 Monate alten Knaben fanden sich in beiden etwas hyperplastischen Gaumentonsillen vereinzelte Tuberkel, bei einem 2 Monate alten Mädchen in der linken Tonsille ein stecknadelkopfgroßer, gelblich-trockener Herd, der im Abstrich Tuberkelbazillen enthielt; in den übrigen 19 Fällen fiel die Untersuchung negativ aus. Immerhin ist das Resultat ein insofern bemerkenswertes, als hiernach schon in ganz frühem Alter die Gaumentonsillen infiziert waren; nebenbei bemerkt waren die 19, wo die Untersuchung kein positives Resultat förderte, größtenteils Kinder unter einem Jahr, nur drei wenig über ein Jahr alt.

Zur Vervollständigung dieser Gruppe schließe ich die Ergebnisse an, die ich durch Untersuchung von Tonsillen Lebender gewonnen habe. Herrn Dr. Martin Müller zu Magdeburg verdanke ich eine Serie von 10 Gaumentonsillenpaaren und 16 Rachentonsillen, die er exstirpiert und mir übersandt hatte. Unter den 16, meist beträchtlich vergrößerten Rachentonsillen fanden sich 3 mit frischer Tuberkeleruption, unter den Gaumentonsillen, die alle erheblich hyperplasiert waren, 2 tuberkulös affizierte. Die Träger all dieser Tonsillen, Kinder zwischen 4 und 10 Jahren, boten keinerlei Anzeichen einer Lungentuberkulose.

Es folgt die Gruppe II. Hier finden sich die Fälle, wo Lungen und Mediastinaldrüsen frei waren, wo ich aber schon am Halse vergrößerte und teilweise bei makroskopischer Betrachtung verdächtige Lymphknoten antraf. Bei einem 11 Monate alten Knaben waren beide Gaumentonsillen auf das doppelte des Normalen vergrößert, enthielten in ihrem Inneren einzelne punktförmige, gelbliche Herde, und beim Untersuchen des Abstriches wurden Tuberkelbazillen konstatiert. An beiden Kieferwinkeln waren je drei kleinere graue Lymphknoten mit minimalen, grau-gelblichen Knötchen, die sich mikroskopisch als Tuberkel erwiesen.

In einem zweiten Fall, einem einjährigen Mädchen, fand sich am rechten Kieferwinkel ein über linsengroßer, grauer Lymphknoten mit Tuberkeln; hier war jedoch in den Gaumentonsillen nichts Tuberkulöses nachzuweisen.

Die übrigen 7 Fälle ergaben keinen positiven Befund.

Kurz vor Abschluß meiner Arbeit erhielt ich von Herrn Oberarzt Dr. Habs in Magdeburg Lymphdrüsenpackete zugeschickt, die er einem Manne von beiden Halsseiten entfernt hatte; sie waren größtenteils verkäst, und die beiden nachträglich exstirpierten hyperplastischen Gaumentonsillen erwiesen sich auch als tuberkulös affiziert; die Lungen waren, so weit es sich klinisch feststellen ließ, gesund.

In der Gruppe III rangieren die Fälle, in denen die Lungen selbst intakt, wo aber die bronchialen Lymphknoten zunächst ganz allgemein gesagt vergrößert gefunden wurden. Bemerkenswert ist zunächst nachfolgendes Sektionsergebnis. Es handelt sich um einen dreijährigen, an Morbillen gestorbenen Knaben. In beiden Gaumentonsillen, die makroskopisch intakt erschienen, ganz wenig Tuberkel. An beiden Kieferwinkeln je drei bis vier erbsen- bis kleinbohnengroße graurote Lymphknoten, einzelne solcher Lymphknoten weiter abwärts an beiden Halsseiten, oberflächlich gelegen; an beiden Lungenhilus erbsen- bis bohnengroße, graurote Lymphknoten; all die erwähnten Lymphknoten zeigten auf dem Durchschnitt graue, etwas glasige Knötchen, die sich als echte Tuberkel erwiesen.

Bei einem sechs Monate alten Mädchen war die Rachentonsille hyperplastisch, enthielt Tuberkel; die Gaumentonsillen ohne Befund. Am linken Kieferwinkel drei kleine graue Lymphknoten mit verkästen Tuberkeln im Zentrum, am rechten Kieferwinkel vier kleine Lymphknoten ohne Tuberkel, an beiden Halsseiten längs der großen Gefäße bis kirschkerngroße graurote Lymphknoten, ebensolche an beiden Lungenhilus.

Des Interesses wert ist ein dritter Fall. Er betrifft ein siebzehnjähriges Mädchen. Beide Gaumentonsillen tuberkulös affiziert, an beiden Kieferwinkeln je ein erbsengroßer Lymphknoten — in dem am linken Kieferwinkel gelegenen bei mikroskopischer Untersuchung vereinzelte Tuberkel. An beiden Halsseiten hier und da kleine, graurötliche Lymphknoten, am unteren Trachealende beiderseits je zwei, am linken Bronchus einzelne, teilweise verkäste Knoten; am linken Lungenhilus bis bohnengroße, zum Teil verkäste Lymphdrüsen. Einer von diesen zwei kleinere Lungenarterien-Äste adhärent. Bei mikroskopischer Untersuchung letzterer fanden sich bei einem Ast in der Adventitia Granulationsherde nach Art des Tuberkels. Auch hier handelt es sich meiner Überzeugung nach um Infektion von den Tonsillen aus. Wenn auch die Erkrankung der Hilusdrüsen älter erscheint als die der Kieferwinkel, und wenn die weiter abwärts am Halse gelegenen Lymphknoten anscheinend nicht erkrankt sind, so spricht das nicht gegen meine Auffassung. Wir wissen von anderweitigen Bakterien-Infektionen her, daß die zunächst an einer bestimmten Körperstelle angesiedelten Mikroorganismen auf dem Lymphwege fortgeschleppt werden können derart, daß sie die zunächst gelegenen Lymphdrüsen passieren, ohne an ihnen merkliche Veränderungen hervorzurufen, um schließlich sich in einer entfernter gelegenen Gruppe festzusetzen. Besonders zu beachten an dem letztgenannten Falle ist die Tatsache der Adhärenz von Lungenarterien-Ästen an tuberkulös erkrankten Hilusknoten und das Übergreifen der Erkrankung von diesen auf die Adventitia. Wäre der Prozeß weiter geschritten, so wäre schließlich auch die Intima in Mitleidenschaft gezogen worden, und damit hätte dann ein Einbruch der Bazillen in die Lunge erfolgen können. So war letztere noch verschont geblieben.

In der III. Gruppe, die im ganzen 17 Fälle umfaßt, finde ich noch einzelne, wo entweder tuberkulös erkrankte Lymphdrüsen an den Kieferwinkeln oder solche an den Lungenhilus vorhanden waren; hier ließ sich eine fortlaufende Infektion nicht mit Sicherheit feststellen, was jedoch nicht gegen die Möglichkeit einer solchen spricht. —

Als letzte Gruppe folgt die Gruppe IV. Hier nun habe ich die Fälle zusammengetragen — es sind ihrer 13 —, wo sich in den Lungen frische tuberkulöse Veränderungen etabliert hatten. Bei einem 5 Monate alten Mädchen fand sich in der rechten, nicht vergrößerten Gaumentonsille ein stecknadelkopfgroßer Herd im Innern, der, wie ein Abstrich ergab, Tuberkelbazillen enthielt. An beiden Halsseiten von den Kieferwinkeln abwärts längs der großen Gefäße bis kirschgroße, ganz oder teilweise verkäste Lymphknoten; ebensolche, nur etwas kleinere, zu beiden Seiten der Hauptbronchen bis zu den Lungenhilus. Im rechten Unterlappen ein kirschgroßer Käseherd, umgeben von einem schmalen, grauroten, hepatisierten Bezirk.

Bei einem zweiten ebenso alten Mädchen waren die Gaumentonsillen hyperplastisch und enthielten Tuberkelbazillen. An beiden Kieferwinkeln je ein bohnengroßer, teilweise verkäster Lymphknoten; in der Tiefe des Halses zu beiden Seiten der Trachea eine ganze Kette verkäster Knoten, die sich längs der Hauptbronchen bis zu den Lungenhilus hinzog; an letzteren selbst Pakete von teilweise verkästen Knoten. Im rechten Oberlappen verschiedene linsengroße, unregelmäßig umgrenzte, von lufthaltigem Parenchym umgebene Käseherde; vereinzelte solcher Herde auch im Unterlappen und in der linken Lunge.

Ein achtjähriges Mädchen hatte makroskopisch normal aussehende Gaumentonsillen; bei mikroskopischer Untersuchung fanden sich in ihnen typische Tuberkel. An beiden Kieferwinkeln und weiter abwärts an beiden Halsseiten entlang den Gefäßstämmen bis bohnengroße, verkäste Lymphknoten; einzelne solcher Knoten am unteren Ende der Trachea und an den Lungenhilus. In den Lungen selbst tuberkulöse Herde, dargestellt durch Gruppen grauer Knötchen ohne Narbenumwallung. In all den drei zitierten Fällen bestand überdies eine akute allgemeine Miliartuberkulose. Bei den nicht erwähnten 10 Fällen, wo wie gesagt die Lungen frisch tuberkulös affiziert waren, konnte sich ein kontinuierlicher Infektionsweg von den Tonsillen bis zu den Bronchial-Lymphknoten nicht nachweisen lassen; es zeigten letztere fast stets tuberkulöse Veränderungen, teilweise schon älterer Natur, jedoch waren an den Hals-Lymphknoten entweder nichts Besonderes festzustellen oder, wenn sie tuberkulös erkrankt waren, so waren sie es einzeln, niemals in kontinuierlicher Aufeinanderfolge. —

Überblicken wir noch einmal die gewonnenen Ergebnisse, so zeigt sich, daß man in der Tat öfters bei tuberkulöser Erkrankung der Tonsillen eine fortschreitende Infektion der abwärts gelegenen Lymphknoten bis zu den Bronchialdrüsen findet. — Die Infektion der Lungen nun von den Drüsen aus kann auf verschiedenem Wege erfolgen. Die Tuberkelbazillen können mit dem Lymphstrom in die Vena anonyma und von dort durch das rechte Herz in die Lungenarterie gelangen. Eine weitere Möglichkeit ist die, daß von einer tuberkulös affizierten Bronchialdrüse in adhärente Äste der Lunganarterien die Tuberkelbazillen einbrechen. Dieser Modus kommt in Wirklichkeit vor, wie ich es bisher an zwei sicheren Fällen nachgewiesen habe. Das eine Mal waren bei frischer Tuberkulose des rechten Oberlappens und gleichzeitiger allgemeiner Miliartuberkulose an einem von mehreren verkästen Lymphknoten am rechten Lungenhilus ein Pulmonalarterien- und ein Pulmonalvenenast adhärent. In der Wandung dieser beiden Äste nun ließen sich bis dicht unter die Intima Tuberkelbazillen nachweisen, ohne daß — und dies verdient besondere Beachtung — die Wandungen selbst sich verändert zeigten. In einem zweiten Falle bei schon ausgedehnterer Lungenphthise fanden sich in einem einer verkästen und indurierten Bronchialdrüse anhaftenden Lungenarterienast ganz vereinzelte Tuberkelbazillen in dessen Wandung. Wenn man erwägt, daß nicht selten, besonders bei älteren Lungentuberkulosen, Lungenarterienäste adhärent an mehr oder weniger tuberkulös erkrankten Hilusknoten angetroffen werden, so ist ein Durchwandern von Tuberkelbazillen nicht von der Hand zu weisen, besonders in Anbetracht der letzterwähnten beiden Fälle. Wenn man nun auch nicht immer Bazillen in der Gefäßwand findet, so widerspricht das den hier gezogenen Schlußfolgerungen nicht. Aus technischen Gründen wird es sehr schwierig sein, die Bazillen stets nachzuweisen.

Nun könnte jemand den Einwand erheben, daß bei Eindringen von Tuberkelbazillen in die Pulmonalarterie, mithin in den Blutkreislauf eine allgemeine Miliartuberkulose entstehen müßte. Dem ist jedoch nicht so. Halte ich mich an meine beiden oben zitierten Befunde, so scheinen an einer Durchwanderung von Lungenarterienästen zunächst nur wenig Bazillen sich zu beteiligen. Gelangen diese in den Kreislauf, so gehen sie möglicherweise bei ihrer geringen Zahl bald zu Grunde, bleiben sie am Leben, dann werden sich die wenigen Bazillen zunächst in den Lungenkapillaren, besonders dort, wo die Zirkulationsverhältnisse für sie günstig zu einer Ansiedelung liegen, festsetzen und hier ihr zerstörendes Werk beginnen. Nur dann, wenn sehr viele Bazillen eindringen und ungestört die Lungenkapillaren passieren, wird natürlich eine allgemeine Tuberkulose die Folge sein.

Resümiere ich kurz meine Beobachtungen, so glaube ich den Beweis erbracht zu haben, daß eine tuberkulöse Infektion der Lungen auf dem Blutwege vorkommt und daß diese Infektion ihren Ausgang nimmt von tuberkulös erkrankten Hals- und Bronchiallymphknoten; als Eingangspforte dienen in solchen Fällen die Tonsillen.

Freilich könnte jemand meine Beweisführung umkehren und behaupten — das ist auch geschehen, nicht die Tonsillen sind primär und die Lungen sekundär erkrankt, sondern es verhält sich umgekehrt; die Lungen werden zuerst ergriffen, dann die Bronchialdrüsen und von diesen aufsteigend die Halslymphknoten und Tonsillen. Hiergegen führe ich meine Gruppe I und II ins Feld, wo ohne Bronchialdrüsenerkrankung die Halsdrüsen affiziert waren und wo die Erkrankung der Tonsillen sehr gut die der Halsdrüsen erklärte. Nehme ich die Gruppe III, so wäre es etwas eigentümlich, daß die Lungen hier die Invasionsstelle bilden sollten, ohne selbst auch nur die geringsten tuberkulösen Veränderungen aufzuweisen, während dem Tatbestande nach es am naturgemäßesten ist, den Eintritt der Tuberkelbazillen nicht unten an den Lungen, sondern vielmehr oben an den Tonsillen zu suchen. Bei Betrachtung der Gruppe IV dürfte es nach den voraufgegangenen Befunden in den ersten drei Gruppen nicht zulässig sein, die meisten geringfügigen tuberkulösen Lungenaffektionen als das Primäre und die älteren Drüsenaffektionen als das Sekundäre hinzustellen.

Der Nachweis des Eindringens der Tuberkelbazillen von den Drüsen in die Lungen wird unter Umständen für den einzelnen Fall auf große Schwierigkeiten stoßen. Aber diese Schwierigkeit eines strikten Beweises spricht in den einzelnen Fällen durchaus nicht dagegen.

Ich für meinen Teil halte mich zwar nicht für berechtigt, nun ein für allemal eine tuberkulöse Infektion der Lungen nach Art des geschilderten Modus anzunehmen, aber andererseits ist es in der Tat meine Überzeugung, daß der Tuberkelbazillus jenen Weg einschlagen kann und es auch vielfach tut. Die Annahme einer primären Tonsillar- mit sekundärer Drüsentuberkulose wird über manche anderweitige tuberkulöse Erkrankung Licht verbreiten, wo jetzt noch Dunkel herrscht.

XXI.

Herr Aufrecht-Magdeburg:

Die verschiedene Genese des grauen und des käsigen Tuberkels.

(Hierzu Taf. II.)

M. H. Vor einem Jahre war ich[1]) in der pathologisch-anatomischen Sektion der Naturforscher-Versammlung in Hamburg, zu deren namhaftesten Teilnehmern diejenigen Mitglieder der deutschen pathologischen Gesellschaft gehörten, welche ich auch heut — fast ohne Ausnahme — hier versammelt sehe, unter Vorlegung der entsprechenden Präparate dafür eingetreten, daß die Veränderungen des Lungengewebes, welche den Anfang der Lungenschwindsucht darstellen, von kleinen Gefäßen ausgehen, deren Wand durch Zellvermehrung eine außerordentliche Verdickung erfährt und deren Lumen meist durch Thrombose verlegt wird, so daß der von diesen Arterien versorgte Abschnitt nach Art eines Infarktes seiner Ernährung beraubt ist.

Als Erreger dieser Gefäßerkrankung konnte ich den Tuberkelbazillus erweisen, welcher sich zwischen den Zellen derartig verdickter Gefäßwände in großer Reichlichkeit vorfindet.

Ferner habe ich schon im vorigen Jahre über den Weg, auf welchem die Tuberkelbazillen in die Blutgefäße der Lungen geführt werden, nähere Angaben gemacht. Dieser Weg war unschwer festzustellen, nachdem mein Assistenzarzt Herr Dr. Goerdeler meine Vermutung bestätigt hatte, daß Tuberkelbazillen aus käsigen Bronchialdrüsen, welche Lungengefäßen im Hilus der Lungen adhärieren, durch die intakte Gefäßwand hindurch in das Gefäßlumen eindringen können.

Als Eintrittsstelle des Bazillus in den Körper, von der aus er in die Hals- resp. Mediastinaldrüsen gelangt, hatte ich teils auf Grund selbstbeobachteter charakteristischer Sektionsfälle, teils auf Grund der Angaben anderer Autoren die Tonsillen angesehen.

---

[1]) Aufrecht, Die Genese der Lungentuberkulose. Verhandlungen der deutschen pathologischen Gesellschaft. 1902 Bd. IV. S. 65.

Wie aus der heutigen Mitteilung des Herrn Dr. Goerdeler hervorgeht, dürfte das primäre Befallensein der Tonsillen und zwar im frühesten Kindesalter wohl nicht mehr zu bezweifeln sein.

Von hier aus aber brauchen die Bazillen nicht erst bis zu den Mediastinaldrüsen geführt zu werden, um durch die Arteria pulmonalis oder einen ihrer Äste in die Lunge zu gelangen. Nachdem einmal die Permeabilität intakter Gefäßwände erwiesen ist, liegt es klar auf der Hand, daß sie auch von erkrankten Halsdrüsen aus in benachbarte oder inmitten dieser Drüsen liegende Venen geraten und mit dem Blute durch das rechte Herz in die Lunge geführt werden können.

Demnach kann ich behaupten, daß durch die von mir erwiesene Struktur des käsigen Tuberkels als eines in Folge der Gefäßwand-Erkrankung entstandenen nekrotischen Herdes, ferner durch den Nachweis der Permeabilität der normalen Gefäßwand für den aus adhärenten käsigen Mediastinal- und Halslymphdrüsen hervorgehenden Tuberkelbazillus und schließlich durch die festgestellte Propagation des Tuberkelbazillus von den Tonsillen aus bis zu den Halslymphdrüsen der Weg des Tuberkelbazillus von der Außenwelt bis zum Lungengewebe klar erwiesen ist, während für das bisher angenommene Eindringen des Tuberkelbazillus in die Lungen auf dem Wege der Inhalation kein sicherer Beweis erbracht ist, ja alle bisherigen Annahmen, welche dafür sprechen sollten, von namhaften Autoren in Zweifel gezogen worden sind.

Übrigens spricht außer dem durch den histologischen Befund erwiesenen Zusammenhange des käsigen Lungentuberkels mit Blutgefäßen, gegen die Annahme seiner Entstehung durch inhalierte Tuberkelbazillen auch die Tatsache, daß bezüglich der Gefäßwand-Verdickung, des Aussehens und der feineren Struktur die käsigen Tuberkel in der Milz und in der Niere mit den käsigen Lungentuberkeln vollkommen übereinstimmen.

Heute bin ich nun im stande, Ihnen von einem weiteren Ergebnis meiner fortgesetzten Untersuchungen über die Genese der Tuberkulose Mitteilung zu machen. Dasselbe kann ich vorweg in die Worte fassen: Die Entstehungsweise des gelben käsigen und die des grauen Tuberkels sind durchaus verschiedene; niemals geht der graue Tuberkel in den käsigen über.

Wie aus der hier vorgelegten Abbildung von zwei käsigen Lungentuberkeln (Taf. II, Fig. 2) ersichtlich ist, bestehen dieselben aus zwei Abschnitten von sehr ungleicher Struktur. Ein zentral gelegener Kern hebt sich scharf von seinem völlig anders gestalteten Ringe ab. Ersteres zeigt ein durch das Biondi-Heidenhainsche Gemisch rötlich gefärbtes Aussehen bei ganz eigenartigem, auffällig strahligem Gefüge. Die ringförmige Einfassung dagegen enthält in bindegewebiger Grundsubstanz zahlreiche Zellen und auch rote Blutkörperchen. So sehen die meisten käsigen Lungentuberkel aus. Bei gleicher Struktur kommt eine Abweichung nur insofern vor, als die Form bisweilen keine runde, sondern eine mehr längliche ist und der peripherische Ring weniger bindegewebige Struktur zeigt und mehr aus Rundzellen zusammengesetzt erscheint, was wahrscheinlich auf einer Verdeckung der Grundsubstanz durch die Zellen beruht.

An diesen Befund mußte sich selbstverständlich die Frage knüpfen: Welches ist das Schicksal des käsigen Lungentuberkels und wie entsteht er?

In betreff des ersteren Punktes ließ sich leicht Aufklärung schaffen. Das strahlige Gefüge des Zentrums bekommt weiterhin ein gleichmäßig amorphes Aussehen; es fällt der vollkommenen Nekrose anheim.

Schwieriger und lange Zeit vollkommen unmöglich war mir die Lösung der Frage: Wie kommt der käsige Knoten zu stande, insbesondere wie läßt sich das eigentümlich strahlige Aussehen erklären?

In einzelnen seltenen Fällen fand ich das Zentrum des Knötchens ausschließlich aus roten Blutkörperchen bestehend, während der peripherische Teil von Alveolen gebildet wurde, welche Rundzellen und Fibrin enthielten. Ich durfte in solchen Fällen das Zentrum des jedenfalls sehr frischen Tuberkels als das Resultat einer miliaren Blutung ansehen. Aber das strahlige Aussehen, welches die allermeisten Tuberkel bieten, war damit nicht erklärt.

Endlich fand ich die Lösung. In einem Falle ausgebreitetster Lungentuberkulose, welche sehr rasch verlaufen war, kam mir unter zahlreichen Schnitten auch ein solcher zu Gesicht, in welchem das zum Tuberkel führende Gefäß in der Längsrichtung getroffen war. Ich lege Ihnen die Abbildung dieses Präparates bei etwa 60facher Vergrößerung und das Präparat selbst unter einem der aufgestellten Mikroskope vor. Dasselbe verdient besondere Beachtung, weil es zur Erläuterung der Genese des käsigen Tuberkels vollkommen ausreichen dürfte (Taf. II, Fig. 1).

Wie schon der erste Blick auf die Figur zeigt, dringt ein mit roten Blutkörperchen prall gefülltes Gefäß in das Gebilde ein, welches makroskopisch einen von den vielen in diesem Falle vorhandenen käsigen Tuberkeln darstellt. Und dieses Gebilde! Es besteht ganz und gar aus Kapillaren, welche durch Rückstauung des Blutes so dicht gefüllt sind, daß ihre Wände größtenteils aneinander stoßen und nur am Anfang des Gefäßes sowie an einzelnen Stellen des Hauptherdes voneinander deutlich abgrenzbar sind. Die in den Kapillaren vorhandenen Blutkörperchen aber sind schon miteinander vollkommen verschmolzen. Solcher Herde, wie dieser einer ist, sind in dem Präparat, welches ich Ihnen vorzulegen habe, noch mehrere vorhanden, nur ist bei diesen das zuführende Gefäß nicht in seiner Längsrichtung, sondern senkrecht zu derselben getroffen.

Durch diesen Befund ist das allerfrüheste Stadium des käsigen Tuberkels objektiv erwiesen und mein bisheriger, aus den Befunden weiter vorgeschrittener Stadien gezogener Schluß, daß dieser Tuberkel ein nekrotischer, dem peripherischen Teile eines erkrankten Gefäßes entsprechender Herd ist, unzweideutig festgestellt.

Hiermit ist aber auch das bei weitem häufiger vorfindliche strahlige Aussehen des mikroskopisch vergrößerten Tuberkels erklärt. Es ist der Rest untergegangener Kapillaren mitsamt ihrem Inhalt. Erst an diese der Entstehung des käsigen Tuberkels primär zu Grunde liegende Veränderung schließt sich als nächstes Stadium die umgebende Entzündung an. Dieselbe führt zur Bildung eines ringförmigen Walles, welcher aus Rundzellen in bindegewebiger Grundsubstanz besteht und häufig auch eingesprengte rote Blutkörperchen enthält.

Jene Fälle, wo das Zentrum des in der ersten Bildung begriffenen Tuberkels fast nur rote Blutkörperchen aufweist, sind als Folge einer Blutung aus den mit Blut überfüllten Kapillaren zu betrachten.

Daß ein derartig thrombosiertes Gefäß mit seinen strotzend gefüllten Kapillaren die Substanz mehrerer Alveolen verdecken muß, liegt auf der Hand. Unter dem Einflusse der Ernährungsstörung gehen innerhalb dieses Gefäßgebietes Alveolenwände mitsamt dem Alveolar-Epithel zu Grunde. Wahrscheinlich entstehen nur bei etwas langsamerem Verlauf innerhalb der Alveolen Riesenzellen, bei deren Bildung das in die Alveolen ausgetretene Blut von besonderer Bedeutung zu sein scheint. Wenigstens habe ich wiederholt innerhalb der Tuberkelherde Alveolen gefunden, welche mit einer gleichmäßig rötlichen, nur auf zusammengeschmolzene rote Blutkörperchen zurückführbaren Masse gefüllt waren, in deren Peripherie sich runde Vakuolen vorfanden.

Übrigens bietet auch die Niere ein sehr geeignetes Objekt für die Feststellung der Beziehung erkrankter Gefäße zum käsigen Tuberkel, dessen strukturelle Übereinstimmung mit dem Lungentuberkel ich schon betont habe. Man findet in der Niere bisweilen bis zu amorpher Masse zerfallene käsige Tuberkel, deren Zentrum von einem, mit Blutkörperchen prall gefüllten Gefäße gebildet wird, dessen Wand aber nur noch aus einem fibrösen Ringe besteht. Neben solchen Formen finden sich auch einzelne, das erste Stadium des käsigen Tuberkels darstellende bazillenhaltige Herde mit stark verdickter Gefäßwand und ringsherum wohlerhaltenem nur rötlich gefärbten Nierenparenchym.

Da nun alle diese Befunde geradezu zwingend zu dem Resultat führen, daß der käsige Tuberkel eine Folge der Stauung des Blutes in kleineren, durch die Einwirkung des Tuberkelbazillus erkrankten Gefäßen mit Rückstauung in allen dazu gehörigen Kapillaren ist, an welche sich die Nekrose des Herdes anschließt, und auf diese Weise die Entstehung des käsigen Tuberkels positiv erklärt ist, muß es von vornherein ausgeschlossen erscheinen, daß der graue Tuberkel sich an der Bildung des käsigen Tuberkels beteiligt.

Für die Richtigkeit dieser Ansicht aber lassen sich weitere Beweise erbringen. Der hauptsächlichste aber ist durch die Tatsache gegeben, daß bei allgemeiner Tuberkulose in den Lungen, in der Milz, in den Nieren käsige Tuberkel vorhanden sind, in der Leber dagegen nur graue. Es ist ja längst bekannt, daß in diesem Organ fast niemals käsige Tuberkel vorkommen.

Hierfür zeitliche Differenzen als maßgebend anzusehen, dürfte wohl nicht angehen. Denn bei einer akut verlaufenen, allgemeinen Tuberkulose läßt sich mit Sicherheit annehmen, daß die Bazillen durch die Blutgefäße zu den genannten Organen gleichzeitig gelangt sind, also zur Leber nicht später als zur Milz und zu den Nieren.

Für die Tatsache, daß in den zuletzt genannten Organen käsige Tuberkel zu stande kommen, während in der Leber trotz gleichzeitigen Eindringens der Bazillen graue Tuberkel auftreten, ist nur ein einziger Grund vorhanden, das ist die Verschiedenheit der Endausbreitung der Gefäße.

Wir wissen nach den ausgezeichneten Untersuchungen Cohnheims, daß vornehmlich die Milz, die Nieren, die Lungen zu den Organen gehören, in welchen nur Endarterien vorkommen. Wenn nun, wie es bei der Tuberkulose der Fall ist, der Bazillus gerade die letzten Ausläufer derselben schädigt, dann ist in diesen Organen der entsprechende Gefäßbezirk hülflos dem Untergange geweiht; es kommt in demselben zur Nekrose und in dem nekrotischen Herd entwickelt sich von seinem ersten Sitz, d. h. von der Gefäßwand aus, in reichlichster Menge der Tuberkelbazillus. Der käsige Tuberkel ist das Ergebnis der kombinierten Wirkung der Nekrose und des Tuberkelbazillus.

In der Leber dagegen gibt es keine Endarterien. Die Äste der Arteria hepatica kommunizieren miteinander, ihre Kapillaren bilden ein weitmaschiges Netz. Wenn hier in der Gefäßwand Bazillen haften bleiben und zur Wandschwellung mit nachfolgender Zirkulationsstörung führen, kommt es nicht zur Nekrose der von solchen Gefäßen versorgten Gewebsabschnitte, weil die Blutzufuhr zu diesen auch von anderer Richtung her stattfindet. Die seltenen Ausnahmefälle, in denen kleinere käsige Herde in der Leber vorkommen, lassen sich ungezwungen daraus erklären, daß infolge einer enorm reichlichen Entwickelung von grauen Tuberkeln die kommunizierenden Gefäße von allen Seiten her verlegt sind und der zugehörige Parenchym-Abschnitt seiner Ernährung gänzlich beraubt ist.

Bei eingehender Untersuchung der grauen Lebertuberkel — zumal wenn die betreffenden Leberstücke in doppelt chromsaurem Kali genügend vorgehärtet und auf diese Weise die Blutkörperchen in den Gefäßen sehr gut konserviert sind — finden sich häufig im Zentrum der sogenannten grauen, aus Rundzellen mit dazwischen liegenden Tuberkelbazillen bestehenden Tuberkel rote Blutkörperchen. Dieselben liegen ausnahmslos in rundlicher oder länglicher Form zusammengedrängt.

Selbst ohne Zuhülfenahme des für die Beurteilung maßgebenden Umstandes, daß die Tuberkelbazillen bei einer akuten Miliartuberkulose ausschließlich auf dem Wege der Blutgefäße zur Leber gelangt sein müssen, berechtigt dieser histologische Befund zu dem Schlusse, daß es sich dabei nur um Blut handeln kann, welches im Lumen von Gefäßen liegt, deren Wand durch Zellvermehrung eine außerordentliche Verdickung erfahren hat. Überdies zeigen die nach Einführung von Tuberkelbazillen durch eine Ohrvene entstandenen Miliartuberkel der Kaninchenleber die gleiche Zusammensetzung.

In anderen Fällen ist das Zentrum menschlicher Lebertuberkel von einer Riesenzelle gebildet, welche Bazillen enthält. Diese Riesenzelle aber ist sehr häufig von einem breiten, aus bindegewebiger Grundsubstanz und Zellen bestehenden Ringe umgeben, in welchem zwischen den Zellen gleichfalls zahlreiche Bazillen liegen. Auf Grund mannigfacher Übergangsbilder möchte ich annehmen, daß die Grundsubstanz der Riesenzelle aus untergegangenen roten Blutkörperchen besteht, ihre peripherisch angeordneten Kerne aus dem Gefäßendothel hervorgegangen sind und die umgebende Zellschicht der Wand des Gefäßes entspricht.

Erwägen wir demnach, daß in der Leber aus dem grauen Lebertuberkel niemals ein käsiger hervorgeht und berücksichtigen wir die geschilderte, vollkommen andersartige Genese des käsigen Tuberkels in der Lunge, in der Milz und in den Nieren, dann dürfen wir für diese Organe den Übergang des grauen in den käsigen Tuberkel mit Sicherheit ausschließen. Wenn in denselben häufig genug neben den käsigen Tuberkeln auch graue vorkommen, so ist darum noch nicht der gringste Grund zu der Annahme vorhanden, daß ersterer aus letzterem hervorgeht. Dieser ist in der Lunge ebenso wie in der Leber ein Gefäßdurchschnitt und erweist sich als solcher durch sein aus roten Blutkörperchen bestehendes Zentrum und die durch reichliche, der Gefäßwand entsprechende Zellen gebildete Peripherie. Die hier vorgelegte Abbildung von zwei grauen Lungentuberkeln zeigt dieses Verhalten in sehr charakteristischer Weise.

Demnach ist der graue Tuberkel nur das Ergebnis der durch Tuberkelbazillen herbeigeführten Wucherung von Gefäßwand-Elementen, also stets nur ein Gefäßdurchschnitt, der käsige Tuberkel ein nekrotischer Herd, welcher der Peripherie eines endarteriellen Gefäßes entspricht, dessen Wand durch die Einwirkung des Tuberkelbazillus gewuchert ist.

Ich zweifle nicht, daß meine Angaben Bestätigung finden werden, wenn erst Nachuntersuchungen stattgefunden haben. Bis jetzt hat nur Wechsberg die Wucherung der Gefäßwand-Elemente durch experimentell in den Kreislauf eingeführte Bazillen bestätigt, seine Versuche aber zeitlich da abgebrochen, wo sie erst zur Bestätigung der Genese des käsigen Tuberkels führen konnten.

Erklärung der Abbildungen auf Taf. II.

Fig. 1. Erstes Stadium eines käsigen Tuberkels. Das zuführende Gefäß ist durch zusammengeschmolzene rote Blutkörperchen thrombosiert. Die zugehörigen Kapillaren sind strotzend gefüllt, so daß sie fast überall aneinander stoßen und nur am Rande und hier und da im Zentrum voneinander abgegrenzt erscheinen.

Fig. 2. Zweites Stadium des käsigen Tuberkels. Zwei käsige Tuberkel, deren strahlig aussehendes Zentrum den untergegangenen Kapillaren entspricht, während ihre Peripherie aus Rundzellen mit reichlich eingesprengten roten Blutkörperchen besteht. In der Umgebung der Tuberkel sind mehrere Gefäße mit stark verdickter Wand sichtbar.

XXII.

Herr S. Saltykow-Groningen:

Über Laparotomie bei experimenteller Bauchfell-Tuberkulose.

Im Vergleich zu der Fülle der klinischen Arbeiten über die Laparotomie bei tuberkulöser Peritonitis ist die Zahl experimenteller, diesem Gegenstand gewidmeter Untersuchungen nicht groß.

Dieser Umstand ist wohl durch die Schwierigkeiten, welche dem Untersucher entgegentreten, zu erklären. Ist doch das Resultat des Versuches von der Beschaffenheit des infizierenden Materials und des Versuchstieres und von den Besonderheiten des jedesmaligen Eingriffes (sowohl der Einspritzung, als der Laparotomie) abhängig. Da die klinischen Symptome in ganz verschiedenen Zeiträumen nach der Infektion auftreten, so kann man nicht gleich alte Prozesse zur Laparotomie-Behandlung verwenden; und sind sie gleich alt, so sehen sie bei verschiedenen Tieren ganz verschieden aus.

Desto befremdender wirkt es auf einen, der sich durch eigene Untersuchungen mit dem Gegenstand vertraut gemacht hat, daß die meisten Experimentatoren doch zu bestimmten und zwar positiven

Ergebnissen gekommen sind, nachdem sie augenscheinlich glatte Versuchsreihen angestellt hatten. Man wird sich auch nicht leicht vom Eindruck befreien können, daß diese Autoren sich unter dem Einfluß der klinischen Facta befanden, die heilende Wirkung der Laparotomie durch dieselben für bewiesen hielten und nur nach den Ursachen dieser Wirkung suchten und den Mechanismus der Heilung festzustellen trachteten. Auch sind diese Ursachen und der Mechanismus von verschiedenen Untersuchern in verschiedenen Erscheinungen gesehen worden.

Von den mir bekannten Autoren der experimentellen Arbeiten betrachtet Borchgrevink[1]) die nach der Laparotomie auftretenden Veränderungen skeptisch, indem er den kausalen Zusammenhang zwischen beiden für nicht bewiesen hält.

Und in der Tat, wenn man dabei der Phagocytose der Bazillen eine Bedeutung zuschreiben will (Kischensky[2]), so habe ich diese Erscheinung ebenso gut auch bei den nicht laparotomierten Tieren wahrgenommen. Was die allmähliche Verminderung der Bazillenzahl nach der Laparotomie anbelangt (Kischensky, Wassilewski[3]), Gatti[4])), so kann ich dem meine Fälle gegenüberstellen, in welchen ich große Bazillenmengen in alten verkästen und sogar verkalkten Tuberkeln der seit langem laparotomierten Tiere finden konnte.

Die Angaben über Vermehrung (Kischensky, Borchgrevink) oder, umgekehrt, Verminderung (Wassilewsky, Gatti) der Zahl der Rundzellen oder Leukocyten gegenüber anderen Bestandteilen der Tuberkel nach der Laparotomie konnte ich nicht bestätigen, da ich sowohl bei laparotomierten als bei nicht laparotomierten

---

[1]) Borchgrevink, Zur Kritik der Laparotomie bei der serösen Bauchfell-Tuberkulose. Ein klinischer und experimenteller Beitrag zur Lehre von der Bauchfell-Tuberkulose. Mitt. aus den Grenzg. d. Med. u. Chir., 1900, Bd. 6, S. 434.

[2]) Kischenski, Experimentelle Untersuchungen über den Einfluß der Laparotomie auf die Bauchfell-Tuberkulose der Tiere. Zentralbl. f. allg. Path., 1893, Bd. 4, S. 865.

[3]) Wassilewski, Über den Einfluß des Bauchschnittes auf den pathol.-anatomischen Bau des Peritoneum-Tuberkels. In.-Diss. Petersburg 1895.

[4]) Gatti, Über die feineren histologischen Vorgänge bei der Rückbildung der Bauchfell-Tuberkulose nach einfachem Bauchschnitt. Arch. f. klin. Chir., 1896, Bd. 53, S. 645 u. 709.

Kaninchen, oft bei demselben Tiere, in dieser Beziehung ganz verschieden gebaute Tuberkel gesehen habe.

Kurz und gut, ich habe bei meinen Versuchen keine Veränderungen in den tuberkulösen Produkten nachweisen können, welche ich der Laparotomiewirkung zuschreiben müßte, obgleich ich wohl die von Autoren beschriebenen Bilder gesehen habe.

Ich will damit in keinem Fall sagen, daß ich keine Heilung nach der Laparotomie wahrgenommen habe. Im Gegenteil, bei den meisten Kaninchen waren Heilungs-Erscheinungen mehr oder weniger ausgesprochen. Ich habe aber dieselben auch bei den nicht laparotomierten Tieren gesehen. Sie entwickeln sich dabei ganz allmählich und bestehen, wie es oft beschrieben wurde, in einer fibrösen Umwandlung der Tuberkel mit teilweisem Schwund derselben, indem sie sich im gewucherten umgebenden Gewebe auflösen. Ich konnte mehrmals eine Produktion von Fibrillen durch die epithelioiden Zellen selbst, nachdem sie zu verästelten Zellen geworden waren, wahrnehmen. Die zentralen verkästen Partien größerer Knoten werden vom neugebildeten Bindegewebe nur eingekapselt. Es können natürlich auch Adhäsionen zu stande kommen. Wenn manche klinische Autoren festgestellt haben, daß die fibröse und adhäsive Peritonitisform günstiger für die Laparotomie-Behandlung wären, so kann man ihnen gegenüber nur bemerken, daß diese Formen meist eben eine schon in Heilung begriffene Bauchfell-Tuberkulose bedeuten.

Der Schwund von Tuberkeln ist keine für die laparotomierten Fälle spezifische Heilungsart. Sie kommt bei den nicht laparotomierten Tieren ebenfalls vor; umgekehrt kann eine behandelte tuberkulöse Peritonitis unter Verkalkung der Tuberkel heilen.

In den meisten Fällen fand keine vollständige Heilung statt, es wurden Heilungs-Erscheinungen neben weiterer, manchmal sehr bedeutender Verbreitung des Prozesses gefunden.

Trotz des Gesagten will ich die klinisch scheinbar feststehende Tatsache des günstigen Einflusses der Laparotomie auf die tuberkulöse Peritonitis nicht bezweifeln. Vielleicht könnte man, wenn man Massenversuche anstellen wollte, auch bei Tieren eine höhere Prozentzahl der Heilung bei laparotomierten statistisch nachweisen.

Wovon ich mich bei meinen Versuchen überzeugt zu haben glaube, ist, daß man keine konstanten, spezifischen, sofort nach dei Laparotomie beginnenden morphologischen Veränderungen nachweisen kann, und daß die wohl eintretende Heilung ganz allmählich zu stande kommt und auch bei nicht laparotomierten Tieren vorkommen kann. Ob ebenso oft, konnte ich nicht feststellen, da ich viele meiner Tiere frühzeitig getötet hatte, um den Prozeß der Heilung selbst in verschiedenen Stadien studieren zu können.

Die ausführliche Arbeit erscheint in den Ann. de l'Institut Pasteur.

XXIII.

Herr Carl Sternberg-Wien:

Experimentelle Untersuchungen über die Wirkung toter Tuberkelbazillen.

Meine Herren! In der Literatur liegen wohl zahlreiche Untersuchungen über die Wirkung toter Tuberkelbazillen im Organismus vor, die Frage ist aber noch nicht vollkommen entschieden, welcher Art die durch sie hervorgerufenen Veränderungen sind und ob dieselben eine spezifische Wirkung des Tuberkelbazillus darstellen.

Mehrere Autoren beobachteten nach intravenöser Injektion toter Tuberkelbazillen die Bildung kleiner Knötchen in der Lunge, einzelne auch in der Leber, deren Ähnlichkeit mit den durch lebende Tuberkelbazillen erzeugten Tuberkelknötchen von den meisten Untersuchern besonders hervorgehoben wird. Einige derselben betonen jedoch, daß es niemals zur Verkäsung komme, während Gamaleia auch Verkäsung in diesen Bildungen sah und Kostenitsch nekrobiotische Vorgänge feststellte („Friabilité"), die er als Vorstufe der Verkäsung auffaßt. Eine Reihe von Untersuchern beobachtete, daß die Tiere nach Infektion mit geringen Mengen toter Tuberkelbazillen unter zunehmender Abmagerung an Marasmus eingingen, Masur und Kelber konnten sich hiervon aber nicht überzeugen. Während ferner die meisten Autoren annehmen, daß die durch tote Tuberkelbazillen hervorgerufenen Veränderungen die Wirkung einer in den Bazillenleibern enthaltenen toxischen Substanz seien, die im Tierkörper frei werde, betonen Baumgarten und Kelber, daß die Wirkung der toten Tuberkelbazillen keine spezifische, für die Tuberkelbazillen charakteristische sei, sondern als indifferente Reizwirkung eines Fremdkörpers aufzufassen wäre.

Mit Rücksicht auf diese widersprechenden Angaben schien es angezeigt, die Wirkung toter Tuberkelbazillen neuerdings experimentell zu untersuchen.

Es gelangte eine von Menschen stammende, durch Meerschweinchen wiederholt passierte virulente Tuberkelbazillen-Kultur zur Verwendung und zwar wurden Aufschwemmungen drei Wochen alter Glyzerinagar-Kulturen sowie zwei Gemenge alter Bouillonkulturen, die durchschnittlich ein Jahr lang in der Brutkammer aufbewahrt worden waren, den Tieren injiziert. Die Kulturen werden zuvor ein- oder mehrmals 20 Minuten bis eine halbe Stunde im strömenden Dampf sterilisiert.

Über das Ergebnis dieser Versuche möchte ich im folgenden in Kürze berichten; die ausführliche Publikation wird im Zentralblatt für pathologische Anatomie[1]) erfolgen.

Es zeigte sich, daß tote Tuberkelbazillen bei Kaninchen und Meerschweinchen krankhafte Veränderungen hervorrufen und den Tod zur Folge haben können. Intravenöse Injektion größerer Mengen einer dichten Aufschwemmung bewirkt bei Kaninchen den Tod in 4—22 Tagen; in den Lungen, nicht so regelmäßig in der Leber und Milz finden sich kleinere und größere Knötchen von tuberkelähnlichem Aufbau (Demonstration), die bisweilen auch verkäsen (Demonstration). Die genauere histologische Untersuchung ergab — auch hinsichtlich des Verhaltens der elastischen Fasern (Demonstration) — im wesentlichen eine Übereinstimmung mit der Tuberkulose. Bei Injektion dünner Aufschwemmungen gingen die Tiere nach längerer Zeit unter starker Abmagerung an Marasmus zu Grunde; in den Lungen fanden sich nur spärliche, miliare tuberkelähnliche Knötchen. Die injizierten Tuberkelbazillen waren stets nachweisbar und gut färbbar. Zur Kontrolle wurden in einzelnen Fällen solche knötchenhaltige Organstückchen Meerschweinchen intraperitoneal eingeimpft; das Ergebnis war negativ.

Unsere Versuche zeigen mithin, daß tote Tuberkelbazillen die gleichen Veränderungen im Tierkörper hervorrufen können, wie

---

[1]) Anmerkung während der Korrektur: Die Arbeit ist inzwischen bereits erschienen (l. c. Bd. 13, No. 19).

lebende. Ein Unterschied besteht einerseits in der Ausbreitung des Prozesses, andererseits in der Abhängigkeit des erzeugten Krankheitsbildes von der Menge der injizierten Bazillen.

Der Befund verkäsender Knötchen spricht allein schon dafür, daß es sich um eine spezifische Wirkung der injizierten Bazillen und nicht um den Ausdruck einer indifferenten Reizwirkung handelt. Um dieser Frage näherzutreten, wurden auch Versuche mit Tuberkulin wie mit Tuberkelbazillen, die mit Alkohol, Äther und Chloroform extrahiert worden waren, durchgeführt. Aus letzteren ergibt sich, daß die pathogene Wirksamkeit des Tuberkelbazillus an eine im Bazillenleib enthaltene Substanz gebunden ist, die bei der angegebenen Extraktion demselben entzogen, resp. stark vermindert wird.

Untersuchungen, die mit den säurefesten Pseudo-Tuberkelbazillen durchgeführt wurden, zeigten, daß dieselben wohl eine geringe Pathogenität haben und Veränderungen im Tierkörper hervorrufen, die eine gewisse Ähnlichkeit (Demonstration) mit den durch lebende oder tote Tuberkelbazillen erzeugten Bildungen besitzen, mit denselben aber nicht verwechselt werden können, sie rufen niemals Verkäsung hervor.

Abgetötete Pseudo-Tuberkelbazillen besitzen keine Virulenz.

Gleichzeitige Injektion von Pseudo-Tuberkelbazillen und Butter (Demonstration) bewirkt im wesentlichen dieselben Veränderungen wie Injektion von Butter allein (Demonstration) oder eines Gemenges von Butter mit anderen Bakterien (toten Diphtherie-, toten Pyocyaneusbazillen) (Demonstration) und gewissen anorganischen Fremdkörpern (Kieselguhr) (Demonstration); so entsteht hierbei die „schwartige Peritonitis" (Demonstration) der Autoren; der Grad derselben ist von den gleichzeitig mit der Butter injizierten Bakterien abhängig. Bei Injektion toter Tuberkelbazillen und Butter (Demonstration) entsteht wohl auch die schwartige Peritonitis, daneben finden sich aber Tuberkelknötchen in den Organen, ferner zeigt das entstandene Granulationsgewebe auf der Oberfläche der Organe stellenweise Verkäsung.

Die Bildung der „schwartigen Peritonitis" ist mithin auf die gleichzeitige Injektion der Butter, nicht auf die Wirkung einer bestimmten Bakterienart zurückzuführen und hat weder makroskopisch noch mikroskopisch eine Ähnlichkeit mit der Tuberkulose.

Da also die säurefesten Pseudo-Tuberkelbazillen sowohl in ihrem pathogenen als in ihrem kulturellen Verhalten durchgreifende Unterschiede gegenüber dem Tuberkelbazillus aufweisen, scheint uns die Annahme einer nahen Verwandtschaft zwischen ihnen unwahrscheinlich.

Inwieweit der Pathogenität toter Tuberkelbazillen eine praktische Bedeutung zukommt, mag einstweilen dahingestellt bleiben. Daß unter den enormen Mengen von Tuberkelbazillen, die man bisweilen im Sputum von Phthisikern findet, zahlreiche Bazillen bereits abgestorben, aber noch gut färbbar sind, ist wohl bekannt und wird allgemein angenommen.

Es ist nach unseren Versuchen die Möglichkeit zuzugeben, daß durch Aspiration toter Tuberkelbazillen noch käsige Knötchen hervorgerufen werden können. Jedenfalls wird aber die Wirkung derselben immer nur eine begrenzte sein und bald zum Stillstande kommen müssen, da ihnen ja die Möglichkeit der Vermehrung und Propagation fehlt.

Diskussion.

Herr v. Recklinghausen: Ich möchte den Herrn Vortragenden fragen, ob er die Untersuchungen Hodenpyls kenne und wie er sich zu denselben stelle.

Herr Kraemer-Cannstatt: Ich habe im Tübinger pathologischen Institut vor 2 Jahren ebenfalls Versuche mit toten Tuberkelbazillen gemacht, die bisher nicht publiziert worden sind. Ich kann die histologischen Beobachtungen des Herrn Kollegen Sternberg vollständig bestätigen. Ich fand sehr schön ausgebildete Epitheloidzellentuberkel und auch Nekrosen, die allerdings nicht sicher durch eigentliche Verkäsung, sondern vielleicht durch embolische Prozesse hervorgerufen wurden. Die verwendeten Agarkulturen enthalten auch bei feiner Verreibung, die bei diesen Kulturen schwer gelingt, Flocken, die zur Hervorrufung einer Embolie reichlich Gelegenheit geben. — Dagegen zeigten sich bei meinen zirka 10 Tieren niemals Marasmus oder irgend welche Allgemeinstörungen, obwohl ich sehr viele Bazillen intravenös injizierte. Die Tiere sind stets, bis zu $^3/_4$ Jahren, als das letzte getötet wurde, durchaus gesund geblieben. Ich konstatiere hierin einen Gegensatz zu den Versuchen des Herrn Vortragenden.

Herr v. Baumgarten: Ich habe bei meinen ziemlich zahlreichen intravenösen Injektionen von toten Tuberkelbazillen, die ich s. Z. mit Dr. Kelber angestellt habe, niemals Nekrosen in den danach entstandenen zelligen Knötchen gefunden. Ich bin daher der Meinung, daß die von anderen Untersuchern, so auch von Herrn Sternberg, beobachteten Nekrosen in den Knötchen nicht notwendig zu der histogenen Wirkung der toten Tuberkelbazillen gehören, sondern accidentelle Befunde darstellen, die wesentlich durch Emboli gröberer Bazillenbröckel in kleine Endarterien bedingt sind. Jedenfalls halte ich durch jene Befunde nicht für erwiesen, daß die toten Tuberkelbazillen ein nekrotisierendes Toxin enthalten.

Herr Sternberg-Wien: Auf die Anfrage Herrn v. Recklinghausens möchte ich erwidern, daß ich die Versuche Pruddens und Hodenpyls im wesentlichen bestätigen konnte. Nur bestehen auch hier die Differenzen hinsichtlich der Verkäsung.

Gegenüber Herrn Kraemer kann ich allerdings die Ursache davon, daß die Versuche in Hinsicht auf den Marasmus so verschieden ausgefallen sind, nicht mit Sicherheit aufklären. Zunächst kommt hierbei die Menge der injizierten Bakterien in Betracht und es fehlen uns Anhaltspunkte, um die Dichtigkeit der Aufschwemmungen zu vergleichen. Möglicherweise spielt auch die verwendete Kaninchenrasse eine Rolle; es ist dies aber nur eine Vermutung.

Gegenüber Herrn v. Baumgarten möchte ich das, was ich schon ausdrücklich bemerkte, nochmals betonen, daß ich nämlich Verkäsung nur bei Injektion großer Mengen toter Tuberkelbazillen gesehen habe. Da bei Injektion großer Mengen von Pseudo-Tuberkelbazillen, die gleichfalls lange Zeit liegen bleiben, keine Verkäsung auftritt und ebenso nicht bei Verwendung großer Mengen extrahierter toter Tuberkelbazillen, glaube ich annehmen zu müssen, daß die Verkäsung tatsächlich Wirkung der toten Tuberkel-Bazillen und nicht Ausdruck des Gefäßverschlusses ist.

Herr v. Baumgarten: Nach den Untersuchungen, welche Herr Stabsarzt Dr. Hölscher in meinem Laboratorium über die pathogene Wirkung von säurefesten Pseudo-Tuberkelbazillen angestellt hat, können zentrale Nekroseherde auch bei den durch intravenöse Injektion dieser Bazillen hervorgerufenen Knötchen vorkommen.

Herr Sternberg: Ich möchte Herrn v. Baumgarten erwidern, daß mir die Arbeit Hölschers wohl bekannt ist, auch der Ausfall des Versuches, in welchem nekrose-ähnliche Bildungen gesehen wurden, daß aber diese Herde in der betreffenden Arbeit von Herrn v. Baumgarten und Hölscher nicht als Verkäsung gedeutet werden, sondern als Reste der injizierten untergegangenen Pseudo-Tuberkelbazillen. Wäre nicht diese Erklärung gegeben worden, sondern wären diese Herde als Verkäsung angesprochen worden, hätte Vortragender auf diese Versuche Rücksicht genommen.

Herr v. Baumgarten: Das ist ganz richtig. Aber es gibt doch Präparate, woselbst auch hier im Zentrum der Knötchen Stellen vorkommen, die von zentralen Nekrosen nicht zu unterscheiden sind.

Das wesentliche Unterscheidungsmerkmal in der pathogenen Wirkung der lebenden Tuberkelbazillen einerseits und der toten Tuberkelbazillen sowie der säurefesten Pseudo-Tuberkelbazillen andererseits liegt darin, daß erstere einen fortschreitenden zur Allgemeininfektion führenden Prozeß zu erzeugen im stande sind, letztere stets nur eine Lokalinfektion. Daher sind letztere, wenn man sie in nicht gar zu großen Mengen ins Unterhautgewebe injiziert, ganz ungefährlich.

IV. Wissenschaftliche Sitzung.

XXIV.

Herr F. Schlagenhaufer-Wien:

Über das Vorkommen chorionepitheliom- und traubenmolenartiger Wucherungen in Teratomen.

(Mit Demonstration.)

Ich habe in meiner Arbeit über das Vorkommen chorionepitheliom- und traubenmolenartiger Wucherungen in Teratomen (Wiener kl. Wochenschr. 1902, No. 22 u. 23) unter Zugrundelegung der Untersuchung eines teratoiden metastasierenden Hodentumors, der sich histologisch vollständig identisch mit einem typischen Chorionepitheliom beim Weibe erwiesen hatte und unter Heranziehung ähnlicher in der Literatur vorhandenen Fälle den Beweis zu erbringen versucht, daß nach dem derzeitigen Stande der Ansichten über die Ätiologie der Embryome die morphologische Gleichheit derartiger Tumoren mit den Chorionepitheliomen ihre Begründung finden könnte in der gleichen Genese dieser Geschwulstformen, d. h. daß es möglich ist, auch die chorionepitheliomgleichen Wucherungen in Teratomen von Fruchthüllen oder deren Rudimenten resp. dem Epithelüberzug der Chorionzotten ableiten zu können. Es könnten demnach in Teratomen, bei deren Entstehung Eihüllen oder deren Rudimente mitgewirkt haben, Geschwülste vorkommen, die morphologisch und genetisch identisch wären mit den unter dem Einflusse einer Schwangerschaft auftretenden Chorionepitheliomen. Durch die Möglichkeit, auch diese ohne Intervention zu stande gekommenen Chorionepitheliome in Teratomen im Sinne einer spezifischen Abstammung, i. e. einer Entstehung aus dem epithelialen Überzug der fötalen Eihülle aufzufassen, wird die Marchandsche Lehre der spezifischen Genese der weiblichen Chorionepitheliome neuerdings gefestigt. Durch diese teratoiden Chorionepitheliome würde ferner die Frage der gegenseitigen Beziehungen zwischen Syncytium und Langhansscher Zellschicht zu Gunsten der einheitlichen fötalen Auffassung entschieden werden. Weiters könnte mit Rücksicht auf diese embryonalen Chorionepitheliome die in manchen Fällen weiblicher Chorionepitheliome beobachtete zeitliche Unabhängigkeit der Entstehung dieser Geschwülste und der letzten Schwangerschaft, sowie die wechselnde Malignität dieser Tumoren dadurch erklärt werden, daß wir sagen: Das Hauptmoment für die Entstehung dieser Geschwülste liegt nicht in der Schwangerschaft selbst, sondern darin, daß während einer Schwangerschaft embryonales Material der Eihüllen, sagen wir, ausgeschaltet werde. Und dieser ausgeschaltete Keim des sonst zum Aufbau der Fruchthülle verwendeten embryonalen Materiales, dessen zeitlich differente Ausschaltung wieder die verschiedene Malignität der Chorionepitheliome bedingen könnte, und nicht eine fertige, im organischen Zusammenhang verbliebene Zotte resp. deren Überzug dürfte in der Regel der Ausgangspunkt jener Geschwülste sein.

Endlich wäre durch diesen Nachweis von Fruchthüllen-Derivaten nunmehr wenigstens für einen Teil der Teratome die Entstehung aus einer befruchteten Polzelle wahrscheinlich gemacht und könnte demnach in Bestätigung der Bonnetschen Ansicht tatsächlich eine Unterscheidung, eine Klassifikation der Embryome je nach dem Vorhandensein oder Fehlen von Fruchthüllen resp. deren Derivaten in solche, die von einer Polzelle und solche, die von ausgeschalteten Blastomeren herstammen, gemacht werden.

Bei der Wichtigkeit dieser Fragen möchte ich mir erlauben, die entsprechenden Präparate zu demonstrieren und weiterhin auch die makro- und mikroskopischen Verhältnisse jenes Falles zu zeigen, der mich veranlaßte, die in mehreren Beobachtungen beschriebenen intravaskulären traubenmolenartigen Wucherungen bei Hodenteratomen genetisch ebenfalls von Fruchthüllen-Rudimenten abzuleiten, den Vegetationen einer Mola racemosa gleichzustellen, also die Möglichkeit des Vorkommens auch des anderen Schwangerschaftsproduktes, der Traubenmole, in Teratomen anzunehmen.

Diskussion:

Herr Schmorl: Bei der Wichtigkeit, welche die Ausführungen des Herrn Schlagenhaufer für die Lehre von den Teratomen beanspruchen, möchte ich über zwei einschlägige Beobachtungen berichten. Der eine Fall betrifft einen 21jährigen jungen Mann, der an multipler Metastase, die sich an einen primären faustgroßen Herdentumor angeschlossen hatte, zu Grunde ging. Der primäre Tumor erwies sich als ein Teratom, welches die verschiedensten Gewebsarten enthielt. Auch in der Metastase wurden letztere gefunden, doch trat hier besonders in einem mannskopfgroßen an der Wirbelsäule gelegenen Tumor eine inkarzinomatöse Degeneration stellenweise hervor. Einzelne Metastasen zeugten ausschließlich den Bau des Chorionepithelioms. Letzterer Befund gab Veranlassung, im primären Tumor nach den gleichen Gewebsteilen zu suchen. Es wurde dann auch an einer zirkumskripten Stelle ein stecknadelkopfgroßer Herd gefunden, der aus spezifischen Elementen bestand, welche von Gruppen kleiner, den Langhansschen Zellen analoger Elemente überzogen, bezw. mit ihnen untermischt waren. Der Herd lag an der Peripherie des Teratoms unmittelbar am normalen Hodenparenchym, von dem er durch einen Bindegewebsstreifen getrennt war. Rings um ihn herum fand sich myxomatöses Gewebe. (Demonstration von Mikrophotogrammen.)

Der zweite Fall betrifft einen 17jährigen Menschen, der z. Z. noch lebt; der exstirpierte Hodentumor war kindskopfgroß und erwies sich ebenfalls als Teratom. Auch hier wurden an einer scharf umschriebenen, an der Peripherie des Tumors gelegenen, hirsekorngroßen Stelle chorionepithelische Bildungen gefunden. Betreffs der Genese der letzteren halte ich die vom Herrn Vortragenden vertretene Ansicht als die zur Zeit wahrscheinlichste und best begründete.

Herr Bostroem: Beiläufig vor einem Jahr erhielt ich eine kleine Geschwulst, die aus dem Gehirn exstirpiert war. Die mikroskopische Untersuchung ergab in jeder Beziehung dasjenige Bild, wie wir es bei dem Chorionepitheliom finden. Nach kurzer Zeit starb der zirka 30jährige Mann. Bei der Sektion fand ich eine umfangreiche Geschwulst in den retroperitonealen Lymphdrüsen und äußerst zahlreiche Metastasen in der Lunge, Leber und Niere, die makroskopisch und mikroskopisch die größte Übereinstimmung mit einem Chorionepetheliom zeigten. In den Geschwülsten fanden sich keine anderen Gewebselemente. Die Hoden waren normal.

Herr Albrecht: Es kann wohl kein Zweifel sein, daß die von Herrn Schlagenhaufer beschriebenen Bildungen den Chorionepitheliomen genau entsprechen. Sie erlauben mir, eine Hypothese kurz darzulegen, welche vielleicht für alle bisher beschriebenen Fälle von derartigen chorionepitheliomartigen Bildungen eine ähnliche Ableitung zuläßt wie für die Chorionepitheliome s. str. Wenn wir die große Selbständigkeit histologischer Differenzierung erwägen, welche die Bestandteile von Teratomen zu zeigen pflegen, so muß es, meine ich, auch als möglich angesehen werden, daß außer dem für das Chorionfrondosum reservierten auch andere aus Mesenchym und Exodrom zusammengesetzte Eiabschnitte — und nicht bloß solche der Eihäute — die Fähigkeit erhalten können, im Falle maligner Entartung ähnliche oder ebensolche fortwuchernde hämato- und ampiotropische Bildungen zu liefern wie die Chorionzotten. Als theoretische Stütze dieser Ansicht möchte ich eine Möglichkeit anführen, die besonders aus der Analyse eines von mir im letzten Jahre beobachteten Falles von Pankreas in einem Meckelschen Divertikel[1]) und aus den von Fischel auf der heurigen Anatomenversammlung beschriebenen experimentell erzeugten linsenartigen Bildungen (Lentoiden) an einem ausgedehnteren Exodrombezirk hervorzugehen scheint. Die Möglichkeit nämlich, daß das ganze Dünndarmepithel bildende Endoderm ursprünglich die Potenz besitzt, unter entsprechenden Auslösungen Pankreas zu bilden bezw. daß die Linsenbildungsfähigkeit durchaus nicht an die gewöhnliche linsenbildende Stelle des Exodroms gebunden ist. Aus diesen Beispielen,

[1]) S. Sitzungsber. d. Münch. morphol. Gesellsch. 1901 H. 1.

die sich hoffentlich bald vermehren werden, ergibt sich eine gewisse Wahrscheinlichkeit dafür, daß die organbildenden Potenzen an sich weit weniger eng lokalisiert sind, als es nach dem Gang der normalen embryonalen Entwicklung scheinen könnte. Eine entsprechende Fähigkeit könnte sehr wohl auch dem ganzen exo-embryonalen und vielleicht auch dem embryonalen Exodrom in Fällen von Teratombildung zukommen und es ermöglichen, daß sowohl vom ausgebildeten Chorion her als von dessen Muttergewebe aus „chorionepithelionartige“ Tumoren entstehen. Diese Hypothese scheint mir aber abgesehen davon, daß sie durch ihren Erklärungswert sich rechtfertigt, auch nicht völlig in der Luft zu schweben: denn ich hatte im letzten Jahre Gelegenheit, in einem Teratom der Leber eine ziemliche Anzahl von langen verzweigten Gängen zu sehen, welche von einem streckenweise dem Chorionepithel sehr ähnlichen, auch gelegentlich auf kurzen Höckern und Zotten aufsitzenden Epithel ausgekleidet waren. Für dieses Epithel ist kaum eine andere Abstammung als aus dem Exoderm denkbar. Es würde hier demnach gewissermaßen die „erste Andeutung“ von chorionepitheliomartigen Bildungen aus Exoderm und Mesenchym gegeben sein.

Herr v. Recklinghausen: Wenn ich mich recht entsinne, habe ich zweimal bei Kombinationsgeschwülsten des Hodens, so wie der Vortragende, lose liegende lange sarkomatöse Zapfen in den Blutgefäßen bis in den Samenstrang hinein verfolgen können; andererseits besitzt mein Museum zwei Fälle von zottenartigem Myxom, welches dem Endokardium des linken Herzens, speziell einer Chorda tendines anhaftet. Ob in diesen letzteren Fällen gleichzeitig eine analoge Wucherung im Hoden vorhanden war, das ist, so viel ich weiß, nicht untersucht worden. Auch ohne hierüber Auskunft geben zu können, muß ich aber wegen des starken Überwiegens des bindegewebigen Anteils der in der Blutgefäßbahn eingeschlossenen Stränge über ihren epithelialen Anteil Anstand nehmen, das epitheliale Element als das maßgebende anzusehen, billige daher auch nicht den Namen Chorionepitheliom, wenn damit das Epithel als das Spezifische dieser Wucherungen bezeichnet werden soll. Mir ist immer schon die große Ähnlichkeit derartiger epithelial geordneter Überzüge und Einschlüsse der Chorionepitheliome mit Endothelzellen und deren Derivaten aufgefallen; ganz besonders kann ich noch nach Untersuchungen aus jüngster Zeit hervorheben, daß sich bei den endothelialen Wucherungen, die innerhalb der Lymphdrüsen, speziell in ihren Lymphbahnen, so in den gestern bei Gelegenheit des Sauerschen Vortrages erwähnten Endothelkrebsen manche typischen Zellenverhältnisse der Chorionepitheliome nachweisen lassen, namentlich Riesenzellen und Syncytien, sowie auch die sehr wechselnde Größe benachbarter Zellen. Wegen der unverkennbaren Ähnlichkeit der weißlichen strang-, teilweise kolbenförmigen Körper innerhalb der Blutbahn mit den Zapfen der Traubenmole möchte ich an den Herrn Redner noch die Frage richten, wie sich in ihnen die Blutgefäße verhalten, ob sie ebenso zurücktreten wie in den myxomatösen Placentazotten. Was ich davon in den genannten, höchstens 1,5 cm langen Papillongeschwülsten des Endokardiums wahrnehmen konnte, waren höchsten obliterierte Gefäße, die in der Achse der einzelnen Zotte verliefen.

Herr Schlagenhaufer: Ich möchte zuerst Herrn v. Recklinghausen dahin antworten, daß ich sage: Ausgangspunkt meiner Schlüsse ist meine unbedingte Anhängerschaft der Spezifität der beiden Zellelemente in Chorionepitheliomen im Sinne der Marchandschen Lehre, von deren Richtigkeit mich das spezifische klinische, pathologisch-anatomische und histologische Gepräge zahlreicher Chorionepitheliomfälle beim Weibe überzeugt hat. Es ist ja oft die Behauptung aufgestellt worden, es kommen auch in anderen Sarkomen und Karzinomen chorionepitheliomartige Bildungen vor. Die beiden Zellformen sind daher nichts Spezifisches. Die Behauptung wurde aufgestellt. An der Hand eines Präparates ist sie aber bisher nicht bewiesen worden. Herr v. Recklinghausen scheint wohl nicht Anhänger der Marchandschen Auffassung zu sein?

Was die traubenmolenartigen Vegetationen betrifft, so würde ich es wohl nie gewagt haben, nur aus der traubigen Gestalt der Neubildung meine Schlüsse gezogen zu haben; als Hauptsache erschien mir stets, daß das myxomatöse Gewebe dieser traubigen Zotten mit einem Epithel überzogen ist, das ich nach seiner Beschaffenheit nur mit dem Epithelüberzug der Chorionzotten vergleichen kann. Was die Frage anlangt, ob Gefäße vorhanden sind, so sage ich, nicht nur Gefäße, sondern auch Hohlräume mit cylindrischem kubischem Epithel etc. — kurz es sind verschiedene Elemente des Teratoms in die Venen eingebrochen und weitergewuchert.

Herr Marchand: Mit der Deutung des Herrn Schlagenhaufer bezüglich der Herkunft des Epithels erkläre ich mich vollständig einverstanden, möchte nur hervorheben, daß die Ähnlichkeit der Form der myxomatösen Wucherungen mit einer Traubenmole doch vielleicht als eine mehr äußerliche zu betrachten ist. Die Hauptsache, auf die es ankommt, ist jedenfalls die vollständige Übereinstimmung des Epithels mit dem gewucherten Chorion-Epithel. Myxomatöse Wucherungen in Gestalt von langen Strängen und zottenähnlichen Gebilden kommen auch bei anderen Tumoren, z. B. der Knochen, vor. Dadurch ist nicht ausgeschlossen, daß das Myxomgewebe in diesem Fall von einem dem Choriongewebe gleichwertigen Gewebe abstammt.

Herr Chiari-Prag: Nach meiner Anschauung ist in den Präparaten des einen Falles Schlagenhaufers kein Zweifel darüber, daß ein Chorionepitheliom vorliegt, weil nicht bloß das Syncytium, sondern auch die Langhanssche Zellschicht deutlich zu erkennen ist. Ich stimme daher der Auffassung von Schlagenhaufer vollkommen bei.

Herr v. Recklinghausen: Ich will gern die Erklärung abgeben, daß ich allerdings kein Spezifiker von so strenger Observanz bin, wie der Herr Vortragende sie begehrt; ich folge auch darin unserm Altmeister Virchow, auf dessen Artikel über Spezifiker und Spezifizität verweisend. In meinem Nachruf habe ich als eine seiner hervorragendsten Leistungen die Einführung und den Ausbau des Begriffes: Metaplasie genannt. So denke ich nun an die Möglichkeit, daß die diskutierten, so auffälligen Zellanordnungen der sog. Chorionepitheliome aus metaplastischen Wucherungen des Endothels hervorgehen könnten, wenigstens nicht immer von Eihüllen oder irgend welchen Chorionzellen der Geschlechtsdrüsen herzustammen brauchen.

Herr Schlagenhaufer: Gegenüber Herrn Marchand möchte ich betonen, daß ich deshalb die traubigen Wucherungen als traubenmolenartig bezeichne, weil ich glaube, daß der Ausgangspunkt, der Ursprung derselben foetales Ektoderm ist, das in unserem Teratom einer myxomatösen Entartung anheimgefallen ist und in dieser Form nun mit den anderen Keimblattelementen in regellosem Durcheinander wuchert.

Was die von Herrn Schmorl angeführten Beobachtungen anbelangt, so möchte ich daraus ersehen, daß es anscheinend Fälle gibt, in denen umgekehrt wie bei mir der Nachweis der teratoiden Natur des primären Tumors leicht ist, dagegen der Ursprungspunkt der chorionepitheliomartigen Wucherungen schwer zu finden ist.

Gegenüber Herrn Bostroem erwidere ich, daß es nicht notwendig ist, in seinem Falle den Ausgangspunkt in die Hoden zu verlegen. Es könnte sich ja um ein Teratom des Retroperitoneal-Raumes handeln, sowie wahrscheinlich im Lubarschschen Fall die chorionepitheliomgleiche Wucherung von einem Teratom des Ovariums ausgegangen ist. Vielleicht gelingt es doch noch, im großen Bauchtumor Elemente der übrigen Keimblätter zu finden.

Herr Albrecht: Ich betone nochmals, daß ich mich den Ausführungen von Herrn Schlagenhaufer fast wörtlich anschließen möchte. Nur meine ich, daß man im Hinblick auf die Fälle von chorionepitheliomartigen Bildungen bei Männern und Virginibus suchen sollte, die Genese aller auf breiterer Basis zu deuten. Es ist vielleicht ein gewisses Verhängnis für unsere Auffassung dieser Tumoren, daß sie zuerst in der vom Chorion ausgehenden Form genau studiert wurden. Besonders in Bezug auf den angeführten Fall von gering ausgedehnten analogen Bildungen in einem primären Leberteratom, welche ich vom Exodrom ableiten zu müssen glaube, scheint mir durch meine Hypothese ein solcher gemeinsamer Ausgangspunkt — in einem Falle der umschriebenen Chorionzotten bildende Bezirk der Eihäute, in andern irgendwelche andere im Teratom verstreute Bezirke von Exoderm plus Mesenchym gegeben zu sein.

XXV.

Herr E. Delbanco-Hamburg:

Zur patholog. Anatomie der Orbitaltumoren.

Die aufgestellten Präparate entstammen einem Falle, über dessen Klinik mein Mitarbeiter, Herr E. Franke, in Kürze berichtet: Die 36jähr. Patientin erblindete vor 10 Jahren langsam im Lauf von 7 Monaten während einer Gravidität auf dem rechten Auge. Ein Jahr, bevor Patientin sich vorstellte, also etwa September 1900, trat eine Protusion des rechten Auges ein. Patientin wurde wieder gravida. Ende 1900 bezw. Januar 1901 und während dieser Zeit, speziell im letzten Monat der Gravidität und während des Wochenbettes soll die Protusion bedeutend zugenommen haben. Die letzte

Entbindung fand statt am 14. September 1901. Etwa 14 Tage später stellte sich Patientin in der Poliklinik vor. Trotz Inunktionskur, Jod, Arsenik weitere Zunahme des Exophthalmus, so daß am 3. Dezember 1901 die Operation notwendig wurde. Die Diagnose hatte mit Rücksicht auf die frühzeitige Erblindung sowie den später einsetzenden Exophthalmus auf Sehnerventumor gelautet.

Die nach Trendelenburg vorgenommene seitliche Eröffnung der Orbitalhöhle zeigte hinter dem Bulbus den Tumor in der äußeren Form eines zweiten Bulbus, in welchen der Sehnerv eintrat, und aus welchem er wieder für ein kurzes Stück hervorkam, um in den eigentlichen Bulbus einzulaufen. Die Heilung erfolgte ohne Komplikationen. Jetzt besteht ein Enophthalmus. Ein Rezidiv ist bislang nicht zu verzeichnen.

Die mikroskopische Untersuchung hatte das überraschende Ergebnis, welches zu der Demonstration in dem Kreise der Pathologen Anlaß gibt. Makroskopisch erschien der mit herausgenommene Sehnerv an den beiden Enden etwas grau und atrophisch. Die Hüllen setzten sich deutlich ab. Das histologische Präparat jedoch offenbart, daß an Stelle des eigentlichen Sehnervengewebes dasselbe Tumorgewebe Platz genommen hat, wie es die Sehnervenscheide in großer Ausdehnung umfängt. Die Sehnervenscheide ist erhalten, sogar verdickt; die Lymphräume sind austapeziert, ganz ausgefüllt mit den Geschwulstzellen. So ist die Verbindung zwischen intra- und extraduralem Tumor hergestellt. An der Peripherie des intraduralen Tumorteiles sind stellenweise schmale Reste der Optikusfasern stehen geblieben. Die Markscheiden-Färbung gelingt an ihnen nicht mehr. An dem Geschwulstgewebe fallen die stark entwickelten Bindegewebszüge auf, welche den Querschnitten durch den Tumor einen ausgesprochen alveolären Bau verleihen. Ein reich entwickeltes Kapillarnetz durchzieht das Geschwulstgewebe. Die Geschwulstzellen — mit ihrem stark tingiblem Kern, welcher fast durchweg die gleiche Größe und die ovale Form aufweist — bilden gleichsam die äußere Wandung der feinen Gefäße. Zu betonen aber ist die konzentrische Schichtung der Tumorzellen.

Um nichts zu antizipieren, stellen wir die Diagnose auf ein plexiformes Sarkom oder eine fibro-endotheliale Neubildung.

Die zur Entscheidung drängende Frage lautet: wo liegt der Ausgangsort der Geschwulst? Wenn wir einen bindegewebigen

Ursprung als sicher annehmen, so kann es sich um das Endoneurium des N. opticus oder um ein bindegewebiges Element außerhalb der Sehnervenscheide in der Orbitalhöhle oder um die Endothelien in der Sehnervenscheide handeln. Das Interesse des Falles liegt darin, daß von namhaften Augenärzten die Möglichkeit eines endoneuralen Ursprunges von Optikustumoren nicht zugegeben wird, und doch muß eine solche für die vorliegenden Präparate mindestens erwogen werden. Ein von der Scheide ausgegangener Tumor — gewöhnlich handelt es sich bei einem solchen um ein Myxosarkom, den „Typus des Sehnerventumors" — liegt nicht vor und ebenso ist das gewohnte Bild des Endothelioms der Sehnervenscheide auszuschließen.

Ohne auf die ziemlich angewachsene Literatur über Sehnervengeschwülste hier einzugehen, ist so viel erstmals auszusagen, daß bei den von außen auf den Sehnerv übergreifenden Sarkomen eine totale Zerstörung des Nerven gewöhnlich stattfindet und der Verlauf ein sehr maligner ist. Die Klinik des Falles spricht für einen relativ gutartigen Tumor, womit in Einklang steht das langsame Wachsen in den Lymphspalten der Scheide, welche sorgsam geschont und gut erhalten bleibt. Das würde stimmen mit der Klinik der eigentlichen Nervensarkome, welche von dem Endoneurium ihren Ausgang nehmen, wiewohl keineswegs der N. opticus mit den peripheren Nerven auf eine Stufe zu stellen ist. Erwähnt muß noch werden, daß v. Recklinghausen und neuerdings Adrian in ihren Zusammenstellungen der Neurofibrome und Neurosarkome den N. opticus stets frei befunden haben. Andererseits wieder muß für die Auffassung der vorliegenden Präparate mit Nachdruck betont werden, daß, während die winzigen Reste der Optikusfasern keine Markfärbung mehr geben, solche Markfärbung bei den Ciliarnerven in dem extraduralen Tumorgewebe prächtig gelingt. Die Ciliarnerven sind sehr leicht angreifbare Gebilde; ihr Erhaltenbleiben spricht unbedingt zu Gunsten eines aus dem Innern des Sehnerven nach außen gewachsenen relativ gutartigen Tumors. Bei der dritten Möglichkeit müßte schon eine seltene Tumorbildung vorliegen. Ich hüte mich aber, in dem geschilderten Fall eine definitive Entscheidung zu treffen und appelliere an die reichere Erfahrung der Anwesenden.

Dem Vorgetragenen gliedert sich zwanglos die makroskopische Demonstration eines apfelgroßen Sarkoms an, welches ich bei der Sektion der 90jähr. Patientin mühelos aus der linken Orbitalhöhle herausnehmen konnte. Das Sarkom war in die Augenlider hineingewachsen, welche weit nach außen vorgetrieben sich zeigten. Mitten in dem Tumor sehen Sie den stark geschrumpften, zusammengedrückten, gefalteten Bulbus liegen. Ganz umwachsen von dem Tumor, weist der Bulbus noch eine ausgedehnte Glaskörperblutung auf. Mikroskopisch handelt es sich bei dem seltenen Präparat um ein kleinzelliges Sarkom.

XXVI.

Herr Marchand-Leipzig:

Über einen Fall von wahrscheinlich syphilitischer Endometritis des Uterus gravidus.

Die Kellnersfrau B., 35 Jahre alt, wurde am 19. Dezember 1901 in bewußtlosem Zustand mit Lähmung des linken Armes, Spasmen der unteren Extremitäten auf die innere Abteilung des Krankenhauses zu Sankt Jacob aufgenommen und starb bereits am 22. Dezember. Der Zustand hatte seit 2—3 Tagen nach voraufgegangenen Schwindelanfällen mit Krämpfen begonnen. Im August 1901 soll nach Angabe des Ehemannes ein Schlaganfall mit Lähmung der rechten Hand vorausgegangen sein. Auf nachträgliches Befragen gab der Mann an, daß er sich im Mai d. J. einen harten Schanker zugezogen und seine Frau infiziert habe, doch ist weiteres über sekundäre Symptome und über Behandlung nicht zu erfahren gewesen.

Die Sektion ergab eine starke Ausdehnung, ödematöse Durchtränkung und Weichheit des rechten Stirn-, Schläfen- und Scheitellappens; die rechte Arteria fossae Sylvii war in ihrem Anfangsteil mit einer trüben, graugelblichen Masse umgeben, dadurch etwas undeutlich abgegrenzt und verdickt; ihr Lumen in diesem Bereiche durch eine feste Thrombusmasse verschlossen, die sich auch noch in dem peripherischen Teil der Arterie fortsetzte. Auch der Stamm der linken Arteria fossae Sylvii war mit der Pia mater verlötet und teilweise undurchgängig durch eine Verdickung der Wand. Die rechte Arteria vertebralis war dicht an ihrer Einmündung in die Arteria basilaris durch eine etwa 6 cm lange durchscheinende blaßgraue Verdickung eingenommen; dahinter war das Lumen durch einen Pfropf verlegt. Auch der Anfang der Arteria basilaris zeigte eine blaßgraue Verdickung der Wand.

Auf dem Horizontaldurchschnitt zeigte sich die rechte Hemisphäre sehr verbreitert, weich und feucht, die graue Substanz fleckig gerötet; das Außenglied des linken Linsenkerns mit dem angrenzenden Teil der inneren Kapsel war durch einen etwas eingesunkenen bräunlichen Herd eingenommen.

Der Uterus befann sich im Zustand der Schwangerschaft im vierten Monat; er enthielt einen von den Eihäuten und der sehr zarten Decidua capsularis umschlossenen, wohl gebildeten und gut erhalten Foetus von 8 cm Scheitel-Steißlänge; die Placenta, von 8 cm Durchmeser, nahm die hintere Wand ein.

Die Decidua vera zeigte zu beiden Seiten der Placenta und an der Vorderwand ein sehr eigentümliches Verhalten, eine intensiv rot und gelb marmorierte Färbung, etwas eingesunkene unregelmäßig begrenzte Flecke von schwefelgelber Farbe hoben sich von der hochgeröteten Umgebung ab, stellenweise war der Rand etwas verwaschen, blaßgrau. Auf dem Durchschnitt nahmen die gelben Flecke fast die ganze Dicke der Decidua ein, ihre Konsistenz war hier ziemlich weich, in der Mitte stellenweise fast schmierig, eiterähnlich, in der Nachbarschaft derber.

Die übrigen Organe zeigten keine besonderen Veränderungen, namentlich die Lungen, welche vollständig frei von indurierten oder käsigen Herden waren. Doch fanden sich am Peritoneum der Excavatio recto-uterina zahlreiche kleine, derbe, graue Knötchen, einige mit beginnender Verkäsung; einzelne Mesenterialdrüsen ware in kleine verkalkte Körper umgewandelt.

Die frische Untersuchung der von dem Durchschnitt der gelben Herde abgestrichenen Masse ergab feinkörnigen Detritus und zerfallene Eiterkörperchen, die Untersuchung gefärbter Abstriche ließ weder Tuberkelbazillen noch andere Mikroorganismen erkennen. Die Untersuchung der Schnittpräparate des Uterus nach der Härtung zeigte, daß die gelben Herde der Decidua aus einem mehr oder weniger homogenen, nekrotischen Gewebe bestanden, das hauptsächlich die kompakte Schicht einnahm, sich aber auch noch weiter in die Tiefe erstreckte; an den Rändern fand sich Infiltration mit Leukocyten, sehr reichlicher Kernzerfall mit Bildung kleinster Chromatinkörner, dazwischen ließen sich Reste der Deciduazellen erkennen; die Drüsen waren im Bereiche der nekrotischen Teile mit geronnenen Massen und zerfallenen Epithelzellen erfüllt.

Durchschnitte des Stammes der thrombosierten Arteria Fossae Sylvii dext. zeigten eine zellenreiche Infiltration der adventitiellen Schichten und der angrenzenden Teile der Pia mater: die Infiltration nahm in der einen Hälfte des Umfangs an Dicke zu und bildete hier einen größeren Herd, der hauptsächlich aus feinkörnigen und aus zerfallenen zelligen Elementen bestand; an den übrigen Teilen des Umfangs war die Intima der Arterie durch eine streifige Bindegewebsverdickung eingenommen; das Lumen war durch teilweise ziemlich frische Thrombusmasse vollständig ausgefüllt, die mit der verdickten Wand fest zusammenhing. Kleinere Arterien in der Nachbarschaft waren in ähnlicher Weise verändert.

Das geschilderte Verhalten der Gehirnarterien, welches den wiederholten Eintritt von Erweichungszuständen (August und September) nach der im Mai vorausgegangenen syphilitischen Infektion herbeigeführt hatte, läßt sich wohl nur als syphilitische Arteriitis deuten; dafür spricht das multiple Auftreten der Verdickung der Wand, die Abwesenheit von Arteriosklerose, die histologische Beschaffenheit, wenn auch der große Reichtum des Infiltrates der Arterienwand an zerfallenen Rundzellen etwas auffallend erscheint. Der verhältnismäßig frühzeitige Eintritt der Erkrankung des Zentralnervensystems ist nach den Mitteilungen von Kahane (s. Neumann, Syphilis, 2. Aufl. S. 571) durchaus nichts ungewöhnliches. Die eigentümliche Erkrankung der Decidua vera bietet zwar mikroskopisch nicht das Aussehen eines gummösen Granulationsgewebes, sondern nur das einer diffusen zur Verkäsung führenden Nekrose mit reaktiver Infiltration der Umgebung; ich möchte dieselbe aber dennoch auf die gleiche Ursache zurückführen.

Diskussion.

Herr Aschoff: In einem Falle von Placentarnekrosen, den ich kürzlich gesehen habe, handelt es sich um eine Placenta aus den letzten Monaten der Schwangerschaft, an welcher auffällig große, über linsen- und pfennigstückgroße Nekrosen in der basalen Decidua zu sehen waren, die nichts charakteristisches für Syphilis darboten. Keine Verdickung der Zotten. Zahlreiche Infarkte. Die betreffende Patientin hat 2 gesunde Kinder, ist während der ganzen Schwangerschaft andauernd ärztlich beobachtet worden und hat keine Zeichen von Syphilis aufgewiesen. Jedoch wurde sie während andauernden Erbrechens und Schmerzen mit Narcotica u. s. w. behandelt, so daß man auch an toxische Einflüsse denken muß, da keine Bakterien gefunden wurden. Das zugehörige Kind, das während der Geburt abstarb, konnte leider nicht zur Sektion erhalten werden.

Herr v. Baumgarten: In Fällen von legitimer kongenitaler Syphilis fand ich in den zugehörigen Placentis nicht selten ganz ähnliche Veränderungen, wie sie Herr Kollege Marchand heute von der Decidua uterina geschildert hat. Allerdings fanden sich neben diesen reinen Nekroseherden häufig solche mit umgebender kleinzelliger Wucherung, so daß ganz das Bild des Gummi syphiliticum vorhanden war. Aber an dem Zusammenhang und der gemeinschaftlichen pathogenetischen Grundlage der beiderlei Veränderungen möchte ich nicht zweifeln und daher der Deutung des Herrn Marchand zustimmen.

Herr Albrecht: Nach Einsicht der Präparate von Herrn Marchand kann ich die Möglichkeit nicht für vollkommen ausgeschlossen erachten, daß die Arterienveränderung im Gehirn nicht spezifisch syphilitischer Natur ist; dagegen sprechen die hochgradigen Nekrosen und die hochgradige leukocytäre Infiltration nicht bloß der Arterien, sondern auch der Hirnhäute, wie man sie bei luetischer Arteriitis jedenfalls für gewöhnlich nicht sieht. In diesem Falle würde natürlich der Rückschluß auf die Spezifität der uterinen Veränderungen wegfallen.

Herr Schmorl: Ich habe ähnliche, wenn auch nicht so ausgedehnte Veränderungen, wie sie Herr Marchand beschrieben hat, bei einem Fall von Endometritis tuberculosa gesehen. Es fanden sich hier auf der Oberfläche der Decidua basalis und vera mehrere nicht besonders umfängliche gelbe Streifen und Flecken. Bei der mikroskopischen Untersuchung bestanden dieselben aus nekrotischen Massen mit Rundzellen-Infiltration in der Umgebung; es fand sich aber kein typisches tuberkulöses Granulationsgewebe. Die Herde enthielten alle sehr zahlreiche Tuberkelbazillen, die sich besonders im Material, das in Alkohol gehärtet war, nicht aber in Formolmaterial nachweisen ließen. Ebenso fanden sich nekrotische Herde in den Zotten, die ebenfalls Tuberkelbazillen enthielten. Ob die Frucht mit Tuberkelbazillen infiziert war, konnte aus äußeren Umständen nicht festgestellt werden. Bei einem zweiten Fall von Endometritis tuberculosa in der Gravidität wurden die gleichen, aber nur ganz vereinzelt auftretenden Veränderungen gefunden.

Herr Marchand: Die Möglichkeit, daß es sich in diesem Fall um Tuberkulose gehandelt haben könne, hatten wir auch erwogen, besonders weil, wie ich hervorheben möchte, einige alte verkalkte Mesenterialdrüsen und eine zirkumskripte Eruption von miliaren Knötchen im Douglasschen Raum vorhanden war. Es wurde indes von der Diagnose Tuberkulose Abstand genommen, da weder die Untersuchung der frischen Abstriche noch der Schnitte Tuberkelbazillen ergab. Mit Rücksicht auf die mitgeteilte Anamnese, die Arteriitis der Arteria Fossae Sylvii ohne sonstige meningitische Erscheinungen, schien aber die Diagnose Syphilis gesichert zu sein. Die Untersuchung auf Bazillen soll indes noch wiederholt werden.

Herr Simmonds: Die Angabe von Herrn Schmorl, daß Tuberkelbazillen in Präparaten, die in Formol fixiert waren, schlecht darstellbar sind, steht mit meiner Erfahrung in Widerspruch. Ich bin niemals Schwierigkeiten begegnet bei Färbung der Tuberkelbazillen in Gewebsstücken, die selbst jahrelang in Formalin gelegen hatten. Bei Kontrollversuchen, in welchen ich gleichzeitig Gewebsteile in Alkohol und Formalin fixierte, fand ich die Intensität der Färbung und die Zahl der gefärbten Bazillen in beiden Gewebsstücken gleichartig.

Herr Heller: Ich hatte etwas Zweifel an der syphilitischen Natur wegen der verhältnismäßig kurzen Zeit seit Infektion des Mannes. Da ich jetzt aber höre, daß tuberkulöse Lymphdrüsen vorhanden waren, möchte ich wie Herr Kollege Schmorl die Uterus-Veränderung für tuberkulös halten. Ich möchte an einen von mir 1884 auf der Tagung in Freiburg mitgeteilten Fall von Uterus-Tuberkulose erinnern. Ich hatte eine Frau unentbunden seziert. Dabei fanden sich nekrotische (käsige) Herde der Uteruswand; mikroskopisch fanden sich keine Miliartuberkel, wohl aber die Uterusdrüsen stark erweitert, in ihnen enorme Mengen von Tuberkelbazillen zwischen zerfallendem zelligen Materiale.

XXVII.

Herr M. Askanazy-Königsberg:

Über die pathogene Bedeutung des Balantidium Coli.

Bis zum vorigen Jahre (1901) ist die Frage, ob das Balantidium Coli, das bisher in mehr als 70 Fällen gefundene Wimperinfusorium des menschlichen Dickdarms, eine ätiologische Stellung in der Pathologie zu beanspruchen hat, nicht sicher zu entscheiden gewesen. Wohl stellte sich schon aus der klinischen Beobachtung heraus, daß zwischen der Anwesenheit dieser Ciliaten im Stuhl und der Stärke der diarrhoischen Entleerungen, die bis auf einen Fall (Mitter[1]) stets vorhanden waren und Monate oder selbst Jahre andauerten, eine gewisse Proportionalität bestand. Allein man versuchte hier den Einwand zu erheben, daß die Durchfälle nicht die Folge, sondern die Ursache der Zunahme der Balantidien sein könnten, indem man das schleimig-katarrhalische Sekret für einen guten Nährboden der Tiere ansprach. So äußerten sich denn Zoologen und Ärzte im allgemeinen recht vorsichtig über die pathogene Wirkung der Balantidien. Unter den ersteren erklärt Leuckart[2]) von den in Rede stehenden Protozoen: „Ob dieselben als eigentlich krankmachende Potenz zu betrachten sind, steht dahin“; so behaupten unter den klinischen Schriftstellern selbst die Autoren[3]), welche an der die Schleimhaut „reizenden“ Einwirkung unserer Infusorien nicht zweifeln, immer wieder, es sei unentschieden, ob die Balantidien allein den ganzen Prozeß des Darmleidens in die Erscheinung rufen. Alle diese Zweifel gründen sich im wesentlichen auf 2 Momente. Einmal wird darauf hingewiesen, daß die Balantidien im Darm des Schweins, wo sie, wie Leuckart zuerst feststellte und ich auch für unsere Gegend bestätigen kann[4]), so

---

[1]) J. Mitter, Beitrag zur Kenntnis des Balantidium Coli im menschl. Darmkanale, Diss. Kiel 1891. (Übrigens hatte auch dieser Kranke subjektive Darmstörungen in der Form eines dumpfen Schmerzes in der Flexura sigmoidea und objektiv in Gestalt reichlichen Abgangs unverdauter Speisereste.)

[2]) Parasiten des Menschen. II. Auflage 1879—86 Bd. I S. 333.

[3]) Vgl. z. B. Janowski. Zeitschr. f. klin. Med. Bd. 32 1897, S 425.

[4]) Ich habe im Monat Juli und August durch die Liebenswürdigkeit des Herrn Direktor Maske von unserem Schlachthof 17 abgebundene Dickdarmstücke von 17 Schweinen zur Untersuchung erhalten und in 10 derselben bereits

außerordentlich häufig vorkommen, keine schädlichen Folgen nach sich ziehen. Sodann ist schon oft bemerkt worden, wie die Balantidien-Colitis des Menschen sich an eine Darmerkrankung zweifellos andrer Genese wie an Cholera, Typhus, Ruhr anschloß. Danach wollte man lediglich die Möglichkeit zugeben, daß unsere Wimperinfusorien eine bereits ohne sie bestehende Darmaffektion unterhalten und die ursprünglich aus anderer Quelle herstammenden Durchfälle sozusagen in ein chronisches Stadium überzuleiten vermöchten. Wir sind nun in den letzten Jahren mehr und mehr, namentlich seit meinen Untersuchungen über ganz andere Darmparasiten, nämlich über Nematoden[1]) des Menschen, zur Verwertung eines Kriteriums für die Bedeutung tierischer Darmparasiten gelangt, das wohl als sicherstes Kennzeichen für alle echten pflanzlichen und tierischen Parasiten gelten darf. Das ist die Fähigkeit der aktiven Invasion in die lebenden Gewebe des Menschen, an die sich dann die Lebensäußerungen der Parasiten mitten im menschlichen Gewebe mit ihren bedenklichen Folgen für die letzteren knüpfen. Im vorigen Jahre sind nur 2 Fälle, der eine auf den Philippinen[2]), also aus Amerika, der zweite in Tomsk[3]), also aus Asien publiziert, in denen die Balantidien nicht nur im Stuhl, sondern nach der Sektion auch in den verschiedenen Schichten der Darmwand aufgefunden wurden. Über einen dritten Fall mit analogem Befund, zugleich den ersten derartigen Sektionsbefund aus Europa[4]), möchte ich hier kurz berichten, der im Elisabethkrankenhaus zu Königsberg (Prof. Falkenheim) diagnostiziert und von mir obduziert wurde.

Eine 63jährige Frau, die früher nie ernstlich krank war, bekam angeblich nach dem Genuß von Sauerkraut mäßig heftige Durchfälle, die stärker und unstillbar wurden, nachdem die Kranke

---

im ersten mikroskopischen Präparat vom Darminhalt Balantidien gefunden, die sich besonders nach Zusatz physiologischer NaCl-Lösung meist noch aufs lebhafteste bewegten.

[1]) Nach mir haben von anderen Autoren namentlich die Franzosen Guiart und Girard dem Gegenstande ihre Aufmerksamkeit zugewendet.

[2]) Strong und Musgrave. Bulletins of the Johns Hopkins Hospital. Bd. 12, Februar 1901, S. 31. (Vorläufige Mitteilung.)

[3]) Solowjew. Zentralbl. f. Bakter. u. Paras. Bd. 29 S. 849, Juni 1901.

[4]) Über das Vorkommen von Balantidium Coli in Darmentlehrungen hat aus Königsberg bereits Collmann in einer Dissertation aus der Lichtheinschen Klinik 1900 berichtet (5 Fälle, kein Todesfall).

inzwischen beim Wurststopfen mit frischen Därmen zu tun gehabt hatte. Da ihre Kräfte abnahmen, suchte die Patientin das Elisabethkrankenhaus am 21. Februar 1902 auf, wo man in den dünnen, braunen Stühlen zahlreiche, teilweise lebhaft bewegliche Balantidien und ein paar Peitschenwurmeier feststellte. Während der therapeutischen Bekämpfung der Diarrhöen stellten sich am 26. März linksseitige Brustschmerzen und Temperatursteigerung ein und am 29. März $2^1/_2$ Uhr morgens erfolgte der Exitus. Bei der 8 Stunden post mortem ausgeführten Autopsie fand ich als Todesursache eine embolische, in eitriger Einschmelzung begriffene linksseitige Pneumonie mit frischer Pleuritis und einen kleineren embolischen Infarkt der rechten Lunge. Als Ausgangspunkt der Embolien war ein obturierender Thrombus in der rechten Schenkelvene mit unregelmäßiger zentraler Endfläche anzusprechen. Bezüglich des Darmkanals ergab sich folgender Befund. Der ganze Dickdarm war mäßig aufgetrieben, schimmerte vielfach bläulich durch und zeigte mehrere bindegewebige Verwachsungen mit der Bauchwand, dem Netz und den linksseitigen Adnexa des Uterus. Die Schleimhaut des Dünndarms war bis zum untersten Ileum blaß, dann aber hellgrau, wie auch die vergrößerten Peyerschen Platten daselbst schiefrig gefärbt erschienen. Unmittelbar an der Ileocoecalklappe begann eine fast den ganzen Dickdarm betreffende schiefrige Pigmentierung neben einzelnen frischen Schleimhautblutungen. An der Ileocoecalklappe begannen aber auch sogleich über das gesamte Kolon und Rektum disseminierte Geschwüre, stecknadelknopf- bis erbsengroße Schleimhautdefekte mit meistenteils eitrig belegtem Grunde. Die Geschwürränder waren schwärzlich pigmentiert, leicht erhaben und vielfach von dickem, grüngelblichem Eiter unterminiert. Bisweilen zeigte sich die Schleimhaut über den eitrig untergrabenen Stellen siebförmig durchlöchert. Auf Einschnitten ergab sich, daß die eitrigen Herdchen bis zur Muskularis vordrangen. (Der Eiter enthielt bei frischer Untersuchung zum Teil noch flimmernde Balantidien.) Der Grund einiger Ulcera erschien geglättet, mehr narbig. Der Wurmfortsatz enthielt keine Geschwüre. Ein paar Ileocoecaldrüsen kleinbohnengroß und hellrot.[1])

So fand sich auch in unserem Falle neben den Erscheinungen des chronischen Dickdarmkatarrhs eine große Zahl von Geschwüren,

[1]) Das ausführliche Sektionsprotokoll dürfte mit dem genaueren klinischen Bericht aus dem hiesigen Elisabethkrankenhause veröffentlicht werden.

beschränkt auf das von den Balantidien okkupierte Terrain, den Dickdarm und Mastdarm, ein Ulcerationsprozeß, wie er in den Obduktionsfällen der Darmkranken mit Balantidien seit Malmstens[1]) erstem Befund in derselben immer wiederkehrenden anatomischen Form schon über ein Dutzend Mal erhoben ist und einmal[2]) selbst zur Perforations-Peritonitis geführt zu haben scheint. Die Geschwüre machen besonders in den hier vorliegenden jüngeren Stadien ganz den Eindruck, als gingen sie großenteils von den Solitärfollikeln aus, wie das schon der erste Beobachter Malmsten erwähnt hat. Nun konnte aber auch dieser so häufige anatomische Befund die ätiologische Stellung der Balantidien nicht absolut sichern, da der Nachweis einer innigeren Beziehung zwischen Parasit und Krankheitsprozeß immer noch ausstand. Haben doch einige Autoren (Edgren, Woit) in den tödlich endigenden Fällen bei der Sektion überhaupt die Balantidien auch nicht einmal im Darminhalt wiederzufinden vermocht.

Sehen wir nun zu, wie sich der Darm mikroskopisch verhält!

Von sieben verschiedenen Stellen des erkrankten Darms wurden Stücke herausgeschnitten, teils in 4 $^0/_0$ Formalin teils in Flemmingscher Lösung gehärtet und nach üblicher Weiterbehandlung und Einbettung in Celloidin untersucht. Das Formalin-Material gab im allgemeinen bessere Präparate, wenn auch das Flimmerkleid der Balantidien im Flemming-Material oft schöner erhalten war, während die Cilien in Formalin-Schnitten schlecht oder selbst gar nicht zu erkennen waren. Aber der ganze Parasit präsentierte sich nach Formalin-Behandlung doch sehr anschaulich, während sein Körper durch das Flemmingsche Säuregemisch öfters stark verändert wurde. Bei der Wahl des Formalins muß man sich aber nicht, wie der sibirische Forscher,[3]) durch das Trugbild des Formalinpigments zur Annahme verleiten lassen, daß die Balantidien eine — Melanaemie erzeugen.

Vom ersten bis zum letzten der von mir gemusterten Schnitte zeigte sich nun, daß alle Darmwandschichten von Veränderungen betroffen und in allen auch unsere Parasiten anzutreffen sind.

[1]) Virch. Archiv Bd. 12 1857 p. 302.

[2]) O. Woit. D. Arch. f. klin. Med. 1889 Bd. 60 p. 363 Fall II. Perforationsöffnung nicht nachgewiesen, aber Gas und Eiter in der Bauchhöhle.

[3]) l. c. p. 830.

Schon bei schwacher Vergrößerung sind die Balantidien in allen Präparaten an ihrer eiförmigen Gestalt, dem großen, in allen Kernfarben äußerst stark gefärbten, bohnen- oder U-förmigen Kern[1]) und den Vakuolen zu erkennen. Bei starker Vergrößerung ist auch das Peristom und der kurze Oesophagus oft deutlich sichtbar. Als eine weitere Darstellungsmethode unserer Infusorien ohne Anwendung von Kernfarben erwähne ich die Behandlung der Formalin-Schnitte mit dünner Jodlösung (Lugol), in welcher der Körper der Balantidien verschiedene Farben annimmt. Manche von ihnen bleiben gelb wie das übrige Gewebe, manche werden rotbraun wie bei Glykogengehalt und wieder andere werden infolge ihres Amylum-Gehalts schwärzlich gekörnt, ja geradezu tintenschwarz.[2])

Gehen wir von den das Auge zunächst auf sich lenkenden unterminierten Darmgeschwüren aus, so ergibt sich, daß das puriforme Material, welches vielfach vom Niveau der Schleimhaut bis zur Muskulatur reicht und seitlich oft in vergrößerte Lymphfollikel eingreift, nicht aus erhaltenen Eiterzellen besteht, sondern aus einem auch von einzelnen Fetttröpfchen untermischten, molekular-körnig zerfallenem Detritus. Nur ganz spärliche Eiterzellen sind in ihm noch gefärbt. Über der mit diesem nekrotischen Eiter erfüllten Höhle zeigen die Geschwürränder einen nekrotischen Schleimhautsaum, während die Mukosa im übrigen weniger schwere Veränderungen darbietet. An ihrer Oberfläche fehlt das Epithel fast durchweg, ein schmaler kernloser Saum mit spärlichen Blutungen bildet oft die obere Grenze. In den wohlerhaltenen Krypten fallen zahlreiche in Hämatoxylin dunkelblau gefärbte Becherzellen auf, durch deren Sekret die Drüsen im ganzen oder nur in ihren unteren Endstücken bedeutend erweitert werden,[3]) während sich im

[1]) Janowski (l. c. p. 416) will in den Ballantidien konstant zwei Kerne gefunden haben; ich habe wie die meisten Untersucher gewöhnlich nur einen beobachtet. In den Schnitten ist ein Teil der spärlich anzutreffenden doppelten Kerne auch wohl nur der doppelte Durchschnitt des einfachen gebogenen Kerns.

[2]) Bei der frischen Untersuchung von Balantidien konstatiert man oft Stärkekörnchen im Innern des Zellleibs, wie das besonders durch Jodzusatz veranschaulicht wird und auch schon von Malmsten abgebildet ist. Die Angabe Leuckarts, daß „im ganzen feste und geformte Körper bei unseren Tieren nur selten im Innern gefunden werden“ (l. c. p. 325), gilt nur mit Einschränkung.

[3]) Auffallenderweise hatten mehrere Drüsen (in einem Block) die Muscularis mucosae durchbrochen und reichten bis in die obere Zone der Submucosa hinein.

Stroma, besonders im ganzen Grenzgebiet von Mukosa und Submukosa viel eosinophile polynukleäre Leukocyten bemerkbar machen, eine häufige Erscheinung um tierische Parasiten, die bei den Balantidien auch von Strong und Musgrave beobachtet ist. Unsere Infusorien finden sich nun in der Schleimhaut oberflächlich oder tief eingebettet, teils im Bindegewebe, teils in den von den Parasiten unterbrochenen Drüsenschläuchen, oft seitlich oder im Grunde zwischen Epithelschlauch und Stroma. Man trifft sie auch abseits von den Geschwürsöffnungen, auch in Schleimhautstrecken, deren Oberfläche minimale, vielleicht lediglich postmortale Veränderungen erkennen läßt. Andrerseits erscheinen sie manchmal ein wenig zahlreicher, in kleinen Reihen im Umfange von etwas tiefergreifenden Schleimhautnekrosen.

Folgt man dem Erkrankungsprozeß nun in die Tiefe, so zeigt sich zunächst, daß die Muscularis mucosae deutlich hypertrophisch, in zwei bis drei Schichten gesondert ist. Rings um die nekrotische Zerfallshöhle ist das Gewebe der Submukosa und Muskulatur in eine unscharf begrenzte Zone entzündlicher Infiltration umgewandelt, in der viel Gefäße mit geschwollenem Endothel, lymphoide Rundzellen und auch einzelne eosinophile Leukocyten zu Tage treten. Aber auch im übrigen ist die Submukosa entzündlich verändert: ihre Blutgefäße sind injiziert, ihr Bindegewebe durch Ödem (stellenweise mit Einlagerung von Fibrinfäden) und durch Proliferation verdickt, ihre Bindegewebskerne hypertrophisch, vereinzelt in Mitose, mit Mastzellen und leukocytären Wanderzellen abwechselnd. Die Muscularis ist am stärksten unter den Geschwüren von lymphoiden Rundzellen durchsetzt, die sich gerne um Gefäße und Nerven gruppieren; bis in das subseröse Gewebe spielen sich die entzündlichen Vorgänge in Gestalt von Hyperämie, Zellanhäufungen und Bindegewebsverdickung an vielen Orten fort. Als Konsequenz älterer Blutungen lassen sich mit der Berliner Blau-Reaktion eisenhaltige Körnchen in allen Wandschichten, besonders aber in der Submukosa im Umfange der Follikel nachweisen, eine Erscheinung die sich schon für das bloße Auge durch die Pseudomelanose verriet.

In Harmonie mit diesem histologischen Bilde steht nun auch der reichliche Befund von Balantidien, deren ich über 70, ja über 100 in einem Schnitt von 2 cm Länge zählte. Wenn sich nun auch Exemplare in allen Schichten der Darmwand vorfinden, so bevölkert das Gros, einzeln oder in Gruppen verteilt, doch besonders die Submukosa, wo sie in den Follikeln, im Bindegewebe oder nicht selten in wohlcharakterisierten Lymphgefäßen liegen. Hier wie auch in den gefäßreichen Septen zwischen den Bündeln der Darmmuskulatur findet man sie manchmal in ganzen Nestern zu 15—20 Exemplaren so dicht zusammengelagert, daß sie sich gegenseitig etwas abplatten. Diese Kolonienbildung spricht neben dem Vorhandensein kleiner Parasitenformen für die Vermehrung der Balantidien im Darmgewebe. Fast ganz freie Parasitenkerne, wie sie Solowjew angibt und als Anlage junger Tiere anspricht, habe auch ich gesehen; ich möchte aber vielmehr auf die Möglichkeit hinweisen, daß hier untergehende Ciliaten vorliegen. Dagegen habe ich, allerdings nur ganz vereinzelt, Erscheinungen an den Balantidien im Darmgewebe gesehen, wie sie von Leuckart[1]) bei der Vermehrung unserer Parasiten durch Querteilung festgestellt sind, nämlich das Auftreten längerer Cilien in der Mitte des Balantidienleibes und den queren Einschnitt des Körpers an derselben Stelle. Auch das Vorhandensein kleiner kugliger Anhänge am Hinterende, wie sie Leuckart an jungen durch Querteilung neuentstandenen Formen wahrnahm, habe ich an einzelnen Tieren im Darmgewebe gesehen. Somit möchte auch ich der autochthonen Vermehrung der Balantidien innerhalb des menschlichen Darmparenchyms das Wort reden. Bezüglich ihrer Ernährung bleibt noch zu erwähnen, daß ich vereinzelte Male deutliche Zellreste und auch rote Blutkörperchen (wie Wising und Solowjew) in den Balantidien erkannte. Eisenreaktion gaben sie nicht.

Von besonderem Interesse ist weiterhin, daß ich keineswegs selten Balantidien im Lumen von Blutgefäßen der Darmwand antraf, und zwar seltener in der Schleimhaut, häufiger in der Submukosa, teils in Kapillaren, teils in Venen, deren Gestalt, Blutfüllung und endotheliale Wandbekleidung keinen Zweifel an der Natur des Blutgefäßes gestattete. Bisweilen präsentierten sich mehrere Balantidien enthaltende Blutgefäße in einem einzigen Schnitte, und ebenfalls mehrere unserer Infusorien in einem einzigen Blutgefäßdurchschnitt.

So führt denn unsere Beobachtung im Einklange mit dem Ergebnis von Strong und Musgrave sowie dem von Solowjew zu

---

[1]) L. c. S. 329—330.

dem Resultat, daß die Balantidien befähigt sind, in die Wand des menschlichen Dickdarms und Mastdarms einzudringen und alle Schichten der Darmwand zu durchsetzen. Es ist angesichts des früheren negativen Befundes von Woit wichtig, daß diese Feststellung dreimal hintereinander an verschiedenen Punkten der Erde gemacht ist; so wird ihr der Charakter eines zufälligen Ereignisses von vornherein entzogen.

Über die anatomischen Befunde hinsichtlich des geschwürigen Darmprozesses herrscht ja schon lange Zeit völlige Übereinstimmung, und auch die jüngsten Schilderungen des mikroskopischen Bildes lassen an Einheitlichkeit nichts zu wünschen übrig. Und doch bedarf ein Punkt noch besonderer Würdigung, nämlich die Frage, welche Rolle die Bakterien bei der anatomischen Darmerkrankung und bei Präparierung des Bodens für die Invasion der Balantidien spielen. Bei der bakterioskopischen Prüfung der nach Nicolle-Löffler oder Gram-Weigert gefärbten Schnitte fand ich in den ganz superfiziellen Schleimhautnekrosen nicht sehr dicht verteilte, längere dickere und auch kurze Bazillen, ferner Kokken, jedoch auch bakterienfreie Zonen. Da hier indessen jede Leukocyten-Ansammlung fehlte, ist die Teilnahme postmortaler Vorgänge nicht auszuschließen. Dagegen waren die puriform-nekrotischen Massen innerhalb der Schleimhautgeschwüre vornehmlich nur in den Randpartien von einzelnen Zügen plumper, nach Gram färbbaren Bazillen eingenommen, während sie im übrigen aufs dichteste besonders von Kokken, oft in typischen kurzen Ketten oder in ganzen Schwärmen durchsetzt waren. Für Solowjew war nun „die Verschiedenheit des bakteriologischen Bildes, der Mangel des Vorherrschens einer Art von Bakterien vor anderen Arten, ferner die größere Anhäufung derselben in den oberflächlichen Schichten des Herdes der Nekrose und die schnelle Verringerung der Anzahl derselben" nach der Tiefe hin die Veranlassung, in den Mikroben nicht die Ursache der Veränderungen zu erblicken, „sondern nur eine zufällige, nachträgliche Ansammlung von Schmarotzern".[1]) Ich möchte jedoch mit Rücksicht auf die Massen von Streptokokken in den nekrotisch erweichten Herden eine Beteiligung dieser Mikroben an der Entstehung des eitrig-nekrotischen Gewebszerfalls und somit der Geschwürsbildung nicht von der Hand weisen, aber auch

---

[1]) L. c. S. 851.

meinerseits mit Solowjew annehmen, daß die Bakterien in der Regel erst sekundär in das Gewebe der Darmwand eingedrungen sind. Zu dieser Annahme werde ich besonders durch einen Fund gedrängt, den ich gerade in Gram-Weigert-Präparaten wiederholt festzustellen vermochte, nämlich daß die Balantidien mitten in einem sonst von besonderen Veränderungen freien Bezirk der Schleimhaut von vereinzelten Bakterien, meist Bazillen wie von Trabanten umgeben sind, die augenscheinlich mit den Infusorien ihren Einzug in die Darmwand gehalten haben. Andrerseits läßt sich auch nicht leugnen, daß die bakteriellen, namentlich erweichten Schleimhautnekrosen den Balantidien den Weg in die Darmwand erleichtern. Denn wenn auch die Nekrosen selbst, wie schon Solowjew mit Recht betont, meist keine oder nur spärliche Infusorien enthalten, so finden sie sich doch im Umfange der Schleimhautnekrosen und im Grunde, unter dem eitrig-nekrotischen Belag der Geschwüre an der Grenze gegen das lebende Gewebe die Balantidien öfters in größerer Anzahl vereinigt. Mögen nun hier die Balantidien den Bakterien, dort die Bakterien den Balantidien die Invasion in die Gewebe des menschlichen Darms erleichtern, das dürfte doch aus den Präparaten hervorgehen: die Balantidien dringen an Stellen der kaum veränderten Schleimhaut, wo höchstens das Epithel fehlt, in die Mukosa ein, verbreiten sich hier selbständig nach der Tiefe und schwärmen ebenso in der Submukosa, Muscularis und Subserosa ohne jede nachweisbare Abhängigkeit von bahnbrechenden Bakterien aus und siedeln sich im Gewebe unter Betätigung ihrer Lebenseigenschaften an. Was aber die Aktivität ihrer Invasion besonders deutlich illustriert, ist die Tatsache, daß in allen drei Fällen das Eindringen unserer Parasiten in die Blutgefäße der Darmwand konstatiert worden ist, die in meiner Beobachtung sogar häufig wahrzunehmen war. Ein Vordringen über das Terrain der Darmwand hinaus ist bisher nicht festgestellt. Ich habe bei der frischen Untersuchung weder im Herzblut noch in der Thrombusmasse der Gefäße Balantidien angetroffen. Auf Schnitten der durch Hyperämie und partielle Blutfüllung der Lymphsinus geröteten Ileocoekaldrüsen, der Milz und der durch chronische Nephritis beträchtlich affizierten Niere habe ich die Parasiten ebenfalls vermißt.[1]) Auch Solowjew hat sie in Schnitten

[1]) Ebenso Bakterien, deren Fehlen in Herz, Milz, Leber und Nieren Strong und Musgrave auch kulturell nachwiesen.

der Leber umsonst gesucht. Leider sind die Lungen bisher einer Prüfung nicht unterzogen worden, eine Untersuchung, die sich auch mit Rücksicht auf die Beobachtung von Stockvis aufs dringendste empfiehlt. Nach dem genauesten mir zu Gebote stehendenden Referat[2]) hat Stockvis (1884) im Auswurf eines von den Sundainseln heimgekehrten Soldaten ein lebendes und mehrere abgestorbene Exemplare von Balantidium Coli gefunden. Der Patient bot bei der Untersuchung die Erscheinungen eines umschriebenen rechtsseitigen Lungenherdes dar und entleerte ein kaffeebraunes, unangenehm riechendes, elastische Fasern enthaltendes Sputum. Der Kranke genas und hatte am Ende seiner Krankheit keine Balantidien mehr im Auswurf. (Angaben über das Verhalten des Darms fehlen.)

Nach unseren heutigen Erfahrungen dürfen wir an der pathogenen Bedeutung des Balantidium Coli nicht mehr zweifeln, selbst dann nicht, wenn seine Ansiedlung und Vermehrung im Darmkanal durch vorausgehende Alterationen desselben, wenn seine Invasion in die Darmwand durch eine präexistierende Schädigung des Darm-Epithels begünstigt wird. Man darf sich nur des Cholera-Erregers erinnern, an dessen pathogener Bedeutung doch auch niemand zweifelt, obwohl auch bei ihm anerkanntermaßen Darmstörungen für seine Ansiedlung und für die Entfaltung seiner vernichtenden Eigenschaften von erheblichem Einflusse sind. Lernen wir doch überhaupt die die Invasion aller pathogenen Keime begünstigenden Momente von Jahr zu Jahr mehr schätzen!

Wenden wir uns zum Schluß zu dem Verhalten des Balantidium Coli im Schweinedarm, so kann ich allerdings auch auf Grund der eigenen Untersuchungen bestätigen, daß die Veränderungen der Darmschleimhaut sehr gering sind. Pseudomelanose und Follikelschwellungen habe ich gesehen, ohne damit natürlich ihre Abhängigkeit von den Balantidien beweisen zu können. Ich habe vier Schweinedärme an verschiedenen Stellen genau mikroskopisch untersucht. Es ist mir aber nicht gelungen, im Gewebe der Darmwand auch nur ein einziges Balantidium zu finden, selbst dann nicht, wenn die Schleimhaut ausgesprochen entzündliche Veränderungen darbot. Daraus kann aber nur gefolgert werden, daß das Balantidium Coli für das Schwein nicht dieselbe pathogene Bedeutung besitzt wie für den Menschen.

[2]) cf. bei Mittler l. c. S. 23.

XXVIII.

Herr Risel-Leipzig.

Zur Pathologie des Milzbrandes.[1]

Im pathologischen Institut zu Leipzig gelangten vor kurzem zwei ungewöhnliche Milzbrandfälle zur Sektion, die wohl auf allgemeineres Interesse Anspruch machen dürfen.

Im ersten Falle handelt es sich um ein sehr charakteristisches Beispiel von Inhalationsmilzbrand, daß namentlich durch seine Ätiologie, das Vorkommen im Betriebe einer Drogenfabrik, bemerkenswert erscheint. Er kam zur Beobachtung bei einer 54jährigen Frau, die nach nur dreitägiger Krankheitsdauer und sehr kurzem Krankenhausaufenthalt unter den Erscheinungen einer schweren Lungenaffektion verstorben war, ohne daß intra vitam Klarheit über das ganze Krankheitsbild hatte gewonnen werden können. Bei der Sektion fand sich eine sehr starke Schwellung und hämorrhagische Infiltration der Lymphdrüsen in der Umgebung der Teilungsstelle der Trachea, eine eigentümliche ödematöse Durchtränkung des Gewebes im Jugulum und Mediastinum, mächtige seröse Ergüsse im Herzbeutel und in beiden Pleurahöhlen ohne makroskopisch deutliche Veränderungen in den Lungen, ein kleines hämorrhagisches Fleckchen im linken Hauptbronchus und sehr weiche Beschaffenheit der Milz.

Der Verdacht, daß das ganze Krankheitsbild durch eine Milzbrandinfektion hervorgerufen sei, die ihren Ausgang von den Respirationswegen genommen hatte, wurde durch die bakteriologische und histologische Untersuchung bestätigt. Bei letzterer erwies sich der kleine hämorrhagische Herd im Bronchus als eine beginnende Milzbrandpustel. Auch in den Lungen waren sehr reichliche Milzbrandbazillen nachzuweisen, teils in den Alveolen, weiterhin aber besonders in den Lymphspalten innerhalb der einzelnen Alveolarsepten, von wo die Bazillen sich, stets vergesellschaftet mit Kohlepigment, weiter verbreiteten in die größeren Lymphbahnen, in die peribronchialen und perivaskulären Lymph-

[1]) Die ausführliche Mitteilung ist in der Zeitschrift für Hygiene und Infektionskrankheiten, 1903, Bd. 42, S. 381, erschienen.

räume, die häufig von kleinen Lymphthromben erfüllt oder von dichten Bazillenhaufen ganz ausgestopft erschienen. In den Lungenkapillaren waren Milzbrandbazillen nur sehr vereinzelt anzutreffen. Enorme Bazillenmassen waren noch in den von reichlichen Hämorrhagien durchsetzten stark geschwollenen Bronchialdrüsen vorhanden, nur ganz vereinzelte Stäbchen in den übrigen Organen (Nieren und Milz).

Der makroskopische Befund wie auch das mikroskopische Verhalten entspricht somit in den wesentlichen Punkten völlig dem typischen Bilde des Inhalationsmilzbrandes, wie es von Eppinger[1])[2]) und Paltauf[3]) aufgestellt und später von S. Lodge fils[4]), Schottmüller[5])[6]), Petroff[7]), Kreißl[8]) wiedergefunden worden ist. Der Befund dieses Falles bestätigt die früheren Angaben, daß die Verbreitung der Milzbrandbazillen innerhalb der Lungen sich beim Inhalations-Milzbrand auf dem Wege der Lymphbahnen vollzieht.

Besonders bemerkenswert ist in diesem Falle noch das eigentümliche Zustandekommen der Milzbrandinfektion. Als einzig mögliche Quelle für die Infektion muß hier die Tätigkeit der Patientin in einer Drogenfabrik angesehen werden, wo sie mit der Bedienung einer Schüttelmaschine beschäftigt war, die die anderwärts zerschnittenen Drogen durchsiebte. Bei diesem Prozeß werden ganz kolossale Massen von Staub entwickelt, die von den Arbeitern

---

[1]) Eppinger, H., Pathologische Anatomie und Pathogenesis der Hadernkrankheit. Vorläufige Mitteilung. Wiener klinische Wochenschr. 1888. S. 1241 und 1276.

[2]) Eppinger, H., Die Hadernkrankheit, eine typische Inhalations-Milzbrand-Infektion beim Menschen. Jena 1894.

[3]) Paltauf, Zur Ätiologie der „Hadernkrankheit." Wiener klin. Wochenschrift 1888. S. 382. 403. 419. 438. 456. 499. 520. 533.

[4]) Lodge fils, La maladie des trieurs de laine (Charbon bronchopulmonaire). Archives de médecine expériment. II. 1890. S. 789.

[5]) Schottmüller, H., Über Lungenmilzbrand. Mitteilungen aus den Hamburgischen Staatskrankenanstalten 1897. Bd. I. H. 3 S. 279.

[6]) Schottmüller, H., Über Lungenmilzbrand. Münchener medizin. Wochenschr. 1898. N. 39 S. 1231.

[7]) Petroff, Le charbon pulmonaire (Maladi de chiffoniers). Archives russes de pathologie. 1897. T. 3. No. 6. p. 642.

[8]) Kreißl, B., Zur Kasuistik des Lungenmilzbrandes. Wiener klin. Wochenschr. 1901. No. 42.

ständig eingeatmet werden. Auf die Inhalation dieser Staubpartikelchen ist nun in diesem Falle zweifellos die Milzbrandinfektion zurückzuführen. Eine Möglichkeit für eine Infektion dieser Staubteilchen mit Milzbrandkeimen war dadurch gegeben, daß in der Fabrik unter anderem auch in rohe Tierhäute verpackt gewesene argentinische Drogen verarbeitet wurden. Die Gefährlichkeit roher Tierhäute hinsichtlich der Verbreitung des Milzbrandes ist ja bekannt; ihre ätiologische Bedeutung für diesen Fall wird umso wahrscheinlicher, als gerade in letzter Zeit wieder über ausgedehnte Milzbrandepidemien unter den argentinischen Viehbeständen berichtet worden ist.

In dem anderen, seiner Ätiologie nach unaufgeklärten Falle stand weitaus im Vordergrunde des Befundes eine außerordentlich verbreitete hämorrhagische Infiltration der weichen Häute des Gehirns und Rückenmarks in ihrer ganzen Ausdehnung, sowie multiple punktförmige Blutungen in der Großhirnrinde, in den großen Ganglien und im Rückenmark. Außerdem fanden sich nur noch kleine Milzbrandherde in der Nasenschleimhaut und im Darm. Diese Beobachtung erscheint von großer allgemeiner Bedeutung, weil die Infektion der Meningen hier nicht auf dem Blutwege, sondern mit größter Wahrscheinlichkeit von den Milzbrandherden in der Nasenschleimhaut aus zu stande gekommen ist, und zwar durch Vermittlung der perineuralen Lymphscheiden der Olfaktorius-Verzweigungen.

Es handelt sich um einen kräftigen Mann, der nach sehr kurzer Krankheitsdauer unter schweren cerebralen Symptomen verstorben war. Bei der Sektion zeigten sich die weichen Häute des Großhirns in ihrer ganzen Ausdehnung von einem bis zu 1 cm dicken, die Hirnoberfläche vollständig verdeckenden Bluterguß durchsetzt; derselbe erstreckte sich auch über das Kleinhirn und setzte sich auf das Rückenmark fort, einen hauptsächlich am hinteren Umfang verlaufenden blutigen Streifen darstellend. Die Großhirnrinde war dicht gesprenkelt mit zahlreichen kleinsten Blutaustritten; ähnliche, zum Teil etwas größere fanden sich auch im Thalamus opticus beiderseits, rechts auf die innere Kapsel übergreifend.

Mikroskopisch zeigte sich, daß die subarachnoidealen Räume von ganz enormen Blutmassen ausgefüllt waren, in der Pia und in der Umgebung der Gefäße fand sich Fibrin ausgeschieden und eine starke Anhäufung von mehrkernigen Leukocyten, die sich namentlich in den adventitiellen Lymphscheiden der in das Gehirn eintretenden kleinen Gefäße sehr ausgesprochen zeigte. An einzelnen Stellen fanden sich entzündliche Veränderungen an den Wandungen der Gefäße, bis zu völliger Ruptur. Milzbrandbazillen lagen auch in dem intermeningealen blutigen und kleinzelligen Infiltrat, besonders reichlich in den zircumvaskulären Lymphräumen der Gehirngefäße, von wo sie auch in die umgebenden Blutextraversate einwuchsen, nie im Lumen der Gefäße. Die kleinen Milzbrandherde in der Nase erwiesen sich als umschriebene, mit Leukocyten und Milzbrandbazillen durchsetzte Hämorrhagien in der Submukosa. Die perineuralen Lymphscheiden der innerhalb derselben gelegenen Olfaktoriusverzweigungen waren stark ausgedehnt, prall gefüllt mit Blut, Leukocyten und stellenweise sehr reichlichen Milzbrandbazillen. Diese blutige-kleinzellige und bazilläre Infiltration der Nervenscheiden ließ sich nach aufwärts weiter verfolgen bis weit hinauf an den innerhalb der Knochenbälkchen des Siebbeins verlaufenden Nervenverzweigungen bis zur Dura mater. Bei der Unmöglichkeit, einen andern Weg für das Eindringen der Milzbrandbazillen in die Subarachnoidealvenen zu finden, erscheint die Annahme berechtigt, daß die Milzbrandbazillen auf dem Wege der perineuralen Lymphscheiden der Olfaktoriusverzweigungen in der Nasenschleimhaut, die wie Axel Key und Retzius[1]) gezeigt haben, mit dem Subarachnoidealraum in direkter Kommunikation stehen, in das Innere der Schädelhöhle gelangt sind und dort die bei der Sektion vorgefundene enorm verbreitete hämorrhagische Leptomeningitis an Gehirn und Rückenmark verursacht haben. Von besonderem Interesse vom allgemeinen Standpunkte aus erscheint dieser Befund der Milzbrandbazillen in den Lymphscheiden des Olfaktorius deshalb, weil auch bei anderen infektiösen Erkrankungen der Meningen ein auf diesem Wege zu stande gekommener Zusammenhang derselben mit Krankheitsprozessen in der Nervenhöhle bereits seit langem und von den verschiedensten Autoren angenommen worden ist, ohne daß bisher der anatomische Beweis für diesen vielfach supponierten Zusammenhang wirklich entdeckt worden wäre.

---

[1]) Axel Key und Retzius, Studien in der Anatomie des Nervensystems und des Bindegewebes. Stockholm 1875/76. B. I. S. 217.

Diskussion.

Herr Schmorl: Ich kann über einen Fall von hämorrhagischer Meningitis bei Milzbrand, der dem von Herrn Risel beobachteten analog ist, berichten. Es handelt sich dabei um ein 7jähriges Kind, welches unter den Erscheinungen der Meningitis gestorben war. Es fand sich dabei eine ausgedehnte hämorrhagische Infiltration der Meningen und vereinzelte Blutungen in der Hirnrinde und unter dem Ependym der Ventrikel, mikroskopisch massenhafte Milzbrandbazillen in den subarachnoidealen Lymphräumen. Die Eingangspforte des Meningitis war in einer kleinen Milzbrandpustel an der Nase zu suchen. Das Kind hatte auf Fellballen, die vom Ausland importiert waren, gespielt.

Bei zwei weiteren Fällen von hämorrhagischer Milzbrandmeningitis lag die Infektionspforte an den Händen. Die beiden Personen (Fleischbeschauer und Schlächter) hatten sich beim Abhäuten einer milzbrandkranken Kuh gleichzeitig infiziert. Außer den Milzbrandbazillen fanden sich in beiden Fällen noch reichlich Pneumokokken (Fränkel). Ich halte es für wahrscheinlich, daß die Mischinfektion mit Pneumokokken bestimmend für die Ansiedlung der Milzbrandbazillen in den Meningen gewesen ist, denn man findet sonst bei reinen Milzbrandinfektionen, deren Eingangspforte nicht im Gesicht gelegen ist, nur sehr selten hämorrhagische Meningitis, wie ich auf Grund ziemlich zahlreicher Beobachtungen glaube behaupten zu können.

Herr Bachmann: Es wäre von Interesse, zu erfahren, ob dem Herrn Vortragenden über die Ätiologie des zweiten von ihm mitgeteilten Falles etwas bekannt geworden sei.

Herr Simmonds: Ich glaube ebenfalls, daß man bei Beurteilung der Milzbrandbefunde das Vorhandensein von Mischinfektionen zu berücksichtigen hat. Ich habe in den letzten zwei Fällen von Milzbrand, in Kulturen aus dem Herzblut der Leiche massenhaft Streptokokken angetroffen. Die meisten Fälle von äußerem Milzbrand, die ich gesehen habe, waren am Halse infiziert worden, wo sich der die Felle auf den Schultern schleppende Arbeiter an infizierten Fellen gekratzt hatte.

Herr Risel: In meinem zweiten Falle wurden bakteriologisch in Kulturen von der Milz zwar auch Pneumoniekokken nachgewiesen, in den Kulturen wie Schnitten von der Nasenschleimhaut wie von den Blutextravasaten in den Meningen und im Fibrin war von solchen jedoch nichts zu finden.

Die Ätiologie des zweiten Falles ist völlig dunkel, der Mann war mit der Wahrscheinlichkeits-Diagnose Pilzvergiftung, da er am Morgen seines Todestages angeblich zum Pilzsuchen von Hause weggegangen war, ins Krankenhaus eingeliefert worden; für eine solche boten jedoch weder die sonstige Anamnese noch der Obduktionsbefund irgendwelchen Anhalt.

Von Streptokokken war in beiden Fällen nichts zu finden.

Herr Albrecht: Da die Frage der Mischinfektion bei Milzbrand einmal angeschnitten ist, darf ich kurz erwähnen, daß ich neulich bei einem leicht verlaufenen Falle von Pustula maligna bei einem Roßhaardesinfekteur kulturell neben Milzbrandbazillen Micrococcus pyogenes aureus erhielt.

XXIX.

Herr Josef Schwoner-Wien:

Über Differenzierung der Diphtheriebazillen von den Pseudo-Diphtheriebazillen.

Die Zahl der Arbeiten, die sich mit der Frage der Differenzierung der Diphtheriebazillen von den sog. Pseudo-Diphtheriebazillen beschäftigen, ist eine überaus große, ohne daß es bisher gelungen wäre, ein sicheres konstantes, von allen Autoren anerkanntes Merkmal zu finden, das die Differenzialdiagnose dieser beiden Bazillen gestatten würde. — Infolgedessen verneinen viele Autoren die Existenz eines Pseudo-Diphtheriebazillus und huldigen der Anschauung, daß die letzteren nichts anderes sind, als in ihrer Virulenz abgeschwächte, echte Diphtheriebazillen, welche gleichzeitig eine geringe morphologische und kulturelle Umwandlung erfahren haben. Dies die Ansicht der sogenannten Unitarier, zu denen hauptsächlich die französischen Forscher wie Roux, Yersin, dann Fraenkel, Müller, Schanz und in letzter Zeit auch v. Behring gehören. Diejenigen Autoren, welche für eine scharfe Trennung beider Bakterien eintreten, die Dualisten, haben eine ganze Reihe von unterscheidenden Merkmalen angegehen. Die wichtigsten derselben sind:

1. die Virulenz für Meerschweinchen,
2. die Produktion spezif. Toxine,
3. das Wachstum auf verschiedenen Nährböden,
4. die Morphologie,
5. die Säureproduktion in Bouillon.
6. die Doppelfärbung nach Neißer.

Es würde mich hier zu weit führen, auf die Verwertbarkeit der einzelnen Merkmale näher einzugehen; ich will nur sagen, daß es tatsächlich in den meisten Fällen gelingt, mittels dieser Kennzeichen eine Trennung vorzunehmen, daß aber in vielen Fällen uns alle Unterscheidungsmerkmale im Stiche lassen.

Es war daher ganz natürlich, daß nach Entdeckung der Agglutination dieses Phänomen herangezogen wurde, um in dieser Sache Klarheit zu schaffen. Nicolas war der Erste, der mit Diphtheriebazillen Agglutinationsversuche machte. Da der Diphtheriebazillus keine Eigenbewegung besitzt und überdies im flüssigen Kulturmedium nicht gleichmäßige Trübung erzeugt, war es notwendig, erst eine Homogenisierung der flüssigen Kulturen zu erzielen. Dies erreichte Nicolas dadurch, daß er die Bazillen in Bouillon durch etwa 3—8 Tage im Brutofen bei 37° wachsen ließ und die Kulturen mehrmals täglich durchschüttelte, ein Verfahren, wie es Arloing und Courmont zur Erzielung von homogenen Tuberkelbazillen-Kulturen vorgeschlagen haben. Auf diese Weise gleichmäßig getrübte Kulturen agglutinierte Nicolas mittels Serum, welches von Pferden stammte, die mit Toxin in steigenden Dosen subkutan behandelt waren, mittels Serum von diphtheriekranken Kindern und mit dem Serum von Meerschweinchen, die 24 Stunden vorher entweder mit einer sehr virulenten Kultur oder mit starkem Toxin injiziert wurden.

Zu seinen ersten Versuchen verwendete Nicolas 8 verschiedene Stämme, auf die er verschiedene antitoxische Sera im Verhältnis 1:10 und 1:20 einwirken ließ.

Von diesen 8 Stämmen wurden 5 von allen Seris gleichmäßig agglutiniert, die übrigen 3 gaben ein negatives Resultat.

In einer zweiten Versuchsreihe mit 12 Stämmen erwiesen sich 6 als agglutinabel, 6 als nicht agglutinabel; von diesen letzteren gelang es Nicolas einen Stamm durch ein Jahr langes Umzüchten und Schütteln agglutinationsfähig zu machen.

Ein Zusammenhang zwischen Agglutinierbarkeit und Virulenz der Stämme war nicht zu konstatieren, ebensowenig zwischen Agglutinationsfähigkeit und präventiver Kraft des Serums.

Das Serum der diphtheriekranken Kinder enthält nach Nicolas keine Agglutinine, sondern erst nachdem antitoxisches Serum injiziert wurde; diese Agglutinine verschwanden aber bereits nach 14 Tagen bis zu einem Monat. Ebensowenig agglutinierte das Serum der mit Kultur oder Toxin durch 24 Stunden vorbehandelten Meerschweinchen Löfflerbazillen.

Nicolas erhielt also positive Resultate sowohl mit virulenten, d. h. echten Löfflerbazillen, als auch avirulenten Bazillen, d. h. Pseudo-Diphtheriebazillen; andererseits gelang es ihm nicht, einen virulenten toxischen Diphtheriebazillus zu agglutinieren, dessen Identität er durch einen Antitoxinversuch feststellte. Ich will hier noch bemerken, daß die französische Schule die Virulenz als das wichtigste Unterscheidungsmerkmal angibt und die avirulenten Stämme zu den Pseudo-Diphtheriebazillen zählt, ein Verhalten, das, wie wir später sehen werden, nicht zulässig ist.

Nicolle und Landsteiner arbeiteten mit Serum, das durch abgetötete Kulturen erzeugt wurde, und fanden keine Agglutination.

Bruno stellte seine Versuche mit dem Serum der Diphtheriekranken, mit Heilserum und mit dem Serum experimentell infizierter Tiere an. Nach seinen Untersuchungen gelingt es ebenfalls nicht, eine Trennung von Diphtherie- und Pseudo-Diphtheriebazillen mittels der Agglutination zu erzielen.

Zu ähnlichem Resultate gelangte Lesieur, der mit antitoxischem Serum arbeitete und von 40 echten Diphtheriebazillen 17, von 30 Pseudo-Diphtheriebazillen 9 agglutinationsfähig fand.

Lubovski immunisierte einen Ziegenbock mit einem völlig avirulenten und atoxischen Diphtheriestamm; das Serum dieses Bockes agglutinierte 23 verschiedene sichere typische Diphtheriestämme und 2 avirulente Stämme, es agglutinierte aber nicht 3 Pseudodiphtheriestämme. Die Verdünnungen, in welchen Lubovski Agglutination erzielte, waren 1:40, 1:80 und in einigen Fällen bei 1:160. Er verwendete auf festen Nährböden gewachsene Kulturen, die in physiologischer Kochsalzlösung aufgeschwemmt wurden und als Methode der Beobachtung wählte er die in kleinen Petrischälchen.

Diese widersprechenden Resultate veranlaßten mich, die Frage der Agglutination der Diphtherie- und Pseudo-Diphtheriebazillen näher zu studieren. Zu diesem Zwecke wurde ein Pferd mit abgetöteten Kulturen von virulenten Diphtheriestämmen in steigenden Dosen injiziert. Zuerst wurden nur 2 Stämme, nach einiger Zeit 3 weitere, nach noch längerer Dauer 7 andere Stämme zur Immunisierung benutzt und zwar 2 Tage alte Bouillonkulturen (nähere Angaben enthält die Krankengeschichte, die mir Herr Dr. Jelinek freundlichst zur Verfügung gestellt hat).

Zur Untersuchung benutzte ich 50 Diphtheriestämme, die ich der Liebenswürdigkeit des Herrn Dr. Jelinek verdanke und 12 Pseudo-Diphtheriestämme, die zum Teil von Herrn Prof. Neißer, zum Teil von Herrn Dr. Jelinek, zum Teil aus unserem Institute herrühren. Die Methode der Beobachtung war ausschließlich die makroskopische, da ich mich davon überzeugt habe, daß es nicht möglich ist, selbst bei vollkommen homogenen Kulturen eine vollständige Isolierung der einzelnen Bakterien zu erzielen.

Die genaue Anordnung meiner Versuche war folgende: Ich impfte mit dem zu untersuchenden Stamm zwei Agarröhren, ließ dieselben durch 48 Stunden im Brutofen bei 38° und verrieb darauf die gesamte Bakterienmasse in 35 cm^3 Bouillon. Das Verreiben geschieht an der Gefäßwand mittels einer sehr starken Platinöse, wobei jedesmal nur eine geringe Bakterienmenge genommen werden darf, um eben eine möglichst feine Verteilung zu erzielen. — Nachher wird die Aufschwemmung 5—6mal kräftig durchgeschüttelt, dann 2 Stunden stehen gelassen, von dem etwa entstandenen Bodensatz vorsichtig abgehebert und zu je 2 cm^3 in kleine Reagensröhren von etwa 8 mm Durchmesser verteilt. Jetzt stellte ich mir die Verdünnungen des Serums her und mischte dann letzteres mit der Bakterienaufschwemmung in den Verhältnissen von 1:10, 1:20, 1:40, 1:50, 1:100, 1:200, 1:400, 1:500, 1:1000 u. s. w. bis 1:10000, schüttelte ordentlich durch und stellte die Röhrchen nebst einer Kontrolle, die nur die Bakterienaufschwemmung enthielt, in den Brutofen. Nach 2—3stündigem Aufenthalt in diesem wurden die Röhrchen bei Zimmertemperatur belassen.

Beim positiven Ausfall der Reaktion beginnt nach etwa 4 Stunden eine von oben nach unten zu fortschreitende Klärung der Flüssigkeit und am Boden des Gefäßes zeigt sich ein kompakter, zusammengeballter Niederschlag, der gegen das Ende der Reaktion immer mehr zunimmt, wobei die darüberstehende Flüssigkeitsschichte vollkommen klar wird. Die Zeit, bis zu welcher die Reaktion vollendet ist, schwankte zwischen 7 und 22 Stunden, am häufigsten waren es 18 Stunden.

Das zu diesen Versuchen verwendete Serum zeigte anfangs einen Wert von 1 : 500, allmählich gelang es aber den Wert bis auf 1 : 1000 zu steigern; eine weitere Werterhöhung konnte nicht erreicht werden.

Sämtliche 50 Diphtheriestämme wurden von diesem Serum agglutiniert, jedoch nicht alle bei den höchsten Verdünnungen.

Ein Verhältnis zwischen Agglutinationsfähigkeit und Virulenz konnte ich nicht konstatieren.

Ebensowenig konnte ich irgend welchen Zusammenhang zwischen den zur Immunisierung des Pferdes verwendeten Stämmen und einer etwa höheren und rascheren Agglutinationsfähigkeit derselben finden. —

Versuche mit normalem und antitoxischem Serum ergaben einen geringeren Gehalt von Agglutininen für die untersuchten Stämme.

Der Wert des normalen Serums schwankte zwischen 1 : 5 und 1 : 10, die des antitoxischen zwischen 1 : 5 und 1 : 40. —

Die 12 Pseudodiphtheriestämme wurden von dem Serum des mit Diphtheriebazillen immunisierten Pferdes nur bei 1 : 5 und 1 : 10 agglutiniert, also Werte, welche dem normalen Pferdeserum entsprechen; in höheren Verdünnungen habe ich bei Pseudodiphtheriebazillen nie Agglutination beobachten können.

Um noch die Wirkung des Serums eines mit Pseudodiphtherie immunisierten Tieres auf beide Bakterien kennen zu lernen, behandelte ich einen Bock mit subkutanen Injektionen einer Pseudodiphtheriekultur. Die Immunisierung wurde am 16. Dezember 1901 mit zwei Tropfen abgetöteter 48stündiger Bouillonkultur begonnen, in je 8tägigen Intervallen mit steigenden Dosen fortgesetzt, vom 25. März 1902 an wurden lebende Bazillen injiziert und nachdem am 11. Juli 1902 die höchste Dosis von 250 cm^3 eingespritzt war, wurde am 16. Juli 1902 der Aderlaß gemacht. Das Serum dieses Bocks agglutinierte nur den zur Immunisierung benützten Pseudodiphtheriestamm, bei den andern 11 Pseudodiphtheriestämmen und bei allen untersuchten echten Diphtheriestämmen fiel die Reaktion negativ aus; der Wert des Bockserums war auch ein ziemlich hoher; es gelang, mit einer Verdünnung von 1 : 10000 nach acht Stunden vollkommene Agglutination zu erzielen.

Versuche, in bakterienfreien Filtraten mittels des agglutinierenden Serums spezifische Niederschläge zu erzielen, fielen meist negativ aus.

Aus diesen Versuchen ergeben sich folgende Schlüsse:

1. Das durch Immunisierung mit Diphtheriebazillen gewonnene Serum agglutiniert Diphtheriebazillen in hohen Werten, und zwar sowohl virulente als auch avirulente.

2. Diphtherieähnliche, pathogene und nicht pathogene werden durch dieses Serum nicht oder nur in Werten, wie es dem normalen Pferdeserum entspricht, agglutiniert. Es erlaubt daher die Agglutinationsprobe eine Differenzierung und bestätigt die Annahme, daß der Diphtheriebazillus ein einheitliches Bakterium ist.

3. Das durch Immunisierung mit einem Pseudodiphtheriebazillus gewonnene Serum agglutiniert nur diesen, keinen andern und auch keinen echten Dibazillus.

Diskussion.

Herr Zupnik (Prag): Die Untersuchungen des Herrn Vortragenden berechtigen keinesfalls zur Schlußfolgerung, daß der Löfflersche Bazillus einheitlich ist. Es widerlegt diese Auffassung erstens die Tatsache, daß verschiedene „Loefflersche Bazillen" konstante Differenzen aufweisen, die sowohl die mikrochemischen und kulturellen, wie biologischen Eigenschaften betreffen; zweitens der Umstand, daß untereinander total verschiedene Bakterienarten durch dasselbe Immunserum agglutiniert werden. — So erinnere ich an die zunächst für die Typhus-coli Gruppe festgestellte „Gruppenagglutination", die es in glänzender Weise beweist, daß auch ganz differente Arten durch ein und dasselbe Immunserum agglutiniert werden.

Bei Berücksichtigung jener Merkmale, die ich vor kurzem für natürliche Bakteriengruppen als charakteristisch bezeichnet habe („Die Ätiologie der Diphtherie", Prager med. Woch. 1901), war das vom Vortragenden geschilderte Verhältnis a priori zu erwarten. Es liegt in demselben, genau wie im Verhalten von säurefesten Bakterien und Streptotricheen gegenüber dem Kochschen Tuberkulin eine Gruppenreaktion vor.

Herr Paltauf: Es ist hier nicht möglich, auf die Einwürfe des Herr Dr. Zupnik gegen die ätiologische Bedeutung des Diphtheriebazillus einzugehen. So wie er den eigentümlichen Standpunkt einnimmt, daß seine verschiedenen Bazillen Gifte produzieren, die doch von demselben Antitoxin paralysiert werden, so glaubt er auch, daß verschiedene Bazillen von demselben Serum agglutiniert werden: eine Annahme, für die er das Beispiel des Bacterium coli anführt, bei dem aber die Verhältnisse gerade entgegengesetzt sind.

Ich halte die Frage der Agglutination der echten Diphtheriebazillen durch ein entsprechend präpariertes Serum für sehr wichtig und möchte wünschen, daß die Probe eine ausgedehnte Prüfung erfahre. Das serotherapeutische Institut in Wien stellt den Herren auf Wunsch solches Serum zur Verfügung.

XXX.

Herr Schur-Wien:

Über die Wirkungsweise des Staphylolysins.

Meine Herren! Ich erlaube mir, Ihnen die Resultate einer im Institute des Herrn Prof. Paltauf ausgeführten Arbeit mitzuteilen. Die Versuche beschäftigen sich mit dem quantitativen Ablauf der Staphylolysinwirkung auf Kaninchenblut und sollten dazu dienen, die Pathogenese der durch Injektion von Staphylolysin in den Tierkörper auftretenden Blutveränderungen aufzuklären. Sie finden die Versuche ausführlich mitgeteilt in dem letzten Heft von Prof. Hofmeisters Beiträgen und ich führe Ihnen deren Resultate hier deshalb vor, weil sie mir einerseits eine bestimmte Auffassung für die Wirkungsweise des Staphylolysins überhaupt verschafft haben und weil ich andererseits glaubte, daß eine ähnliche Anschauung auch für die Wirkungen anderer Toxine berechtigt sei.

Wie Sie wissen, gelang es Kraus und Ludwig, bei Kaninchen durch Injektion von Staphylolysin deutliche Hämolyse hervorzurufen. Auf den ersten Blick erscheint dieses Resultat nicht auffallend. Anders ist es, wenn man die quantitativen Verhältnisse berücksichtigt.

Kraus und Ludwig verwendeten zu ihren Versuchen 2 cm^3 eines Staphylolysins, von dem 2 Tropfen 5 cm^3 einer 5% Blutaufschwemmung aufzulösen vermochten. Diese 2 cm^3 würden mithin 5 cm^3 Blut zu lösen imstande sein. Ein Kaninchen von etwa 1 kg Gewicht hat nun ca. 80 cm^3 Blut. 5 cm^3 bedeuten mithin den 16. Teil des Gesamblutes. Nehmen wir nun an, die 2 cm^3 Lysin würden im Tierkörper ebenso viel Blutkörperchen auflösen als sie in vitro zu lösen imstande sind, so wäre der Effekt der Injektion so gering, daß auf diese Weise eine Erklärung der tatsächlich beobachteten Veränderungen nicht gegeben werden kann.

Allein auch abgesehen hiervon ist die Annahme unzulässig. Wir müssen uns im Gegenteil vorstellen, daß die verwendeten Lysinmengen sich derart aufs ganze Blut verteilen, daß jedes Blutkörperchen etwa denselben Teil bindet. Es erhielte also in unserem Fall ein jedes Blutkörperchen etwa den 16. Teil jener Menge, die nach den Vorstellungen Madsens ausreicht, die resistentesten Blutkörperchen zur Lösung zu bringen. Es ist klar, daß bei Giltigkeit dieser Vorstellung überhaupt keine Veränderung im Blutbilde zu erwarten war. Es würden in diesem Fall die einzelnen roten Blutkörperchen sich gegenseitig ebenso vor der Wirkung des Lysins schützen wie sie durch entsprechende Dosen von Antilysin geschützt werden können.

Da mir auf diese Weise die aus vorgefaßten Meinungen abgeleiteten Schlüsse keine Erklärung des Tierversuches erbrachten, so sah ich mich gezwungen, zum direkten Studium des quantitativen Ablaufes der Staphylolysinwirkung meine Zuflucht zu nehmen.

Es galt vor allem, den Wirkungswert konstanter Lysinmengen auf wechselnde Blutmengen, sowie wechselnder Lysinmengen auf konstante Blutmengen zu prüfen.

Ich will Sie hier nicht mit der genauen Wiedergabe der Tabellen ermüden und Ihnen nur die Resultate dieser zwei Versuchsreihen mitteilen. Es ergab sich aus der einen, daß konstante Lysinmengen aus wechselnden Blutmengen um so mehr Hämoglobin zu lösen imstande sind, je mehr Blut ihnen zur Verfügung gestellt wird. Dieses Gesetz gilt jedoch nur bis zu einer gewissen relativ niedrigen Grenze, oberhalb deren die gelösten Hämoglobinmengen mit steigenden Blutmengen abnehmen. In unseren Versuchen war diese Grenze meist schon bei dem Verhältnis $\frac{\text{Lysinmenge}}{\text{Blutmenge}} = \frac{1}{20}$ erreicht. Die sich mit der Blutmenge steigernde Wirksamkeit des Lysins hätte uns die intravitale Wirksamkeit verständlich gemacht, wenn das Gesetz unbeschränkt Geltung gehabt hätte. Da in unseren Tierversuchen das Verhältnis $\frac{\text{Lysinmenge}}{\text{Blutmenge}} = \frac{1}{40}$ war, verboten die tatsächlichen Befunde eine derartige Erklärungsweise.

Die zweite Versuchsreihe zeigte, daß wechselnde Lysinmengen aus konstanten Blutmengen um so mehr Blut lösen, je mehr Lysin verwendet wird; doch ist das Verhältnis kein proportionales. Es lösen durchaus nicht Multipla von Lysinmengen ebensolche Multipla von Blutmengen, sondern es nimmt der Wirkungswert des Lysins pro Lysineinheit mit der Menge des Lysins progressiv ab, so stark, daß bei größeren Dosen der Wirkungswert verschiedener Lysinmengen fast derselbe ist. Es ergibt sich also aus beiden Versuchsreihen eine gewisse Disproportionalität zwischen den reagierenden Substanzen und dem auftretenden Produkt. Dieses Mißverhältnis mußte die Vermutung wachrufen, daß wir es bei der Einwirkung des Staphylolysins nicht mit einem einfachen chemischen Prozeß zu tun haben, sondern vielleicht nur mit einem durch das Lysin ausgelösten Zerfallsprozess der roten Blutkörperchen, d. h. kurz mit einer katalytischen Wirkung derselben. War diese Vermutung richtig, so mußte sich ihre Richtigkeit in Versuchen, die die Einwirkungszeit wechseln ließen, sicherer erweisen lassen.

Bevor ich an diese Versuche herantreten konnte, mußte ich darüber orientiert sein, ob sich nicht nach längerer Zeit in Aufschwemmungen von Blut in Kochsalzlösung etwa schon spontan Lösungs-Erscheinungen nachweisen lassen. Limbeck und Nolf wiesen mit wenigen Worten darauf hin, daß derartige Lösungs-Erscheinungen tatsächlich auftreten.

Ich selbst konnte in zahlreichen streng aseptisch gehaltenen Versuchen nachweisen, daß es tatsächlich eine aseptische Spontanhämolyse gibt. Diese tritt jedoch bei Zimmertemperatur erst nach mehreren Tagen auf und erreicht erst nach mehr als 14 Tagen so hohe Grade, daß sie die Studien über die Wirkungsweise des Lysins stören würde.

Meine Lysin-Versuche ergaben nun folgendes: Die Lysinwirkung ist nach 24 Stunden nicht beendet. Die Lösung schreitet auch dann noch stetig fort. Die Reaktionsgeschwindigkeit wächst dabei zuerst von 0 im Inkubationsstadium bis zu einer bestimmten Größe und fällt dann allmählich ab.

Verwendet man wechselnde Lysinmengen für konstante Blutmengen, so ergibt sich folgendes interessante Resultat: Je kleiner die verwendeten Lysinmengen sind, um so länger wird das Inkubationsstadium, um so langsamer steigt die Reaktionsgeschwindigkeit, um so später und langsamer fällt sie aber auch wieder, so daß die Wirkungen verschiedener Lysinmengen mit wachsender Versuchsdauer einander immer näher kommen.

Die mit wechselnden Blutmengen und konstanten Lysinmengen ausgeführten Versuche führten zu folgendem Resultat:

Die Reaktionsgeschwindigkeit wächst um so langsamer, je größer die Blutmenge ist, nimmt aber auch viel später und langsamer ab. Aus diesem Gesetze folgt, daß die Menge Blutes, bei welcher der Wirkungswert bestimmter Lysinmengen zu fallen beginnt, mit der Dauer der Einwirkung wächst. Beide Versuchsreihen lehren, daß die Endzustände nur wenig von dem relativen Verhältnis $\frac{\text{Lysinmenge}}{\text{Blutmenge}}$ abhängen. Die Unterschiede in der Wirkung verschiedener Lysinmengen prägen sich also nur in der verschiedenen Geschwindigkeit aus, mit der sie denselben Endzustand herbeiführen.

Diese Tatsache ist der Beweis dafür, daß die Wirkung des Staphylolysins tatsächlich als eine katalytische aufgefaßt werden muß. Schon aus der Spezifizität des Lysins, sowie aus der Tatsache, daß das Lysin ein Produkt lebender Organismen ist, ergibt sich der fermentale Charakter des Katalysators. Er prägt sich aber auch in der Hemmung aus, die er gleich den meisten anderen Fermenten bei seiner Einwirkung erfährt. Die Reaktionskurve ist keine logarithmische, wie bei monomolekularen Prozessen, als welche die durch einfache Katalysatoren beschleunigten Prozesse aufgefaßt werden müssen. Die Reaktionsgeschwindigkeit sinkt vielmehr nach längerer Versuchsdauer und wir würden wahrscheinlich wie bei den meisten Fermenten zu einem gewissen Gleichgewichtszustande gelangen, wenn nicht die eintretende Spontanhämolyse die weitere Beobachtung unmöglich machen würde. Doch will ich mich hier auf diese Verhältnisse nicht näher einlassen und hier nur nochmals betonen: Das Staphylolysin wirkt wie ein Ferment, und in dieser fermentalen Natur ist seine intravitale Wirksamkeit begründet.

Die mehrfach hervorgehobene Labilität in dem quantitativen Verhältnisse von Lysinmenge und Wirkungswert könnte die Meinung hervorrufen, als ob zwischen den von mir vorgebrachten Tatsachen und der Ehrlichschen Lehre ein Widerspruch bestände. Tatsächlich ist dies nicht der Fall. Verwenden wir die Ehrlichsche Bezeichnungsweise, so müssen wir den fermentalen Charakter der toxophoren Gruppe des Staphylolysins zusprechen. Daß diese Anschauung den Ehrlichschen Prinzipien entspricht, sehen wir am besten daraus, daß die Ehrlichsche Schule den altbekannten Fermenten selbst einen ähnlichen Bau zuschreibt, wie den Toxinen.

Gleich eingangs habe ich erwähnt, daß ich Ihnen meine Befunde hauptsächlich deshalb vorbringe, weil ich ihnen allgemeinere Bedeutung zuspreche. Roux und Yersin, Buchner und ganz speziell Oppenheimer sprechen den Toxinen direkt Enzymcharakter zu und es hat mich deshalb besonders gefreut, daß ich durch quantitative Untersuchungen für ein intravital wirkendes Gift in dieser Wirksamkeit den Enzymcharakter habe feststellen können.

Die Lehre von der Fermentnatur der Toxine wird um so festeren Boden fassen, je allgemeiner die Auffassung des fermentalen Charakters der wichtigsten physiologischen und pathologischen Lebenserscheinungen werden wird. Die spezifische Sinnesenergie, die spezifische Reaktion der einzelnen Organe auf die verschiedensten Reize, die Ähnlichkeit in der Symptomatologie der ätiologisch verschiedensten Erkrankungen sprechen dafür, daß es sich bei all diesen verschiedensten Lebensäußerungen um katalytisch auslösbare, in der Qualität und Quantität ihrer Produkte hauptsächlich von der der Zersetzung unterworfenen Substanz abhängige Vorgänge handelt.

In den Studien, die vorzüglich in Prof. Hofmeisters Laboratorium der Autolyse der Organe gewidmet sind, sehen wir einen Reflex dieser Anschauungen. Tatsächlich hat uns auch eine Arbeit Jakobys über die Autolyse der Leber bei Phosphorvergiftung gelehrt, die Leberveränderung als Effekt der durch fermentale Einwirkung des Phosphors hervorgerufenen Beschleunigung der normalen Autolyse aufzufassen.

XXXI.

Herr E. Stangl-Wien:

Zur Pathologie der Nebenorgane des Sympathicus.

(Hierzu Taf. III.)

Die chromaffinen Zellen sowie die aus ihnen sich zusammensetzenden Organe sind namentlich in jüngster Zeit Gegenstand des Interesses der normalen Anatomie.

Henle[1]) wies zuerst in der Marksubstanz der Nebenniere Zellen nach, die sich bei Behandlung mit Chromsalzen gelb oder braun tingieren. Als dann durch die Arbeiten von Balfour[2]), Braun[3]), Kölliker[4]), Rabl[5]) und anderen die entwicklungsgeschichtlichen Beziehungen zwischen Sympathicus und Marksubstanz der Nebenniere geklärt worden waren, waren es namentlich die Untersuchungen Stillings[6]), die über die Bedeutung und das Vorkommen der von ihm „chromophil" genannten Zellen wichtige Aufschlüsse brachten. Er beschreibt einerseits das regelmäßige Vorkommen kleiner nur aus diesen Zellen bestehender Körperchen im Bauchsympathicus, in der Nähe der Semilunarganglien bei verschiedenen Säugetieren, anderseits weist er die erwähnten Zellen in der mit dem Sympathicus histogenetisch zusammenhängenden Glandula carotica nach.

Kohn[7]) erklärt die „chromaffinen" — er schlägt diese Bezeichnung vor — Zellen für die charakteristischen Bestandteile des Sympathicus. Sein Schüler Kose[8]) bestätigt die Befunde

---

[1]) J. Henle. Zeitschrift für rationelle Medizin. Bd. 24. 1865.

[2]) F. M. Balfour, Handbuch der vergl. Embryologie B. 2 (zit. nach Stilling).

[3]) Braun, Arbeiten aus dem zoologischen Institut in Würzburg. B. 5.

[4]) Kölliker, Grundriß der Entwicklungsgeschichte 1884.

[5]) H. Rabl, Die Entwicklung der Nebenniere bei den Vögeln. Arch. f. mikr. Anal. Bd. 38.

[6]) H. Stilling, A propos de quelques expériences nouvelles sur la Maladie d'Addisson; Revue de Médecine. 1890. Du ganglion intercarotidien Recueil inaugural de l'Univers. de Lausanne 1892. Anat. Anzeiger B. 15.

[7]) A. Kohn, Die Nebenniere der Selachier etc. Archiv für mikr. Anat. B. 53.

[8]) W. Kose, Über das Vorkommen der chromaffinen Zellen im Sympathicus des Menschen und der Säugetiere. 1898.

Stillings beim Menschen. In neuester Zeit hat Zuckerkandl[1]) auf ein paariges, zu beiden Seiten der A. mesenterica inf. vor der Aorta gelegenes Organ aufmerksam gemacht, das fast ausschließlich aus chromaffinen Zellen besteht und bei neugeborenen Kindern und Embryonen konstant angetroffen wurde. Neben diesem — seine Länge schwankt rechts zwischen 8 bis 20 mm, links zwischen 3 bis 15 mm — kommen nach dem genannten Autor noch mikroskopisch kleine solcher chromaffiner Körper in der Umgebung des ersterwähnten, bis ins kleine Becken hinab, ferner dem Verlaufe der Artenia renalis folgend, und der Nebenniere anliegend vor. Alle diese entstehen, wie Untersuchungen aus dem Instistut Zuckerkandls[2]) dartun, aus den an der Vorderseite der Bauchaorta gelegenen Komplexen der Sympathicus-Bildungszellen, die sich im Laufe der späteren embryonalen Entwicklung zu den Geflechtsganglien und den Nebenorganen differenzieren und von denen Zellhaufen in die Nebenniere einwandern, um dort die Marksubstanz zu bilden. Die von Zuckerkandl als sympathische Nebenorgane beschriebenen Körper scheinen sich im postembryonalen Leben zurückzubilden, da nach diesem Autor beim Erwachsenen nur mehr Rudimente von ihnen vorhanden sind.

Ist die Rückbildung die Regel, so scheinen doch Ausnahmen vorzukommen, welche insofern höchst bedeutungsvoll zu werden vermögen, als, wie die Beobachtungen, über die ich im folgenden berichten will, beweisen, die durch ihre Chromreaktion charakteristischen Zellen maligen zu entarten und Tumoren zu bilden imstande sind.

Der von mir zu beschreibende Fall wurde im Frühjahr an die I. chir. Klinik aufgenommen.

Aus den Details der Krankengeschichte ist zu erwähnen, daß es sich um einen 32jährigen Landarbeiter handelt, der im November vorigen Jahres im Bauche, in der Nabelgegend, eine walnußgroße, harte Geschwulst bemerkte, die langsam wachsend im Zeitraume eines halben Jahres Apfelgröße erreichte. Beschwerden von seite des Darmes bestanden nicht. Patient empfand nur bei forcierten Bewegungen ein mäßiges Druckgefühl. Durch die Geschwulst beunruhigt, suchte Patient das Spital auf. Bei der Untersuchung fand man an dem sonst gesunden Patienten, palpatorisch im Abdomen der Nabelgegend

---

[1]) E. Zuckerkandl, Über Nebenorgane des Sympathicus im Retroperitonealraum des Menschen. Verhandl. d. anat. Gesellschaft. 1901.

[2]) J. Wiesel, Beiträge zur Anat. und Entwicklung der menschl. Nebenniere. Anat. Hefte B. 19.

entsprechend einen rundlichen, derben, apfelgroßen Tumor von glatter Oberfläche, der respiratorisch keine Verschieblichkeit zeigte und nur seitlich in geringem Umfange, entsprechend der Körperaxe nicht zu verschieben war. Die Darmfunktionen waren normal, rektal war nichts zu tasten. Man nahm an, daß es sich entweder um einen retroperitoneal oder an der Dünndarmgekröswurzel sitzenden wahrscheinlich malignen Tumor handle und riet dem Patienten zur Operation, da der Tumor als maligen anzusehen und jetzt vielleicht noch eine Radikaloperation möglich war.

Diese wurde von Prof. v. Eiselsberg ausgeführt.

Nach Eröffnung des Bauches durch einen medianen Laparotomieschnitt ist der Tumor hinter den Därmen zu fühlen. Diese werden vorgelagert worauf sich der Tumor als retroperitoneal gelegen präsentiert. Das hintere Blatt des Peritoneums wird nun durchtrennt, worauf die Geschwulst an der Teilungsstelle der Aorta gelegen zur Ansicht kommt. Ihre Freilegung erweist sich als schwierig, da sie namentlich an ihrer Rückseite mit den an ihr vorüberziehenden großen Gefäßen innig verwachsen ist. Doch gelingt es durch stumpfe Präparation sie von diesen zu isolieren, worauf der Tumor ohne Schwierigkeit entfernt werden kann. Darauf wird nach sorgfältiger Blutstillung das Peritoneum vernäht, die Därme reponiert, die Bauchdecken in Etagennähten vereinigt. Die Heilung erfolgte reaktionslos. Auffällige Blutdruckschwankungen nach der Operation wurden nicht beobachtet. Eine während der Rekonvaleszenz aufgetretene Thrombose der linken Vena saphena ging vollständig zurück und der Patient verließ drei Wochen nach der Operation die Klinik.[1])

Der so gewonnene Tumor hat eine glatte Oberfläche, ist kugelig, apfelgroß, von derber Konsistenz. Auf dem Durchschnitte sieht man eine derbe Kapsel, in die die überaus weiche Geschwulstmasse eingebettet ist. Die Farbe des Parenchyms ist braunrot. Es ist von zahlreichen Hämorrhagien durchsetzt und teilweise cystisch erweicht.

Von dem Tumor wurden Stücke in Alkohol und Müller-Formol eingelegt, der Tumor selbst dem pathologisch-anatomischen Institute zugeschickt. Zuerst wurden die in Alkohol fixierten Schnitte untersucht. Diese zeigen ein sehr spärliches, fast nur aus dünnwandigen Gefäßen bestehendes Stroma, in dessen Maschen, teils zu Ballen, teils zu Strängen gruppiert, das Parenchym der Geschwulst liegt. Dieses setzt sich aus polymorphen Zellen zusammen, die

[1]) Patient befindet sich zur Zeit wieder in klinischer Beobachtung. Er klagt über Druckschmerzhaftigkeit im Abdomen an Stelle des exstirpierten Tumors, doch ist eine lokale Rezidive nicht nachzuweisen. Auch stellt sich das Oedem der l. unteren Extremität beim Herumgehen wieder ein, schwindet aber bei Bettruhe.

sehr undeutlich begrenzt, von verschiedener Größe eine, teils rundliche, teils polygonale Form haben. Ihr Protoplasma ist feinkörnig, in manchen Zellen sind Vakuolen zu sehen. Die Kerne sind länglich rund, zeigen ein deutliches Chromatingerüst und Kernkörperchen. Manche sind sehr groß, reich an Chromatin und färben sich mit Hämalaun dunkelblau. Wieder andere enthalten eigentümlich geformte Einschlüsse und Vakuolen und haben Ringform. In den bindegewebigen Interstitien sind reichliche Hämorrhagien und grobkörniges Blutpigment.

Unterdessen kam vom pathologisch-anatomischen Institut die Diagnose an die Klinik: Perithelialer Tumor, möglicherweise vom Zuckerkandlschen Organ ausgehend. Ich untersuchte nun die unmittelbar nach der Operation lebenswarm in Müller-Formol eingelegten Stücke. Da ergab sich, daß der Tumor fast ausschließlich aus Zellen besteht, die eine ganz ausgesprochene Chromaffinität besitzen. Die Zellen sind gelbbraun in allen Nuancierungen, von hellen bis zu ganz dunkeln Farbentönen. Diese chromaffinen Zellen sind polygonal, haben einen großen Protoplasmaleib, der bei stärkster Vergrößerung eine feine Granulierung und mitunter auch runde, helle Vakuolen zeigt und Kerne von der oben beschriebenen Beschaffenheit. Auch Zellen von riesigen Dimensionen und sehr unregelmäßigen Formen kommen unter diesen braunen Zellen vor, die durch ihre großen dunkelblau sich färbenden manchmal auch ringförmigen Kerne auffallen. Auch vielkernige Riesenzellen kommen vor. Neben diesen exquisit chromaffinen Zellen sind auch kleine mit hellem, wabigem Protoplasma und dunkeln Kernen vorhanden, doch sind diese in der Minderzahl. In den Lymphspalten sieht man stellenweise einen homogenen, braun gefärbten Inhalt, ebenso wie auch in einigen Venenlumina.

In mit polychromem Methylenblau gefärbten Schnitten zeigen die chromaffinen Zellen einen grasgrünen Ton, worauf auch Plecnik[1]) bezüglich der chromaffinen Zellen der Marksubstanz der Nebenniere aufmerksam macht.

Nach Altmann gefärbte Präparate zeigen nur spärliche, kleine fuchsinophile Granula.

---

[1]) Plecnik, Zur Histologie der Nebenniere des Menschen. Arch. f. mikr. Anat. B. 60.

Wir haben also einen Tumor vor uns, der sowohl, was seine Lage, die Form und Anordnung seiner Zellen, als insbesondere sein charakteristischestes Merkmal, die Chromaffinität seiner Elemente anlangt, fast vollkommen den chromaffinen Körpern gleicht und nur durch die beschriebenen Riesenzellen vom Mutterboden abweicht.

Über ähnliche Befunde finde ich in der Literatur nur spärliche Angaben. Weichselbaum und Greenish[1]) erwähnen in ihrer Arbeit über Nierenadenome Zellen, die nach Fixierung in doppeltchromsaurem Kali und Alkohol einen leicht bräunlichen Ton hatten. Mannasse[2]) beschreibt einen hühnereigroßen Tumor der Marksubstanz der Nebenniere, dessen Zellen nach Härtung in Müllerscher Flüssigkeit eine ausgesprochen braune Farbe hatten und in ihrer Lage und Anordnung denen der Marksubstanz der Nebenniere glichen. Mannasse erklärt, daß die Geschwulst ein rein hyperplastischer Tumor sei, welcher fast ausschließlich aus den spezifischen Elementen, nämlich den chromaffinen Zellen der Marksubstanz bestehe. In der Besprechung des Tumors geht er soweit, zu behaupten, daß wahrscheinlich ein Teil der Nebennierengeschwülste nicht aus embryonal versprengten Keimen der Rinde, sondern des Markes dieses Organs entstehe, und daß gerade zum Nachweise dieser Genese die Chromaffinität von ausschlaggebender Bedeutung sei.

Wenn wir nach den neuesten embryologischen Forschungen auch nicht von versprengter Marksubstanz sprechen, so beweist der von mir beschriebene Tumor doch, daß es auch außerhalb der Nebenniere chromaffine Geschwülste gibt, nur daß sie nicht aus versprengten Keimen, sondern normal vorhandenen chromaffinen Zellgruppen sich entwickeln. Daß solche Tumoren früher nicht beachtet worden sind, erklärt sich vielleicht daher, daß die Chromaffinität an die lebende Zelle gebunden zu sein scheint und ziemlich bald nach dem Tode erlischt, wodurch das auffälligste differential-diagnostische Merkmal verloren geht.

---

[1]) Weichselbaum und Greenish, Über Nierenadenome. Wiener med. Jahrbücher 1883.

[2]) P. Manasse, Zur Histologie und Histogenese der primären Nierengeschwülste. Virchows Archiv B. 145.

Erklärung der Abbildungen auf Tafel III.

Fig. 1. Fixierung in Müller-Formol. Kern-Färbung mit Hämalaun.
Fig. 2. Fixierung in Müller-Formol. Färbung mit polychromem Methylenblau.
Fig. 3. Fixierung in Alkohol. Färbung mit Hämalaun-Eosin.

XXXII.

Herr Alfred Fischel-Prag:

Über den gegenwärtigen Stand der experimentellen Teratologie.

(Hierzu 50 Textfiguren.)

Meine Herren! Der Vorstand Ihrer Gesellschaft hat an mich die ehrende Aufforderung gerichtet, Ihnen einen Bericht über den gegenwärtigen Stand der experimentellen Teratologie zu erstatten.

Die Wahl gerade dieses Themas erfolgte wohl in der berechtigten Annahme, daß die — dank der Initiative W. Roux's — in den letzten Jahren so rasch aufgeblühte sogen. „entwicklungsmechanische" Forschungsrichtung Ergebnisse zu Tage gefördert hat, die auch für die Teratologie von Wert und Bedeutung sind. Kann ja doch ein großer Teil der entwicklungsmechanischen Untersuchungen direkt als „experimentelle Teratologie" bezeichnet werden.

Allein die Ziele, die uns bei diesen Untersuchungen leiten, sind trotzdem nicht als „teratologische" zu bezeichnen. Sie sind vielmehr weit höhere und umfassendere, die Grundprobleme biologischer Forschung überhaupt darstellende. Wenn die Teratologie dennoch Förderung durch diese Untersuchungen erfährt, so ist dies in der hierbei notwendigen Art der Versuchsmethoden, nicht in deren Ziele begründet.

Es besteht in dieser Hinsicht ein tiefer Gegensatz zwischen der früheren und der jetzigen experimentellen Teratologie. Daß man seit langem bemüht war, dem Rätsel der Entwicklung teratologischer Bildungen auf experimentellem Wege näher zu treten, ist Ihnen Allen bekannt. Vielversprechend mußte es doch erscheinen, durch die Methode der willkürlichen Variierung der Entwicklungsbedingungen jene Ursachen ermitteln zu wollen, welche in der

Natur selbst die Entstehung der Terata hervorrufen. Allein trotz zahlreicher wertvoller Ergebnisse im einzelnen mußten alle diese Untersuchungen in Hinsicht auf manches, und zwar gerade prinzipiell wichtige Ziel, so z. B. das der Ermittlung der formalen Genese der Terata, entweder ergebnislos, oder nicht eindeutig verlaufen, und zwar deshalb, weil man über die normale Genese des Embryo nicht genügend orientiert war. Daß aber gerade ihre Kenntnis eine unumgänglich notwendige Vorbedingung zum Verständnisse der abnormen Entwicklungsarten darstellt, ist ohne weiteres klar. Zur Zeit aber, als E. Geoffroy Saint-Hilaire[1]) seine Versuche anstellte — zu Anfang des 19. Jahrhunderts — kannte man in Frankreich kaum noch die für die Embryologie grundlegenden Werke C. F. Wolffs und Panders. Aber auch die späteren Experimentatoren, wie Valentin, Knoch, Leuckart, Gerlach, und selbst noch der verdienstvollste aller — Dareste — verfügte, dem Stande der damaligen Embryologie entsprechend, über keine ausreichende Kenntnis der normalen Ontogenese.

Seitdem hat unser Wissen nach dieser Richtung hin ganz wesentliche Bereicherungen erfahren. Die deskriptive Forschung hat uns die formalen Veränderungen des Keimes im Laufe seiner Ontogenese in, wenn auch naturgemäß noch nicht abgeschlossener Weise, so doch in ausreichendem Grade kennen gelehrt, und uns damit die Grundlage für alle weiteren Forschungen geschaffen. So können wir denn nunmehr auch daran gehen, in systematischer Weise auf experimentellem Wege die Ursachen der formalen Veränderungen, die ja durch die deskriptive Forschungsmethode nicht ermittelt werden können, ergründen zu wollen. Hierin liegt der Gegensatz zwischen Einst und Jetzt: Während man früher, zwar zielbewußt, aber ohne ausreichende Vorkenntnisse, die Genese teratologischer Bildungen auf experimentellem Wege zu ermitteln suchte, ist es heute in erster Linie unser Ziel, auf dem gleichen Wege zur Erkenntnis der Ursachen der normalen Entwicklung zu gelangen.[2]) Aus den Resultaten dieser Untersuchungen ergeben sich die auch für die Teratologie wichtigen Schlüsse von selbst, ohne daß, wie

---

[1]) Geschildert wurden sie durch C. Dareste, Recherches sur la production artificielle des monstruosités etc., 2 me édit., Paris, 1891. (S. 33.)

[2]) Die wenigen direkt teratogenetischen Zwecken dienenden neueren Untersuchungen haben keine prinzipiell wichtigen Aufschlüsse erbracht.

einst, gerade nur die Ermittlung der letzteren das bewußte Ziel dieser Forschungsart bilden würde.

Bei dem umfassenden Ziele und bei der Jugend dieses eben erst aufblühenden Wissenzweiges kann es nicht Wunder nehmen, daß von der experimentellen Forschungsrichtung neben zahlreichen, ihrer gegenseitigen Beziehung nach klar erkennbaren, auch noch viele andere, sehr verschiedenartige Tatsachen zu Tage gefördert wurden, die — scheinbar — ganz vereinzelt dastehen, und deren Unterordnung unter gemeinsame, allgemeinere Gesetze wir erst einer fernen Zukunft überlassen müssen.

Wollte ich daher allem, was in den letzten Jahren auf diesem Gebiete Neues, mit der Teratologie irgendwie in Beziehung Stehendes, ermittelt wurde, in meinem Vortrage gerecht werden, so müßte dieser allzu ausführlich ausfallen, und außerdem vielerlei berühren, was wohl in das in Rede stehende Gebiet fällt, aber, bei dem gegenwärtigen Stande unseres Wissens, seiner wahren Bedeutung nach entweder überhaupt nicht, oder nicht ganz richtig erfaßt werden kann.

Aus dem vielen, worüber ich berichten könnte, will ich daher nur einiges herausgreifen, was wir heute schon richtig zu beurteilen vermögen, und was teils ein spezielles Interesse für Sie als Pathologen besitzt, teils von hoher allgemein biologischer Bedeutung ist.

Bei einer Forschungsrichtung wie der experimentellen, als deren leitenden Grundsatz man Bacons Worte: „Vere scire est per causas scire“ bezeichnen möchte, werden wir uns naturgemäß zunächst fragen, welche Resultate sie denn auch hinsichtlich der Erkenntnis der Ursachen teratologischer Bildungen gezeitigt hat. Ich denke da natürlich nur an das, was man als „äußere“ Ursachen zu bezeichnen pflegt[1]), denn die sogen. „inneren“, die Fehler der Keimeselemente selbst, bleiben hier außer Betracht.

Es liegt nahe, zu vermuten, daß durch jene Mittel, durch welche man künstlich teratologische Bildungen zu erzeugen vermag, auch neue Erkenntnisquellen hinsichtlich der Ursachen der auf

[1]) Man vergleiche hierüber Marchands ausgezeichneten Artikel über Mißbildungen in Eulenburgs Encyklopädie. — Bei den Verhältnissen, unter welchen sich speziell das Säugetierei entwickelt, wird man wohl jenen „äußeren“ Ursachen kaum jene bedeutsame Rolle zuschreiben können, wie bei Eiern von niederen Tierarten.

natürlichem Wege entstandenen Terata erschlossen würden. Allein diese Vermutung hält einer näheren Prüfung der Tatsachen nicht stand. Daß diese „äußeren“ Ursachen sehr verschiedener Art sein können (mechanisch, chemisch, thermisch u. dgl.), durfte man von vorne herein annehmen und ward zum Teile früher schon experimentell erwiesen. In neuerer Zeit hat man nun durch die verschiedenartigsten Einflüsse Terata künstlich erzeugen können; aber die Eingriffe, die bei diesen Versuchen auf die Eier ausgeübt wurden, spielen — wie z. B. gewisse chemische Läsionen, oder elektrische Ströme u. s. w. — bei der natürlichen Entwicklung der Mißbildungen entweder überhaupt keine, oder wenigstens nicht jene intensive Rolle wie im Experimente. Wohl können wir also heute von vielen derartigen Momenten, von denen dies früher bloß vermutet werden konnte, mit Sicherheit behaupten, daß sie, im experimentellen Falle wenigstens, die Entstehung teratologischer Bildungen zu verursachen vermögen; aber, ob und in welchem Grade dies auch unter natürlichen Bedingungen der Entwicklung der Terata erfolgt, läßt sich nach wie vor nicht näher präzisieren und muß in jedem Einzelfalle speziell festzustellen versucht werden. — Es mag dies hier besonders betont und nachdrücklich darauf hingewiesen werden, daß es nicht angeht, den im Experimente wirksamen Faktoren auch ohne weiteres die gleiche Rolle im natürlichen Geschehen zuzuweisen. Wenn z. B. Tornier, wie später gezeigt werden wird, durch rein mechanische Faktoren, wie Druck, Zug, biegende Kräfte, Wundbildung u. a. m., Mehrfach- und Mißbildungen erzeugen konnte, und nun daraus den Schluß zieht, daß solche Faktoren ganz allgemein bei der Entstehung der Terata die wirksame Ursache bilden, so werden wir diesem Schlusse nicht zustimmen können, sondern in ihm nur eine Überschätzung experimentell erzielter Resultate erblicken. Wohl können solche Faktoren jene ihnen zugewiesene Rolle spielen, aber außer ihnen sind in vielen Fällen — ganz abgesehen von den erwähnten „inneren“ Ursachen — auch noch zahlreiche Momente anderer Art in gleichem Sinne wirksam.

Im Detail hier schildern zu wollen, welche verschiedenartigen Umstände sich im speziellen bei den einzelnen Versuchsmethoden wirksam erwiesen, würde zu weit führen, und könnte uns auch, nach dem Gesagten, nichts Sicheres bieten. Nur zweier Momente möchte ich erwähnen, weil sie einmal eine Bereicherung unserer Erfahrungen über die Ursachen der Terata bilden, und weil ferner die Annahme ihrer eventuellen Wirksamkeit auch bei der Entstehung menschlicher Terata nicht unzulässig erscheint.

Aus gewissen Experimenten am Froschei (Schultze, Morgan, Wetzel) können wir schließen, daß aus jeder der beiden ersten Blastomeren eines Eies ein ganzer, wenn auch kleiner Embryo, beziehungsweise eine Doppelmißbildung hervorgehen kann, wenn wir in diesen ersten Furchungszellen die Lagerungsverhältnisse des Plasmas der Art gestalten, daß sie jenen eines ganzen (noch ungeteilten) Eies, ganz oder annähernd entsprechen. Die relative Leichtigkeit, mit der eine solche Lagerungsänderung möglich ist, läßt es denkbar erscheinen, daß diese auch unter natürlichen Verhältnissen eine Rolle spielt. Sie wird vielleicht, wie im Experimente, auch hier verursacht durch die dauernde oder wahrscheinlich nur temporäre Fixierung des eben in die Furchung eintretenden Eies in einer abnormen Lage; vielleicht auch durch einen Faktor, der in dem zweiten hier zu erwähnenden Falle seine Wirkung übt.

Es handelt sich hierbei um eine Ermittlung J. Loebs. Brachte dieser um die biologische Forschung so verdiente Forscher befruchtete Seeigeleier für kurze Zeit in verdünntes Meerwasser, so drang infolge der osmotischen Druckdifferenz zwischen dem Seewasser und dem Eiinhalt Wasser in das Ei, sein Volumen nahm zu, seine Membran platzte, und durch sie buchtete sich ein Teil der Eimasse — unter stürmischen Protoplasmabewegungen — aus; das Resultat war, daß der innerhalb der Membran verbliebene, wie auch der aus ihr hervorgetretene Eiteil sich selbständig weiter entwickelte, so daß schließlich eine Doppelbildung entstand. Nun können aber auch bei intakter Eihaut ähnliche zu Doppelbildungen führende Trennungen der ersten Furchungszellen dadurch erfolgen, daß stürmische Protoplasmabewegungen, sei es durch abnorme äußere Bedingungen, sei es durch abnorme Beschaffenheit des Eiinhaltes, bei den ersten Furchungen im Ei ablaufen. Es ist überhaupt sehr wahrscheinlich, daß schon die normale Furchung wesentlich durch solche Wirbelbewegungen des Plasmas herbeigeführt wird. So ist der Gedanke wohl nicht zu kühn, daß im Falle der Doppelbildungen gerade jene Wirbelbewegungen des Plasmas das ursächliche Moment in vielen Fällen abgeben, und zwar dann, wenn sie abnormerweise eine solche Stärke erreichen, daß die erstentstehenden Furchungszellen voneinander getrennt, entgegen der Norm durch eine Schichte wässeriger Flüssigkeit mehr oder weniger voneinander geschieden werden. Wird hiermit allein schon Anlaß zu ihrer mehr minder selbständigen Weiterentwicklung gegeben, so dürfte es wohl außerdem, eben infolge jener abnormen Protoplasmabewegungen, oft auch noch innerhalb der Furchungszellen selbst zu den früher erwähnten, der Entstehung von Mehrfachbildungen günstigen Schichtungsänderungen kommen. — Was speziell die Annahme betrifft, daß jene Protoplasmabewegungen eine völlige Trennung der erstentstandenen Furchungszellen (mit deren Folgeerscheinungen) zu bewirken vermögen, so hat sie, seit den Ermittlungen Loebs, durch Bataillon eine weitere experimentelle Bestätigung erhalten, die umso wertvoller ist, als sie sich auf Eiarten bezieht, die von den von Loeb benützten ganz verschieden sind, und von denen man, weil sie dotterreich sind, a priori wohl anzunehmen geneigt sein würde, daß sie derartigen Einflüssen gegenüber ganz ungünstig sich verhalten, nämlich die dotterreichen Eier von Petromyzon und von Teleostiern: Auch bei ihnen konnte Bataillon durch die Einwirkung des gleichen Moments, wie bei Echinodermeneiern, Mehrfachbildungen künstlich erzeugen. Hier eröffnet uns demnach ein durch das Experiment gewonnenes Resultat eine Vorstellung über eine weitere der möglichen Ursachen teratologischer Bildungen, eine Vorstellung, die umso plausibler erscheint, als sie die Entstehungsursache jener Gebilde nur auf die Steigerung eines schon normalerweise wirksamen Faktors zurückführt, und sie ferner in die frühesten Entwicklungsvorgänge zu verlegen gestattet, in eine Entwicklungsperiode, bis zu welcher bei der Erklärung der Terata zurückzugreifen uns auch sonst noch viele Momente veranlassen.

Es führt uns dieser Umstand zu der Frage, in welchen Zeitpunkt der Entwicklung wir das Eingreifen der Entstehungsursache der Terata zu verlegen haben.

Von verschiedenen Seiten (Rauber, Fol, Hertwig) ist als dieser Zeitpunkt der Moment der Befruchtung angesprochen worden. Das Eintreten atypischer, vor allem aber das Eindringen zweier oder mehrerer Spermatozoen in das Ei, sollte, im Befruchtungsmomente, die Entstehung von Mehrfach- und Mißbildungen auslösen. Eine Stütze für diese Annahme erblickte man in Angaben Fols, dem es gelang, durch mechanische und chemische Einwirkungen auf das Ei, Keimblasen mit mehrfachen Einstülpungen heranzuzüchten, die freilich bald abstarben. Daß diese Eier infolge der auf sie ausgeübten Läsionen mehrfach befruchtet gewesen sein sollen, wurde nur aus ihrem simultanen Zerfalle in vier Teile erschlossen. Weder den Gebrüdern Hertwig, noch auch Driesch konnte es jedoch später gelingen, aus polysperm befruchteten Eiern Doppelbildungen zu erzeugen. Diese experimentellen Befunde sprechen also klar gegen die Annahme jener ursächlichen Wirkung der Polyspermie. Auch sonst noch lassen sich gegen die letztere Einwände erheben. Es ist eine auffällige Tatsache, daß gerade bei jenen Eiern, bei welchen schon normalerweise[1]) eine („physiologische") Polyspermie statthat, z. B. bei denen der Selachier, Amphibien und Reptilien, Mehrfachbildungen außerordentlich selten vorkommen; und findet sich hier, wie z. B. in einem jüngst von Wetzel beschriebenen schönen Fall von 4 Furchungszentren an einem Tropidonotusei, eine derartige Bildung vor, so müssen wir sie wohl auf das gleichzeitige Vorhandensein von mehr als einem Keimbläschen — also in Wirklichkeit auf eine Anomalie des Eies, nicht der Zahl der befruchtenden Elemente, die ja hier schon normalerweise stets in mehrfacher Zahl vorhanden sind — zurückführen. Bei jenen Eiarten aber, bei welchen normalerweise nur ein Spermatozoon in das Ei eintritt, müßte, wenn wirklich Polyspermie allein, ohne gleichzeitiges Vorhandensein mehrerer Keimbläschen, zur Doppelbildung führen würde, nicht eigentlich sie, sondern vielmehr gleichfalls eine Anomalie des Eies als die Ursache der letzteren bezeichnet werden, da ja bei diesen Eiarten nur ein anormales Ei den Eintritt von mehr als einem Spermatozoon gestattet.

Stellen wir uns aber des weiteren vor, welches die Folgen des Eintritts von mehr als einem Spermatozoon in das Ei (mit einem Keimbläschen) sein müssen. Wir wissen aus den Untersuchungen der Gebrüder Hertwig, daß jeder der eingedrungenen Spermakerne eine normale Spindel mit ihren beiden polständigen Strahlungen bildet. Die kompliziertesten Spindelaggregate können, wie dies Figur 1 und Figur 2*A* veranschaulichen, auf diese Weise entstehen. Dann aber beginnt ein außerordentlich anziehendes Bild, ein förmlicher Kampf der gebildeten Spermasteren um die in der Eizelle vorhandenen Chromosomen, die in oft ganz unregelmäßiger

---

[1]) Die schädlichen Folgen, welche bei den normalerweise monosperm befruchteten Eiern mit dem Eintritte mehrerer Spermien verbunden sind, müssen bei den normalerweise polysperm befruchteten Eiern durch irgend welche uns unbekannte, innere Vorrichtungen dieser Eizellen verhindert werden.

Weise den einzelnen Teilungszentren zugeteilt werden. Auch die äußere Furchung muß infolge dessen in unregelmäßigster Weise ablaufen (Barockfurchung — Born; Knospenfurchung — Hertwig), das ganze Ei zerfällt in ein unregelmäßiges Konglomerat von

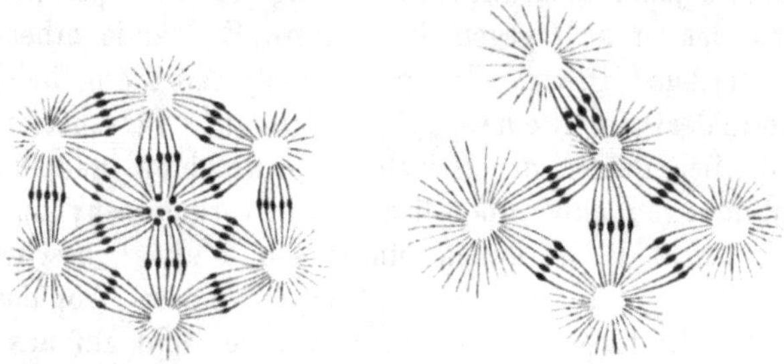

Fig. 1.
Komplizierte Spindelapparate in Echinodermeneiern, welche vor der Befruchtung mit Nikotin behandelt wurden.
(Aus Hertwig, nach Korschelt u. Heider.)

größeren und kleineren Blastomeren (Figur 2 *B*), welche aber nicht nur ihrer Größe, sondern zum Teile auch der Art und Menge ihres Kernmaterials nach, voneinander unterschieden sind. Daß unter solchen Umständen regelmäßige Mehrfachbildungen aus diesen Eiern entstehen könnten, erscheint demnach ganz ausgeschlossen, und ist

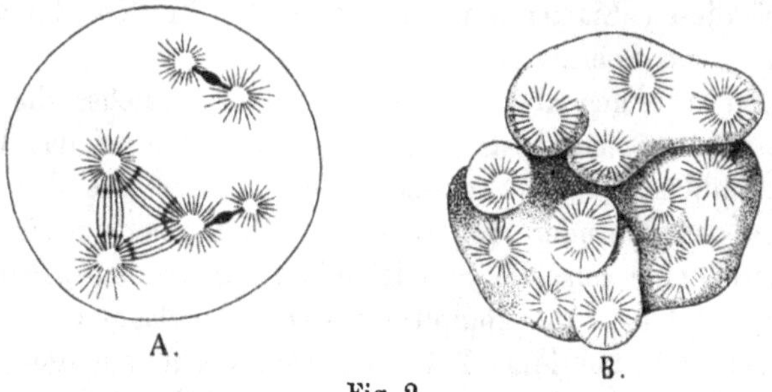

Fig. 2.
Polysperm befruchtete Eier von Strongylocentrotus. In *A* unregelmäßige Spindelfiguren, in *B* ein Stadium der an einem derartigen Ei erfolgenden Barockfurchung.

auch tatsächlich nicht beobachtet worden. Treten aber wirklich regulatorische Einflüsse bei der weiteren Entwicklung ein, so können sie, da ja das unregelmäßig zerklüftete Ei in diesen Fällen stets ein festes Kontinuum darstellt, nur die Folge haben, daß auch nur eine Einfachbildung, eine, eventuell sogar ganz normale Pluteuslarve entsteht. Diese regulatorischen Einflüsse sind wohl zweifellos nur jene einfachen physikalischen Faktoren, deren Wirkung in ähnlichen Fällen von Herbst und Driesch an Echinodermen-, von mir an Ctenophorenkeimen erwiesen wurde.

Die Polyspermie könnte demnach nur in dem Falle in Frage kommen, als es sich um ein Ei mit mehr als einem Keimbläschen[1]) handelt. Hier hätten wir aber eben diese Anomalie des Eies selbst als die eigentliche Ursache der Mehrfachbildung anzusprechen; wozu noch käme, daß wir eine weitere Anomalie des Eies in dem Sinne anzunehmen hätten, daß es mehr als einem Spermatozoon den Eintritt gewährte. Endlich müßten wir in diesem Falle uns noch vorstellen, daß die an Zahl den Keimbläschen entsprechenden Spermatozoen mit den letzteren in einer Weise, d. h. namentlich in solcher gegenseitigen Entfernung, sich verbunden hätten, daß ihre Asteren sich nicht in jener Art gegenseitig zu beeinflussen vermögen, wie dies z. B. an den künstlich polysperm befruchteten Seeigeleiern (vgl. Fig. 1 und 2) der Fall ist.

Für die Annahme endlich, daß atypische Spermatozoen die Ursache von Mehrfachbildungen abgeben könnten, lassen sich keine Stützen ermitteln.

Wenn demnach keinerlei sichere Tatsachen dafür sprechen, den Eintritt der Auslösungsursache teratologischer Bildungen in den Zeitpunkt der Befruchtung zu verlegen, so sprechen umsomehr Gründe dafür, daß, wie O. Schultze des näheren und unter Anlehnung an die bereits von B. S. Schultze ausgesprochenen Gründe ausführte, diese Ursache schon vor der Befruchtung, d. h. also schon im unbefruchteten (also im Eierstocks-)Ei enthalten sei. Sehen wir von dem früher erwähnten Falle des mehrfachen Keimbläschens ab, so fällt es freilich schwer, sich eine Vorstellung darüber zu bilden, wie wir uns eine derartige Anomalie des unbefruchteten Eies (mit einem Keimbläschen) zu denken haben. O. Schultze sprach sich dahin aus, es handle sich hierbei um „die Teilung des unbefruchteten Keimmateriales in mehr oder weniger voneinander unabhängige Hälften“. Genauer ausgedrückt müßten wir uns wohl in diesen Fällen vorstellen, die Schichtungs-

[1]) Mehrkernige Eizellen im Ovarium sind in jüngster Zeit mehrfach beschrieben worden, so von Franqué, Stöckel, H. Rabl, Schumacher und Schwarz (Anat. Anz., Bd. 18, 1900, hier auch das betreffende Literaturverzeichnis).

verhältnisse des Plasmas seien derartige, daß sie in den erstentstehenden Blastomeren annähernd oder ganz denen des ganzen Eies entsprechen, daß ferner ihre Differenzierung in mehr oder weniger gegenseitiger Unabhängigkeit erfolgt, und daß infolge dessen die Entwicklung eines derartigen Eies von allem Anfange an zur Mehrfachbildung tendiert. Aber es ist auch denkbar, daß jene fragliche Anomalie des Eies darin besteht, daß in ihm selbst Momente enthalten sind, welche, erst im Laufe der späteren Entwicklung in Wirksamkeit tretend, den bis dahin normal gewesenen Entwicklungsgang des Eies zu einem abnormen, der Entwicklung einer Mehrfachbildung entsprechenden, umgestalten. Im ersteren Falle wären demnach in der Ontogenese des betreffenden Eies von allem Anfang an zwei oder mehrere nebeneinander einhergehende Entwicklungsvorgänge zu unterscheiden, im letzteren wäre seine Entwicklungsart ursprünglich eine einfache, normale, um dann erst abnorm zu werden. Dieses letztere Verhalten trifft nun auch für den im folgenden zu besprechenden Fall zu.

So sicher es nämlich auch feststeht, daß die Ursache teratologischer Bildungen schon im unbefruchteten Ei enthalten, also eine „innere“ sein kann, so wenig läßt sich die Möglichkeit bestreiten, daß auch „äußere“ Ursachen nach der Befruchtung, in einem späteren Stadium der Entwicklung, besonders aber zur Zeit der ersten Furchungen einsetzen, und das an sich normale und bis zu diesem Stadium sich völlig normal entwickelt habende Ei zur abnormen Differenzierung veranlassen können. Das ist auf experimentellem Wege auf die verschiedenste Weise und bei so vielen verschiedenen Eiarten erwiesen worden, daß wir die gleiche Möglichkeit auch für die natürliche Entwicklung der Terata wohl nicht bezweifeln dürfen. Ja, was speziell das menschliche Ei betrifft, so scheint es mir, seinem Baue nach, für eine derartige Beeinflussung seiner Entwicklung ganz besonders geeignet zu sein. Es ist ja ohne weiteres klar, daß für die fragliche Entwicklungsweise der Terata ganz besonders diejenigen Eiarten günstig sein müssen, bei welchen, wie z. B. bei den Seeigel- oder Meduseneiern, die isolierten Teilstücke des sich furchenden Eies auch noch in späteren Stadien das Vermögen besitzen, einen mehr minder vollständigen, wenn auch kleineren Embryo aus sich entwickeln zu können; im Gegensatz zu jenen Eiarten, bei welchen, wie z. B. bei den Ctenophoren und Gastropoden, frühzeitig eine Spezialisierung der Furchungszellen einsetzt. Zu welchem von diesen beiden — übrigens durch zahlreiche Übergangsglieder miteinander verbundenen — Ei-Typen speziell das menschliche Ei gehört, kann naturgemäß experimentell nicht erwiesen werden. Berücksichtigen wir aber den Umstand, daß sich am reifen menschlichen Ei keine auffälligen Differenzen der es bildenden Materialien, keine Anhäufungen besonderer materieller Substrate an bestimmten Stellen, ja nicht einmal eine besondere und streng lokalisierte Dottermenge nachweisen läßt, so können wir wohl den Analogieschluß ziehen, daß das menschliche, und wie dieses so auch das Säugetier-Ei dem ersterwähnten Ei-Typus mindestens sehr nahestehend ist. Wir haben uns demnach vorzustellen, daß die Spezialisierung der einzelnen Teile des sich entwickelnden menschlichen Eies erst während seiner Entwicklung, und zwar nur ganz allmählich, und außerdem in der Art erfolgt, daß jeder Teil nicht bloß die Potenzen zur Bildung dessen, was er bei völlig normaler Entwicklung wirklich liefert, sondern auch noch Potenzen anderer Art enthält, die er aber nur bei Störung der normalen Entwicklung, also z. B. bei seiner Isolierung, in Aktion treten läßt. Mit der fortschreitenden Spezialisierung der Teile nimmt auch die Größe dieser Potenzen gradatim ab; je „virtuoser“, so führte ich früher einmal näher aus, die Zelle zu einer speziellen Arbeitsleistung ausgebildet, je ausgiebiger ihr Plasma zu dieser letzteren herangezogen wird, desto beschränkter wird ihre ursprüngliche „Universalität“.

Während also bei dem erwähnten Ei-Typus, und analog auch bei dem menschlichen Ei, die ersten Teilstücke (Blastomeren) des Eies noch die Potenz zur Bildung eines ganzen Embryo in sich bergen, kommt den später entstehenden eine immer beschränktere, wohl stets aber — wie später noch näher erörtert werden soll — auch noch im Endstadium ihrer normalen Differenzierung eine größere Potenz zu, als sie bei der normalen Entwicklung wirklich zu Tage treten lassen.

Diese Verhältnisse erklären es auch, warum z. B. isolierte Hälften oder Viertel des Keimes auch noch in späteren Entwicklungsstadien mehr oder weniger vollständige Embryonen aus sich entstehen zu lassen vermögen. Bis zu welchem Entwicklungsstadium diese Fähigkeit speziell dem menschlichen Ei zukommt, ist nicht bekannt. Aber gewisse Versuchsresultate sprechen dafür, den Endtermin dieser Differenzierungsmöglichkeit nicht in zu frühe Stadien zu versetzen. So konnte Spemann — um gleich das der Potenz seiner Teile nach das menschliche Ei kaum übertreffende Ei eines höheren Wirbeltieres als Vergleichsobjekt heranzuziehen — aus einer Hälfte des querdurchschnürten Tritoneies selbst dann noch einen ganzen Embryo erzeugen, wenn sich dieses Ei im Gastrulationsstadium befand, und erst nach Sichtbarwerden der Medullarplatte ist hier das Eimaterial so weit spezifisch differenziert, daß es jene Regulationsfähigkeit nicht mehr in diesem Umfange besitzt. Es ist nicht unwahrscheinlich, daß auch beim menschlichen Ei ein gleiches Verhalten besteht.

Wir können also annehmen, daß zumeist schon von der ersten oder zweiten Furchungsteilung an eine mehr oder minder selbständige Entwicklung der Keimteile stattfindet und auf diese Weise zur Entstehung einer Mehrfachbildung führt. Allein die Möglichkeit, daß ein solcher Vorgang auch erst von einem etwas späteren Entwicklungsstadium an einzusetzen beginnt, ist gleichfalls nicht zu bestreiten, und es wird in den meisten Fällen nicht sicher zu entscheiden sein, welche von diesen beiden Möglichkeiten jeweilig vorlag. —

Von den ursächlichen Momenten, welche in diesen späteren Entwicklungsstadien eine mehr oder minder von den Nachbarteilen unabhängige, und demgemäß mit einer der Norm gegenüber vermehrten Potenz einsetzende Entwicklungsart von Teilen des Keimes auslösen, gilt freilich das, was bereits eingangs von den „äußeren“ Ursachen gesagt wurde: Bestimmtes läßt sich über sie nicht aussagen. Druck, osmotische Differenzen und eventuell auch chemische Einflüsse mögen die häufigsten dieser Ursachen sein. Ihre bestimmte Ermittlung wird wohl kaum jemals vollständig gelingen, und die kausale Genese der Terata wird so stets eine hypothetische bleiben. —

Anders liegen die Verhältnisse hinsichtlich der formalen Genese der Mehrfach- und Mißbildungen. Verwerten wir zu ihrer Erklärung eine Reihe neuerer experimenteller Versuchsergebnisse, so gelangen wir, wie aus der nachfolgenden Darstellung erhellen dürfte, zu einer wesentlichen Bereicherung unserer Kenntnisse über die Entstehungsweise der Terata.

Bekanntlich erklärte man sich bisher die formale Genese der Mehrfachbildungen (und zwar der hier allein in Betracht kommenden monarealen, da ja die biarealen der Erklärung keine Schwierigkeiten bereiten) mit Hülfe der Rauberschen Radiationstheorie. Alle übrigen Theorien, wie die von Gerlach, Klaußner, O. Hertwig, lassen sich im wesentlichen gleichfalls auf sie zurückführen. Die Raubersche Theorie ihrerseits fußt wiederum auf jener Anschauung, die His als für das normale Wachstum des embryonalen Körpers gültig hingestellt hat, und die mit dem Namen „Konkreszenztheorie“ bezeichnet wird. Der embryonale Körper soll nach dieser Lehre, wie dies in den beiden schematischen Figuren 3 und 4 veranschaulicht ist, durch die mediane Vereinigung der

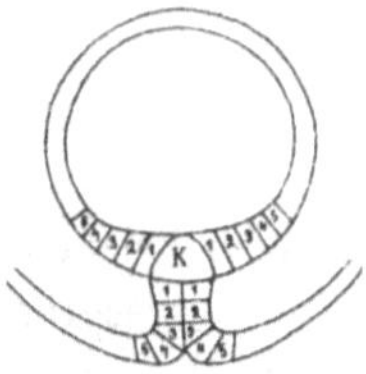

Fig. 3.

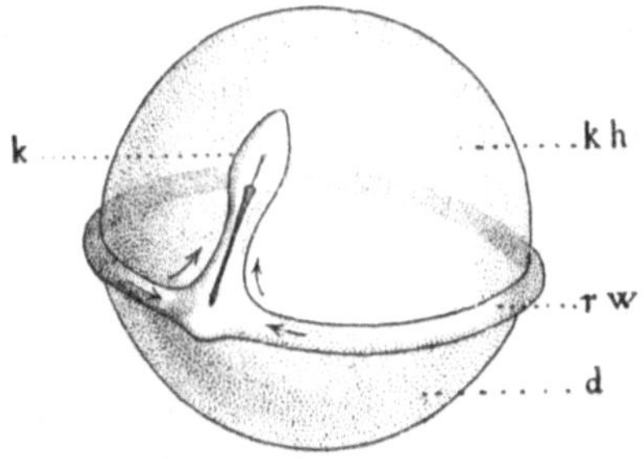

Fig. 4.

Fig. 3. Schema zur Erläuterung der Konkreszenztheorie von His. *K* vorderstes Kopfende; 1, 2, 3 u. s. w. symmetrische Teile des Randringes, welche sich in der Medianlinie zur Bildung des embryonalen Körpers vereinigen. Es sind zwei Entwicklungsstadien dargestellt: Im oberen ist noch keine Verwachsung erfolgt, in der Mitte liegt das Kopfende, an der Seite die symmetrischen Punkte der späteren Körperhälften; im unteren sind bereits drei dieser Punkte miteinander in der Medianlinie zusammengeflossen, das Kopfende aber hat seine Lage beibehalten.

Fig. 4. Ei eines Knochenfisches. Darstellung der Umwachsung des Dotters durch den Randwulst und der Bildung des embryonalen Körpers (Pfeilrichtung). *d* Dotter, *k* Kopf, *kh* Keimhaut, *rw* Randwulst.

beiden Randringhälften entstehen: Im Rande der Keimscheibe liegt nämlich, nach His, das Material für den Embryo, und es lagert sich, während die Keimscheibe den Dotter umwächst, in der Weise, daß die symmetrischen Punkte des Randringes in der Mittellinie zur Verschmelzung gelangen, und so den embryonalen Körper bilden, dessen rechte und linke Hälfte demnach den gleichsinnigen Hälften des Randrings entstammen.

Die Raubersche, auf dieser Lehre His' fußende Radiationstheorie besagt nun im wesentlichen folgendes: So wie normaler weise die Embryonalanlage als eine Ausstrahlung des Randwulstes entsteht, so kommt die Mehrfachbildung durch eine mehrfache Ausstrahlung des letzteren zu stande. Die weitere Ausgestaltung der Körper dieser mehrfachen Anlagen erfolgt dann im Sinne der Konkreszenztheorie.

Sehen wir nun zunächst ganz davon ab, ob diese Lehre His' von der Wachstumsart des embryonalen Körpers überhaupt richtig ist, und prüfen wir, ob die auf sie sich stützende Radiationstheorie alle teratologischen Formen zu erklären vermag.

Jene Mehrfachbildungen, bei welchen sich auf einer Keimscheibe zwei oder mehr voneinander völlig getrennte Embryonen vorfinden, lassen sich nach der Radiationstheorie in der Art erklären, daß man sich vorstellt, es seien an zwei, bezw. mehreren durch einen größeren Zwischenraum voneinander getrennten, oder einander diametral gegenüberliegenden Stellen des Randringes jene zur Bildung von Embryonalanlagen führenden Ausstrahlungen des Randringes erfolgt. Aber schon die Erklärung dieser Formen von Mehrfachbildungen erfordert auch noch die Hülfs-Hypothese, daß in diesen Fällen ein Teil des Randringes genügt, um durch Konkreszenz je eine der Embryonalanlagen zu bilden.

Ähnliche Erwägungen gelten auch für alle übrigen Formen der Terata, und es kann als ganz allgemein geltend ausgesprochen werden, daß die Konkreszenztheorie keine derselben ohne weitere Hülfsannahmen zu erklären vermag.

Aber mag man auch über alle diese der Rauberschen Hypothese entgegenstehenden, durchaus nicht unbedeutenden Schwierigkeiten hinwegsehen, einer Form der Mißbildungen steht sie vollkommen unzureichend gegenüber, nämlich den vorderen Spaltbildungen, den Terata anadidyma. Nach der Radiationstheorie würde sich die Entstehungsweise eines Anadidymus in folgender Weise erklären: Zwei Embryonalanlagen sind nahe beieinander zur Entwicklung gelangt (Figur 5 A, nach Kopsch). Jede von ihnen wächst, nach dem früher Gesagten, in der Weise weiter, daß sie die ihr anliegenden Randringhälften in sich aufnimmt. Sowie nun der zwischen den beiden Anlagen gelegene Randringabschnitt (die sogenannte innere Zwischenstrecke Raubers; in den Figuren ist ihr Gebiet mit römischen Ziffern bezeichnet) beim Weiterwachsen aufgebraucht ist, müßte es (Figur 5 B), wenn diese Hypothese richtig wäre,[1] zur Konkreszenz der noch übrigen Randringhälften (der sogen. äußeren Zwischenstrecke; in den Figuren sind Teile derselben mit arabischen Zahlen markiert) kommen, und der von da ab entstandene Körperteil müßte (Figur 5 C), und zwar ganz plötzlich, ohne eine Übergangsstrecke, ein einfacher sein, also vollkommen dem eines normalen Embryo entsprechen. Dieser durch die Theorie geforderte Bau kommt aber diesen Bildungen in Wirklichkeit nicht zu. Vielmehr ist der hinter der Vereinigungsstelle der beiden Embryonalanlagen befindliche Körperabschnitt, wie auch Kopsch jüngst näher erörtert hat, nicht einfach gebaut,

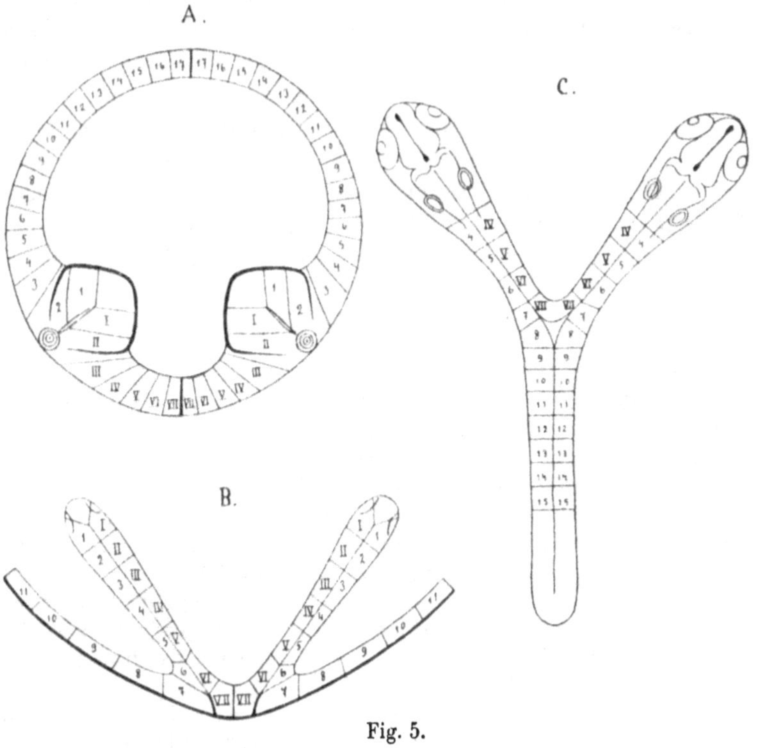

Fig. 5.

sondern er zeigt regelmäßig, auf eine weite Strecke hin, eine Zusammensetzung aus zwei embryonalen Körpern.

Das Unvermögen, diese Bauverhältnisse der Duplicitas anterior mit der Rauberschen Hypothese befriedigend zu erklären, hat denn auch zu weiteren Hülfsannahmen (Klaußner,[1]) Gerlach) Veranlassung gegeben, von welchen namentlich die eine stets und bis in

[1]) Die Klaußnersche Annahme — Fusion mit nachfolgender Postgeneration — beruht auf so unsicheren und hypothetischen Prämissen, daß auf ihre nähere Widerlegung verzichtet werden kann.

die neueste Zeit als beachtenswert hingestellt wurde. Gerlach erklärte nämlich die Duplicitas anterior durch die Annahme einer Bifurkation, durch ein nach vorne divergierendes Wachstum der ursprünglichen einfachen Embryonalanlage (des Primitivstreifens); und in seinen Angaben glaubte man eine auf experimentellem Wege erbrachte Stütze dieser Anschauung zu erblicken.

Allein ganz abgesehen davon, daß von dem letzteren keine Rede sein kann — wie in der Anmerkung näher auseinandergesetzt wird[1]) — ist diese Erklärungsart aus dem Grunde unmöglich, weil, wie aus den später zu schildernden neuen Versuchsresultaten sicher hervorgeht, das vordere Ende des Primitivstreifs nicht nur das zuerst gebildete ist, sondern auch seinen Ort unverrückbar behält, und geradezu als ein Punctum fixum anzusprechen ist. Es läge also, wenn die Gerlachsche Annahme richtig wäre, nicht nur eine Anomalie in dem Umstande vor, daß eine Bifurkation der ursprünglich einheitlichen Anlage erfolgte; sondern wir hätten auch noch die Annahme einer gänzlichen anormalen Wachstumsart — der nach

---

[1]) Die tatsächlichen Angaben Gerlachs können in keiner Weise als Stütze seiner Theorie benützt, oder gar als auf experimentellem Wege erbrachte Beweise derselben bezeichnet werden. Schon seine Versuchsmethode ist eine im Hinblick auf den angestrebten Zweck ganz unzureichende. Gerlach bedeckte bekanntlich die Eischale mit einem Lacküberzug, und ließ nur eine Y-förmige Stelle derselben frei; entlang derselben sollte sich, nach seiner Vorstellung, innerhalb der Schale der Sauerstoff der Luft ansammeln, und dementsprechend die Embryonalanlage im Sinne der Bifurkation nach vorne wachsen. Es ist aber klar, daß der Sauerstoff, oder richtiger die Luft, sobald sie durch die freigelassene Stelle der Kalkschale hindurchgedrungen war, sich über dem ganzen Ei gleichmäßig ausbreitete, also die Sauerstoffspannung innerhalb der ganzen Eischale überall die gleiche war. — Was ferner den Prozentsatz der erzielten Mißbildungen betrifft, so ist er ein außerordentlich geringer. Auch unter völlig normalen äußeren Entwicklungsbedingungen kann man manchmal derartige und noch größere Prozentsätze von Mißbildungen erhalten. — Ferner kann man nach den Gerlachschen Bildern mit Recht bezweifeln, ob diese Mißbildungen überhaupt wirklich Anadidymi waren, und in jedem Falle sind sie zu einer sicheren Diagnose schon deshalb nicht geeignet, weil die betreffenden Eier viel zu spät, lange nach dem Absterben der Embryonalanlage, eröffnet wurden; es ist aber gerade bei den anormalen Entwicklungsformen ein wesentlicher Nachteil, wenn sie erst nach erfolgtem Absterben zur Untersuchung gelangen. Die Angabe Gerlachs endlich, daß er das nach Art der Bifurkation erfolgende Vorwachsen des Primitivstreifs am lebenden Ei direkt, durch die Kalkschale, gesehen habe, kann nur auf einer Selbsttäuschung beruhen.

vorne gerichteten — notwendig. Dies aber steht so sehr im Widerspruch mit der wirklichen Entwicklungsweise des Embryo, daß die Bifurkationstheorie nicht anerkannt werden kann.

Eine befriedigende Erklärung der formalen Genese der Terata muß nun nicht nur den ersterwähnten Formen derselben gerecht werden, sondern muß die letzterwähnte geradezu als einen Prüfstein ihrer Richtigkeit betrachten, und muß sie vor allem erklären, ohne ein Wachstum nach vorne anzunehmen.

Hier nun eben setzen jene früher erwähnten neueren experimentellen Untersuchungen ein, deren Zweck es war, die normale Wachstumsart des embryonalen Körpers zu ermitteln. Was man bisher über sie wußte, oder richtiger vermutete, stützte sich lediglich auf Untersuchungen rein deskriptiver oder messender Art. Diese Methoden vermögen aber nach dieser Richtung hin keine sicheren Aufschlüsse zu gewähren, nur das Experiment ist dies imstande. Angaben der letzteren Art liegen nun vor von Morgan, Assheton, Peebles, Mitrophanow, Jablonowski und Kopsch; sie beziehen sich nicht auf eine Wirbeltierklasse allein, sondern auf die Eier von Selachiern, Teleostiern, Amphibien und Vögeln, und es ist, abgesehen von der Richtigkeit der Untersuchungsmethode, gerade die prinzipielle Übereinstimmung der Resultate der meisten Untersuchungen bei diesen so verschiedenen Eiarten, welche für ihre Richtigkeit und für ihre Heranziehung zur Erklärung auch der teratologischen Wachstumsformen spricht. Von den zitierten Untersuchungen sind ganz besonders diejenigen von Kopsch, sowohl durch ihre Ausdehnung, wie durch ihre Resultate, von Wichtigkeit, auf die sich daher auch die hier gegebene Darstellung stützt.

Es ist durch diese Untersuchungen erwiesen worden, daß man — im Gegensatze zu der Hisschen Darstellung — an dem zelligen Randring der Keimscheibe zwei wesentlich voneinander verschiedene Bezirke zu sondern hat: Einen embryobildenden und einen (in der beistehenden Figur 6 hell gelassenen) nicht direkt[1]) an der

[1]) Zellen dieses Bezirkes gewinnen normalerweise Anschluß an den „Knopf" (s. u.) und beteiligen sich dann auch an der Entwicklung des Embryo, besonders am Aufbau der Urwirbel. Doch ist dieser Anschluß für die Bildung des embryonalen Körpers nicht unbedingt notwendig. Wenn er ausbleibt, so kann die betreffende Seite des Embryo zwar etwas schwächer ausgebildet sein sie ist aber doch in allen ihren Teilen wohl entwickelt. Anderseits erfolgt

Bildung des embryonalen Körpers beteiligten Bezirk. An dem ersteren ist wieder ein der Medianlinie näher gelegener Teil zu unterscheiden (Figur 6 K), der dazu bestimmt ist, den Kopf des Embryo zu bilden, und jederseits von ihm Zellgruppen (R), welche im Laufe der Entwicklung hinter dem zur Kopfbildung prädestinierten Teile in der Medianlinie sich vereinigen (in der Figur 6 durch die Pfeilrichtung angegeben), um dann den sogenannten „Knopf“ zu bilden (Figur 7 R). Dieser stellt ein Wachstumszentrum dar, von welchem Rumpf und Schwanz gebildet werden, und zwar in der Art, daß der Knopf durch Vermehrung seiner Elemente den embryonalen Körper in der Richtung nach hinten (in der Figur durch die Pfeilrichtung angedeutet) verlängert. Von einer „Konkreszenz“

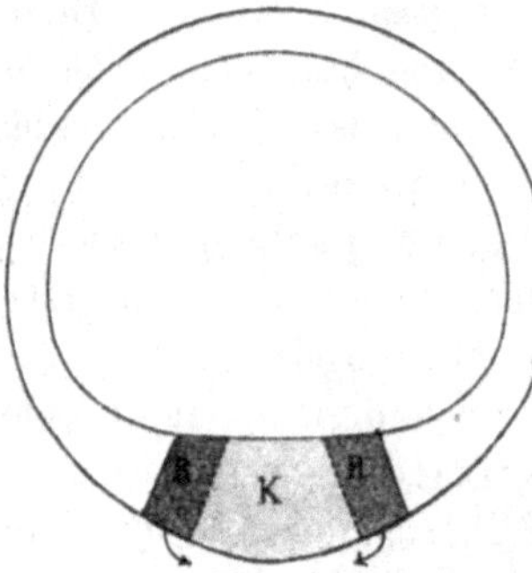

Fig. 6.

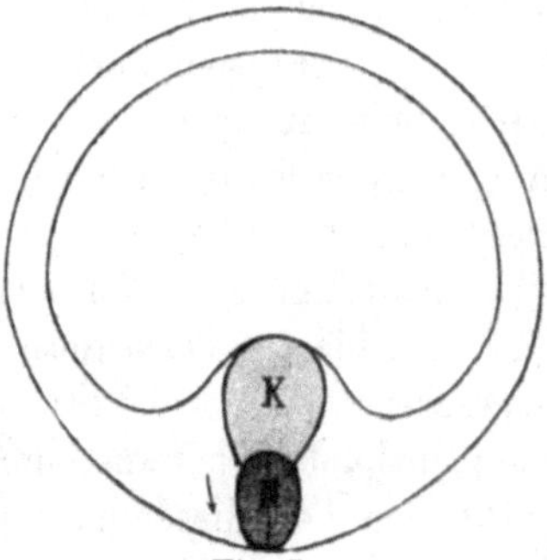

Fig. 7.

der beiden Randringhälften zur Bildung des embryonalen Körpers kann demnach nicht die Rede sein: Ist einmal die Vereinigung der beiden Wachstumszentren des Rumpfes hinter der Kopfanlage erfolgt (Figur 7)[1]), dann stellt der embryobildende Bezirk nur einen relativ sehr kleinen Teil des Randringes dar, der durch seine eigene Potenz, ohne Beteiligung des ganzen übrigen Randringteils, den embryonalen Körper zu bilden vermag.

Diese Verhältnisse gelten für den Selachier- und Teleostierkeim, auf welch letzteren speziell die Raubersche Hypothese sich

die Differenzierung dieser Zellen des Randringes nur im Falle ihres Anschlusses an den „Knopf“, sie bleibt gänzlich aus, wenn dieser Anschluß, z. B. durch experimentelle Eingriffe, verhindert wird.

[1]) Die Zusammensetzung des „Knopfes“ aus zwei den beiden Rumpfseiten entsprechenden Hälften ist in den Figuren durch die ihn in zwei Hälften teilende gebrochene Linie angedeutet.

stützt, und der auch gewöhnlich als Paradigma für die Erklärung der formalen Genese der Terata herangezogen wird. Es ist nun für die Verallgemeinerung dieser am Teleostierkeim erwiesenen Tatsachen von Wichtigkeit, daß eine ganz analoge Wachstumsart auch für die Embryonen der höheren Wirbeltiere nachgewiesen wurde. Auch am Amphibienei läßt sich eine Keimscheibe abgrenzen, deren Rand in frühen Stadien gebildet wird, einmal durch die dorsale Blastoporuslippe, und zweitens durch eine Linie, welche dem Felde entspricht, an welchem sich im weiteren Verlaufe der Entwicklung der Umschlag bildet. Am Rande dieser Keimscheibe muß man nun gleichfalls zwei Bezirke unterscheiden, welche die Anlagen zur Bildung des Kopfes, beziehungsweise das Wachstumszentrum für Rumpf und Schwanz enthalten. Das letztere liegt im Stadium des U-förmigen Blastoporus ungefähr in der Gegend der freien Enden der Schenkel des U. Die beiderseitigen Zellgruppen für die Bildung von Rumpf und Schwanz kommen am Schlusse der Gastrulation und nach Bildung des canal. neurentericus zusammen, und verlängern in derselben Weise, wie z. B. bei der Forelle, durch Auswachsen nach hinten den Embryo.

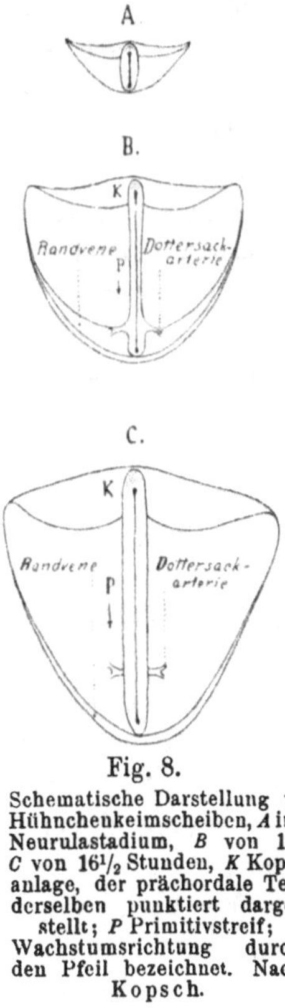

Fig. 8.
Schematische Darstellung v. Hühnchenkeimscheiben, *A* im Neurulastadium, *B* von 12, *C* von $16^1/_2$ Stunden, *K* Kopfanlage, der prächordale Teil derselben punktiert dargestellt; *P* Primitivstreif; Wachstumsrichtung durch den Pfeil bezeichnet. Nach Kopsch.

Was die Verhältnisse am Vogelei — der höchststehenden Eiart, an der wir derartige Untersuchungen vornehmen können — betrifft, so folgt aus analogen Versuchen am Hühnerei, daß hier derjenige Teil des Kopfes, welcher die Chorda enthält, durch Umwandlung des vordersten Endes des Primitivstreifens entsteht; daß der letztere selbst (vgl. Figur 8 P) sich vollständig in die Embryonalanlage umbildet, indem er Rumpf und Schwanz des Embryo liefert. Der prächordale Anteil des Kopfes entsteht aus einem Zellmaterial, das sich vor dem rostralen Ende des Primitivstreifs befindet. Das Wachstum des

Keimes selbst erfolgt auch hier wiederum in der Richtung nach hinten.[1])

Im Prinzipe liegen also auch hier die gleichen Verhältnisse wie früher vor: Gesonderte Kopf- und Rumpfanlagen, Verlängerung derselben durch Wachstum nach hinten. Die Bildung dieser Anlagen selbst dürfte wohl gleichfalls in den frühesten, bisher dem Experimente nicht zugänglich gewesenen Stadien in ähnlicher Weise wie im früheren Falle erfolgen.

Entsprechende Experimente sind am Säugetier- und Menschenei aus leicht ersichtlichen Gründen nicht angestellt worden. Wir dürfen aber, bei der großen formalen Ähnlichkeit der entsprechenden Zustände, annehmen, daß auch hier die Verhältnisse, im Prinzipe, mindestens nicht wesentlich von den bisher ermittelten verschieden sein dürften. —

Versuchen wir es nunmehr, auf Grund dieser Ermittlungen eine Anschauung über die formale Genese der Mehrfachbildungen zu gewinnen, so zeigt es sich, daß sie in einer von der Rauberschen Hypothese wesentlich verschiedenen Weise sich gestaltet, die Tatsachen aber in befriedigender Art zu erklären vermag. Zwei Momente sind es namentlich, die gegenüber der früheren Lehre, diese Ableitung der formalen Genese wesentlich erleichtern: Die erwiesene Beschränkung der embryobildenden Anlage auf einen relativ sehr engen Bezirk, und die nach hinten gerichtete Wachstumsart dieser Anlage.

Dieser Ableitung mag zur — schematischen — Grundlage, weil hierfür am besten geeignet und daher auch von früheren Autoren stets benutzt, die Keimscheibe eines Teleostiereies dienen. Die Übertragung dieser Verhältnisse auf die Keimscheibe der höheren Wirbeltiere ist ohne weiteres möglich, ja es bietet hier, wie jeweilig ein Vergleich mit Figur 8 lehren wird, gerade die Länge und Schmalheit der Embryonalanlage, und für gewisse Formen der vorderen Spaltbildung (Diprosopie, Dicephalie) die Art der Bildung des Kopfes aus 2 Bezirken, der Ableitung der formalen Genese der Terata erhebliche Vorteile.

Was zunächst jene Fälle betrifft, in welchen sich zwei oder mehr Embryonen vollkommen voneinander getrennt, auf einer Keimscheibe entwickelt haben, so müssen wir uns ihre

---

[1]) Abgesehen natürlich von dem auch nach vorne gerichteten Eigenwachstum der bereits gebildeten Kopfanlage.

Genese in der Art vorstellen, daß (vgl. Figur 9) an zwei einander entgegengesetzten, beziehungsweise weit voneinander entfernten Stellen des Randringes je ein embryobildender Bezirk sich ausbildete; war dies einmal eingetreten, so wuchsen diese Anlagen, gemäß der früher geschilderten normalen Entwicklungsweise, selbständig, kraft der in ihnen selbst gelegenen Potenz weiter, ohne, wie es Raubers Theorie darstellt, die ganzen anliegenden Randringteile für sich aufbrauchen zu müssen. Es ist klar, daß dieser Umstand die Erklärung der formalen Genese dieser, sowie auch aller übrigen Formen der Mehrfachbildungen wesentlich erleichtert. Auch bei den letzteren sind zwei, eventuell mehr Embryonalanlagen anzunehmen, und die verschiedenen Formen erklären sich aus der verschiedengradigen Entfernung, beziehungsweise Verschmelzung der beiden Anlagen miteinander, sowie aus ihrem verschiedenen Konvergenzwinkel zueinander.[1])

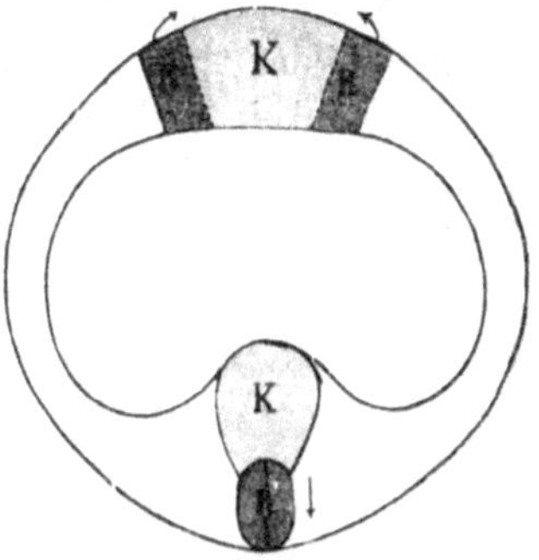

Fig. 9.
Schematische Darstellung der Entwicklung zweier voneinander getrennt. Embryonal-Anlagen auf einer Keimscheibe. In zwei aufeinanderfolgenden Entwickelungsstadien dargestellt. *K* Kopfanlage; *R* Wachstumszentren für die Rumpfhälften, oben noch neben der Kopfanlage gelegen, unten bereits hinter derselben zum „Knopfe" vereinigt. Die Pfeile geben die Vereinigungs-, bezw. Wachstumsrichtungen an.

So können wir den Kephalopagus auf zwei Embryonalanlagen zurückführen, bei welchen die zur Bildung des Kopfes bestimmten beiden Zellmassen alsbald nach Bildung des „Knopfes" dicht aneinander gerieten und so miteinander in einem mehr weniger großen Gebiete verschmolzen (Figur 10). Wärend auf diese Weise die Köpfe vereinigt bleiben

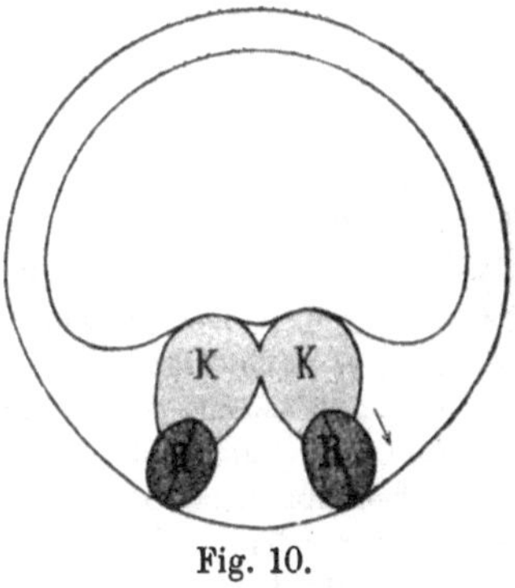

Fig. 10.
Schema der ersten Anlage eines Kephalopagus.
(Bezeichnungen wie in der vorigen Figur.)

[1]) Außerdem kommen noch etwaige spezielle, einer Verschmelzung zweier Anlagen günstige Verhältnisse der betreffenden Eiart — so z. B. ein beiden Anlagen gemeinsamer, bei der Entwicklung zum Aufbrauche gelangender Dottersack u. Ähnl. m. — in Betracht.

mußten, entwickelten sich die Rümpfe aus ihren beiden, voneinander getrennten Wachstumszentren selbständig weiter.

Den Gegenfall stellt die Figur 11 dar. Die beiden Embryonalanlagen bilden hier einen dem früheren ganz entgegengesetzten Neigungswinkel, und sind mit den kaudalen Enden ihrer Rumpfanlagen zur Verschmelzung gelangt.[1]) Das Resultat ihrer Weiterentwicklung muß die Bildung eines Pygopagus sein.

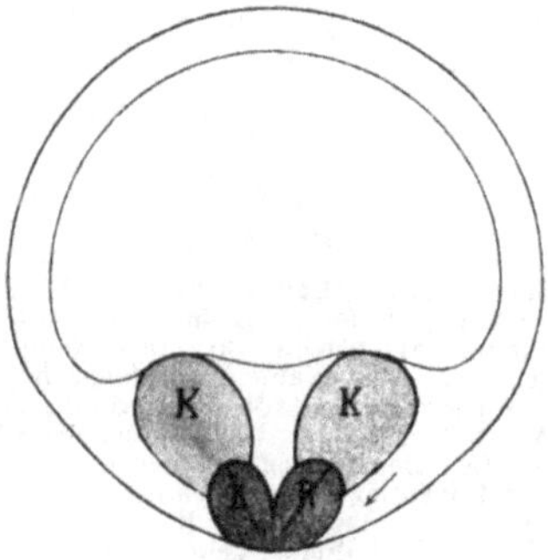

Fig. 11.
Schema der Anlage eines Pygopagus.

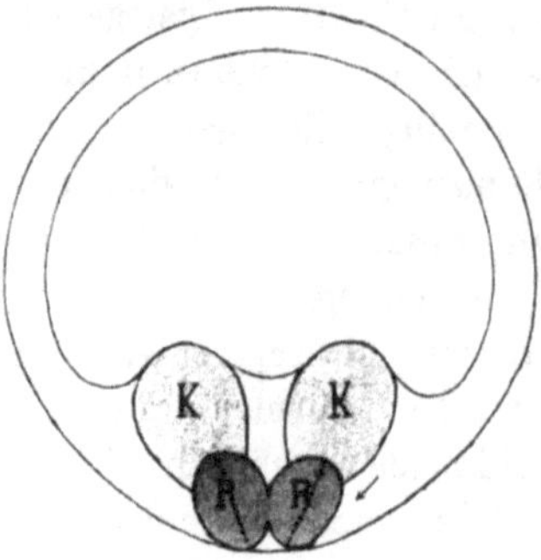

Fig. 12.
Schema der Anlage eines Thorakopagus.

Betrifft die Verschmelzung nur einen und zwar den mittleren Teil der Rumpfanlagen (Figur 12), so muß das Resultat die Entwicklung eines Thorakopagus sein.

---

[1]) Die dem Stadium der Figur 6 entsprechenden Vorstadien der Figuren 10 und 11 sind in der Weise zu konstruieren, daß die beiden Embryonalanlagen, deren Kopf- und Rumpfanlagen in diesen Vorstadien noch nebeneinander liegen, dicht nebeneinander liegen, und mit ihren Achsen nach vorne, beziehungsw. nach hinten konvergieren. — Es ist ferner bei allen diesen Schemen zu beachten, daß bei ihnen die Konvergenz direkt durch die Verschmelzung der Rumpfanlagen zum Ausdrucke gebracht ist, welch letztere in Wirklichkeit aber zunächst durch eine dem Konvergenzgrade entsprechende mehr oder minder große Zwischenstrecke (vgl. die erwähnte „innere" Zwischenstrecke Raubers) voneinander getrennt sein müssen. Diese Strecke wird dann im Laufe des weiteren, nach hinten gerichteten Wachstums allmählich aufgebraucht (vgl. auch die Anmerkung auf S. 271), und so gelangen, was im Schema direkt wiedergegeben ist, die beiden Rumpfanlagen erst beim weiteren Wachstum zur Verschmelzung. Beim Kephalopagus gelangen, wie aus seiner Entwicklungsart erhellt, die beiden Kopfanlagen sofort nach Bildung der Rumpfanlagen zur Verschmelzung, bei den übrigen Formen dagegen vereinigen

Die Ableitung der Kombinationsformen dieser Typen, wie z. B. des Kephalothorako-, oder des Thorakopygopagus, ergibt sich aus diesen Schemen leicht von selbst.

Daß die Bildungsweise der Duplicitas anterior[1]) mit den bisherigen, von der Annahme einer Embryonalanlage ausgehenden Theorien nicht zu erklären sei, wurde schon des näheren erörtert. Ihre Entstehung kann jedoch leicht verstanden werden, wenn wir sie auf das Vorhandensein zweier Anlagen zurückführen, die aber frühzeitig, und zwar in der Art der Figur 13, miteinander verschmolzen: Die Wachstumszentren der beiden Rumpfanlagen flossen alsbald nach ihrer Bildung ineinander über und gelangten — in gewissem Gegensatze zur Entwicklungsform des Pygopagus (Figur 11) — in breite Verschmelzung. Bei ihrem weiteren, nach hinten gerichteten Wachstum muß diese ganze Keimanlage liefern: Je einen Kopf; je einen — soweit die Rumpfanlagen voneinander getrennt bleiben — vollständigen, von der gegenseitigen Embryonalanlage ganz getrennten vorderen Rumpfanteil; einen weiteren Rumpfabschnitt, in welchem zwar beide Körper miteinander vereinigt sind, aber eine nach hinten an Ausbildungsgrad abnehmende intermediäre, d. h. zum Teil zwei Körpern entsprechende Zwischenzone[2]) besitzen; und endlich eine hinterste, bloß einem einfachen Körper entsprechende, weil lediglich aus je einer Hälfte des Hinterendes der beiden Rumpfanlagen entstandene Rumpfstrecke.

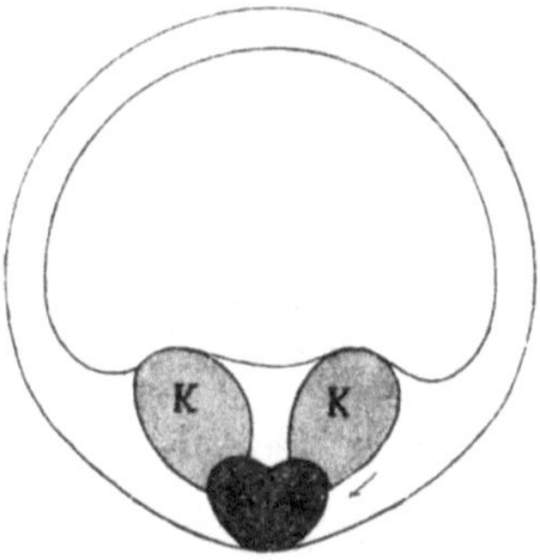

Fig. 13.
Schema der Anlage eines Anadidymus.

---

sich die beiderseitigen Rumpfanlagen erst im Laufe der späteren Entwicklung. Wann dies erfolgt, hängt eben von dem Konvergenzgrade beider Embryonalanlagen, d. h. mit anderen Worten: von dem Aufbrauche der Zwischenstrecke beim Wachstum nach hinten ab.

[1]) D. h. hier: einer Verdopplung nicht nur des Kopfes, sondern auch eines Teils des Rumpfes.

[2]) Die Länge dieser Zwischenstrecke hängt von dem Konvergenzwinkel beider Embryonalanlagen zueinander ab, oder, mit anderen Worten, von der Größe der beim Wachstum nach hinten aufgebrauchten Zwischenstrecke und dem Ausbildungsgrade der einander zugekehrten Rumpfhälften beider Embryonalanlagen.

Dies sind Organisationsverhältnisse, wie wir sie nach der früheren Darstellung tatsächlich an diesen Anadidymis vorfinden.

Es ist hier der Ort, auch eine Hypothese zu erwähnen, welche Tornier, in, wie schon erwähnt wurde, Überschätzung gewisser experimenteller Versuchsresultate gerade für die Entstehungsweise dieser Mißbildungsform aufgestellt hat. Tornier nimmt nämlich an, daß diese Form in einem sehr späten Entwicklungsstadium entstehe, und zwar durch eine mechanische Läsion: Wenn nämlich ein Riß der Embryonalanlage entsteht, welcher durch die Weichteile derselben bis in die Halswirbelanlage hineindringt. Er erläutert dies durch die beistehende Figur einer doppelköpfigen Schlange. Die punktierte Linie *r* soll hierbei der ursprünglichen Einrißstelle entsprechen, welche in die Embryonalanlage dieses Tieres durch ihre rechte Körperseite hindurch bis in ihre Wirbelsäule (*w*; w_1 ist die Wirbelsäule des sekundär entstandenen Kopfes) eindrang. Aus dieser Wunde soll dann der überzählige Teil des Tieres herausgewachsen sein.

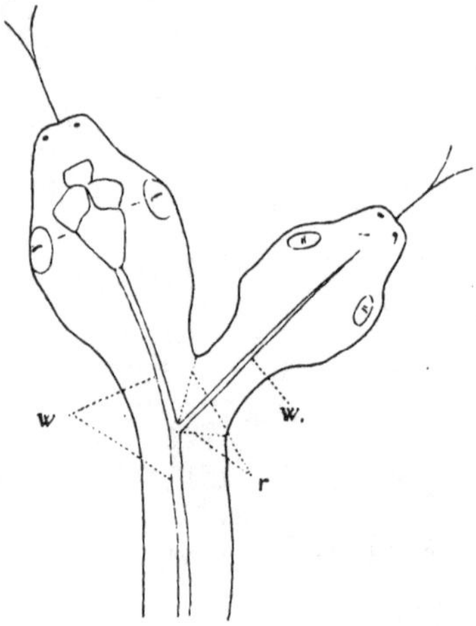

Fig. 14.

Die Möglichkeit, daß eine derartige Bildungsweise vorkommt, ist nicht zu bestreiten. Wir werden aber bei ihr unregelmäßige Endformen und ferner Spuren der ausgeübten Verwundung erwarten dürfen. Schon der Umstand, daß dies bei den meisten dieser Formen nicht der Fall ist, spricht, neben den früher erwähnten Gründen, dagegen, diese Erklärungsweise anders denn als für seltene Einzelfälle möglich zu verwerten, oder sie gar verallgemeinern zu wollen. —

Wie bei den früher besprochenen Formen, so gestaltet sich nach dem Gesagten auch die Erklärung der formalen Genese jener Fälle von Duplicitas anterior, bei welchen nicht nur der Kopf, sondern auch ein Teil des Rumpfes verdoppelt ist, am einfachsten, wenn wir sie auf zwei, bezw. mehr Embryonalanlagen zurückführen. Je nach dem Konvergenzwinkel der letzteren, d. h. also auch je nach dem Verschmelzungsgrade derselben, ist auch die Größe des Spaltes zwischen den beiden Kopfenden verschieden.

Daß diese Zurückführung richtig ist, beweist nicht nur der Umstand, daß wir, auf sie gestützt, die Organisation jener Mißbildung zu erklären vermögen, sondern auch die Tatsache, daß wir bei einer anderen, diesen Anadidymis sehr nahestehenden Form die Entstehung aus zwei Embryonalanlagen mit aller Sicherheit aus ihrer Organisation zu erschließen vermögen. Es ist dies die Duplicitas parallela. Hier finden sich zwei der Länge nach nahezu vollständige Kopf- und Rumpfanlagen, die nur hinsichtlich ihrer einander zugekehrten Körperorgane (d. h. besonders der Urwirbel) eine Verschmelzung aufweisen. Hier können wir nicht anders denn annehmen, daß zwei Embryonalanlagen dicht nebeneinander und zwar parallel lagen, und nun parallel nach hinten wuchsen, wobei die einander zugekehrten, dicht aneinander lagernden Organe zu einer Einheit verschmolzen. Äußerlich braucht in jungen Stadien von dem Vorhandensein gerade einer Verdoppelung der Anlage nicht viel sichtbar zu sein, wie mir ein solcher — später näher zu publizierender — Fall von einem Entenkeim vorliegt. Erst die Zerlegung in Serienschnitte ergab hier unzweideutig das Vorhandensein einer doppelten Anlage. — Einen ähnlichen, sehr interessanten Fall hat Dohrn (14, S. 31) vor kurzem beschrieben, und zwar bei einer Eiart, bei der Mehrfach- und Mißbildungen überhaupt sehr selten sind, nämlich bei einem Selachierei (Torpedo ocellata). — Es gilt von allen diesen Fällen, was neuerlich Schmitt für Teleostier betont, daß jeder einer Anlage entsprechende Embryo zwar als Ganzbildung weiterwächst, daß aber die innenständigen Seiten der Embryonen, besonders was ihre mesodermalen Organe betrifft, schwächer ausgebildet als die außenständigen sind, und zumeist miteinander verschmelzen.

Anders liegen jedoch die Verhältnisse bei einer nur den Kopf betreffenden Spaltbildung, also bei der Dicephalie oder Diprosopie. Da in diesem Falle nur eine Rumpfanlage vorhanden gewesen sein muß, läßt er sich auch nur auf das Vorhandensein einer im ganzen, also auch hinsichtlich des Kopfes, einfachen Embryonalanlage zurückführen. Für die Erklärung der Verdoppelung des Kopfes bleibt uns nur die Annahme übrig, daß die normalerweise der Medianlinie zustrebenden (vgl. S. 272) Zellmassen der Kopfanlage durch irgend ein hinderndes Moment gezwungen wurden, in ihrer

Gesamtheit oder nur zum Teile, vor Erreichung der Medianlinie Halt zu machen, und sich demgemäß z. B. in einer der beistehenden Figur entsprechenden Weise gruppierten. Es kam also eine Bifurkation der Kopfanlage zustande, aber freilich in einem ganz anderen, als dem Gerlachschen Sinne.[1]) Jeder der beiden vordersten Teile der gegabelten Kopfanlage entwickelt sich dann unter der Norm gegenüber veränderten Verhältnissen, insofern, als die normalerweise bestehende Nachbarschaftsbeziehung zu den Zellen der Gegenseite wegfällt. Wir wissen aus einer ganzen Reihe von Versuchen an Eiern und Keimen, daß unter solchen Verhältnissen — wenigstens bei Eiern, die, wie wahrscheinlich auch das menschliche Ei, nicht dem Typus des Ctenophoren- oder Gastropodeneies angehören — statt einer Halb- eine Ganzbildung entsteht. So wird auch in diesem Falle aus der ursprünglich im Keimscheibenrande nur einfach angelegten Kopfanlage je nach der Tiefe ihrer Gabelung ein Diprosopus beziehungsweise ein Dicephalus entstehen.[2]) — Theoretisch denkbar wenigstens ist es auch in diesem Falle, daß — nach Torniers erwähnter Anschauungsweise — die Gabelung durch einen Riß der ursprünglichen einfachen[3]) Kopfanlage zu stande kommt.

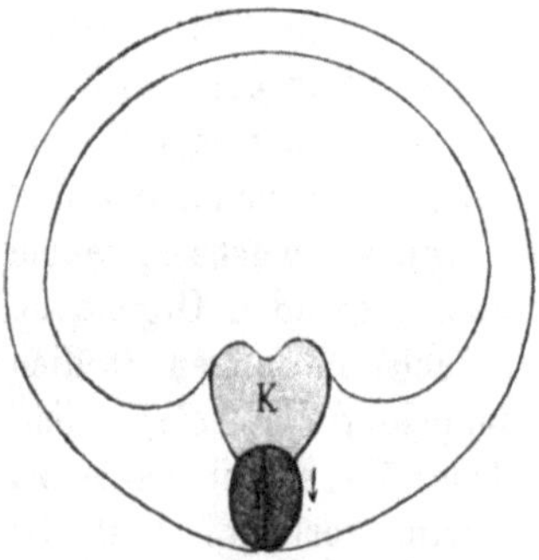

Fig. 15.
Schema der Anlage einer Spaltbildung des Kopfes.

---

[1]) Nicht durch divergentes Vorwachsen einer Anlage.

[2]) Die verschiedenen Ausbildungsgrade dieser Bildungen erklären sich aus dem in jedem Falle verschiedenen, zum Teile durch die gegenseitigen Lagebeziehungen bedingten Differenzierungsgrade der Teile der gegabelten Zellmasse.

[3]) Es wird vielleicht auffallen, warum nicht zur Erklärung der Dicephalie einfach das Vorhandensein zweier Kopfanlagen angenommen wurde. Aber die nähere Erwägung der normalen Entwicklungsverhältnisse wird leicht lehren, daß die Annahme zweier Kopfanlagen, ohne gleichzeitige Verdoppelung wenigstens eines Teils des Rumpfes, außerordentlich schwer fällt. Wohl aber ist es für diese Fälle möglich, anzunehmen, daß eine abnorm breite Kopfanlage vorliegt, deren Gabelung und konsekutiv getrennte Differenzierung dann leicht möglich ist.

Mit Rücksicht auf gewisse beschriebene Mißbildungsformen — Anadidymi, deren ein Partner selbst wieder ein Dicephalus ist — müssen wir folgern, daß die ersterwähnte Entwicklungsart (Bildung aus zwei Embryonalanlagen) mit der zuletzt besprochenen (Gabelung der einen Kopfanlage) kombiniert vorkommen kann.

Wie die Diprosopie und Dicephalie, so lassen sich auch noch gewisse andere Formen auf das Vorhandensein von bloß einer Embryonalanlage zurückführen. Durchwegs ergibt sich hierbei ein gewisser Gegensatz der Entwicklungsweise gegenüber den aus mehrfachen Embryonalanlagen entstandenen Bildungen: Während bei den letzteren, außer der Anomalie des Mehrfachseins der Embryonalanlage, keine weiteren anomalen Vorgänge angenommen werden mußten, sondern sich alle Details der Organisationsverhältnisse der betreffenden Terata aus der Lagebeziehung und Wachstumsart der Embryonalanlagen ergaben, muß man bei den aus einer Embryonalanlage entstandenen Bildungen das Walten besonderer, die normale Wachstumsart störender, ihrer Beschaffenheit nach unbekannter Momente annehmen, durch deren Einfluß die Vereinigung der gegen die Medianlinie strebenden Zellmassen verhindert wird. Betrifft diese Störung die die Kopfanlage bildenden Zellen, so resultiert, wie geschildert wurde, eine Spaltbildung des Kopfes; in der gleichen Weise kann jedoch — und dies ist auch auf experimentellem Wege tatsächlich erreicht worden (Kopsch, Jablonowski) — auch die Vereinigung der normalerweise (vergl. Figur 16) hinter der Kopfanlage der Mittellinie zustrebenden Zellmassen der Wachstumzentren des Rumpfes ganz oder zum Teil gehindert werden. Im ersteren Falle muß, wie experimentell erwiesen wurde, eine Form entstehen, bei der sich hinter dem einfachen Kopfe die getrennten Rumpfhälften finden, die, entsprechend der Wachstumsrichtung und -Behinderung, nach rückwärts immer mehr divergieren. Wird die Vereinigung der Zellmassen nur zum Teil gehindert, wie z. B. nach der in Figur 17 dargestellten Art, so resultiert eine Form, bei der auf einen einfachen Kopf und

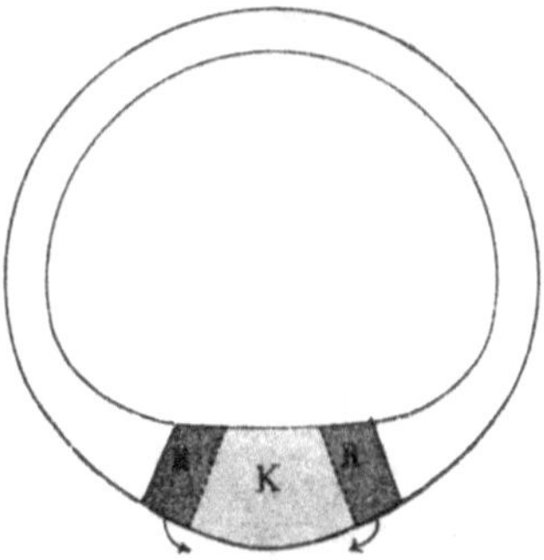

Fig. 16.

Vorderrumpf die getrennten hinteren Rumpfhälften divergierend nach hinten folgen. Dies sind graduell verschiedene Ausbildungsarten der Terata katadidyma Oellachers. — Es kann übrigens, wie gleichfalls erwiesen ist, diese Nichtvereinigung, bezw. vielleicht sekundäre Trennung der Anlagen gerade in der Mitte, wie in der beistehenden Figur 18, erfolgen.[1]) Und daraus resultieren jene interessanten Formen, bei welchen der Rumpf in der Mitte einen Spalt aufzeigt.

Formen, bei welchen die beiden den Spalt umgrenzenden Rumpfabschnitte tatsächlich auch Rumpfhälften[2]) repräsentieren

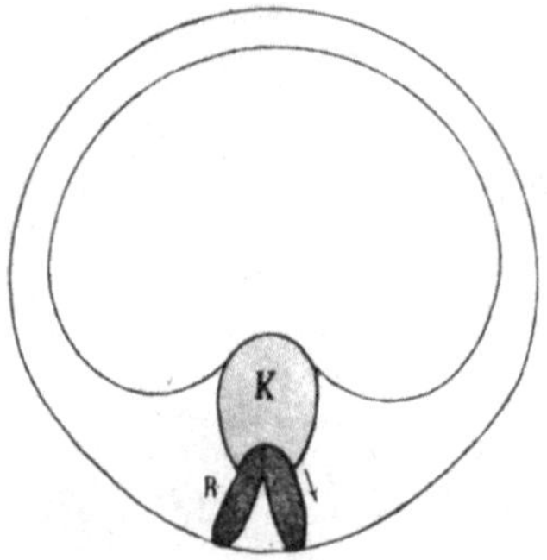

Fig. 17.

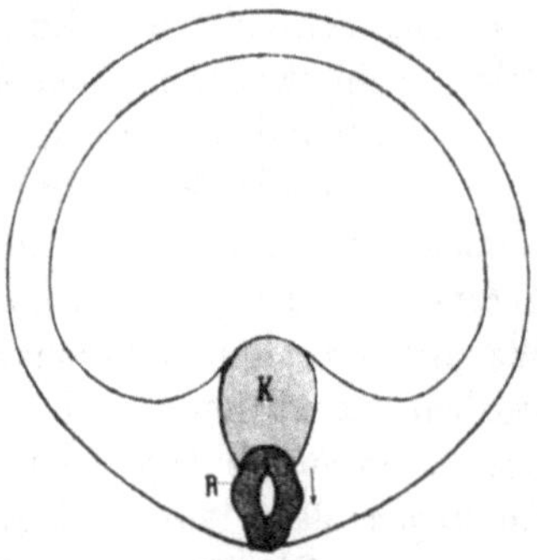

Fig. 18.

— und solche Formen sind beschrieben (vgl. Oellacher) — sind sicher auf die angegebene Weise entstanden. Es weisen aber diese

---

[1]) Auch hier ist wohl zu beachten, daß in den Schemen ein zumeist erst während des späteren Wachstums eintretendes Stadium dargestellt ist: Der hier dargestellte Spalt zwischen den beiden Rumpfhälften-Anlagen braucht nicht von vorne herein vorhanden zu sein, sondern kann sich wohl auch erst während des nach hinten gerichteten Wachstums dieser Anlagen (durch sekundäre Trennung derselben) entwickeln.

[2]) Es kommt dabei nicht darauf an, daß z. B. das Medullarrohr nicht offen, sondern geschlossen ist: Der Schluß von epithelialen Lamellen zu Röhren erfolgt, wie wir aus anderen Versuchen wissen, sehr leicht, sodaß auch hier aus der in Wirklichkeit nur dem halben Medullarrohr entsprechenden Epithellamelle eine geschlossene, also scheinbar ganze, Medullarröhre leicht entstehen kann. Ähnliche Argumentationen gelten überhaupt für die medialen Organe. Wohl aber ist es für die Beurteilung, ob ein halber oder ganzer Rumpf vorliegt, wesentlich, ob auch die seitlichen Organe, also besonders die Urwirbel, in doppelter Anzahl vorliegen.

Meso- (Oellacher) oder Hemididymi (Rauber) manchmal auch einen anderen Bau auf, insofern als jene den Spalt umsäumenden Rumpfabschnitte nicht halb, sondern ganz sind (Kopsch). Zur Erklärung dieser Formen müssen wir die gleiche Argumentation heranziehen, wie zu jener der Spaltbildungen des Kopfes. Wie hier jeder Teil der gegabelten Kopfanlage, weil er sich selbständig, unbeeinflußt von der Gegenseite, entwickeln konnte, nicht, wie normalerweise, eine Halb-, sondern gleich eine Ganzbildung lieferte, so tun dies auch die, unter gleichen Verhältnissen sich entwickelnden, den Spalt umsäumenden Rumpfabschnitte der Mesodidymi. Und zwar halte ich — gestützt auf eine ganze Reihe hierher gehöriger Versuchsresultate — dafür, daß in allen diesen Fällen die Entwicklung der betreffenden Embryonalteile, weil von allem Anfange an unter jenen abnormen Einflüssen stehend, auch von allem Anfang an zur Entwicklung einer Ganzbildung tendiert, und daß nicht vielleicht erst eine Halbbildung erzeugt wird, die später die fehlenden Teile nachergänzt, „postgeneriert". Das Vorkommen einer „Postgeneration" (Roux) überhaupt zu negieren, bin ich deshalb noch weit entfernt. Ist sie doch für eine Reihe experimenteller Fälle wiederholt ermittelt worden. Ja gerade bei der experimentellen Erzeugung einer, den Mesodidymis in dieser Hinsicht prinzipiell gleichwertigen, hinteren Spaltbildung schloß Kopsch aus dem Vorhandensein innenständiger, seitlicher Organe (Urwirbel) an den getrennten Rumpfabschnitten auf eine stattgehabte Postgeneration. Allein hier ist denn doch zu bedenken, ob jene — übrigens sehr unvollkommenen — seitlichen Organe nicht von allem Anfange an, d. h. gleichzeitig mit den außenständigen seitlichen, entstanden, also durch den oben erwähnten von vorne herein auf eine Ganzbildung tendierenden Entwicklungsgang. Und in den übrigen Fällen liegen die Verhältnisse, unter welchen jene Postgeneration zu stande kam, doch wesentlich anders als bei der normalen Entwicklung der Terata, für deren nähere Organisationsverhältnisse mir demnach das Zurückgreifen auf eine „Postgeneration" zum mindesten als eine gezwungenere Erklärungsart erscheint, als die durch experimentelle Resultate an Eiern und Keimen wohl gestützte Annahme einer von vorne herein auf die Herstellung einer Ganzbildung zielenden Entwicklungstendenz.

Den Mesodidymis der zuletzt erwähnten Art zum Teile gleichstehend, ist ein in der beistehenden Figur wiedergegebener, in meinem Besitze befindlicher Fall,[1]) der nicht nur durch das Objekt, von dem er stammt — Anas boschas —, sondern namentlich deshalb interessant ist, weil er aus zwei Embryonalanlagen entstand. Wir sehen hier auf die Kopfanlage zunächst einen Körperabschnitt folgen, der aus zwei wohlentwickelten (ganzen) Rumpfstücken, mit vier Urwirbelreihen, besteht, die, wie beim Mesodidymus, einen Spalt umsäumen; sie vereinigen sich in einem gemeinsamen, nicht weiter differenzierten Mittelstücke, von dem jederseits in scharfem Winkel ein Primitivstreif in seitlicher Richtung abgeht. Ich möchte diese Form, mit Rücksicht auf ihre Organisationsverhältnisse, als Mesokatadidymus bezeichnen. Wollte man hier die Spaltbildung im Bereiche der Urwirbelregion und des Primitivstreifens mit Hülfe der früheren Argumentation gleichfalls auf nur eine vorhanden gewesene, aber partiell an der Verschmelzung ihrer beiderseitigen Hälften gehinderte Embryonalanlage zurückführen, so stünde dem der Bau des Kopfes entgegen: Er weist eine Breite auf, die ihn unmöglich als aus einer einfachen Embryonalanlage stammend, sondern sicher als aus zweien entstanden erscheinen läßt. Diese Form des „Mesokatadidymus" kann nur aus zwei Embryonalanlagen abgeleitet werden, in der Art, daß deren Kopfanlagen von allem Anfange an in eine

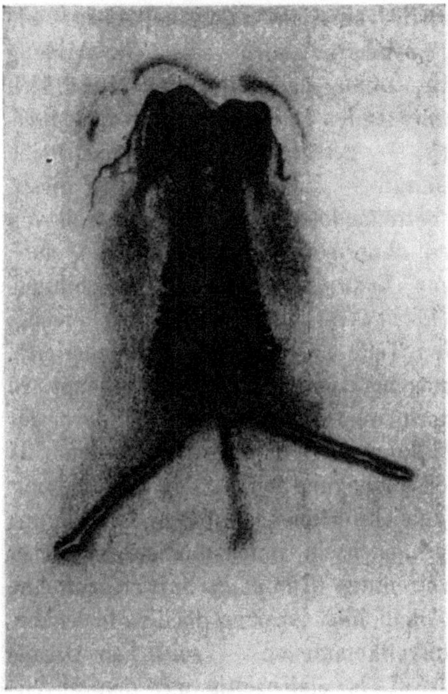

Fig. 19.
Mesokatadidymus von der Ente. Vergröfs. 21/1.

---

1) Er wurde mit einigen anderen Fällen demonstriert, und soll, gemeinsam mit einer Reihe weiterer interessanter teratologischer Bildungen in einer eigenen Arbeit näher beschrieben werden.

einzige Zellmasse zusammenflossen, während ihre Rumpfanlagen an ihrer Verschmelzung ganz oder, wie hier, partiell verhindert wurden, und sich daher auch (zum Teile) selbständig weiter differenzierten. — Diese Bauverhältnisse unseres Mesokatadidymus legen nun den Gedanken nahe, ob nicht auch für die Genese einzelner Fälle jener Mesodidymi, bei welchen die getrennten Rumpfstücke ganz ausgebildet sind, gleichfalls zwei Embryonalanlagen angenommen werden müssen. Das Verhalten der einfach vorhandenen Körperteile, also des Kopfes und Hinterrumpfes, wird hierbei zu beachten sein. Weisen sie, wie in unserem Falle der Kopf durch seine Breite, Anzeichen einer Entstehung aus zwei Anlagen auf, so wird man diese Fälle auch auf das Vorhandensein zweier Embryonalanlagen zurückführen, und von anderen sondern müssen, bei welchen aus einer Embryonalanlage in der früher erörterten Weise nur ein Teil des Rumpfes doppelt entwickelt wurde.

Die Kopfanlage unseres Mesokatadidymus besitzt zwar eine doppelte Normal-Breite, entspricht aber ihrer übrigen Beschaffenheit nach einem einfachen Kopfe. Mit Rücksicht auf den letzteren Umstand erscheint vielleicht die oben gegebene Herleitung dieses Kopfes aus zwei miteinander verschmolzenen Anlagen, sowie auch die Anwendung dieser Deutungsweise auf analoge Fälle jener zuletzt erwähnten Mesodidymi, sehr bedenklich. Denn wir hätten uns dann vorzustellen, daß aus den beiden, zur Bildung zweier ganzer Körperabschnitte (hier der Köpfe) befähigten, verschmolzenen Anlagen ein einfacher Körperteil entsteht, der nur in seinen Breitenverhältnissen auf seine Entstehung aus einer Doppelanlage hinweist. Das setzt aber die Annahme einer totalen Andersverwendung der Materialien in beiden Anlagen, zum Zwecke der Erzielung einer einheitlichen Gesamtleistung, voraus, also einen von dem normalen erheblich differenten Entwicklungsgang.

Indessen läßt schon die abnorme Breite jener Anlage keine andere Deutung zu. Und daß zwei miteinander verschmolzene Anlagen tatsächlich einen Entwicklungsgang einzuschlagen vermögen, dessen Endresultat die Erreichung einer einfachen, aber doppelt als normal großen Form ist, dafür lassen sich direkte Beweise erbringen. So konnte zur Straßen bei Askaris die Entstehung von Riesenembryonen aus miteinander verschmolzenen Eiern nachweisen. Und wenn man hier einwenden wollte, daß, aus leicht ersichtlichen Gründen, diese Differenzierungsart aus Eiern sehr viel leichter und daher für uns als Stütze nicht verwendbar sei, als aus einem schon so viel weiter differenzierten Materiale, aus dem wir jene Verschmelzungsformen ableiten müssen, so ist dem gegenüber die Tatsache anzuführen, daß man das gleiche Resultat nicht bloß aus der Verschmelzung von Eiern, sondern auch von viel weiter differenzierten Keimen erzielen kann. Driesch gelang es nämlich Blastulae (von Echinodermen) zur Verschmelzung zu bringen, und in vielen Fällen entstand trotzdem aus ihnen eine einheitliche Bildung. So zeigt die nebenstehende Figur in B den Umriß eines normalen

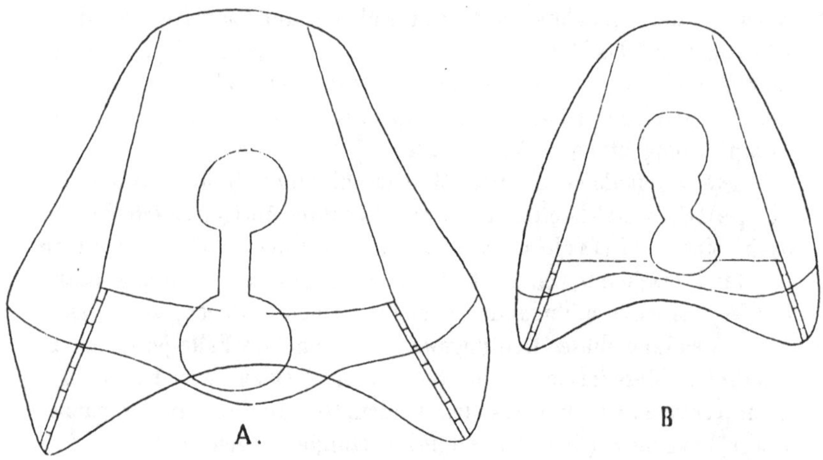

Fig. 20.

Pluteus, und in A den Umriß eines großen, durch die erwähnte Verschmelzung erzielten Einheitspluteus. In Figur 21 ist ein aus drei Blastulis gebildetes, bereits zum Pluteus entwickeltes Verwachsungsprodukt dargestellt. Bei ihm ist allerdings keine völlige Verschmelzung zu einer einfachen Individualität erfolgt, insofern, als mehrfache Skeletstücke und drei Därme vorhanden sind, von welch letzteren allerdings zwei rudimentär und mundlos sind; aber die Gesamtform des Pluteus wenigstens ist eine ziemlich einheitliche. Jedenfalls aber lehren Fälle der in Figur 20 A dargestellten Art unzweideutig, daß selbst hoch differenzierte Keime nach ihrer Verschmelzung sich zu Larven zu entwickeln vermögen, welche sich, bei strikter Wahrung der normalen Proportionen der betreffenden Larvenart, nur durch ihre

Größe von normalen Larven unterscheiden, welche Größe eben auf dem Vorhandensein einer doppelten Zellenzahl beruht. — Daß aus mehreren verschmolzenen Elementen einfache, wenn auch natürlich entsprechend vergrößerte, Individualitäten entstehen können, lehren uns ferner die Beobachtungen Rhumblers an Orbitolites kennen, und den Botanikern endlich ist es seit langem bekannt, daß auch bei Pflanzen junge Anlagen miteinander zu einem ganz einheitlichem Gebilde verschmelzen können.

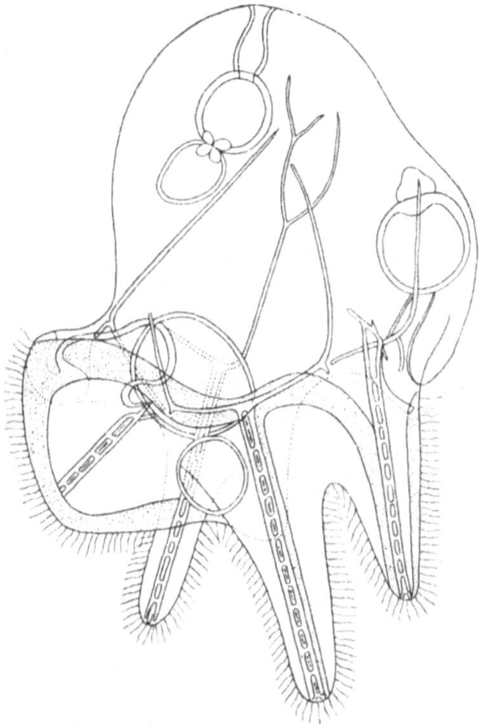

Fig. 21.

Die Erklärung jener eigenartigen Verschmelzungsformen ist demnach eine wohlbegründete. Ihre Voraussetzung bildet allerdings die übrigens gerade durch die Genese dieser Formen notwendige Annahme, daß jene Verschmelzung in einem Stadium eintrat, in welchem noch keine spezifische Differenzierung der betreffenden Anlagen erfolgt war. Denn die letztere könnte natürlich nicht mehr rückgängig gemacht werden, und das Verschmelzungsprodukt müßte dann als Zwillingsindividuum erscheinen. — In unserem Falle muß also, wie ja auch im übrigen aus seiner formalen Genese hervorgeht, die Verschmelzung der beiden Kopfanlagen unmittelbar nach ihrer (dem Schema der Figur 7 entsprechenden) Bildung, also vor jeder näheren Differenzierung derselben, erfolgt sein. Sie bildeten dann eine doppelt als normal breite, aber einheitliche Zellmasse, die sich nun auch zu einem einheitlichen, aber sehr breiten Kopfe differenzierte. —

Die Erörterung dieser Verschmelzungsart führt mich zu der Frage, ob auch eine Verwachsung regelmäßiger Art zwischen zwei ursprünglich getrennt voneinander angelegten, aber infolge ihres Längenwachstums später zur Berührung gelangten Embryonen möglich sei. Es wird eine solche Verwachsung nicht nur behauptet, sondern sogar auch angenommen (vgl. Marchand), daß sich hierbei gleichartige Teile, durch einen uns seinem Wesen nach unbekannten Richtungsreiz gezwungen, nähern, und auf diese Weise zu einer — insofern als Gleiches mit Gleichem verbunden wird — regelmäßigen Bildung verwachsen. Man verweist hierbei auf die bekannten Verwachsungsversuche Borns, bei welchen gleichfalls eine Verwachsung gleichartiger Teile nachgewiesen werden konnte. Allein es muß doch wohl beachtet werden, daß bei diesen Versuchen Wundflächen aneinander gelegt wurden, deren Verwachsung gewiß sehr viel leichter möglich ist als diejenige zweier embryonalen Körper. Und selbst wenn man das Verwachsungsvermögen embryonaler Gewebe ebenso hoch einschätzt, wie dasjenige zweier einander anliegenden Wundflächen, so liegen bei letzteren für die Verwachsung gleichartiger Organe gewiß sehr viel günstigere Verhältnisse vor — insofern als zwei Querschnitte einander gegenüberliegen, auf deren Flächen die gleichartigen Organe auf annähernd gleichen Stellen sich finden — als bei zwei sich aneinanderlegenden, voll entwickelten embryonalen Körpern.

Ich halte daher dafür, daß eine derartige regelmäßige Verwachsung zweier, erst im Laufe ihrer späteren Entwicklung zur Berührung gelangten embryonalen Körper nicht statthat. Zur Stütze dieser Ansicht dient mir eine Reihe solcher Fälle von Vogelkeimscheiben, welche zeigen, daß, trotz der selbst schon in relativ frühen Stadien, z. B. vor Schluß der Medullarrinne, erfolgten, innigsten Berührung zweier Embryonen, dennoch keine Verwachsung, sondern infolge des gegenseitigen Druckes nur eine — allerdings oft bedeutende — Hemmung der Entwicklung eines der beiden Embryonen, bezw. auch eine Beeinflussung der Wachstumsrichtung beider die Folge war.[1]) Es soll damit die Möglichkeit einer Verwachsung überhaupt durchaus nicht negiert werden: Es ist sehr wohl möglich und bekannt, daß bei sehr inniger und langdauernder

---

[1]) Diese Fälle werden seinerzeit publiziert werden.

gegenseitiger Berührung[1]) die einander zugekehrten Embryonalteile tatsächlich miteinander verwachsen. Alle diese in späteren Stadien erfolgenden Verwachsungen können aber, nach meiner Meinung, nur lokal beschränkte und außerdem ganz unregelmäßige, d. h. ohne jene behauptete Verschmelzung gleichartiger[2]) Organe erfolgende Verbindungen zweier embryonalen Körper darstellen, welch letztere auch sonst noch in den meisten Fällen in ihrem Baue und in ihrer Wachstumsrichtung die Spuren jener erwähnten, durch ihre gegenseitigen Lagebeziehungen veranlaßten Entwicklungs- und Wachstumshemmungen aufweisen dürften.

In der Genese der gegenseitigen Verbindung von Embryonalkörpern sind demnach zwei Arten wohl voneinander zu unterscheiden: Handelt es sich um eine Verschmelzung der beiden Körper in unregelmäßiger, und wohl auch zumeist nur oberflächlicher Weise, dann liegt eine erst in einem späten Entwicklungsstadium erfolgte Verlötung vor; die beiden Körper sind infolge ihres Größerwerdens aufeinander zugewachsen und haben sich an den Stellen, mit denen sie sich gegenseitig berührten, vereinigt. Es liegt also tatsächlich eine „Verwachsung" vor. Ist dagegen der beiden Körpern gemeinsame Teil ganz regelmäßig gebaut, d. h. sind gleichartige Teile miteinander in der Weise verschmolzen, daß sie zusammen zwar ein Zwillingsindividuum, aber von regelmäßigster Form, darstellen, so liegt keine Verwachsung in dem früheren Sinne des Aufeinanderwachsens und späteren Verschmelzens vor, sondern hier waren schon in einem sehr frühen Entwicklungsstadium die zur Bildung der betreffenden Körperteile bestimmten, aber noch nicht zu bestimmten Organen differenzierten Zellmassen beider Embryonalanlagen in eine einzige Masse zusammengeflossen, aus der sich dann das spätere Verschmelzungsprodukt von vornherein in ganz regelmäßiger Weise herausdifferenzierte. —

Von den in dieser Art verschmolzenen Anlagen kann nun bekanntlich die eine entweder von vornherein nur rudimentär ent-

---

[1]) Marchand meint, daß eine Verwachsung nur dann nicht eintritt, wenn die Embryonen durch ihr Amnion voneinander getrennt sind. Es ist aber wohl auch in diesem Falle denkbar, daß allmählich eine Druckusur des Amnion eintritt, und dann eine Verwachsung erfolgt.

[2]) Die Beispiele, die für diese Art der „Verwachsung" gewöhnlich angeführt werden, sind teils sehr anfechtbar, teils lassen sie nur eine Erklärung in dem hier gegebenen Sinne zu.

wickelt, oder aber ursprünglich annähernd normal — bis auf ihre Größe — ausgebildet gewesen sein, um dann bei der weiteren Entwicklung ihrem Partner gegenüber zurückzubleiben.[1]) Es entstehen dann jene an den verschiedensten Körperstellen sich findenden freien „parasitischen“ Anhänge. Sie auf eine von vornherein rudimentäre Anlage zurückzuführen, werden wir dann Grund haben, wenn sie nur aus einem oder wenigen mehr oder minder normal ausgebildeten Körperteilen bestehen; während die der zweiterwähnten Entwicklungsart entsprechenden Formen Bestandteile eines ganzen Körpers, wenn auch nicht wohl entwickelt, aufweisen. In allen diesen Fällen kann es naturgemäß zu den mannigfachsten Lageverschiebungen (Umwachsungen) dieser rudimentären Gebilde gegenüber dem sich normal entwickelnden „Stammindividuum,[2]) und eventuell auch zu ihrem partiellen oder totalen Einschlusse in das letztere kommen.

Diese „fötalen Inklusionen“ erfordern nun unser besonderes Interesse, weil sie den Anlaß zur Aufstellung gewisser Hypothesen abgaben, deren Unwahrscheinlichkeit gerade durch einige neuere experimentelle Versuchsergebnisse dargetan wird, während die letzteren wiederum uns die Stütze für eine bessere Aufklärung der Genese gewisser Formen jener fötalen Inklusionen bieten. Es mögen hier zunächst jene erwähnten Hypothesen erörtert werden.

Man hat mit Recht angenommen, daß gewisse Arten jener Inklusionen nicht auf eine zweite in das Stammindividuum inkludierte Embryonalanlage zurückzuführen seien. Um sie zu erklären, griff man nun teils auf die Richtungskörper zurück, indem man annahm, es sei in dem betreffenden Falle abnormerweise in ein Richtungskörperchen ein Spermatozoon hineingeraten, und dieses „befruchtete“ Richtungskörperchen habe sich dann, eventuell erst im Laufe der späteren Entwicklung, in einer dem Ei ähnlichen Weise differenziert; teils wies man auf Blastomeren früher Stadien hin, welche in abnorme Lagerung gerieten, und sich später an

[1]) Interessante Typen derartiger Formen von sehr frühen Entwicklungsstadien des Vogelkeimes befinden sich — zur späteren Publikation — in meiner Sammlung.

[2]) Kaestner hat jüngst (52) einen hierher gehörigen interessanten Fall mitgeteilt: Auf der Keimscheibe eines Hühnereies findet sich neben einem normalen Embryo mit 17 Urwirbeln ein ganz isoliert im Gefäßhof liegendes Primitivstreif-Rudiment.

dieser für sie abnormen Stelle, ihrer hohen Differenzierungsfähigkeit gemäß, zu jenem fötalen Einschlusse entwickelten (Marchand).

Wie das bei Hypothesen, die sich auf einen immerhin denkbaren und möglichen, wenn auch wenig wahrscheinlichen Entwicklungsvorgang stützen, stets der Fall ist, so gilt es auch hier: Man kann keine von ihnen strikte widerlegen. Die zweiterwähnte aber hat immer noch die größere Wahrscheinlichkeit für sich als die erstgenannte, gegen die sich überhaupt eine Reihe schwerwiegender Gründe anführen lassen.

Es hat zunächst keine Berechtigung, aus der Lage gewisser Inklusionen auf eine genetische Beziehung zu den Richtungskörperchen zu schließen: Denn die letzteren können an den verschiedensten Stellen der Keimesoberfläche gelagert sein.

Hinsichtlich der — für die Erwägung ihrer Differenzierungsfähigkeit sehr wichtigen — Größe der Richtungskörperchen sind wir speziell beim menschlichen Ei, von dem sie ja überhaupt, wenn auch wohl sicher vorhanden, doch noch nicht bekannt sind, völlig im Unklaren. Doch können wir, mit Rücksicht auf die Verhältnisse bei anderen Säugetieren, mit ziemlicher Wahrscheinlichkeit vermuten, daß sie sehr kleine Gebilde repräsentieren, in jedem Falle so kleine, daß sie — in dieser Hinsicht — nur mit Blastomeren später Furchungsstadien verglichen werden können. Es hat sich nun bei allen experimentellen Untersuchungen über die Differenzierungsfähigkeit der Blastomeren als übereinstimmendes Resultat herausgestellt, daß die letztere mit der fortschreitenden Furchung rasch abnimmt. Isoliert man z. B. die kleinen Blastomeren (Mikromeren) eines späten Furchungsstadiums selbst des als Typus für „isotrope" Eiarten geltenden Echinodermeneies, so teilen sie sich nur wenigemal, und liefern nichts weiter als einen kleinen, aus wenigen, gleichartigen Zellen bestehenden, also nicht weiter differenzierten Zellhaufen. Selbst wenn man nun annehmen wollte, es seien die Richtungskörperchen des menschlichen Eies besonders groß, etwa wie die unter den Säugereiern ungewöhnlich großen des Mäuseeies, so wären sie immer noch nur jenen kleinen Blastomeren später Furchungsstadien gleichzustellen, und es wäre ihnen demnach auch nur jene äußerst beschränkte Differenzierungsfähigkeit zuzuschreiben. Wollten wir aber annehmen, daß sie in den fraglichen Fällen unter den für sie abnormen Verhältnissen auch eine abnorm gesteigerte Proliferationskraft entfalten, so müßten wir doch vorher noch prüfen, ob sie ihrem plasmatischen Materiale nach überhaupt einer höhergradigen Differenzierung fähig sind. Nun entstehen die Richtungskörperchen bekanntlich in der Art, daß die Kernspindel an die Oberfläche des Eies vorrückt, dann diese zu einem kleinen Hügel emporwölbt, in welchen sie nun selbst zur Hälfte einrückt; dieser kleine Hügel schnürt sich hierauf an seiner Basis ein, und löst sich — als kleines „Richtungskörperchen" — ab. Das Richtungskörperchen besteht demnach, abgesehen von seiner Kernmasse, nicht nur aus einer kleinen Menge Eiplasmas, sondern dieses entstammt auch noch der äußersten Peripherie der Eizelle. Selbst wenn man nun auch das menschliche Ei, hinsichtlich der Differenzierungsfähigkeit seiner Teile, noch so sehr dem, wie früher erwähnt wurde (S. 264), als Typus für eine ganze Eigruppe hinzustellenden Echinodermenei vergleichen wollte, wäre es dennoch mit Rücksicht auf die an anderen Eiern gemachten Wahrnehmungen unstatthaft, gerade dieser seiner periphersten Plasmazone eine so hochgradige Differenzierungsfähigkeit beizumessen.

Man hat zur Stütze jener Hypothese auch auf gewisse Befunde bei Eiern niederer wirbelloser Tiere hingewiesen. So sah Platner tatsächlich Spermien in die freiliegenden Polzellen von Arion eindringen, und das Gleiche konnte Kostanecki bei Physa nachweisen. Allein eine Weiterentwicklung dieser „befruchteten" Richtungskörper ward hier nicht konstatiert. In denjenigen Fällen aber, in welchen sie erfolgt, sind die Richtungskörper sehr groß, oft so groß wie das Ei selbst, und dann entwickelt sich auch aus ihnen ein ganzer Embryo. Sie besitzen dann eben nicht nur quantitativ, sondern dementsprechend auch qualitativ ein zur Differenzierung in den weitesten Grenzen fähiges Material. Die kleinen, nur der Rindenpartie des Eies entstammenden Richtungskörper des Säugetiereies besitzen dagegen ein zweifellos qualitativ zur Differenzierung wenig geeignetes Material;[1]) seine Menge aber wird — wenn sie, was auch nicht unmöglich ist, überhaupt zu einer Teilung genügt — schon nach wenigen Teilungen aufgebraucht sein müssen. Denn wir wissen aus neueren experimentellen Ergebnissen (Morgan, Herlitzka, Driesch), daß die Teilung eines bestimmten Eimaterials nie unter eine gewisse, für die betreffende Art typische Zellgröße sinkt, sodaß z. B. in Organismen, welche nur aus isolierten Ei-

[1]) Besonders, wenn wir bedenken, daß dieses Material zur Differenzierung von Bestandteilen aller drei Keimblätter — wie dies zur Erklärung der in Betracht kommenden Fälle notwendig wäre — geeignet sein müßte.

teilen hervorgegangen sind, wohl die Zellenzahl proportional dem Ei-Bruchstücke reduziert wird, die Zellgröße aber unter allen Umständen die normale und konstante bleibt.

Wenn demnach auch die Möglichkeit zugegeben werden kann, daß aus einem befruchteten Richtungskörperchen ein unter allen Umständen sehr kleines und nur ganz rudimentär entwickeltes Gebilde, z. B. ein einfaches Zellhäufchen, entstehen könnte, so ist es anderseits ganz unwahrscheinlich, daß gerade die zu erklärenden teratologischen, größeren, und oft weit differenzierten Formen von solchen Richtungskörperchen abstammen.

Etwas günstiger liegen die Verhältnisse hinsichtlich der zweiterwähnten Hypothese. Daß verlagerte Blastomeren jene abnormen Differenzierungsprodukte liefern könnten, ist nicht zu bestreiten, vorausgesetzt, daß es sich um einzelne oder wenige große, d. h. frühen Furchungsstadien angehörende, beziehungsweise auch um viele der kleinen Blastomeren späterer Furchungsstadien handelt. Ob solche Verlagerungen wirklich vorkommen,[1] ist allerdings fraglich. Besonders wenn man bedenkt, daß trotz so zahlreicher bei den neueren Versuchen ausgeführter experimenteller Eingriffe, die zu solchen Verlagerungen hätten Anlaß bieten können, sich dennoch kein jener Hypothese zur Stütze dienendes sicheres Resultat ermitteln läßt. Über einen interessanten hierher gehörigen Fall hat Boveri jüngst berichtet. Ihm gelang es an Echinidenkeimen, in einzelnen Blastomeren, so in einer der $^1/_2$- oder $^1/_4$ Blastomeren, in den sogen. Makro- und Mesomeren, mehrpolige Teilungsfiguren experimentell hervorzurufen. Die auf diese Weise erzeugten, pathologischen Zellen traten früher oder später, oft in großen Mengen, in die Furchungshöhle (primäre Leibeshöhle) ein. Was aus diesen nach innen verlagerten, den erstentstehenden Blastomeren entstammenden Zellen werden könnte, ließ sich allerdings nicht feststellen, da künstlich gezüchtete Seeigellarven nur eine beschränkte Lebensdauer besitzen. Die äußere Gesamtform dieser Larven ward durch diesen abnormen Vorgang nicht beeinträchtigt. Die Möglichkeit, daß die aus solchen mehrpoligen Mitosen entstandenen Zellen zu pathologischen Gebilden sich differenzieren, ist jedenfalls gegeben.

Indessen ist es gar nicht notwendig, auf so gewagte Hypothesen, wie diejenige des „befruchteten“ Richtungskörperchens oder

[1]) Besonders auch mit dem eventuellen Erfolge, daß ihre Differenzierung nach der Verlagerung stillsteht, und erst in späteren Entwickelungsstadien einsetzt.

der verlagerten Blastomeren es ist, zurückzugreifen. Der genetischen Erklärung der fraglichen Bildungen bieten sich, meines Erachtens, keine besonderen Schwierigkeiten, wenn wir, wie notwendig, teils ihren Bau, teils ihren Entstehungsort näher berücksichtigen. Es lassen sich dann zwei, ihrer Genese nach verschiedene Gruppen fötaler Inklusionen voneinander unterscheiden, wobei allerdings bemerkt werden muß, daß sie, ihren unterscheidenden baulichen (histologischen) Merkmalen nach, nicht scharf voneinander getrennt sind,[1]) so daß auch die Ermittlung ihrer Genese in manchem Einzelfalle nicht leicht möglich sein wird.

Zur ersten Gruppe dieser Inklusionen wären jene zu rechnen, welche auf rudimentäre, ursprünglich dem Stammindividuum einfach anliegende, aber selbständige (sekundäre) Embryonalanlagen, eventuell auf durch irgendwelche mechanische Momente von der einen vorhandenen Embryonalanlage partiell isolierte, und sich daher auch mehr oder weniger selbständig entwickelnde Bruchstücke von Embryonalanlagen zurückzuführen sind. Sicherlich entstammen dieser Genese jene Fälle, bei welchen ganze Körperteile, z. B. Finger oder einzelne, wenn auch nur rudimentäre Extremitäten, in der im übrigen keinerlei Regelmäßigkeit der Zusammensetzung aufweisenden Inklusion enthalten sind. Solche typisch wohl entwickelte Körperteile können eben nur auf Teile von Embryonalanlagen zurückgeführt werden, wenn sich die letztere im übrigen auch in pathologischer Weise differenziert hat.

Die Genese der übrigen, keinerlei Differenzierung zu typischen Körpergebilden aufweisenden Formen ist auf Verschiebungen und Verlagerungen von Teilen der Keimblätter, beziehungsweise örtlich begrenzte, pathologische Mehrproduktion von Zellen derselben zurückzuführen. In gewissen Grenzen kommt beides schon bei der normalen Entwicklung vor.[2]) Pathologische, uns vorderhand unbekannte Momente vermögen leicht eine Steigerung dieser Vorgänge zu bewirken. Sie sind als nahezu an allen Körperstellen wenigstens möglich denkbar. Aber namentlich die erst-

[1]) Umso weniger berechtigt ist eine scharfe Sonderung dieser Gebilde voneinander lediglich nach ihren rein formalen Bauverhältnissen, wie sie oft versucht wurde.

[2]) So werden z. B. beim Schlusse des Medullarrohres die beiden aufeinander zuwachsenden Firste oft gegeneinander verschoben; an ihnen findet eine lebhaftere Zellproduktion statt, sodaß regelmäßig Zellgruppen von diesen

erwähnte, und wohl auch häufigere Art der Genese wird gewisse Prädilektionsstellen haben müssen: Jene nämlich, an welchen verschiedene Keimblätterarten aufeinanderstoßen, um sich zur Bildung von Organen zu vereinigen, oder den Abschluß von Körperhöhlen zu bewirken. Da kann es naturgemäß leicht zu gegenseitigen Verschiebungen und abnormen Verlagerungen kommen. Solche verlagerte Zellgruppen entfalten aber, wie wir aus gewissen Beobachtungen und Transplantationsversuchen [1]) wissen, in der für sie abnormen neuen Umgebung nicht nur jene Potenzen, die sie im normalen Verbande des Keimganzen zu entfalten pflegen, sondern alle auch sonst noch in ihnen enthaltenen Differenzierungsfähigkeiten. Über die allmähliche Abnahme der letzteren wiederum sind wir durch die neueren Versuchsresultate einigermaßen orientiert. Wie die Differenzierungsfähigkeit der Blastomeren, so nimmt auch diejenige der Keimblätter, und dementsprechend wohl auch die ihrer Derivate, ab. So kann die angeschnittene einschichtige Keimblase eines Echinodermeneies, bis zu einem gewissen Entwicklungsstadium, alle Keimblätter wiederbilden; von einem bestimmten, experimentell ermittelten Entwicklungsmomente ab ist jedoch diese ihre Totipotenz beschränkt, dann kann das Ektoderm nur noch „Ektodermales", und das Entoderm nur noch „Entodermales" aus sich entwickeln, dies aber noch in vollem Umfange. Später wird auch dieses Differenzierungsvermögen immer mehr und mehr eingeengt, der speziellen und endgültigen Differenzierungart des betreffenden Keimblattderivates angepaßt, wenn es auch wohl niemals gerade nur auf diese allein beschränkt bleibt (vgl. S. 265 und 305).

Diese Erkenntnis, daß abnorm gewucherte oder verlagerte, und nun unter dem Einfluß der abnormen Umgebung sich entwickelnde Teile embryonaler Gewebe zwar in gewissen, den Potenzen des Keimblattes, dem sie entstammen, entsprechenden, aber sehr weiten Grenzen sich differenzieren können, wirft nun ein Licht auf die Genese der erwähnten zweiten Art der fötalen Inklusionen. Mit Leichtigkeit lassen sich auf diese Weise gewisse Arten derselben,

Stellen (sowie übrigens auch von den übrigen Wandflächen des can. centr.) aus in den can. centralis hineingeraten, wo sie eventuell die Ursache von Tumoren abgeben können (vgl. A. Pick).

[1]) Vgl. hinsichtlich der Literatur u. a. die Arbeit von Birch-Hirschfeld-Garten.

z. B. des Epignathus oder der sakralen Parasiten, erklären: Sie entstehen an Stellen, an welchen zu solchen Verlagerungen, und event. Wucherungen, reichlich Gelegenheit geboten ist, so beim Epignathus infolge der an seiner Entwicklungsstelle stattfindenden Vorgänge bei der Bildung und dem Durchbruche der Rachenhaut, bei der Abschnürung der Hypophysen- und Seesselschen Tasche;[1]) bei den sakralen Parasiten infolge der in dieser Region stattfindenden mannigfachen Umbildungsprozesse bei der Entwicklung des Afters, der Allantois, des Urogenitalapparates. Werden an diesen Stellen auch noch in relativ späten Entwicklungsstadien

---

[1]) Auf einen sehr lehrreichen und die hier vertretene Anschauung bekräftigenden Fall möchte ich hier hinweisen. Margulies beschrieb ein Teratom, das kaudalwärts mit dem Infundibulum der Hypophyse befestigt war, frontalwärts sich zwischen die Hirnsubstanz hineindrängte. Es stellte eine Cyste mit zahlreichen Ausbuchtungen und Verzweigungen dar. Die mikroskopische Untersuchung zeigte, daß diese Ausbuchtungen mit verschiedenartigem Epithel ausgekleidet waren, das weitgehende Übereinstimmung mit dem der Trachea, des Ösophagus, des Pylorus- und Fundusteil des Magens aufwies; außerdem waren in dem Bindegewebe zwischen den Ausbuchtungen Drüsen, glatte und quergestreifte Muskeln, sowie hyaliner Knorpel eingebettet. Der Fall läßt nur die Deutung zu, daß in einem frühen Entwicklungsstadium eine kleine Portion des Entoderms verlagert wurde; und es ist nun interessant, daß sie, wenn auch nur bruchstückweise, Teile des ganzen Vorderdarmtraktes — Magen, Ösophagus, Trachea, Speicheldrüsen — aus sich differenzierte. Von besonderem Interesse, namentlich in Hinsicht auf die gegenseitige Abhängigkeit der Differenzierungsweise zweier Keimblattderivate, ist ferner die Differenzierung des Mesodermes: Während es sich, wenn die Einlagerung jenes Entodermstückes in ihm nicht erfolgt wäre, in der ihm in jener Körperregion zukommenden normalen, einfachen Weise differenziert hätte, hat es sich hier, wo es jenen entodermalen Epithelderivaten anlag, ganz so differenziert, wie dies normalerweise dem Mesoderm an den betreffenden Stellen des Vorderdarmes entspricht: Bindegewebe, glatte und quergestreifte Muskulatur, sowie Knorpel sind von ihm an den bezüglichen Stellen geliefert worden. — Dieser Fall bildet eine deutliche Illustration für die hier vertretene Anschauungsweise: Normalerweise hätte jenes Entodermstück bloß den epithelialen Überzug der Rachenwand bilden helfen; durch die mit seiner Verlagerung verbundenen Reize werden alle in ihm sonst noch schlummernden, ihrer Art nach aber durchweg „entodermalen“ Potenzen zur Entfaltung gebracht, die bei der normalen Entwicklung an dieser Stelle gar nicht in Aktion getreten wären. Die Differenzierung des Mesoderms wiederum erfolgte in Anpassung an jene des entodermalen Stückes. Es ist hieraus, wie auch aus andern Fällen überhaupt, sehr wahrscheinlich, daß — bis zu einem gewissen Entwicklungsstadium — das embryonale Bindegewebe allerorts der verschiedenartigsten, ihm überhaupt zukommenden,

Teile von Keimblättern[1]) verlagert und zur (abnormen) Wucherung gebracht, dann liefern sie zwar die verschiedenartigsten, ihrem Muttergewebe entsprechenden Derivate, deren Gesamtheit aber kein regelmäßiges, einem bestimmten Körperteile gleichendes Gebilde repräsentiert, ja eventuell, wie besonders im Falle der sakralen Gebilde, offenbar infolge der abnormen Verhältnisse, unter welchen ihre Differenzierung sich vollzieht, direkt einen pathologischen Entwicklungsgang einzuschlagen vermag. —

Wenn es auch, wie bereits erwähnt wurde, nicht in jedem Einzelfalle möglich sein wird, genau zu bestimmen, welche der beiden hier unterschiedenen Arten der Genese fötaler Inklusionen vorliegt, so ist doch soviel klar, daß diese Erklärungsart den zu erklärenden Tatsachen gerecht wird, und sich dabei auf erwiesene Tatsachen stützt, wohingegen die Ableitung dieser fraglichen Gebilde von Blastomeren und besonders von „befruchteten" Richtungskörperchen ganz und gar hypothetisch ist. —

Differenzierungsweisen fähig ist, und daß die Entscheidung darüber, welche von ihnen es wirklich an der betreffenden Stelle eingeht, weniger durch in ihm selbst gelegene Momente, sondern vor allem durch die Differenzierungsart der ihm anliegenden ekto- und entodermalen Elemente gefällt wird. Es liegt hier also — zum mindesten vorwiegend — eine „abhängige Differenzierung" (Roux) vor, während die Differenzierung der übrigen Keimblattderivate vorwiegend im Wege der „Selbstdifferenzierung" erfolgen dürfte. — In der gleichen Weise wie der Fall von Margulies ist auch z. B. ein jüngst von Salzer beschriebener zu deuten, welcher einen bei einer Zungenspalte vorhandenen Tumor betrifft, der glatte Muskulatur enthielt, und von einer Schleimhaut bekleidet war, die teils dem Dickdarm, teils dem Duodenum entspricht. Interessant ist bei ihm der Umstand, daß die verlagerte Entodermpartie jene Potenzen entfaltete, die normalerweise an viel weiter abwärts gelegenen Teilen des späteren Darmes in Aktion treten — eben im Duodenum und Dickdarm. — In derselben Weise ist der von Albrecht beschriebene Fall von Pankreasbildung in einem Meckelschen Divertikel (Sitzgber. d. Gesellsch. f. Morph. u. Phys. in München, 1901) zu beurteilen.

[1]) Es kommt dabei vorwiegend nur das Ekto- und Entoderm in Betracht. Das Mesoderm ist in den in Betracht kommenden Entwicklungsstadien bereits überall in Form des „embryonalen Bindegewebes" vorhanden. In dieses hinein findet jene Verlagerung statt, und seine weitere Differenzierung wird dann von der Differenzierung der anliegenden Teile der beiden anderen Keimblätter beeinflußt. Natürlich ist auch eine Verlagerung relativ noch undifferenzierter Teile des Mesoderms (z. B. durch abnorme Ausstülpungen der Leibeshöhlenwand), mutatis mutandis mit ähnlichen Folgeerscheinungen wie bei den anderen Keimblättern, denkbar.

Die letzterwähnte Ableitungsart wird nun auch noch auf eine weitere Gruppe teratologischer Formen angewendet, und zwar auf die Teratome des Hodens und des Ovariums (Embryome, Wilms). Daß diese Ableitung hier ebenso wenig Wahrscheinlichkeit für sich hat, wie in den früheren Fällen, geht aus den früher schon entwickelten Gründen hervor. Es ist vielmehr gerade bei diesen Formen erstaunlich, daß man auf eine so ganz hypothetische, hier auch schon durch die lokalen Verhältnisse ganz unwahrscheinliche Ableitung überhaupt verfiel, wo doch eine andere, sehr viel wahrscheinlichere Erklärung nahe lag, und auch bereits früher ausgesprochen wurde:[1]) Diejenige der Ableitung dieser Gebilde von den Keimzellen, beziehungsweise vielleicht von verlagertem Keimepithel selbst.

Gegen die Ableitung der Embryome von Eierstockseiern hat man dem Umstand eingewendet, daß nur reife Eizellen befruchtungs- und somit entwicklungsfähig sind. Doch dies gilt eben nur für normale Verhältnisse. Nimmt man aber an, daß es sich — wozu uns doch schon die ganz unregelmäßige Differenzierungsart dieser Gebilde nötigt — um eine abnorme, pathologische[2]) Differenzierung der Keimzellen handelt, die durch irgendwelche abnormen Reize, oder infolge von abnormen Verlagerungen erfolgt, so gewinnen wir eine befriedigende Aufklärung über die Genese aller hier in Betracht kommenden Gebilde. Daß pathologische Reize die Zellen zu regster Proliferation veranlassen können, ist erwiesen. Daß speziell die hier in Betracht kommenden Zellen, in welchen doch potentia alle zur Bildung eines embryonalen Körpers nötigen Qualitäten enthalten sind, unter der Einwirkung eines solchen Reizes[3]) in regste Proliferation geratend, die verschiedenartigsten in einem Embryo sich findenden Gebilde, diese aber, eben infolge der pathologischen Entwicklungsart, in der unregelmäßigsten gegenseitigen Lagerung und Ausbildung entwickeln können, ist nicht zu bezweifeln. Geschlechtsreife des betreffenden

---

[1]) Betreffs der Nomenklatur und Literatur verweise ich auf den Aufsatz Bonnets.

[2]) Nicht, wie dies ganz gegen den eigentlichen Sinn dieses Terminus ausgedrückt wurde, um eine „parthenogenetische" Entwicklungsart.

[3]) Schon die Verlagerung kann, nach dem früher Gesagten, infolge der mit der verbundenen abnormen Nachbarschaftsbeziehungen als „Reiz" in diesem Sinne wirksam sein.

Individuums ist hierzu gewiß nicht notwendig, auch vor Eintritt derselben müssen derartig sich entwickelnde Zellen die in ihnen enthaltenen Qualitäten in der gleichen oder ähnlichen Weise bei der Differenzierung entfalten, wie später, denn sie enthalten ja auch beim noch nicht geschlechtsreifen Individuum potentia die gleichen Qualitäten wie nach Eintritt der Geschlechtsreife. — Es ist des weiteren klar, daß nicht nur die weiblichen, sondern auch die männlichen Keimzellen [1]) dieser Entwicklungsart fähig sein müssen. Lassen sich doch beide, auf dem Wege einer besonderen, von derjenigen der übrigen „somatischen" Zellen verschiedenen Entwicklungsart, der „Keimbahn", in gleicher Weise als spezielle Derivate des „Keimplasma" ableiten, dessen direkte Kontinuität sie vermitteln. — Bedenken wir ferner, daß das Gebiet der Urkeimzellen in frühen Embryonalperioden ein über das ihrer späteren Stätte hinausreichendes ist, und daß sie, um sich an der letzteren zu konzentrieren, eine, wie namentlich Woods jüngst nachwies, nicht unbedeutende Wanderung vollziehen müssen, so ist leicht Gelegenheit zu ihrer Retardation an abnormen Stellen, und demgemäß auch zu ihrer pathologischen Differenzierung außerhalb des Hodens und Ovariums, an den verschiedensten, einer gewissen Region der ursprünglichen Leibeshöhle entsprechenden Körperstellen geboten, wie sie ja tatsächlich auch an solchen Orten beobachtet wurde.

Alle diese, die besonderen Verhältnisse dieser Entwicklungsformen nach jeder Richtung hin aufklärenden Umstände berechtigen uns zu der Annahme, daß den fraglichen Teratomen eine pathologische, in den verschiedensten Lebensperioden, also auch vor Eintritt der Geschlechtsreife des betreffenden Individuums, mögliche Differenzierungsart von Keimzellen oder verlagertem Keimepithel zu Grunde liege. Durch sie können nicht nur Derivate der verschiedenen Keimblätter, sondern unter besonderen — nicht näher bekannten — Umständen auch noch Teile der Fruchthüllen gebildet werden. [2]) —

---

[1]) Es kämen also in Betracht: Oogonien und Ovocyten für das Ovarium; für Hoden und Ovarium — ganz besonders für den ersteren — erhalten gebliebene Urkeimzellen; an sonstigen Orten: Verlagerte (bezw. vielleicht richtiger: nicht an ihren normalen definitiven Standort gelangte) Urkeimzellen.

[2]) Ein prinzipieller genetischer Unterschied zwischen Teratomen ohne und mit Differenzierung von Fruchthüllen besteht gewiß nicht. Es handelt sich hier nur um graduelle Unterschiede der Differenzierung. Es

Überblicken wir nunmehr die erörterten Arten der formalen Genese teratologischer Bildungen, so zeigt sich, daß der **Ausgangspunkt** der letzteren ein sehr verschiedener sein kann: **Keimzellen**; **Teile von Keimblättern oder embryonalen Gewebsarten**; **einfache, aber an ihrem normalen Wachstum behinderte Embryonalanlagen**; **rudimentäre**, und endlich **mehrfache Embryonalanlagen**. Zum Verständnisse der Eintrittsmöglichkeit und des Ablaufsmodus aller dieser verschiedenen Entwicklungsarten konnten Resultate von experimentellen Untersuchungen teils direkt, teils mittelbar verwertet werden. Daß auch Befunde deskriptiver Art mit ihnen in Einklang stehen, wurde wiederholt betont. Für die wichtigste Entwicklungsart — diejenige aus mehrfachen Embryonalanlagen — sei noch besonders betont, daß sie nicht nur in experimentellen Resultaten eine Stütze findet, sondern daß gerade in letzter Zeit zahlreiche Beobachtungen an den verschiedensten Eiarten mitgeteilt wurden, bei welchen derartige Ausgangspunkte abnormer Entwicklung an Eiern, die sich unter natürlichen Bedingungen entwickelt hatten, konstatiert werden konnten. So, wie auch schon von früheren Autoren, beim **Teleostierkeim** von **Kopsch** und **Schmitt**. Der letztere betont, daß er die Doppelanlagen bei der Forelle stets bis zum Beginn der Gastrulation zurückverfolgen, und ferner feststellen konnte, daß stets zwei Gastrulaeinstülpungen, und während der ersten Embryonalstadien stets zwei vollständige Embryonalanlagen vorhanden sind. Für das **Reptilienei** liegen aus jüngster Zeit

---

mag dies hier betont werden, weil **Bonnet** einen solchen Unterschied statuiert **Bonnet** führt nämlich die Embryome auf befruchtete Richtungskörperchen oder auf verlagerte Blastomeren zurück, und möchte gerade von den ersteren die mit Fruchthüllen versehenen Embryome ableiten. Abgesehen von der früher schon erörterten Unwahrscheinlichkeit einer derartigen Ableitungsart dieser Teratome, ist es gar nicht einzusehen, warum, wenn wir schon diese Genese überhaupt anerkennen, gerade nur die aus den Richtungskörperchen stammendem Embryome das Vermögen, auch Fruchthüllen zu entwickeln, besitzen sollten. Traut man dem kleinen Richtungskörperchen eine derartige Fähigkeit zu, dann muß sie zum mindesten in dem gleichen Grade der einzelnen Blastomere, beziehungsweise der Gruppe von verlagerten Blastomeren zukommen, der man im übrigen das Vermögen, die in dem Embryom vorhandenen Derivate aller drei Keimblätter zu liefern, zuschreibt. — **Schlagenhaufer** hat jüngst über hierher gehörige interessante Tatsachen berichtet, sich jedoch in ihrer genetischen Deutung, gestützt auf **Bonnets** Autorität, dieser hier bekämpften Anschauung angeschlossen.

analoge Beobachtungen von Kopsch (für Lacerta agilis) und von Wetzel (für Tropidonotus natrix) vor. Entsprechende Entwicklungsstadien vom Vogelkeim beschrieben jüngst Grundmann, Wucher und Kaestner, und auch mir selbst liegen derartige Bildungen vor. Vom Säugetierei freilich gibt es, meines Wissens, nur einen einzigen (beschriebenen) Fall einer sehr jungen Doppelanlage, den Assheton mitteilte, und bei dem es sich um ein doppeltes Embryonalschild (bei einem Schafei) handelt. Dieser Umstand ist wohl nicht so sehr auf eine abnorme Spärlichkeit doppelter Anlagen beim Säugetierei, sondern zum größeren Teile gewiß dem Umstande zuzuschreiben, daß frühe Entwicklungsstadien von dieser Eiart in ungleich geringerer Anzahl zur Untersuchung gelangen als von den übrigen Eiarten.

Daß wir freilich über die Ursachen, die zur Bildung dieser mehrfachen Anlagen führen, nichts Sicheres anzugeben vermögen, wurde schon erörtert. Fehlt uns aber auch heute noch der Einblick in die letzten Entstehungsursachen, also in die kausale Genese der Terata, so haben uns doch die neueren Untersuchungen experimenteller Art zahlreiche Aufklärungen hinsichtlich der formalen Genese dieser den Pathologen wie den Embryologen in gleichem Grade interessierenden Bildungen erbracht. —

Zu Fragen von wesentlich anderer Art, und zwar zu solchen von hoher allgemein-biologischer Bedeutung führt uns nun die Erörterung der Entstehungsweise von Mehrfachbildungen einzelner Teile des Körpers. Man kann zunächst — und hierfür sprechen besonders die Fälle von konstatierter Vererbung derartiger Bildungen — die Entstehungsursache dieser überzähligen Körperteile in einer Vermehrung des besonderen Bildungsmaterials, also in einer „Keimesvariation“, erblicken. Notwendig ist diese Annahme — selbst für jene Fälle von Vererbung — nicht, insofern, als das Bildungsmaterial für den überzähligen Teil auch durch Abschnürung von einer einfachen Anlage aus entstehen könnte. Wird also z. B. das für eine normale Hand oder einen normalen Finger bestimmte Bildungsmaterial vor seiner Differenzierung durch irgend einen Faktor in abnormer Weise, und zwar z. B. über eine größere Fläche, verteilt, so liefert es zwei Hände, bezw. Finger. Den Fällen von Vererbung könnte auch diese Erklärungsweise gerecht werden, insofern, als sie ungezwungen annehmen könnte, die Bedingungen zum Eintritte jenes die Verteilung des Bildungsmateriales veranlassenden Faktors seien schon in der Eizelle enthalten, und würden so „vererbt“.

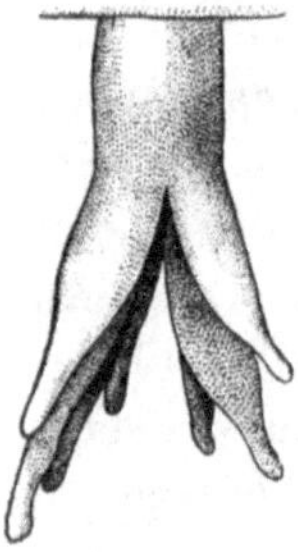

Fig. 22.

Die Annahme der Möglichkeit, daß in dieser Art aus ursprünglich Einfachem Doppeltes entstehen könnte, mußte sich seit jeher durch die Tatsachen selbst aufdrängen. Die experimentellen Beweise für sie sind nun in letzter Zeit in ausreichendem Maße erbracht worden. So, für die frühesten Entwicklungsstadien, durch die Resultate der bekannten Isolationsversuche mit Blastomeren des sich furchenden Eies; für spätere Entwicklungsstadien durch Anschnittversuche an Blastulis und anderen, späteren Entwicklungsformen, sowie durch zahlreiche ähnliche Tatsachen auch an völlig entwickelten Formen, Tatsachen, die man speziell unter dem Begriffe der „Regeneration“ zusammenfaßte, obzwar sie prinzipiell von den ersteren nicht unterschieden werden können.

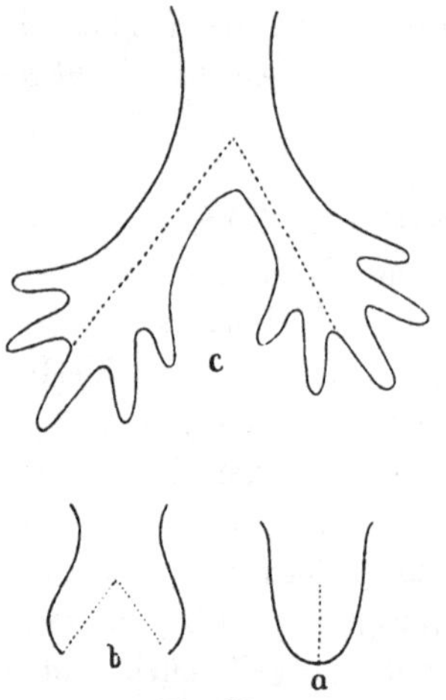

Fig. 23.
a, b, c aufeinanderfolgende Entwicklungsstadien.

Eine ganze Reihe von Versuchen, die einen experimentellen Beweis für die erwähnte Auffassungsweise der Entstehungsart überzähliger Teile darstellen, rührt von Tornier her. So konnte er bei Tritonen eine Doppelhand (Figur 22) dadurch künstlich erzeugen, daß er die Gliedmaßenanlage abschnitt, hierauf auf die Wunde einen Faden so auflegte, daß nur ein mittlerer Vertikalstreif der Wunde vom Faden überdeckt wurde, während ihre seitlichen Abschnitte keine Überdeckung erhielten. Jeder der beiden freiliegenden seitlichen nicht vom Faden bedeckten) Wundabschnitte suchte nun für sich allein — weil unbeeinflußt von Nachbareinflüssen — den fehlenden Teil der Gliedmaße wieder neu zu bilden, und so entstand eine Doppelbildung. — In ähnlicher Weise konnte, wenn der Faden tief genug einschnitt, eine Doppel-Extremität (Figur 23 c) erzeugt werden. Das Regenerat zerfiel an seiner Spitze durch die einschnürende

Kraft des Fadens in zwei voneinander getrennte Abschnitte (Figur 23 *b*). Jeder dieser Teile versucht nun den ihm fehlenden Abschnitt zu regenerieren, sodaß aus der ursprünglich nur für die Bildung einer Extremität bestimmten Anlage gleich zwei entstehen. — Schnitt Tornier ferner von dem bereits differenzierten Fuße (die, oder wie in Figur 24) mehrere Zehen, und zwar, wie in dem in der Figur dargestellten Falle, die 1. und 2., 4. und 5. Zehe ab, so entstand von den so geschaffenen beiden Wundflächen mehr als die zur normalen Ergänzung notwendige Zehenzahl, ein Resultat, das auch schon Barfurth und Piana bei ähnlichen Versuchen erzielt hatten.

Die Regeneration beginnt, wie in solchen Fällen regelmäßig, rechtwinklig zur Wundachse, und die Schnittfläche ist gewissermaßen eine Basis, auf welcher, wie die mehr oder minder vollständige Zehenzahl hinweist, ein vollständiger Fuß (bezw. Hand) aufgebaut zu werden versucht wird. Es waltet hier, wie in allen diesen Fällen eine — um einen trefflichen Ausdruck C. E. v. Baers zu gebrauchen — Zielstrebigkeit, die auf einem letzten, am Schlusse dieser Erörterungen zu besprechenden Gesetze beruht.

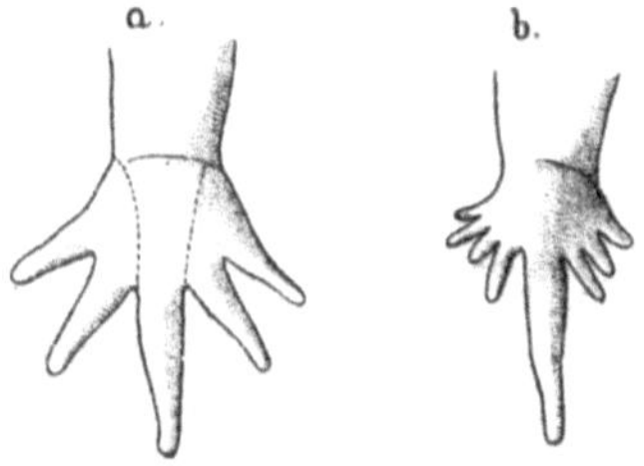

Fig. 24.
a Fufs von Triton, entsprechend der durchbrochenen Linie angeschnitten. *b* Resultat dieses Anschnittes: Rechts und links von dem erhalten gebliebenen Mittelfinger spriefsen von den beiden Wundflächen neue Zehen hervor.

Durch weitere in besonderer Weise ausgeführte Anschnittversuche konnte Tornier auch zeigen, daß man imstande sei, von jeder beliebigen Stelle der bereits entwickelten Triton-Extremität aus, eine überzählige, ihrem Ausbildungsgrade nach stets von der Stelle, von der aus ihre Bildung erfolgte, abhängige Extremität künstlich zu erzeugen.

Von Torniers Angaben seien noch die in der beistehenden Figur dargestellten erwähnt, da sie sowohl wegen der Objekte, auf welche sie sich beziehen — erwachsene Eidechsen, als auch wegen der Gewebsart, um deren Neubildung es sich handelt, von besonderem Interesse sind.

So sehen wir in Figur 25, a das Resultat eines Anschnittes des Eidechsenschwanzes. Es ward eine normale (in der Figur untere) Schwanzspitze regeneriert; gleichzeitig wurden aber durch den weiter oben durch den Schwanz hindurchgehenden Schnitt zwei Wirbel stark angeschnitten, und diese beiden begannen nun jeder für sich die fehlende Schwanzspitze zu regenerieren. So entstanden aus ihnen zwei überzählige Schwanzspitzen. Da nun diese beiden

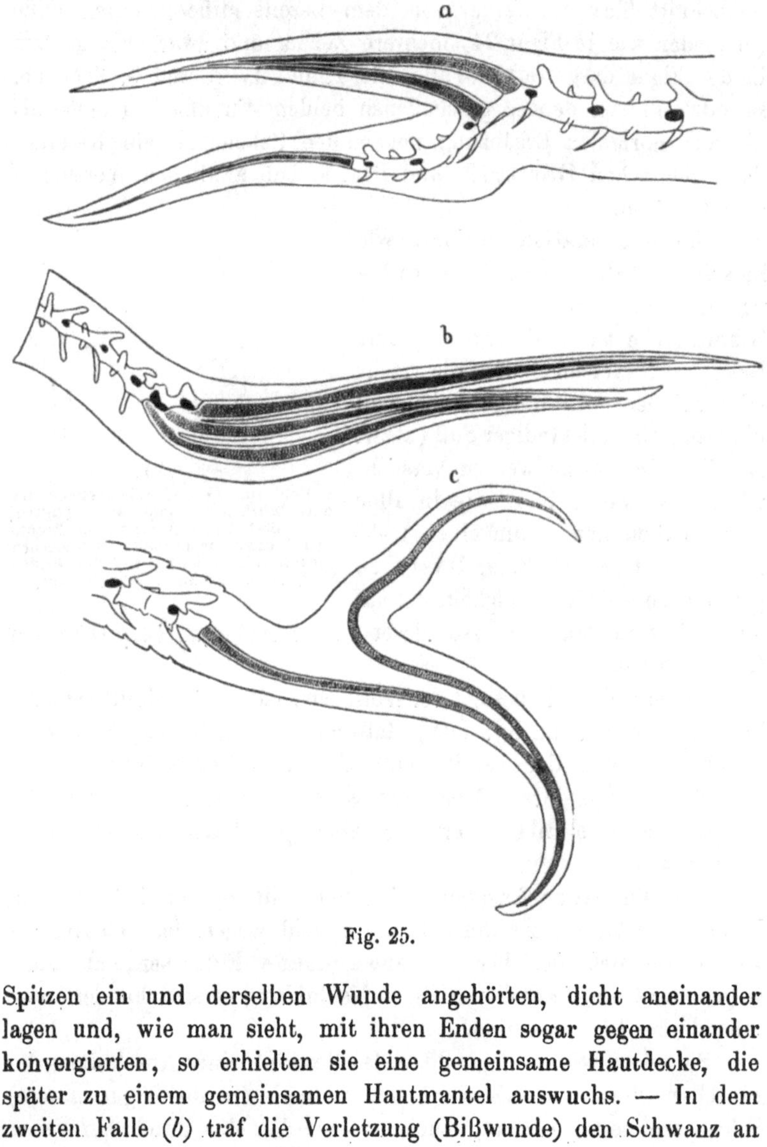

Fig. 25.

Spitzen ein und derselben Wunde angehörten, dicht aneinander lagen und, wie man sieht, mit ihren Enden sogar gegen einander konvergierten, so erhielten sie eine gemeinsame Hautdecke, die später zu einem gemeinsamen Hautmantel auswuchs. — In dem zweiten Falle (*b*) traf die Verletzung (Bißwunde) den Schwanz an der Seite, schräg von oben nach unten, sodaß dadurch die Schwanzspitze entfernt wurde, während am Schwanzstummel an der Wirbelbruchstelle zwei Wirbelreste hängen blieben. Es regenerierten nun die beiden Wirbelreste, und das Wirbelstück, an welchem sie hingen, jedes für sich, selbständig die fehlende Schwanzspitze, und so entstand der in der Figur wiedergegebene dreispitzige Schwanz. — In dem dritten Falle endlich (c) entstand ein Doppelschwanz dadurch, daß von dem in Regeneration begriffenen (unteren) Schwanze eine neue Regeneration ausgelöst wurde. Infolge des verschieden erfolgenden, hier nicht näher zu schildernden, Regenerationsmodus [1]) der Hautgebilde einerseits und der Knochenelemente andererseits erhielt die sekundär entstandene Schwanzspitze die hier wiedergegebene Stellung, und scheint die Chorda rückläufig in sie zu gelangen.

In allen diesen Fällen entwickeln die von dem jeweiligen Reize getroffenen Zellen Fähigkeiten, die sie im normalen Entwicklungsgange niemals zu Tage treten lassen. Wenn indessen in den bisher erwähnten Beispielen zwischen dem neu Geschaffenen und seinem Muttergewebe Wesensgleichheit, und in dem formalen Ablaufe des Neubildungsvorganges zum Teile wenigstens eine gewisse Ähnlichkeit mit der normalen Ontogenese bestand, so sind gerade in den letzten Jahren Fälle bekannt geworden, bei denen diese (namentlich das ersterwähnte) Momente nicht statthaben, und welche auf diese Art lehren, daß in den Zellen Potenzen schlummern, die nur unter besonderen Umständen in Aktion treten, und deren Vorhandensein bei Kenntnis der normalen Ontogenese allein niemals hätte auch nur geahnt werden können. Sie können nur durch experimentelle Versuchsvariationen ermittelt werden, und hier steht der Forschung noch ein weites, nicht nur für den Embryologen, sondern auch gerade für den Pathologen wichtiges Feld offen. Denn „die vollen Potenzen der meisten Zellarten sind uns“, wie ich vor kurzem (27) nachdrücklich betonte, „in ihrem ganzen Ausmaße heute noch gar nicht bekannt, und wir werden, solange sie nicht — durch

[1]) Im wesentlichen beruht dieser Unterschied darauf, daß von den neu entstehenden Hautgebilden zuerst die Basalpartien, dann erst allmählich nacheinander die weiter spitzenwärts stehenden Bezirke angelegt werden. Dagegen erfolgt die Neubildung der knöchernen Gebilde gerade umgekehrt, zuerst entstehen die Spitzenpartien, dann erst allmählig, rückläufig, die mehr basalwärts befindlichen Teile.

das Experiment oder die Berücksichtigung der von der Natur selbst angestellten (pathologischen) Versuche — genau ermittelt sind, gut daran tun, sie nicht zu unterschätzen".

Als „Heteromorphosen" hat man Fälle der zuletzt erwähnten Art bezeichnet, und es seien die folgenden als Beispiele angeführt.

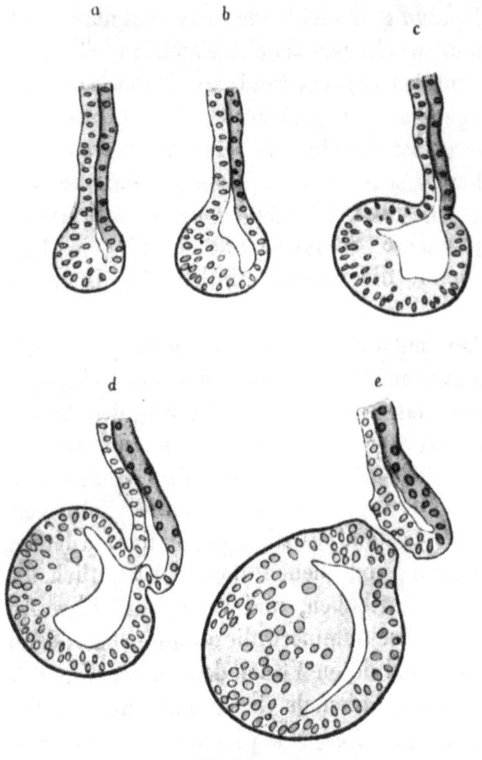

Fig. 26.

Darstellung der Neubildung der Linse aus der Iris (nach Präparaten von Salamandra mac.). Dargestellt ist die obere Irishälfte, von deren Pupillarrande sich die neue Linse bildet. Das vordere Epithelblatt der Iris ist durch einen etwas dunkleren Farbenton gekennzeichnet. In *a* ist ein frühes Stadium wiedergegeben; in *b* ist schon ein deutliches Linsenbläschen gebildet, das in *c* und *d* bereits bedeutend gewachsen ist, während die Zellen seiner hinteren Wand ihre Differenzierung in Linsenfasern begonnen haben und (*d*) die Abschnürung des Bläschens von der Iris durch eine leichte Knickung am Pupillarrande eingeleitet wird; in *e* ist die Linse bereits von der Iris abgeschnürt, an beiden Gebilden ist jedoch noch die Stelle ihres ursprünglichen Zusammenhanges erkennbar.

Hier ist vor allem der Fall der Linsenneubildung aus dem Irisepithel zu erwähnen, dessen hohe allgemeinbiologische Bedeutung zu lebhaften Erörterungen Veranlassung gab. Während die Linse bei der normalen Ontogenese bekanntlich direkt vom Ektoderm als ein Bläschen entsteht, das sich in den Augenbecher einsenkt, entsteht sie bei der Regeneration aus einem ganz anderen Muttergewebe, nämlich (vgl. Fig. 26) aus den beiden Epithelblättern der Iris, welche sich am Pupillarrande zu einem Bläschen ausweiten, das sich hierauf von der Iris abschnürt, und zu einer der normalen völlig gleichwertigen Linse differenziert. Dieser eigenartige, scheinbar allen bisher als Axiome geltenden biologischen Gesetzen direkt widerstreitende Regenerationsvorgang ist für Teleostier und Amphibien sichergestellt, und namentlich bei letzteren genauest studiert worden; aber selbst bei höheren Tieren läßt er sich, wenigstens in ihrem embryonalen Zustande, wie die jüngst publizierten Versuche Barfurths an Hühnerembryonen lehren, nachweisen.

Gerade bei den Versuchen über die Regeneration der Linse wurde noch ein weiteres, für die hier angeregte Frage wichtiges Resultat ermittelt: Die Fähigkeit, der bereits in ihre bekannten

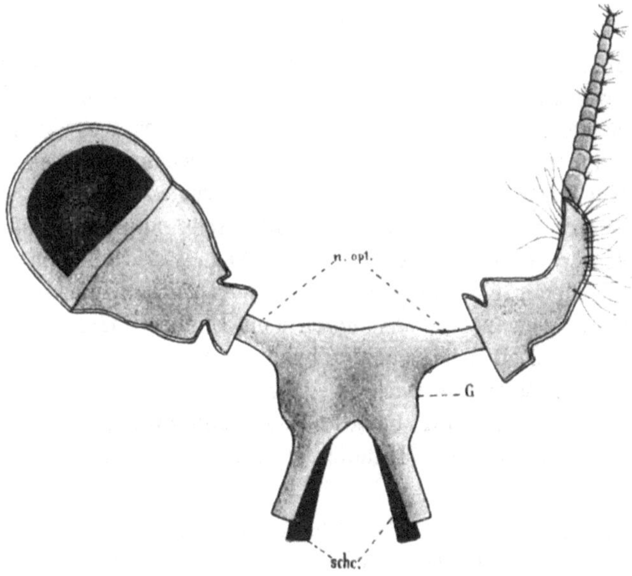

Fig. 27.
Heteromorphe Neubildung (rechts) mit kurzem, hornähnlichem und längerem, geifselförmigem Teil, erzielt nach Exstirpation des rechten Augenstieles bei einer Mittelmeergarneele (Palaemon). Man sieht, dafs die Neubildung genau an Stelle des Auges sitzt. Links (in der Figur) das normale Auge. *G* Gehirn, von dem die beiden n. optici ausgehen; *schc* Schlundkommissuren. Gezeichnet von der Ventralseite. Nach Herbst.

Schichten differenzierten und normal funktionierenden Retina Gebilde zu liefern, welche im Prinzipe den Linsen wesensgleich sind (27). Zellen der inneren Körnerschicht, ja sogar auch solche der Ganglienzellenschichte, vermögen sich nämlich unter gewissen Reizwirkungen zu Gebilden zu differenzieren, welche den Linsenfasern entsprechen.

Die Ermittlung einer weiteren, sehr interessanten Tatsache verdanken wir C. Herbst. Es wies nach, daß gewisse marine Krebse, wenn man ihnen die Augen samt deren Stiel und dem

Augenganglion entfernt, nie wieder Augen, sondern — wenn überhaupt eine Regeneration eintritt — stets antennenähnliche Organe wiedererzeugen, welche (vgl. Fig. 27) in ihren wesentlichen Zügen mit Antennulis, d. h. mit dem vordersten Antennenpaar der Krebse zu vergleichen sind. Die Zellen der Schnittwunde liefern hier also etwas ihrer normal-ontogenetischen Differenzierung gegenüber gänzlich Fremdes und zeigen uns so augenfällig, daß Potenzen in ihnen enthalten sind, die auch durch die genaueste Kenntnis ihrer normalen Ontogenese allein nicht enthüllt werden.

Nun ist es aber von ganz besonderer Bedeutung, daß dieselben Zellen, welche diese antennenähnlichen Organe zu liefern vermögen, dennoch auch die Fähigkeit besitzen, ein normales Auge zu regenerieren; und zwar erfolgt das letztere dann, wenn die Regeneration unter dem Einflusse der (in diesem Falle nicht exstirpierten) Augenganglien erfolgt, während im Gegenfalle stets nur jene Fühler neu gebildet werden. Die Entstehung neuer Augen an Stelle amputierter ist demnach als eine formative Reizwirkung aufzufassen, welche von den Augenganglien, also unter dem Einflusse nervöser Organe, auf eine zur Zeit noch ganz unbekannte Weise ausgelöst wird.[1] Fällt diese Auslösungsursache weg, dann erfolgt die Differenzierung derselben Zellen in ganz anderer Weise, und führt, statt zur Entstehung von Augen, zur Bildung jener heteromorphen Antennulae.

[1]) Die hohe Bedeutung derartiger Auslösungsursachen (formativer Reizwirkungen) in der Ontogenese beginnt erst jetzt ihrem vollen Umfange nach klar erkannt zu werden, und ist jüngst von Herbst näher gewürdigt worden. Gerade die in dieses Gebiet gehörigen Tatsachen sind für die Pathologen von besonderer Bedeutung. Um nur ein Beispiel zu nennen, verweise ich auf die Beziehung, die zwischen der Muskulatur und dem Nervensystem besteht. Daß die bereits fertige Muskulatur unter dem „trophischen" Einflusse des Nervensystems steht, ist seit langem sichergestellt. Hinsichtlich der Entstehung der Muskulatur ergibt sich (Neumann, Herbst) teils aus dem Befunde bei gewissen Mißbildungen, teils aus der Berücksichtigung neuerer experimenteller Ergebnisse, daß zur Auslösung der ersten Differenzierung von Muskulatur der Einfluß des Nervensystems gleichfalls notwendig ist; hat aber diese Auslösungsursache einmal gewirkt, dann erfolgt die Weiterentwicklung der Muskulatur auch ohne Nerveneinfluß, bis dann die voll entwickelte Muskulatur wiederum jenes „trophischen" Einflusses bedarf. Wovon aber jene, die erste Differenzierung bewirkende Auslösungsursache ausgeht — ob von motorischen oder sensiblen Nervenfasern —, ist noch nicht ganz sichergestellt.

Es ist aus dieser Tatsache klar zu ersehen, zu wie verschiedenen Leistungen die Zellen befähigt und wie sehr sie in ihrer Differenzierungsweise von außerhalb ihnen gelegenen Momenten abhängig sind.

Angesichts dieser Tatsache erhebt sich für uns die Frage, von welchen Faktoren die Entwicklung der Organe, und damit diejenige der organischen Formen überhaupt, abhängig ist. Diese Frage ist nicht bloß für den Embryologen, sondern — weil auch für die teratologischen Bildungen geltend — auch für den Pathologen von hohem Interesse, und in ihrer Beantwortungsart, wie wir sehen werden, von hoher allgemein-biologischer, ja erkenntnistheoretischer Bedeutung.

Wollen wir dieser Frage näher treten, so müssen wir naturgemäß in erster Linie die Tatsachen der normalen Ontogenese berücksichtigen und festzustellen versuchen, in welcher Art bei ihr die Organ-Differenzierung erfolgt.

Gerade in dieser Hinsicht haben uns die neueren experimentellen Untersuchungen an sich furchenden Eiern zahlreiche und wertvolle Resultate erbracht. Die Isolationsversuche von Blastomeren[1]) lehren uns, daß man betreffs der Wertigkeit der ersten Furchungszellen zwei, allerdings durch Übergangsglieder verbundene, Ei-Typen zu unterscheiden hat. Der eine Typus ist dadurch gekennzeichnet, daß schon die erstentstehenden Blastomeren verschiedenwertig für die Organogenese sind, daß also eine frühzeitige Spezifikation der Eiteile besteht; hierher gehören die Eier der Ctenophoren und Gastropoden, wahrscheinlich auch diejenigen der Lamellibranchiaten, Anneliden und Rotiferen. Bei dem anderen Typus sind die erstentstehenden Blastomeren gleichwertig, und erst ganz allmählich stellt sich eine Spezifikation der Eiteile für bestimmte Organbildungen ein; zu diesem Typus gehören alle übrigen Eier und, wie ich vermute, auch das menschliche Ei; die typischen Repräsentanten dieser Gruppe sind die Eier der Echinodermen und Medusen.

---

[1]) Näher auf dieselben einzugehen, ist hier nicht der Ort; im übrigen wurden Zusammenfassungen dieser Resultate in letzter Zeit wiederholt gegeben, speziell an diesem Orte vor 3 Jahren in dem lichtvollen Vortrage C. Rabls. Eine Darstellung dieser Tatsachen im Lichte neuester Ermittelungen gab ich selbst in meiner hier an letzter Stelle zitierten, vor kurzem erschienenen Arbeit (29).

Bei dieser Sachlage hat es den Anschein, als ob hier Entwicklungsweisen vorlägen, welche zwei ganz verschiedenen Gesetzen unterworfen sind.

Und doch lehrt die nähere Berücksichtigung dieser Verhältnisse, sowie gewisser Tatsachen aus dem Gebiete der Regeneration, daß hier nur ein allgemeines Gesetz vorliegt.

Sehr einfach scheinen bei oberflächlicher Betrachtung die Verhältnisse bei dem ersterwähnten Eitypus zu liegen. Hier besteht eine Abhängigkeit der Organbildung von gewissen, in der Eizelle vorhandenen „organogenen" Substanzen. Speziell durch die Untersuchungen am Ctenophorenei ist der Ablauf der Organogenese bis in minutiöse Details verfolgt worden. Durch entsprechendeIsolationsversuche konnte nicht nur die Wertigkeit der erstentstehenden Blastomeren für die Organbildung ermittelt werden, sondern es gelang mir auch, selbst die Beziehung der kleinen, Mikromeren genannten, und erst in einem relativ späten Furchungsstadium gebildeten Furchungszellen zu einem ganz bestimmten Organsystem zu ermitteln. Es lag nahe, auch noch zu versuchen, ob es nicht möglich sei, die Organanlagen bis auf das noch ungefurchte Ei zurückzuverfolgen. Entsprechende Anschnittsversuche des Eies glückten, und auf Grund derselben ergaben sich Resultate (29), die ich an Hand der beistehenden Figur, welche eine schematische Darstellung der ungefähren Lage der organogenen Substanzen in dem ungefurchten Ei der Ctenophoren, speziell von Beroe ovata, also eine Topographie der organbildenden Keimbezirke repräsentiert, kurz schildern will.

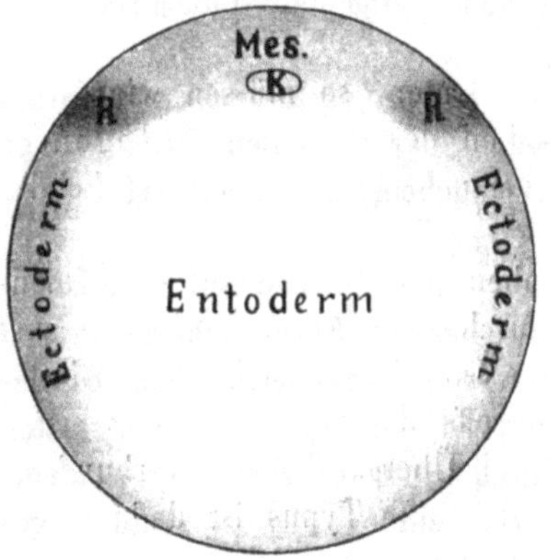

Fig. 28.
Topographie der organbildenden Keimbezirke des Ctenophoren-Eies. *Mes* Mesoderm, *K* Kern, *R* Rippen.

Wir können darnach am Ctenophorenei zunächst eine zentrale, heller erscheinende Zone des Protoplasmas unterscheiden, welche, wie die weitere Entwicklung ergibt, das spätere Entoderm des Keimes liefert. Die peripherische, leicht grünlich erscheinende

Plasmaschicht liefert die **ektodermalen** Organe; eine Zone ihres oberen Abschnittes (*R*) ist speziell zur Bildung jener für die Ctenophoren („Rippenquallen") charakteristischen, an der Seite des Körpers herablaufenden Wimperbänder, der sogen. Rippen, bestimmt. Diese ektodermale Zone, das Ektoplasma, läßt, wenigstens nach erfolgter Befruchtung, den unteren Eipol mehr oder weniger frei. Die am oberen Eipole in der Kerngegend befindliche Zone des randständigen Plasmas liefert — wahrscheinlich; ganz sicher konnte dies nicht festgestellt werden — das Mesoderm.

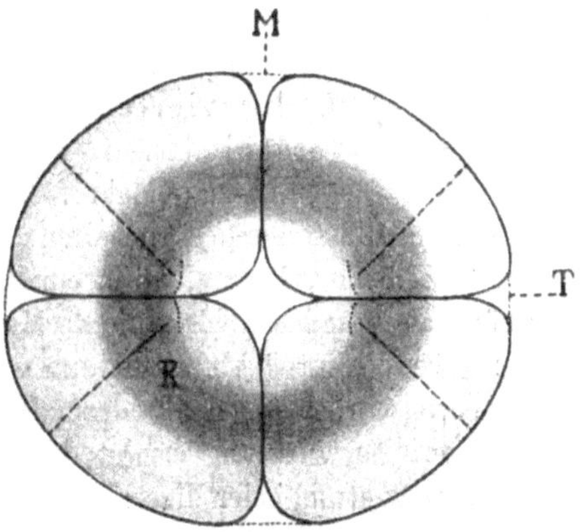

Fig. 29.

Schematische Darstellung der Materialien-Verteilung des Ctenophoreneies durch die ersten vier Furchungsteilungen. *M* erste Furchungs- und spätere Magenebene; *T* zweite Furchungs- und spätere Transversalebene; *R* Rippenbildungszone; die dritte Furchungsebene ist durch die durchbrochene, die vierte durch die punktierte Linie wiedergegeben.

Diese zur Bildung der späteren Primitivorgane bestimmten verschiedenen Eimaterialien werden nun in bewunderungswürdig einfacher Weise auf die einzelnen Furchungszellen verteilt. Die beistehende Figur versucht dies (schematisch) darzustellen, indem sie das Durchschneiden der ersten vier Furchen durch das von seinem oberen Pole aus gesehene Ei darstellt. Wir sehen, daß durch die beiden ersten Furchen — von welchen die mit *M* bezeichnete erste der späteren sogen. Magen(Sagittal)ebene, die mit *T* bezeichnete zweite der späteren Transversalebene des fertigen Tieres entspricht — alle Eimaterialien in vollkommen gleicher Menge den ersten vier Blastomeren zugewiesen werden. In der Tat haben auch die Isolationsversuche ergeben, daß diese letzteren, ihrer Wertigkeit für die Organbildung nach, einander vollkommen gleich sind. Die dritte, durch die gebrochene Linie wiedergegebene Furche teilt bereits jede dieser vier ersten Blastomeren in zwei ungleiche Teilstücke, ein Umstand, der wahrscheinlich für die spezielle Differenzierung der Organe bei einer gewissen, aber bisher experimentell noch nicht näher untersuchten Eiart der Ctenophoren

— derjenigen der sogen. tentakulaten Ctenophoren — von Bedeutung ist. Jede der so entstandenen acht Blastomeren erhält auf diese Weise eine bestimmte Menge des zur Bildung der Rippen notwendigen Materials (*R*).[1]) Dieses Material ist, wie die früher erwähnten Isolationsversuche ergaben, später in den sogen. Mikromeren enthalten. Diese werden erst bei der vierten Furchungsteilung gebildet, und der Verlauf der vierten (hier durch die punktierte Linie wiedergegebenen) Furche zeigt, wie ihnen das Rippenbildungsmaterial zugewiesen wird: Die Furche schneidet gerade am Rande der Rippenzone ein und schnürt das Rippenbildungsmaterial — eben in Gestalt der „Mikromeren" — samt dem angrenzenden Ektoplasma von der übrigen Eimasse ab. So ist schon nach der vierten Furchungsteilung eine Sonderung der verschiedenen Eimaterialien durchgeführt. Die großen Blastomeren (Makromeren, oder subtentakuläre und subventrale Blastomeren) enthalten vorwiegend das zur Bildung des Entoderms bestimmte, an ihrem einen Pole wahrscheinlich auch das für das Mesoderm vorgebildete Material, welch letzteres erst in einem späteren Entwicklungsstadium von ihnen sich sondert; und die Mikromeren enthalten das ektodermale und Rippenbildungs-Material. Die weitere Entwicklung erfolgt dann als selbständige Zerlegung und Differenzierung jeder dieser verschiedenwertigen Furchungszellen.

Die erwähnte bestimmte Anordnung der Materialien ist für die noch ungefurchte, aber schon befruchtete Eizelle erwiesen. Es ist nun ganz unwahrscheinlich, daß jene Anordnungsart, oder gar jene Materialverschiedenheit erst dem Befruchtungsmomente ihre Entstehung verdankt. Vielmehr ist die Annahme wohlberechtigt, daß auch schon das unbefruchtete, also das Ovarialei, jene Materialien und deren Anordnungsart besitzt.

So scheint es, als ob wir gerade bei dieser Eiart die Organogenese und Formbildung klar durchschauen und bis in ihre letzten Ursachen zurückverfolgen könnten. Zur Bildung der Primitivorgane vorbestimmte „organogene" Substanzen sind schon in der unbefruchteten und ungefurchten Eizelle in bestimmter Lagerung vorhanden; sie werden durch den in regelmäßiger und ganz bestimmter Weise erfolgenden

---

[1]) Beziehungsweise vielleicht — bei tentakulaten Ctenophoren — des Tentakelbildungsmateriales. (S. meine früher zitierte Arbeit.)

Furchungsprozeß auf die einzelnen Blastomeren verteilt, und veranlassen die letzteren, sich durch „Selbstdifferenzierung“ (Roux) zu ganz bestimmten Organen umzubilden.[1])

Allein die nähere Erwägung lehrt, daß diese — tatsächlichen — Verhältnisse noch nicht genügen, uns einen wirklichen Einblick in die letzte Ursache der Formbildung zu gewähren. Ist auch die Differenzierung von Organen an jene bestimmten Eimaterialien gebunden, so fragt es sich noch, durch welches Moment die regelmäßige Aufteilung der letzteren, also die regelmäßige Furchungsart, die typisch erfolgende Wirkungsweise der Teilungszentren, bewirkt wird. Diese Frage erhebt sich besonders dann, wenn wir, wie notwendig, auch berücksichtigen, daß die Organe in ihrer fertigen Form außerordentlich komplizierte Gebilde darstellen, deren Genese also auch eine außerordentlich regelmäßig und typisch erfolgende Verteilung jener organogenen Stoffe erfordert. Von einem weiteren Faktor muß also diese Aufteilung und Differenzierung bedingt sein, und jene „organogenen“ Substanzen sind dann in Wirklichkeit nur die Mittel, deren sich dieser Faktor bedient, nicht aber die Ursachen der Organogenese.

Dies wird ganz unzweideutig erwiesen, wenn wir die Entwicklungsart der Eier des zweiterwähnten Typus näher analysieren. Bezüglich ihrer wurde es direkt ausgesprochen, daß sie in allen ihren Teilen äquipotent seien, und daß demnach hier jedes Element jedes beliebige, zur Schaffung einer vollständigen Form notwendige Organ liefern könne. „Jedes Element kann Jedes“ (Driesch); die Entscheidung darüber, was es im gegebenen Fall liefern soll, wäre dann gänzlich jenem bereits erwähnten Faktor überlassen. Jene behauptete Äquipotenz der Teile besteht nun, wie neuere Untersuchungen ergaben, nicht in diesem strengen Sinne. Boveri

[1]) Danach wäre die (normale) Entwicklung im wesentlichen eine mosaikartig sich vollziehende Aufteilung bestimmter organbildender Keimbezirke, sie wäre eine Mosaikarbeit. Die normale Entwicklung ist dies auch bis zu einem gewissen Grade bei allen Eiarten, und zu dieser Anschauung konnte man schon durch die Berücksichtigung lediglich der deskriptiven Untersuchungsmethoden gelangen. Aber, über die in Wirklichkeit die Differenzierung beherrschenden Faktoren kann man auf diese Weise gar nichts Sicheres aussagen. Hier entscheiden nur experimentelle Untersuchungen und ihre sorgfältige begriffsanalytische Deutung.

zeigte, daß auch beim Echinodermenei die Anlagen der Primitivorgane in gewissen Plasmaqualitäten des ungefurchten (also wahrscheinlich auch schon des noch unbefruchteten) Eies präformiert enthalten seien. Im Prinzipe läßt sich überhaupt, wie ich vor kurzem (29) genauer ausführte, bei allen Eiarten eine Beziehung zwischen den Primitivorganen und gewissen im Ei vorgebildet enthaltenen Materialien statuieren. Aber Zahl und gegenseitige (chemische) Differenz dieser Materialarten, und infolge hiervon die Festigkeit der Beziehung zwischen ihnen und der Organogenese, ist bei den verschiedenen Eiarten eine sehr verschiedene. So besteht beim Echinodermenei zwar keine Äquipotenz der Eiteile in Richtung der Eiachse, wohl aber um die Achse herum. In dieser Hinsicht vermögen sich die Eiteile gegenseitig zu vertreten, sie können unter verschiedenen Umständen, wie experimentell erwiesen wurde, Verschiedenes liefern. Es herrscht hier, und noch mehr beim Medusenei, eine „Labilität" des Eiplasma, ein und derselbe Teil des letzteren vermag unter verschiedenen Umständen Verschiedenes aus sich hervorgehen zu lassen. Erst ganz allmählich stellt sich im späteren Entwicklungsverlaufe eine spezielle Differenzierung, eine Beschränkung der Potenz der einzelnen Eiteile ein; vielleicht in der Weise, daß aus den wenigen in der Eizelle enthaltenen chemisch verschiedenen Materialien, durch die immer komplizierter werdenden Stoffwechselprozesse, eine ganze Reihe neuer entsteht, welche den einzelnen Keimteilen zugewiesen werden, sie von ihren Nachbarn different machen, und sie so gleichzeitig in ihrer Differenzierungsfähigkeit immer mehr und mehr beschränken.

Wie immer sich dies auch im Speziellen verhalten mag, jedenfalls lehren gerade diese Tatsachen, daß jene organogenen Substanzen wohl die Mittel der Differenzierung darstellen, aber nicht mehr. Als solche können sie die Differenzierung im gegebenen Falle wohl ermöglichen, beziehungsweise, wenn sie fehlen, auch beschränken oder ganz verhindern, aber die eigentliche Differenzierungsursache stellen sie nicht dar.

Betrachten wir nun die Versuchsresultate, die zur Ermittlung der letzteren herangezogen werden können, so ist ihnen allen eins gemeinsam: Die Entwicklung isolierter Teilstücke des Eies erfolgt stets in typischer Weise, stets wird eine für die betreffende Eiart typische Entwicklungsform erreicht, oder wenigstens zu erreichen offensichtlich angestrebt, vorausgesetzt, daß eben eine hinreichende Zahl und Menge der als „Mittel“ der Organogenese bezeichneten Eimaterialien zur Verfügung steht. Besteht — wie bei Eiern vom Typus des Ctenophoreneies — eine feste Beziehung zwischen diesen Substanzen und den Organelementen, dann ist die Differenzierung auch gerade nur in dem Ausmaße möglich, als jene Mittel zur Verfügung stehen, sie hat aber auch da ein — wenn auch oft nicht erreichtes — ganz bestimmtes Ziel: Die Erreichung einer gewissen Entwicklungsform. Ist diese Beziehung — wie beim Echinodermen- oder Medusenei — eine mehr labile, dann erfolgt die Differenzierung im Ausmaße der bestehenden Labilität, es kann daher hier auch noch aus Bruchstücken eventuell ein Ganzes entstehen.

Die Verwendung der wirklich vorhandenen Mittel erfolgt also in beiden Fällen, namentlich deutlich erkennbar aber in dem letzteren, im Hinblicke auf ein ganz bestimmtes Ziel. Unter allen Umständen wird die Schaffung einer bestimmten, für jene Eiart typischen Form zu erreichen erstrebt, und nur in dieser einen Form ist überhaupt der Bestand jener Substanzarten als „lebendige“ Gebilde möglich; sie zerfallen als „leblose“ Masse in ihre chemischen Komponenten, wenn ihnen, aus irgend welchen Gründen, die Erreichung jenes Zieles nicht möglich ist.

Jede Einzel-Differenzierung hängt daher in letzter Linie von diesem Ziele ab, das das betreffende System in sich selbst birgt. Morphogenetische Vorgänge sind also, wenn auch nicht „zweckmäßig“ im teleologischen Sinne, so doch zielstrebig.

Ganz allgemein können wir diese Tatsachen durch die Worte ausdrücken: Für jede bestimmte Menge organischer Substanzen, wie sie in einem Ei, oder einer „lebendigen“ Form zu einem Ganzen vereinigt, beziehungsweise in Teilen derselben vorhanden sind, ist auch eine ganz bestimmte, und zwar nur diese eine[1]) äußere Erscheinungsform, eben die betreffende „lebendige Form“, charakteristisch, sie ist eine inhärente

[1]) Wird durch künstliche chemische Veränderung des Mediums, in welchem sich die Entwicklung vollzieht, eine chemische Veränderung des Keimes erzielt, dann wird auch, wie die Versuche von Herbst zeigen, eine der Norm gegenüber veränderte Keimesform entwickelt. Jeder dieser chemischen Veränderungen entspricht naturgemäß auch eine typische Veränderung der Keimesform.

Eigenschaft derselben, die sie unter allen Umständen auszubilden suchen. Jeder Differenzierungsakt erfolgt daher auch in Rücksicht auf die Schaffung dieser Form, also gewissermaßen in Abhängigkeit von dem „fertig gedachten idealen Ganzen" (Driesch). Aus jedem Einzelteile des Ausgangsgebildes des betreffenden Differenzierungsaktes wird daher dasjenige zu bilden versucht, was dieser Teil mit Rücksicht auf seine definitive Lage in dem fertigen Ganzen repräsentieren soll. Das heißt also: In letzter Linie hängt die Differenzierung von der Ortsbeziehung, von der Lage der Teile im Keimganzen ab. Die Ortsbeziehung in diesem Sinne ist die eigentliche, letzte Differenzierungsursache, der letzte, jede Entwicklung beherrschende Faktor, der auch über die Verwendungsart jener „Mittel" der Organogenese entscheidet, wenn auch seine Wirkungsweise wesentlich von dem bei den verschiedenen Systemen verschiedenen Labilitätsgrade der Plasmamaterialien abhängig ist. —

Bei der hohen Bedeutung, welche diesem Satze zukommt, wird es notwendig sein, ihn, außer durch diese Tatsachen und Erwägungen allgemeiner Art, auch noch durch andere spezielle Beispiele[1]) näher zu begründen.

Von den der Ontogenese entstammenden Tatsachen wäre hier vor allem eines Versuchsresultates von Driesch zu gedenken. Zerschneidet man ausgebildete Gastrulae von Sphaerechinus granularis (eines Seeigels) im Äquator, so schließen sich zunächst beide Teile, die Wundflächen verheilen, und die Kugelform des Keimes stellt sich wieder her; „aber nicht nur dieses, sondern der Darm jedes der beiden Teilprodukte gliedert sich später in richtiger Proportionalität in Vorder-, Mittel- und Enddarm". Für diese proportional-richtige Dreigliederung des Darmes der zerschnittenen Larven läßt sich keine der von uns gekannten formativen Reizarten als Entstehungsursache ausfindig machen, sie kann nur durch das Wirken jenes oben erwähnten Faktors verstanden werden. Entsprechende Versuche lehren, daß auch die normale Entwicklung des Darmes unter den gleichen Einflüssen erfolgt wie diejenige

---

[1]) Es sollen nur einige hierher gehörige Tatsachen näher besprochen werden. Eine Reihe anderer läßt sich leicht aus dem Werke Morgans über Regeneration, sowie namentlich aus den für diese Fragen wichtigsten Arbeiten von Driesch ermitteln.

dieser operierten Larven und auch für sie gilt daher die Wirkung jenes Faktors.[1])

Es ist ferner erwiesen worden, daß auch aus Bruchstücken des Eies, wenn sie nicht zu klein sind, verkleinerte ganze Larven entstehen; ebenso aus beliebig zerschnittenen Blastulis; und endlich auch dann, wenn man die Furchungszellen in ganz abnormer Weise (und zwar Plasma und Kerne derselben) gegeneinander verlagert.

In allen diesen Fällen sehen wir, daß die Differenzierung, zwar in Abhängigkeit von gewissen im Ei enthaltenen Substanzarten, aber doch in erster Linie unter dem bestimmenden Einflusse eines regulierenden Faktors erfolgt, der auf die Erreichung einer ganz bestimmten typischen Form hinarbeitet, und hierbei Materialmassen, die bei der normalen Entwicklung nur zu einer ganz bestimmten Leistung herangezogen worden wären, eventuell zu ganz anderen, verschiedenartigen Differenzierungen veranlaßt. Im Detail ergibt die nähere Analyse dieser (wie übrigens auch der normal ontogenetischen) Vorgänge, daß einzelne der hier zum Aufbaue der ganzen Larven verwendeten Keimteile unter einander prospektiv gleichwertig[2]) sind. — Wenn sie nun unter verschiedenen Umständen Verschiedenes, dieses aber stets in ganz typischer Lokalisation liefern, so kann die Ursache hiervon eben nur in jener, in den Bedingungen des Systems selbst gegebenen Ortsbeziehung der Teile im Keimganzen gelegen sein, die selbst wieder ein Ausdruck jenes Gesetzes ist, nach welchem mit jeder bestimmten Menge organischer Körper, wie sie in dem betreffenden Ei oder Ei-Teile vereinigt sind, auch eine bestimmte „lebendige“ Form als ihr inhärente Eigenschaft gegeben ist, welche Form zu erreichen sie daher auch stets anstrebt. —

Das Walten dieser eigenartigen Formregulation läßt sich nun nicht nur an dem wachsenden Keime, also an embryonalen Elementen, sondern — was ein besonders augenfälliger Beweis ist — auch noch an Teilstücken völlig entwickelter Organismen nachweisen.

---

[1]) Wie sehr jedoch die Differenzierung auch noch von den „organogenen“ Substanzen des Eies abhängt, das lehren auch diese Versuche sehr deutlich. Von den beiden Teilprodukten dieser zerschnittenen Gastrulae liefert nur das eine („vegetative“), welches die Mesenchymelemente besitzt, eine Pluteuslarve, während das andere, welches dieser Elemente ermangelt, in seiner Entwicklung nicht über jenes Stadium mit gegliedertem Darm hinausgeht.

[2]) Das heißt ihrer Differenzierungsfähigkeit nach gleich.

Bei den „höheren“ Tieren freilich treffen wir hochgradige Formregulationen nicht mehr an. Bei ihnen ist, durch die hochentwickelte Arbeitsteilung, jede Zellart nur für eine ganz bestimmte Leistung, für diese aber in ganz virtuoser Weise, herangezüchtet worden, hat aber eben dadurch ihre ursprüngliche Universalität fast gänzlich eingebüßt. Die Arbeitsteilung führt eben zumeist zur — wenn auch virtuosen — Einseitigkeit der Leistungsfähigkeit. Wie diese Beschränkung der Differenzierungsfähigkeit zustande kommt, wissen wir nicht, wenn sie auch wahrscheinlich wohl wesentlich in jener früher erwähnten chemischen Umwandlung und Specialisierung besteht. So sind bei „höheren“ Tieren dem Walten jener Formregulation enge Grenzen gezogen, ähnlich wie sie der Differenzierung von Teilen jenes früher ersterwähnten Ei-Typus (z. B. beim Ctenophorenei) durch die feste Beziehung zwischen dem Eimaterial und den späteren Organen gezogen sind. Hier tritt daher die Giltigkeit unseres Gesetzes nicht so klar zu Tage, da sein Wirkungsbereich infolge jener hier mangelnden Wiederersetzbarkeit der „Mittel“ der Formbildung, eine Einschränkung erfahren hat. Aber, daß jenes Gesetz auch für die Elemente fertig gebildeter Organismen gilt, dafür können wir sofort den Beweis erbringen, wenn wir uns den sogenannten „niederen“ Organismen zuwenden, bei welchen jene Arbeitsleistung noch keinen solchen Grad erreicht, und damit auch die ursprünglich weitgehende Differenzierungsfähigkeit der Zellen noch keine solche Beschränkung erfahren hat.

Daß Organismen, die auf dieser niederen Stufe der Organisation stehen, ein sehr weitgehendes Regulationsvermögen besitzen, ist seit langem, schon seit den Versuchen Trembleys, Rösels, Bonnets, Spallanzanis u. A., bekannt, und schon Joh. Müller hat dieser Tatsache durch die Worte Ausdruck gegeben: „Die Teile sind auf dieser niedersten Stufe der Entwicklung noch so wenig verschieden, und enthalten so gleich viel vom Ganzen, daß sie selbst das in ihnen vom ganzen Enthaltene zum Ganzen ausbilden können.“ Aber man kannte eben nicht mehr als gerade diese Tatsache. Dieses Regulationsvermögen näher zu prüfen, und namentlich seine Eignung als Beweismittel für jene erwähnten allgemein-biologischenGesetze zu ergründen, blieb erst Versuchen der neuesten Zeit vorbehalten, aus deren großer Zahl hier unr einige wenige herausgegriffen werden sollen, die sich zur Stütze jener Anschauungen ganz besonders verwerten lassen, und deren Darstellung ohne besondere Detailschilderung möglich ist.

Als ein sehr ergebnisreiches Untersuchungsobjekt haben sich gewisse Plattwürmer (Planaria maculata, lugubris) erwiesen, an denen namentlich T. H. Morgan[1]) eine große Reihe von Versuchen ausgeführt hat. Um die erstaunliche Regulationsfähigkeit dieser Planarien voll erfassen zu können, ist es notwendig, darauf hinzuweisen, daß diese Tiere — von denen hier in den Textfiguren zumeist nur der äußere Kontour des ungegliederten, bilateral-symmetrischen und abgeplatteten Körpers wiedergegeben ist — eine ziemlich reich ausgestaltete Organisation besitzen. Ein Nervensystem ist in Gestalt eines doppelten, am vorderen Körperende gelegenen Nervenknotens, von dem nach den verschiedenen Teilen des Körpers Nervenstämme ausgehen, vertreten; an der Dorsalseite des Kopfes liegen zwei Augen (in den Figuren angegeben); der Exkretionsapparat ist in Form eines reich verzweigten Röhrensystems vorhanden (Figur 32 a_5), das am hinteren Teile des Körpers ausmündet, und zwar unter Vermittlung eines als Pharynx bezeichneten besonders muskulösen Darmteiles (in den Figuren durch die beiden einander parallelen Linien angedeutet); auf der Unterseite des Körpers mündet ferner der hermaphroditische Geschlechtsapparat.

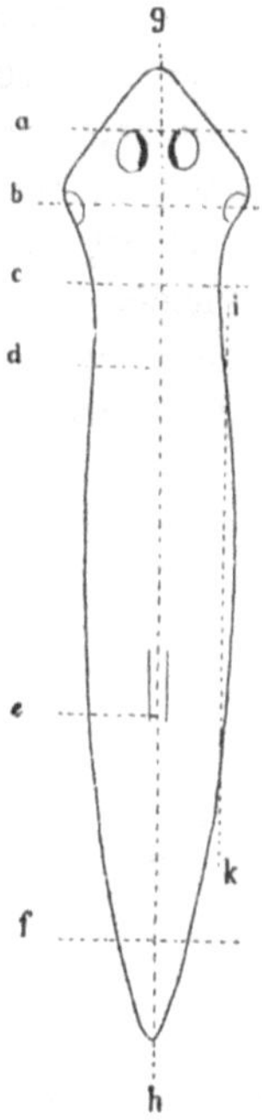

Fig. 30.

Trotz dieser relativ komplizierten Organisation des (äußerlich nicht-gegliederten) Planarienkörpers vermag nahezu jeder herausgeschnittene Teil desselben sich wieder zu einem neuen, vollständigen Organismus zu restituieren. Schneidet man z. B., wie dies in Figur 30 durch die Linie *b* angedeutet ist, das Vorderende des Körpers weg, so restituiert es sich zu einem neuen Ganzen; Gleiches gilt von einem durch den Linien *b* und *c* entsprechende Querschnitte gewonnenen Teilstücke. Man kann in dieser Weise den Planariakörper durch Querschnitte in eine ganze Reihe von Stücken zerlegen, von denen jedes zu einem neuen Tier sich umgestaltet; selbst ein durch einen der Linie *f* entsprechenden

[1]) Außer auf diesen Autor sei hier noch besonders auf Bardeen und Lillie (American Journ. of Physiol., 1901) verwiesen.

Querschnitt gewonnenes hinterstes Teilstück bildet die ihm fehlenden vorderen Teile neu. Halbiert man das Tier (entsprechend der Linie g—h), so wird die fehlende Hälfte ergänzt. Schneidet man ein Stück aus der Seite des Körpers aus, etwa entsprechend dem durch die Linien *d*, *e* und die Medianlinie *g*—*h* begrenzten Stücke, so restituiert sich auch dieses. Ja, es kann ein solches Stück außerordentlich schmal sein, etwa wie die durch die Linie *i*—*k* begrenzte seitliche Randzone, und trotzdem ergänzt es sich zu einem neuen, zwar kleinen, aber seiner Organisation nach vollständigen Organismus.

Unbegrenzt ist diese Regulationsfähigkeit allerdings nicht. Schneidet man, entsprechend der Linie *a*, das vorderste, vor den Augen gelegene Kopfende ab, so bleibt seine Wiederergänzung aus. Es liegt, wie entsprechende Versuche beweisen, nicht vielleicht an der Kleinheit des abgeschnittenen Stückes, daß die Formregulation ausbleibt. Es fehlen ihm vielmehr, aller Wahrscheinlichkeit nach, gewisse, zur Wiederbildung des Ganzen notwendige Substanzarten, die erst von der Region der Augen an in allen nach hinten gelegenen Körperabschnitten vorhanden sind. Führt man nämlich den Querschnitt dicht hinter den Augen (Figur 31 *a*) durch, dann erfolgt auch die Restitution. Ja, sie erfolgt in diesem Falle auch dann, wenn man das durch den Querschnitt gewonnene Stück durch einen Sagittalschnitt (vgl. die Figur) halbiert, und nun jede Hälfte der Weiterentwicklung überläßt. Verfolgen wir z. B. das Schicksal der auf diese Weise isolierten rechten Hälfte, so sehen wir (Figur 31 *b*), daß sie an der Schnittfläche neues Bildungsmaterial (in der Figur hell gelassen) ansetzt, in dem das fehlende Auge u. a. m. entsteht. Das Resultat (Figur 31 *c*) ist eine vollständige, aber ganz kleine Planarie.

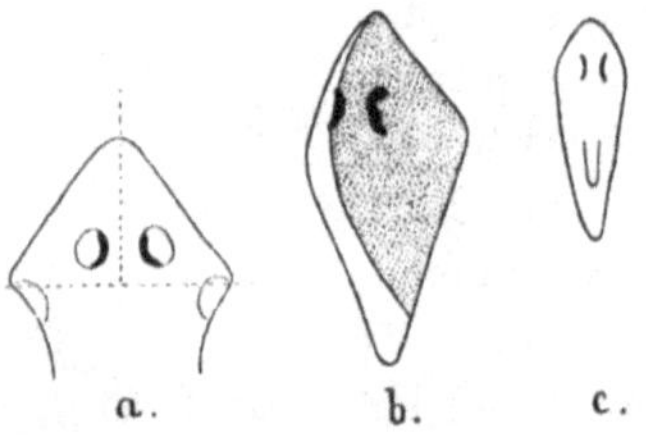

Fig. 31.

Es geht schon hieraus hervor, daß — abgesehen von jener Einschränkung der Differenzierungsfähigkeit am vordersten Kopfende — die Größe des, beliebig wo, abgeschnittenen Stückes, d. h. also die Masse des der Restitution überlassenen Materials, für die letztere selbst von keiner wesentlichen Bedeutung ist. Ihr entsprechend variiert auch die Größe der neu gebildeten Planarie, aber die vollständige Ausbildung der Organisation wird hierdurch nicht behindert, sie wird stets erreicht. Eine untere Grenze dieses Größenwertes[1]) muß es naturgemäß geben, doch liegt sie außerordentlich tief, wie ein Vergleich der Planarie in Figur 30 mit jener der beistehenden Figur ohne weiteres lehrt. Kleinste Stücke (in der Figur dunkler gehalten)[2]) wurden in diesen beiden Fällen aus der Seite des Körpers herausgeschnitten, und trotz ihrer bedeutenden Kleinheit entwickelten sie sich, wie ersichtlich, zu allerdings sehr kleinen Planarien.

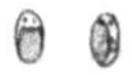

Fig. 32.

Bei dem bekannten, zu ähnlichen Versuchen vielverwendeten Süßwasserpolypen Hydra viridis konnte Peebles ermitteln, daß das kleinste zur Regeneration fähige Stück eine dem Tiere entnommene Substanzkugel von nur $^1/_6$ mm Durchmesser ist, eine Substanzmasse, welche nur etwa $^1/_{200}$ des Volumens des ganzen Tieres entspricht!

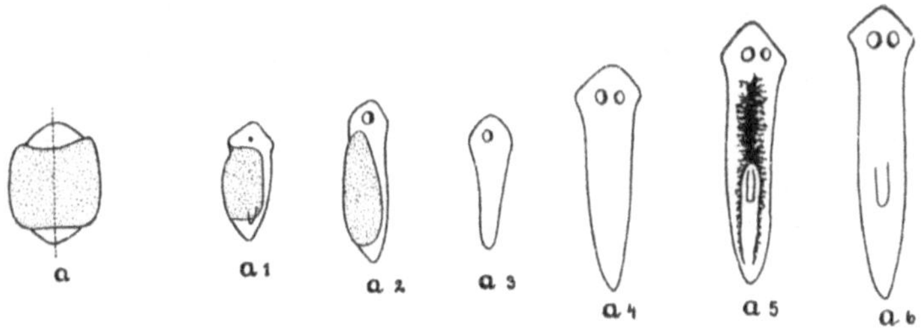

Fig. 33.

Bei dieser erstaunlichen Leistungsfähigkeit selbst so kleiner Teilstücke des Körpers wird es uns nicht mehr Wunder nehmen, die Restitution zum Ganzen auch unter den ganz eigenartigen Verhältnissen des folgenden Versuches eintreten zu sehen. Ein dem

---

[1]) Stücke, die unterhalb dieses Grenzwertes liegen, restituieren sich nicht nur nicht, sondern sie bleiben auch nicht leben, sondern zerfallen bald nach ihrer Isolation. Lebensfähig ist eben organische Materie nur in einer bestimmten Form.

[2]) Sie sind allerdings bei etwas schwächerer Vergrößerung von Morgan gezeichnet worden als sie der Figur 30 entspricht. Doch ist die Größendifferenz — den Maßen der Stücke nach — eine gewiß nicht viel weniger bedeutende, sodaß hier die Originalgröße dieser Figuren bei Morgan zum annähernden Vergleiche beibehalten werden konnte.

hinteren Körperabschnitte entnommenes Querstück ward hier der Regulation überlassen. Nachdem sich an seinem vorderen und hinteren Ende eine Kuppe neuen Materials gebildet hatte (Figur 33 *a*, das Stammmaterial ist punktiert, das neu gebildete hell gelassen), ward das ganze Stück (entsprechend der punktierten Linie) halbiert. Jede dieser beiden Hälften, die also aus altem und aus neu gebildetem Materiale bestanden, vermochte sich zu einem neuen Ganzen zu restituieren, wie dies — von der linken Häfte, *a*— in den Figuren a_1—a_6 dargestellt ist.

Es wird bei diesem Versuche, wie wir sehen, neugebildetes, zur Regeneration bestimmtes Material durch die Halbierung unter neue Verhältnisse versetzt, und nun seinerseits wieder (zum Teile) zu einer neuen Regeneration veranlaßt (vgl. Figur a_1 und a_2). Es zeigen gerade die eigenartigen Verhältnisse dieses Versuches, wie übrigens — bei näherer Überlegung — auch die der anderen Versuche, ganz besonders deutlich, daß jede Theorie, welche, wie z. B. die bekannte Weismannsche, die Entwicklung im wesentlichen als Evolution aus kleinsten, determinierten Teilchen („Iden“, „Idanten“) auffaßt, völlig unhaltbar ist. Jene kleinsten Teilchen müßten hier — ganz entgegen der ihnen in der Theorie beigelegten Bedeutung — ihre Potenzen je nach den Umständen wesentlich verändern, sie müßten sich selbst immer wieder neu erzeugen können, und müßten ferner mit der Fähigkeit, alle übrigen Teilchen aus sich heraus erzeugen zu können, ausgestattet sein! Für alle diese Theorien gilt, daß sie im wesentlichen nur Zerlegungshypothesen sind, und nur eine Umschreibung, keine Erklärung des eigentlich zu Erklärenden darstellen. Ihnen ist ferner — mit anderen Hypothesen — gemeinsam, das sie diese (und überhaupt die) Lebensvorgänge maschinenartig deuten. Tatsächlich könnten wir auch die Bildung der lebenden Formen in dieser Weise erklären, vorausgesetzt, daß wir die ihnen zu Grunde liegende Maschinerie als außerordentlich kompliziert annehmen. Aber unsere Versuche lehren, daß wir gerade hierzu nicht berechtigt sind: Können wir doch diesen angeblichen Maschinen beliebige Teile entnehmen, um aus diesen Teilen selbst wieder neue Maschinen erstehen zu sehen. Bei einer komplizierten Maschinenstruktur wäre dies aber ganz unmöglich. Nicht also ein kompliziertes maschinelles Getriebe, sondern ein weit einfacheres Organisationsverhältnis — eben jene früher erwähnte Beziehung zwischen Materie und Form — muß hier obwalten.[1])

Dies wird unzweifelhaft dargetan, wenn wir nicht nur darauf achten, was alles regeneriert wird, sondern vor allem darauf, wie, in welcher besonderen Art, dies erfolgt.

Schon an der Restitutionsart der ersterwähnten Teilstücke (Querstücke aus verschiedenen Körperbezirken) läßt sich dies erweisen. Der neue Pharynx entsteht in den verschiedenen Stücken an verschiedenen Stellen, doch immer so, daß er in dem fertig restituierten Stücke eine der Norm annähernd (höchstens ein wenig zu weit vorne befindliche) Stellung einnimmt. Es wird eben von vorne herein auf die spätere Proportionalität des Ganzen Rücksicht genommen, und darnach die Bildung des neuen und die Verwendung des alten Materials bemessen. Es handelt sich bei allen diesen Vorgängen — und dies muß besonders betont werden — nicht einfach, wie gewöhnlich bei Regenerationen, um eine Anfügung der dem Teilstücke zu einem Ganzen fehlenden Teile durch das von ihm gelieferte neue Bildungsmaterial, sondern auch um Umarbeitung des alten Materials des Teilstückes selbst[2]) zu Gunsten der neu zu schaffenden Form. Dieses Material muß also seine frühere Form und Qualität zum Teile ganz wesentlich ändern. Morgan hat diese Veränderungen mit dem Namen „Morphallaxis" bezeichnet.

Daß eine solche Veränderung des alten Materials eintreten muß, geht schon aus der Betrachtung der hier reproduzierten Figuren

---

[1]) Maschinell kann dagegen das ganze Getriebe aufgefaßt werden, mit Hülfe dessen sich die einmal gebildete Form erhält. Dieses allein kann, wie aus den Erörterungen am Schlusse folgen wird, physikalisch-chemisch näher aufgeklärt werden, seine letzte Ursache aber bleibt unaufgeklärt.

[2]) Es sei gleich hier erwähnt, daß wir auch über die histologischen Vorgänge bei diesen Prozessen durch die an Tubularia mesembr. und Planaria lugubris angestellten Untersuchungen von Stevens orientiert sind. Darnach erfolgt (bei Planaria) nur die Regeneration des Nervensystems in direktem Zusammenhang mit den Nervensträngen des alten Teiles. Im übrigen entstammt das neue Material an einer Schnittfläche der Vermehrung der sogen. embryonalen Binnen- oder Parenchymzellen an dieser Schnittfläche, und auch der Einwanderung ähnlicher Zellen aus dem alten Gewebsteil. Der neue Pharynx erscheint stets in diesem neuen Gewebe, und entsteht aus jenen Parenchymzellen. Ein neuer Pharynx wird nicht gebildet, wenn der alte unverletzt blieb. Am spätesten differenzieren sich die Fortpflanzungsorgane.

hervor. So besonders aus Figur 33; in a_2 hat das alte (punktiert dargestellte) Material eine Längsstreckung erfahren, und muß daher bei seiner Lagerung in der neu entstehenden Planarie wesentlich Anderes leisten als in seiner früheren Stellung. Diese Andersleistung wird noch klarer, wenn man sich vorstellt, daß das betreffende Teilstück nicht, wie hier, halbiert worden wäre, also seine volle Breite bewahrt hätte. An einem solchen Teilstücke übertrifft der Breiten- ganz bedeutend den Längendurchmesser. Aus dem Stücke entsteht dann eine neue Planarie, und bei ihr übertrifft (vgl.

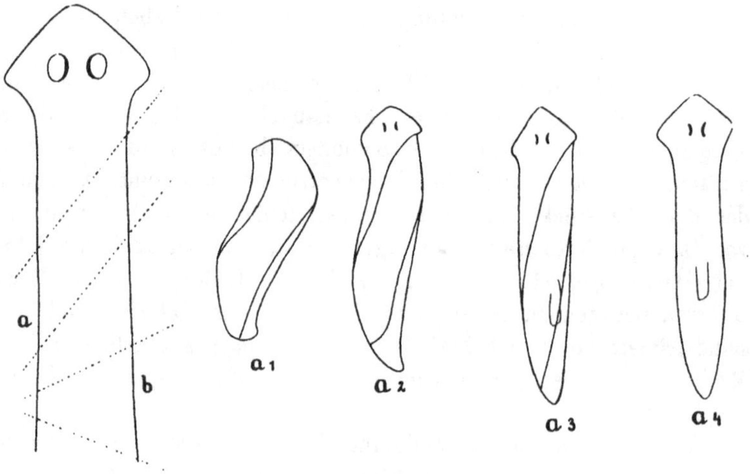

Fig. 34.

Figur 33 a_6) der Längen- ganz erheblich den Breitendurchmesser. Die Restitution wird also, wie aus diesem Verhalten hervorgeht, vorwiegend vom alten Material betritten. Ja, sie erfolgt auch dann, wenn die Tiere in absolutem Hungerzustande gehalten werden, und daher auch wenig neues Material anbilden können; nur sind die so entstandenen Planarien kleiner, als wenn die Tiere gefüttert werden — die Differenz der Längen- und Breitendurchmesser besteht aber auch dann, und sie allein beweist schon, daß das alte Material eine Umarbeitung erfahren haben muß.

Beides, die Umarbeitung des neuen Materiales, wie die stets schon von vornherein mit Rücksicht auf das neu zu schaffende Ganze erfolgende Differenzierungsart, können durch verschiedene Variationen der Versuchsanordnung noch klarer erwiesen werden. Schneidet man, der Figur 34 entsprechend, ein rhomboidförmiges Stück (*a*) aus dem Körper einer Planarie heraus, so sehen wir, daß das neue Material nicht vielleicht gleichmäßig, wie dies bei Querstücken der Fall ist, an den Schnittflächen angebildet, sondern (vgl. a_1, a_2 u. f.) an gewissen Stellen in größerer, an anderen in geringer Menge angelagert wird, immer aber in der Art, daß von vorne herein auf die Schaffung des neu zu bildenden Planarienkörpers Rücksicht genommen wird. Diesem Gesetze gehorcht auch die specielle Differenzierung innerhalb des neugebildeten, sowie die Umarbeitung des alten Materiales. Letztere erhellt auch hier ohne weiteres aus dem Vergleiche der Durchmesser des Stückes *a*, und des aus ihm entstandenen Planarienkörpers a_4. In ähnlicher, nur entsprechend abgeänderter Weise erfolgt auch die Differenzierung aus dem trapezförmigen Stücke *b*, wie sie überhaupt, ohne Rücksicht auf die Form des Ausgangsgebildes, immer nur von vornherein auf die Bildung einer neuen, normal-proportional gebauten Planarie gerichtet ist, wenn das betreffende Sück der selbständigen Entwicklung überlassen wird.

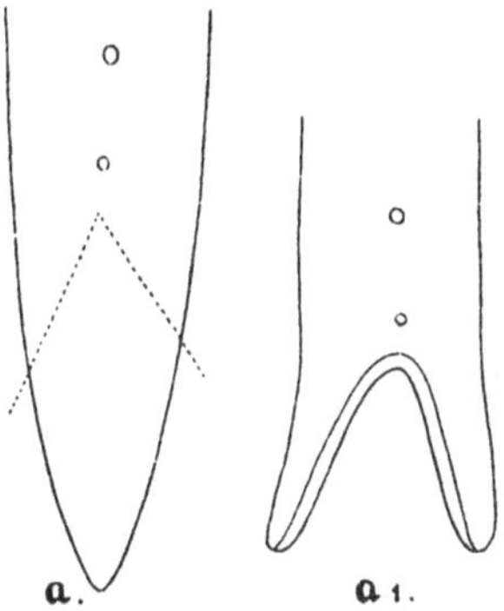

Fig. 35.

Anders liegen die Verhältnisse, wenn man nicht Stücke aus dem Planarienkörper herausschneidet und dann isoliert der Entwicklung überläßt, sondern nur den Planarienkörper zerteilt, und nun den Restitutionsprozeß sich unter dem Einflusse des Stammindividuums, also unter dem Einflusse des alten „Ganzen" vollziehen läßt. Wir können durch Versuche dieser Art direkt den Grad jener Abhängigkeit der Differenzierung von dem zu schaffenden Ganzen prüfen.

Zerschneidet man z. B. das Hinterende einer Planarie entsprechend der in der beistehenden Figur 35*a* punktierten Linie, so daß es jetzt in zwei von einander gesonderte Zipfel ausläuft, so bildet sich jeder von ihnen zwar selbständig, aber doch nur zu dem nunmehr der Planarie fehlenden Hinterende um, es entstehen also zwei Schwanzstücke (a_1). — Teilt man aber das Hinterende durch einen medianen, weit nach vorne reichenden Schnitt (Figur 36 A), und sorgt dafür, daß die beiden Schnitthälften voneinander abstehen, so kann man die in Fig. A_1 dargestellte Bildung erzeugen: An den einander zugekehrten Seiten der Schnitthälften hat sich neues Bildungsmaterial angesetzt, und an jeder von ihnen vorne einen Kopf gebildet; in anderen Fällen laufen die beiden Material-

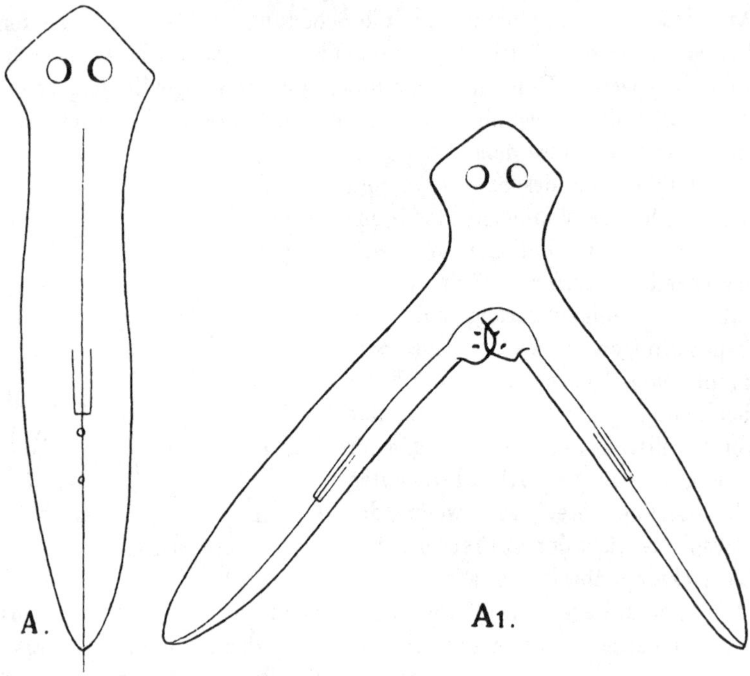

Fig. 36.

hälften in einem medianen, beiden gemeinsamen Kopfe zusammen. Hier erfolgt also die Differenzierung ohne Rücksicht auf das eigentlich dem Stammindividuum Fehlende. Die nähere Erwägung dieser, sowie noch zu erwähnender Versuchsresultate ergibt, daß in diesen Fällen das neue Bildungsmaterial seiner Menge und Lage nach eine gewisse Selbständigkeit besaß, und sich infolge dessen selbst als mehr oder minder vollständiges Ganze organisierte. Hiefür mögen noch die folgenden Versuche Beispiele erbringen.

Schneidet man das Kopfende einer Planarie von dem übrigen Körper weg (Figur 37 A), und aus der Mitte des Vorderendes des letzteren eine schmale Substanzbrücke (x) heraus, so kann die Restitution des Rumpfes in verschiedener Weise erfolgen. Läßt man das neue Bildungsmaterial den durch den Ausschnitt entstandenen Spalt (x) ausfüllen und gelangen so die ihn begrenzenden beiden Rumpfstücke in kontinuierliche Verbindung, so bildet sich

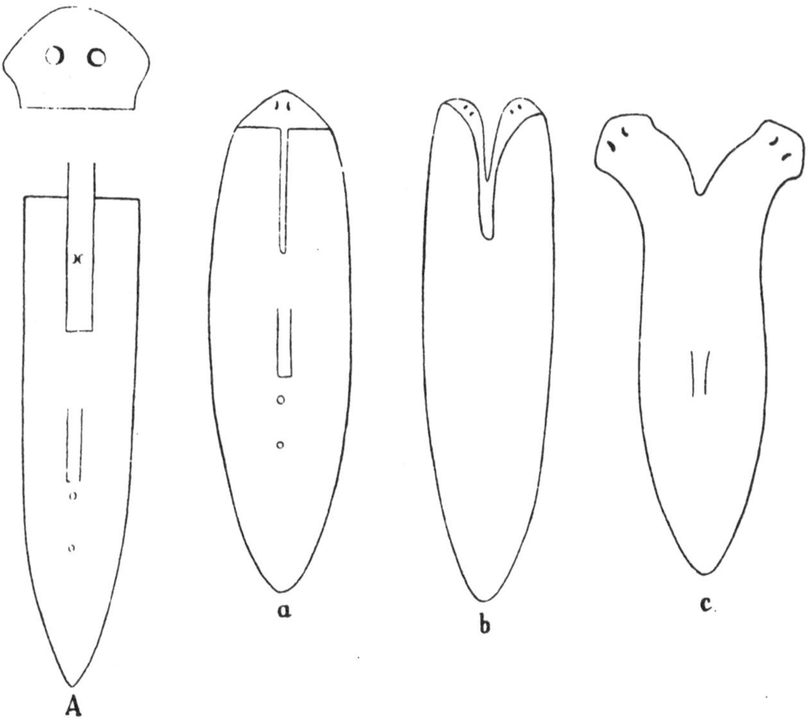

Fig. 37.

an dem Vorderende ein einfacher Kopf aus, wird also eine normale Planarie geschaffen. Die Differenzierung vollzieht sich hier in genauem Anschlusse an den vorhandenen, und der Ergänzung bedürftigen Körperteil. — Sorgt man nun aber dafür, daß die durch den Spalt x getrennten beiden Rumpfvorderstücke auseinander gehalten werden, so bildet sich an jedem von ihnen ein neuer Kopf (Figur 37 *b* und *c* — zwei Entwicklungsstadien): Die Bedingungen, unter welchen sich jetzt das Bildungsmaterial an den beiden Teilstücken befindet, sind wesentlich andere als in dem früheren Falle, jeder Teil kann sich selbständig entwickeln, und entwickelt daher je für sich allein das dem Stammstücke Fehlende.

Das gleiche Resultat läßt sich auch noch in anderer, aber zur Entstehung ähnlicher Bedingungen wie in dem soeben besprochenen Falle führender Weise erzeugen. Schneidet man wie in Figur 38 *A* (punktierte Linie) den Kopf einer Planarie durch zwei seitlich

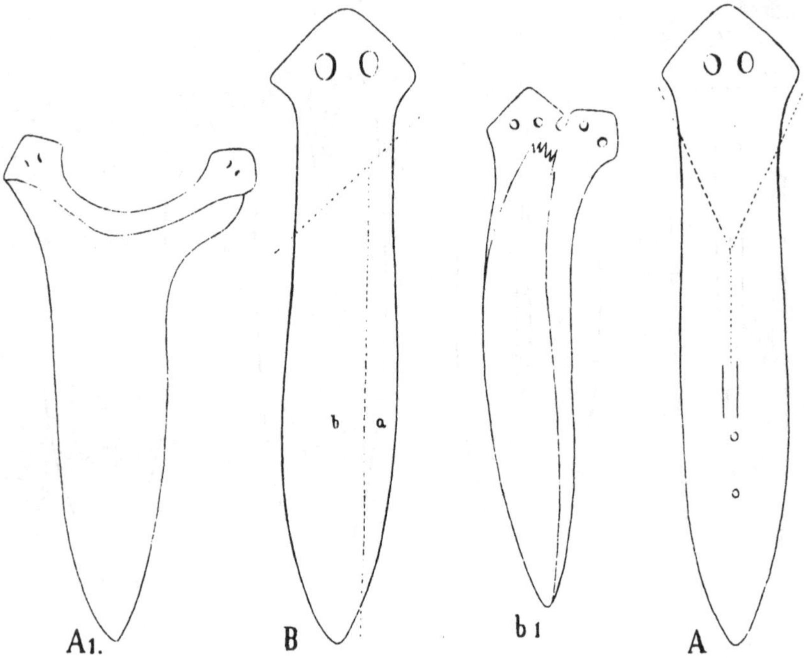

Fig. 38.

geführte Schnitte ab, und schneidet außerdem noch das Rumpfstück median eine Strecke weit durch, so gewinnt man zwei durch einen tiefen Spalt getrennte und spitz zulaufende vordere Enden. Ihrer Ortsbeziehung nach müssen diese beiden Enden neue Köpfe zur Entwicklung bringen, und das geschieht denn auch wirklich (A_1).

Eine derartige zweiköpfige Planarie kann man auch durch die folgende Versuchsanordnung erzielen. Man führt (Figur 38 *B*) vom Hinterende aus einen Sagittalschnitt durch den Planarienkörper, und schneidet hierauf den Kopf desselben durch einen auf das Vorderende dieses Schnittes schief auffallenden zweiten Schnitt ab.

Wir haben auf diese Weise den Rumpf der Planarie in zwei ungleich große Teilstücke (a und b) zerlegt, von welchen das eine (b) ein spitz zulaufendes Vorderende besitzt. Es wird nun an diesem Teilstücke, dessen Schicksal allein hier verfolgt werden soll sowohl an seiner vorderen Endfläche, wie auch an seiner seitlichen dem Stücke a zugekehrten Schnittfläche neues Bildungsmaterial angesetzt. Wenn nun im weiteren Verlaufe an dem vorderen spitzen Ende nicht rechtzeitig ein Zusammenfließen dieses Bildungsmaterials zu einer einheitlichen Masse stattfindet, so liefert das Bildungsmaterial jeder dieser beiden Flächen, seiner Ortsbeziehung zu dem

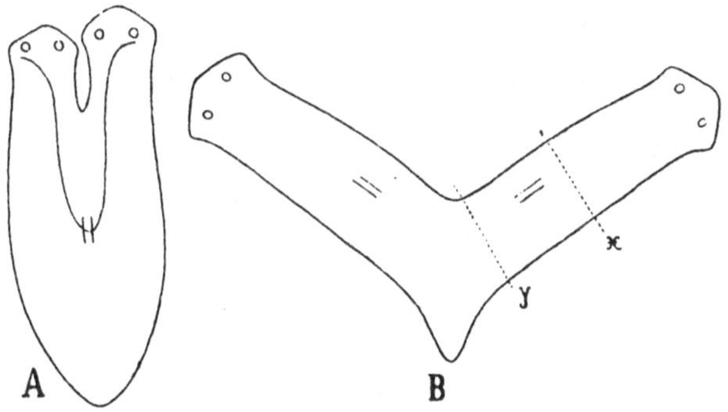

Fig. 39.

hinter ihm liegenden Material, und seiner von der Gegenseite unabhängigen Entwicklung entsprechend, je einen Kopf (Figur 38 b_1), es entsteht also eine zweiköpfige Planarie.

Wenn in dieser Weise, der Ortsbeziehung entsprechend, eine selbständige Entwicklung des neuen Bildungsmateriales stattfindet, so kommt es anderseits auch, infolge der gleichen Ursache, zu gegenseitigen regulativen Beeinflussungen zwischen den restituierenden und den restituierten Gebilden, wie aus folgenden Umständen erhellen mag.

Die Größe der neugebildeten Köpfe hängt von der Größe der Teilstücke ab, aus welchen sie zunächst entstehen. Sind diese Stücke kurz und schmal, wie in Figur 37 b, Figur 38 A_1, oder Figur 39 A, so sind auch die Köpfe klein, oft nur von halber Normalgröße. Ist dagegen das den Kopf mit dem Stammstücke verbindende Teilstück lang, so ist auch der Kopf größer. Spaltet man z. B. eine Planarie durch einen durch ihr Vorderende gehenden langen

Sagittalschnitt, und verhindert die Vereinigung der beiden Schnitthälften, so liefert jede von ihnen einen neuen Kopf (Fig. 39 *B*) von erheblicher Größe, und sie können ihn bei längerer Versuchsdauer (und Fütterung) zur normalen Größe restituieren. Diese Größendifferenz hängt nicht allein von der Breite des die Köpfe mit dem übrigen Körper verbindenden Stückes, sondern auch von der die Köpfe selbst verbindenden Zwischenzone (vgl. besonders Figur 38 A_1) ab. Ist sie, wie bei kurzen Stücken, nahe den Köpfen, so bleiben diese klein; im Gegenfalle (Figur 39 *B*) strebt das lange Teilstück und sein Kopf seine eigene Unabhängigkeit an, und sucht sich, entsprechend seiner nahezu normal langen Stammbasis, zur normalen Größe umzubilden.

In dem zuletzt besprochenen Falle der Figur 39, B ist nun noch ein Umstand von Interesse. Jeder der beiden Köpfe setzt sich hier zu einer Hälfte aus dem alten (durch den Schnitt geteilten) Kopfe, zur anderen aus einer neu gebildeten Kopfhälfte zusammen. Bildet sich nun diese neue Kopfhälfte sofort in der Größe der normalen, alten Kopfhälfte aus, oder reduziert die letztere ihre eigene Größe entsprechend derjenigen der neu entstehenden Hälfte? Die Versuche lehren, daß das letztere erfolgt, beweisen also eine hochgradige Regulation des alten Materiales zu Gunsten des neu zu schaffenden, proportional gebildeten Ganzen. — Gleiche Resultate ergeben sich betreffs der Bildung des hinter den Köpfen gelegenen Stückes der beiden Planariateilrümpfe.

Der regulative Einfluß des Ganzen auf die Teile zeigt sich auch in folgenden Versuchen. Schneidet man den einen Partner unserer Zwillingsbildung (Figur 39 *B*) vor dem Pharynx (entsprechend der Linie *x*) durch, so bildet das hintere Teilstück einen neuen Kopf, ergänzt sich also neuerlich; schneidet man es dagegen hinter dem Pharynx (entsprechend der Linie *y*) durch, so erfolgt keine Neubildung[1]), die Wundfläche wird überhäutet und der restliche Planarialeib wird vollkommen symmetrisch.

Einen noch tieferen Einblick in die inneren Faktoren dieser Differenzierungsprozesse gewährt der folgende Versuch. Schneidet man einer Planarie den Kopf ab, teilt hierauf den Rumpf durch

[1]) Obzwar, wie aus anderen Versuchen hervorgeht, auch dieser Körperteil bei isolierter Entwicklung die Fähigkeit besitzt, einen neuen Kopf zu bilden.

einen Sagittalschnitt in zwei gleiche Hälften, und schneidet man dann eine von diesen nahe der Basis quer durch (Figur 40 *A*), so kann der hierauf einsetzende Restitutionsprozeß zu zweierlei Resultaten führen. An den Schnittflächen wird neues Material angebildet, und dieses vereinigt allmählich die beiden durch die Operation gewonnenen Stücke (Figur 40*a*); in diesem Falle bildet sich, und zwar stets, an dem vordersten Ende, ein Kopf, während aus dem übrigen Bildungsmaterial stets nur die seitlichen Teile neu gebildet werden, und so entsteht allmählich ein (annähernd) normaler Planariakörper. Sorgt man aber dafür, daß die beiden Stücke sich nicht in dieser Weise vereinigen können, dann entsteht nicht nur an dem vorderen, sondern auch an dem hinteren, kürzeren Stücke ein neuer Kopf (Figur 40 *b*). Hier ist also von demselben und zur gleichen Differenzierung fähigen Materiale unter verschiedenen Umständen Verschiedenes neu gebildet worden. Steht das Bildungsmaterial auf der hinteren Schnittfläche in kontinuierlicher Verbindung mit dem der vorderen (*a*), so daß es nur einem seitlichen Abschnitt des Planariakörpers entspricht, so liefert es, dieser Ortsbeziehung entsprechend, auch keinen Kopf, es hülft vielmehr bloß die Seite des Körpers restituieren; besteht aber diese Verbindung nicht, und ist daher seine selbständige Entwicklung möglich (*b*), dann bildet dieses selbe Bildungsmaterial, seiner jetzigen Ortsbeziehung entsprechend, einen neuen Kopf auf seinem Stammstücke. —

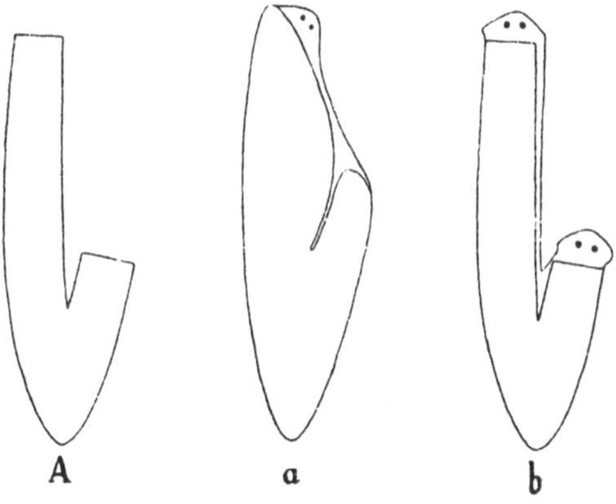

Fig. 40.

Wenn man die Gesamtheit der hier geschilderten Versuche an Planaria ins Auge faßt, so kann man auf den Gedanken verfallen, daß ihnen allen ein gemeinsamer Grundzug anhaftet, der vielleicht überhaupt, auch bei allen anderen Restitutionsprozessen, als eine letzte, jede Differenzierung beherrschende Gesetzlichkeit aufzufassen ist: Die Wahrung einer gewissen Polarität nämlich.

Käme dieser Polarität auch jene allgemeine Bedeutung zu, so wäre natürlich auch sie ebensowenig für uns weiter auflösbar, als jene früher erörterte „Ortsbeziehung“ der Teile; aber immerhin ließen sich, bei Anerkennung dieser Polarität, viele Tatsachen einfacher auffassen. Der bestehenden, auch in kleinen Teilstücken

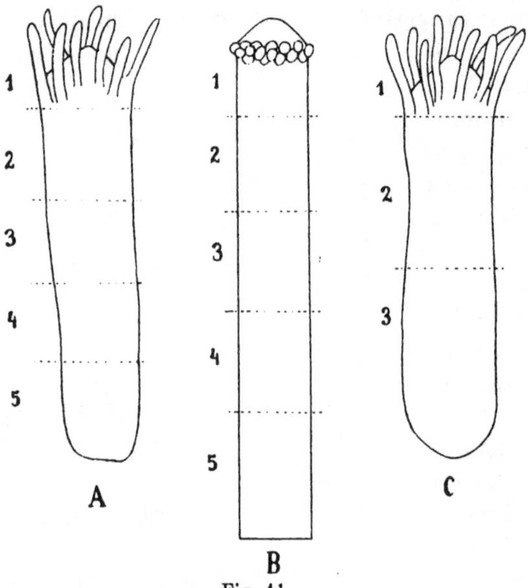

Fig. 41.

vorhandenen Polarität entsprechend, müßten an dem einen Pole dieser Teilstücke stets gewisse, an dem anderen Pole wiederum stets andere, aber auch ganz bestimmte Organdifferenzierungen erfolgen. Es fragt sich nun, ist jene Wahrung der Polarität wirklich deutlich auch stets nachweisbar?

Das ist nun nicht der Fall, wie wir aus gewissen Untersuchungsresultaten, so denen von Fl. Peebles und A. P. Hazen, deutlich erschließen können.

Fl. Peebles hat eine große Reihe von Versuchen an Hydrozoen (Quallenpolypen) ausgeführt. Sie zeigte zunächst bei den Kolonien bildenden Formen von Hydractinia und Podocoryne, daß man den Stamm eines Nähr- (Figur 41 *A*) oder eines Verteidigungspolypen (des sogenannten Spiralzooids, Figur 41 *B*)[1]) in mehrere Stücke (in den Figuren durch die punktierten Linien angedeutet) zerlegen könne, und daß sich dann jedes dieser Stücke wieder zum Ganzen zu restituieren vermag. Es macht dabei keinen Unterschied, ob das betreffende Stück vorher mehr oder weniger weit am Hinterende des Polypen gelegen war. Nicht einmal hinsichtlich

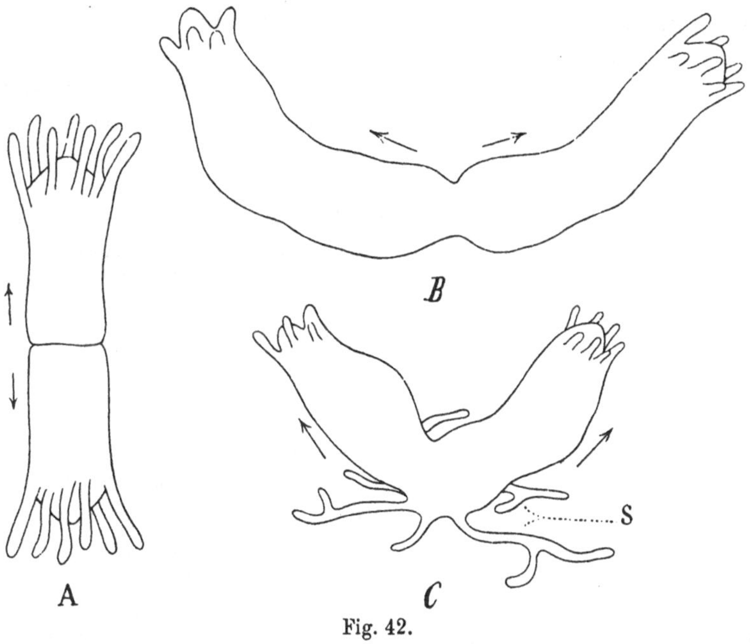

Fig. 42.

der Schnelligkeit, mit welcher die Ergänzung des Vorderendes erfolgt, besteht zwischen vorderen und hinteren Stücken ein Unterschied. Im Falle der Figur 41 *C* z. B. regenerierte das Stück 3* sein Vorderende ebenso rasch, als das Stück 2, wiewohl dieses weit vorn, unmittelbar hinter dem Tentakelkranz abgeschnitten worden war. — Von großem Interesse, speziell auch für die hier berührte Frage, sind die Versuche mit Verwachsung zweier Teilstücke. Werden z. B. bei zwei Polypen die basalen Stücke abgeschnitten, und mit ihren aboralen Oberflächen aneinander gebracht (vgl.

[1]) In den Figuren sind wiederum nur die äußeren Umrisse angegeben, nichts von der inneren Organisation.

Figur 42 *A*),[1]) so erfolgt ihre Verschmelzung; nach etwa 24 Stunden stellen sich die beiden Polypen mehr stumpfwinklig gegeneinander (*B*); die auf diese Weise beginnende Aufrichtung der Polypen steigert sich später und das an ihrer Verschmelzungsstelle entstandene Mittelstück wendet sich mehr nach hinten, legt sich dem Boden des Gefäßes, in dem das Objekt gehalten wird, dicht an, und sendet bald darauf die sogenannten Stolonen (Figur 42 *C*; *S*) aus. Eine aus zwei Individuen bestehende normale Kolonie ist auf diesem Wege entstanden.

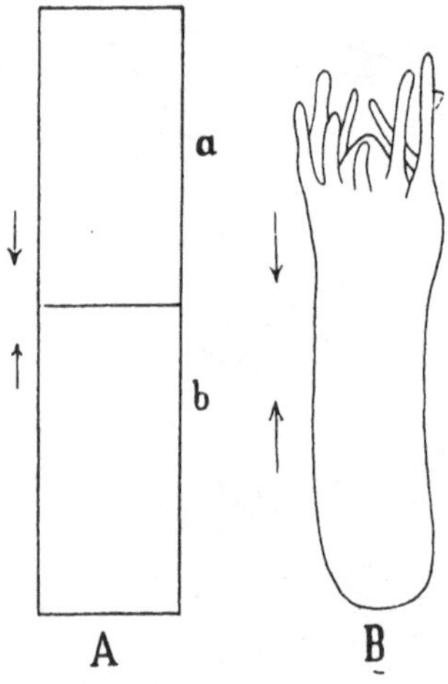

Fig. 43.

Die Restitutionsarbeit kommt in diesem Versuche, so hochgradig sie auch ist, mit der Polarität nicht in Konflikt. Anders ist dies in dem folgenden Falle (Figur 43 *A*). Hier ward das obere, die Tentakel tragende (orale) Endstück zweier Polypen abgeschnitten und diese nun mit den Wundflächen aneinander gelegt. Die Polaritätsrichtungen der beiden zur Verheilung gebrachten Stücke standen also zueinander in völligem Gegensatze. Soll aus diesem Objekte ein neuer, normaler Polyp entstehen, so muß eine völlige Umarbeitung des Materiales in allen Teilen dieses Stückes, bis auf sein unteres Ende, das aboral ist und es auch bleiben soll, erfolgen. Tatsächlich kann dies auch, wie aus *B* ersichtlich ist, erfolgen, es bildet sich aus beiden umgekehrt aufeinander gepropften Stücken ein neuer Polyp.

Auch für eine andere Form der Hydrozoen, die Gegenstand vielfacher Versuche war (vgl. besonders Driesch), für Tubularia, ist von Peebles erwiesen worden, daß keine strikte Wahrung einer „Polarität" besteht. Vereinigt man Teilstücke der Tubularia in der in Figur 44 *A* dargestellten Weise, so entstehen zwar an den (ursprünglich) oralen Enden der beiden Teilstücke neue Hydranthen,

[1]) Die Pfeile in dieser, wie in den folgenden Figuren zeigen die (ursprüngliche) Achsenrichtung an, ihre Spitzen sind dem oralen, ihre Enden dem aboralen Pole zugewendet.

aber solche entwickeln sich später auch noch an den (ursprünglich) aboralen, jetzt oralen Enden (vgl. die Figur); vereinigt man die Teilstücke in der in *B* wiedergegebenen Weise, so können zwar, der Polarität entsprechend, an den oralen Enden von *a* und *b* neue Hydranthen (vgl. die Figur) gebildet werden, die Teilstücke können sich aber dann trennen, bilden also freie Polypen — die Vereinigung erfolgte wahrscheinlich nicht vollständig, und ermöglichte die selbständige Differenzierung der beiden Teilstücke; denn in anderen Fällen, in welchen später keine Trennung der Teilstücke stattfindet, entstehen, der neuen Ortsbeziehung entsprechend, nur an dem (neuen) oralen Pole des einen Teilstückes Hydranthen (Figur 44 *C*), während ihre Bildung an dem oralen Ende des unteren Teilstückes unterdrückt wurde, so daß also hier aus zwei Systemen ein neues, normales Individuum entstand.

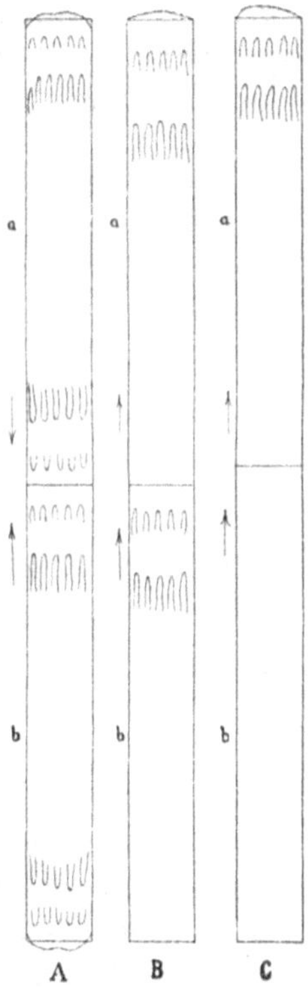

Fig. 44.

Daß die Stellung und ursprüngliche Polarität der Teilstücke nicht von wesentlicher Bedeutung für die Differenzierung ist, sondern daß stets auf die Bildung eines einzigen, normalen Individuums hingearbeitet wird, das läßt sich auch durch Versuche an dem gewöhnlichen Süßwasserpolypen, der Hydra, erweisen. Ein sehr hübscher derartiger Versuch (von Peebles) sei hier wenigstens erwähnt. Vereinigt man zwei verschiedene Teilstücke von zwei Hydren in der in der nachstehenden Figur 45 (*A*) angedeuteten Weise, so liefern sie nach ihrer Verwachsung eine normale Hydra (*B*), unterdrücken also die Tentakelbildung an ihren ursprünglich oralen Enden, und bilden Tentakel an ihrem neuen oralen Endstücke.

Bei Hydra wurde übrigens noch eine andere sehr interessante Tatsache ermittelt. Bei den bisherigen Fällen handelte es sich um Unterdrückung, beziehungsweise um neuartige Organdifferenzierung. In anderen Versuchen nun (Rand) kamen normal gebildete Organe, und zwar Tentakel, infolge der besonderen Art des Experimentes, in abnorme Positionen: Sie wurden allmählich rückgebildet, und so eine normale Gesamtform erzielt.

Eine im Prinzipe mit den früheren gleiche Differenzierungsart hat endlich auch noch A. P. Hazen bei dem im zoologischen Systeme viel höher als die bisher besprochenen Formen stehenden Regenwurme nachgewiesen. Heilte sie nämlich auf die vordere Schnittfläche eines Hinterendes ein kleines Stück des Vorderendes so an, daß es mit seiner ursprünglich vorderen Endfläche mit der Schnittfläche des Hinterendes verschmolz, während sein ursprünglich nach hinten gekehrtes Endstück jetzt frei und nach vorne gekehrt blieb (wie z. B. im Falle der Figur 45 *A*), so lieferte das letztere nicht, wie dies seiner „Polarität" gemäß zu erwarten war, einen Schwanz, sondern, seiner neuen Ortsbeziehung gemäß einen Kopf; es entstand also selbst unter diesen Verhältnissen eine normale Gesamtform aus den beiden, in — der Polarität nach — so ungünstigerweise miteinander verbundenen Stücken.

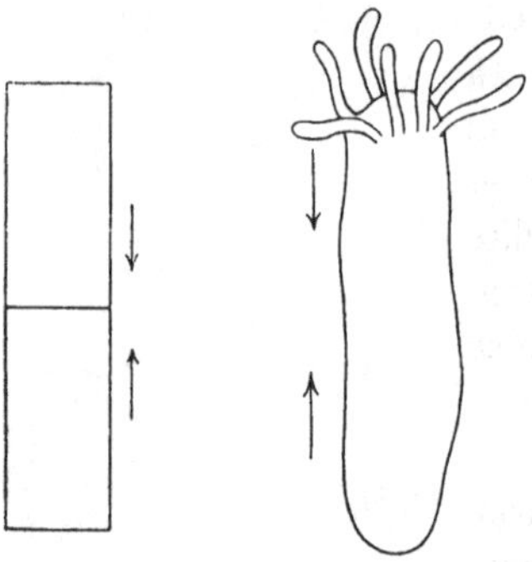

A *B*

Fig. 45.

Die harmonische, stets auf die Erreichung einer normalen Gesamtform hinzielende Restitutionsarbeit tritt endlich in sehr augenfälliger Weise in einer von Driesch angestellten Versuchsreihe entgegen, die auch aus dem Grunde interessant ist, weil die Objekte, auf welche sie sich bezieht — Ascidien — im System als „Nächstverwandte" der Wirbeltiere hingestellt werden.

Diese Untersuchungen sind speziell an der Ascidienform Clavellina lepadiformis ausgeführt worden. Wir können an dem Körper dieser Ascidie vier Abschnitte unterscheiden, die aus der beistehenden, schematischen, bei weitem nicht alle Organe darstellenden Figur ersichtlich sind: Erstens den Kiemenkorb, mit zwei Öffnungen, der Mund- (Ingestions-) und Egestionsöffnung (Siphonen) (*i* und *e*); mit mehreren Reihen von Kiemenspalten, welche sich in den sogenannten Peribranchialraum öffnen; dem sogenannten Endostyl, der Rückenleiste, einem Nervenknoten u. a. m. Zweitens ein verbindendes Mittelstück (II), mit dem Anfangs- und Endstück des Darmkanales; dann folgt der Eingeweidesack (III), mit Magen, Darm (*D*), Herz (*H*), Genitalien (hermaphroditisch); endlich folgt (IV) ein organfreier Abschnitt, der in das sogenannte Stolonengeflecht übergeht (das sogenannte Postabdomen der Synascidien); er soll, mit Driesch, als „Abschnitt des Stammstolos", oder kurz als „Stammstolo" bezeichnet werden.

Berücksichtigen wir zunächst die Restitutionskraft der am weitesten differenzierten Körperabschnitte, d. i. des Kiemenkorbes und des Eingeweidesackes.

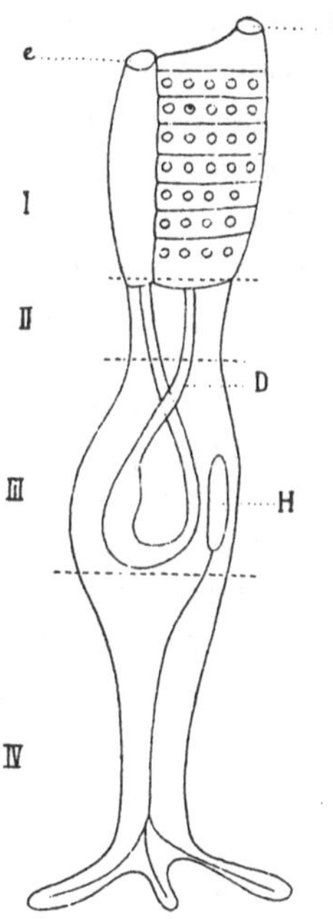

Fig. 46.

Hat man von dem letzteren den Stammstolo abgetrennt, so wird er in kurzer Frist neu gebildet; das Gleiche gilt von dem Mittelstück (II), das überhaupt — was hier gleich erwähnt sein mag — auch vom abgeschnittenen Kiemenkorbe leicht nachgebildet wird, also für den Regenerationsakt dieser beiden Körperabschnitte unwesentlich ist. Schneidet man nun den Kiemenkorb von dem Eingeweidesack ab, so wird auch er neu gebildet, und etwa am achten Tage nach dem Anschnitte ist die neue Ascidie fertig, und der regenerierte Kiemenkorb in voller Funktion. Das prinzipiell Wichtige an diesem Versuche liegt nun darin, daß der Kiemenkorb nicht, wie dies sonst von regenerativem Geschehen als allgemein gültig hingestellt wird, als „Gleiches von Gleichem"[1]) gebildet worden sein kann. Hier ist „ja gerade ein ganz besonders typischer Körperteil gebildet worden von einem auch typischen, aber ganz anders gearteten aus. Kiemenspalten, Siphonen, Nervenzentren sind gebildet worden von Teilen, die alle diese Dinge gerade nicht besaßen".

So bedeutsam diese Leistung auch ist, man kann sie immer noch als „echte" Regeneration deshalb bezeichnen, weil bei ihr an

[1]) Dieser Satz gilt auch bei „höheren" Tieren nur für ganz allgemeine Gewebsqualitäten, bei „niederen" Tieren aber nur in einem sehr weiten, von dem üblichen abweichenden Sinne. Die nähere Erwägung der hier angeführten Tatsachen lehrt dies ohne weiteres.

der Wundfläche zunächst eine Regenerationsknospe sich bildet, die sich langsam vergrößert, aber noch keine Organisation (äußerlich) erkennen läßt; erst später tritt in diesem von Seite des regenerierenden Stückes angebildeten Materiale die spezielle Differenzierung ein.

Weit seltsamer und für die hier erörterten Fragen wichtiger sind die merkwürdigen Vorgänge, die sich dann abspielen, wenn man den so hoch organisierten Kiemenkorb zum Ausgangspunkt der Restitution werden läßt.

Stammt der Kiemenkorb von einem großen Tiere, dann erfolgt die Nachergänzung des Fehlenden zumeist als „echte“ Regeneration; aber auch da schon läßt sich auf messendem Wege sicher erweisen, daß nach dieser Regeneration der Kiemenkorb absolut kleiner geworden ist, wobei jedoch seine normalen Proportionsverhältnisse gewahrt blieben. Es ist also, da das Regenerat zunächst kleiner ist, als es das Stammindividuum war, eine regulatorische Reduktion zur Wahrung der Gesamtsymmetrie des neu entstandenen Individuums eingetreten. — Stammt jedoch der betreffende Kiemenkorb von mittelgroßen oder kleinen Tieren, dann erfolgt — ohne erkennbare Ursache[1]) — die Restitution zumeist in anderer Weise, entweder nach einem „gemischten“ Restitutionsmodus, oder nach dem Modus „reiner Reduktion und Auffrischung“.

Im ersteren Falle beginnt der Prozess regenerativ: Am 3. oder 4. Tage tritt an dem isolierten Kiemenkorbe eine sich stetig vergrößernde Regenerationsknospe auf. Aber offenbar ist die Restitution auf diesem Wege aus irgend welchen Gründen nicht möglich, und da tritt nun ein anderer Modus ein: Es kommt zunächst zu einer Reduktion, zu einer förmlichen Einschmelzung der ganzen früheren Organisation, und an sie schließt sich erst eine Auffrischung, eine Verjüngung und Neuorganisation an. Im Detail läuft dieser Prozess in der Art ab, daß die Organisation des Kiemenkorbes immer undeutlicher erkennbar wird. Im Falle der Fig. 47 besaß der isolierte Kiemenkorb (*a*) am Tage nach der Operation acht (nicht eingezeichnete) Reihen von Kiemenspalten; 3 Tage

---

[1]) Bei Planaria ist dieses Verhältnis viel klarer: Wird das Planaria-Bruchstück ernährt, dann erfolgt Regeneration (im engeren Sinne), hungert es aber, dann erfolgt direkte Umgestaltung, Neuorganisation zum Ganzen, ohne vorherige regenerative Sprossung.

später (*b*) ist bereits eine — allerdings noch geringfügige — Reduktion eingetreten, und es ward auch eine Regenerationsknospe (*R*), die das Herz enthielt (vgl. Fig. 46), gebildet. Vier Tage später, (*c*) ist die Reduktion viel weiter gediehen, wobei nach unten zu eine Stolo (*S*) gebildet wurde; von den Kiemenspalten und der eigenartigen Zeichnung des Kiemenkorbes aber ist nichts mehr zu sehen; nur die Siphonen sind noch da, auch sie verschwinden jedoch später, und oft stellt dann der ganze frühere Kiemenkorb eine, keine weiteren Details erkennen lassende, weiße Kugel dar.

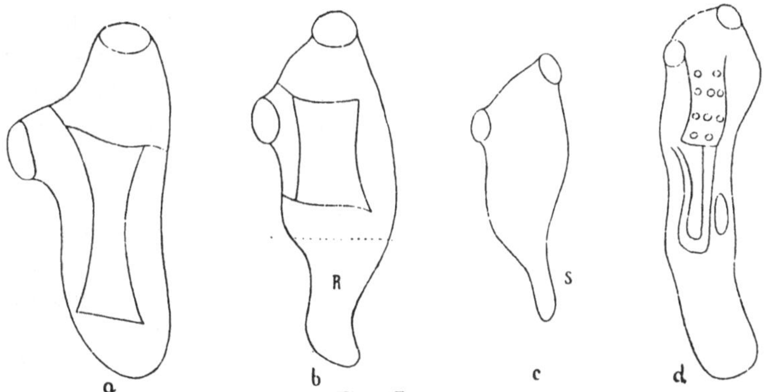

Fig. 47.

Dann aber beginnt in diesem Gebilde die Neuorganisation. War die Reduktion sehr weit gegangen, so beginnt diese Neuorganisation zunächst mit einer Längsstreckung. Dann wird die ganze Körpermasse heller, durchsichtiger; das früher schon vorhanden gewesene Regenerat (*R*), besonders das in ihm enthaltene Herz, sieht man wieder deutlich; am Kiemenkorbe erscheinen die Siphonen, die verschwommene weiße Pigmentierung macht der normalen Zeichnung Platz, und allmählich erscheinen auch die Kiemenspalten. Gerade ihr Verhalten beweist, daß es sich hier um eine Neuorganisation, und zugleich um eine Ummodellierung des vorhandenen Materiales an die Proportionverhältnisse der neuen Gesamtform, und nicht einfach um regenerative Nachergänzung des Fehlenden handelt: Die Zahl der Spaltenreihen ist vermindert, und der neue Kiemenkorb proportional der Gesamtform verkleinert worden, da er nunmehr einer kleinen Ascidie angehört. Der Kiemenkorb, der im Falle der Fig. 47 den Ausgangspunkt der Restitution darstellte, besass, wie erwähnt, acht

Reihen von Kiemenspalten; die Ascidie, welche 19 Tage nach seiner Isolierung aus ihm entstanden war (*d*), besaß einen viel kleineren Kiemenkorb mit nur vier Spaltreihen, und ihre Gesamtlänge übertrifft die Länge des Kiemenkorbes nur um Weniges.[1])

Bei dem zweiterwähnten Restitutionsmodus wird die Bildung einer Regenerationsknospe überhaupt nicht erst versucht, sondern es tritt bald nach der Isolation des betreffenden Stückes eine totale Rückbildung aller vorhandenen äußeren Organisation der Objekte ein. Aus dem isolierten, mit neun (nicht eingezeichneten) Kiemenspaltreihen versehenen Kiemenkorbe (*a*) der Fig. 48 hatte sich z. B. acht Tage nach der Isolation ein weißer, keine Organisation erkennen lassender Klumpen (*b*) entwickelt; nach einer Zeit der Ruhe trat in ihm die Neuorganisation ein: Es kam zu einer Längsstreckung und gleichzeitig zu einer Aufhellung der ganzen Masse; „bald sieht man das Herz schlagen, gewahrt die Örtlichkeit der späteren Kiementaschen und Siphonen vorgebildet, die weiße Zeichnung bildet sich aus der allgemeinen Pigmentierung wieder distinkt hervor“. Das Resultat ist eine neue kleine Ascidie (*c*), die aber wiederum einen kleineren, ihrer Gesamtform proportionalen Kiemenkorb, mit nur drei oder vier Spaltreihen mit je nur wenigen Kiemenspalten besitzt, an Länge dem alten Kiemenkorbe gleich kommt, von ihm aber — wie dies eben den verschiedenen Größenverhältnissen beider entspricht — an Breite übertroffen wird. — Daß es sich bei solchen Verhältnissen tatsächlich um eine Neuorganisation, um eine Umarbeitung des alten Materiales[2]) in eine neue Ganzform handeln muß, bedarf wohl keiner weiteren Erörterung.

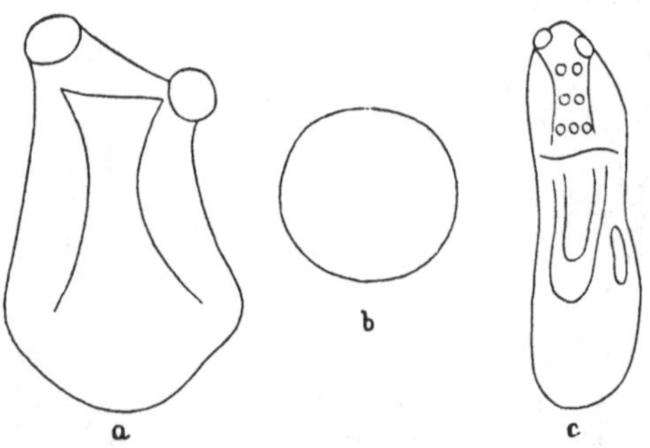

Fig. 48.

[1]) Die Figuren sind sämtlich bei gleicher Vergrößerung gezeichnet.

[2]) Auch histologisch handelt es sich um eine Reduktion der Elemente. (Vgl. die Befunde Caullerys bei Driesch, 22, S. 268.) Eine genauere Erforschung speziell dieser histologischen Umwandlung ist jedoch noch ausständig.

Aber es bedarf zu einer völligen Restitution nicht einmal eines ganzen Kiemenkorbes! Die obere, die untere und auch eine seitliche Hälfte desselben wandeln sich, wenn isoliert, zu (proportional) kleineren Ascidien um; bei den beiden ersteren erfolgt dies nach dem Modus der reinen Reduktion mit nachfolgender Neuorganisation, bei der letzteren in dieser oder auch in rein regenerativer Weise. Speziell die Restitution von der unteren Hälfte des Kiemenkorbes aus lehrt uns auch, daß die Anwesenheit des in der oberen Hälfte, zwischen den Siphonen gelegenen Nervenknotens für die restitutiven Leistungen des Kiemenkorbes nicht notwendig ist.[1])

Von weiterem Interesse ist ferner der Umstand, daß auch eine wiederholte Regeneration möglich ist. Wenn man das von einem Eingeweidesack oder einem Kiemenkorbe gelieferte Regenerat abtrennt, so vermögen sie es nochmals zu liefern. Es kann andererseits ein selbst restitutiv erzeugter Kiemenkorb oder Eingeweidesack, wenn man ihn abtrennt, den Restitutionsstamm, von dem er gebildet worden war, z. B. den Stammstolo, selbst wiedererzeugen. „Es ist klar," bemerkt hierzu Driesch, „daß bei diesem Prozeß schließlich Individuen resultieren, die dem ersten Ausgangsindividuum gegenüber etwas ganz Neues sind, die nichts mehr von ihm repräsentieren als, wenn man will, seine ‚Idee'. Ganz entsprechend ist es, als wenn man an einem Schiff zuerst die Maschine, dann aber den Rumpf erneuern würde; nur daß der Organismus sich eben selbst erneuert.

Daß wir solchen Tatsachen gegenüber mit Zerlegungstheorien, wie z. B. der Weismannschen, oder mit rein mechanistischen[2]) Anschauungen nicht auskommen können, ist wohl von selbst ersichtlich.

---

[1]) Des Einflusses, den das Nervensystem auf die Organdifferenzierung auszuüben vermag, wurde bereits früher (S. 308, Anm.) gedacht. Wenn hier restitutive Vorgänge ohne Einfluß des Nervensystems (wenigstens des Nervenknotens) erfolgen, so muß darauf hingewiesen werden, daß dies in anderen Fällen anders ist. So bei der Regeneration des Crustaceenauges (Herbst) und bei der Neubildung des Kopfes beim Regenwurm (Morgan).

[2]) Würden wir die Organisation dieser (und überhaupt aller) lebendigen Form maschinell auffassen, so müßten wir, mit Rücksicht auf diese Tatsachen, der hypothetischen Maschine die Fähigkeit zuschreiben, daß ihre einzelnen Teile sich selbst wieder zu einer neuen Maschine ergänzen könnten: Eine solche Maschine ist aber undenkbar.

Es erübrigt nunmehr noch, die Differenzierungsfähigkeit des letzten Abschnittes des Körpers der Clavellina, des Stolos (Fig. 46 IV) zu untersuchen. Es läßt sich leicht nachweisen, daß der Stammstolo bei seiner Isolierung gleichfalls zu einer entsprechend kleinen Ascidie sich umwandelt, und zwar ungefähr in derselben Art, wie dies vom zweiten Typus der Differenzierung des Kiemenkorbes (Fig. 48) geschildert wurde. — Doch besitzt nicht allein der Stammstolo die

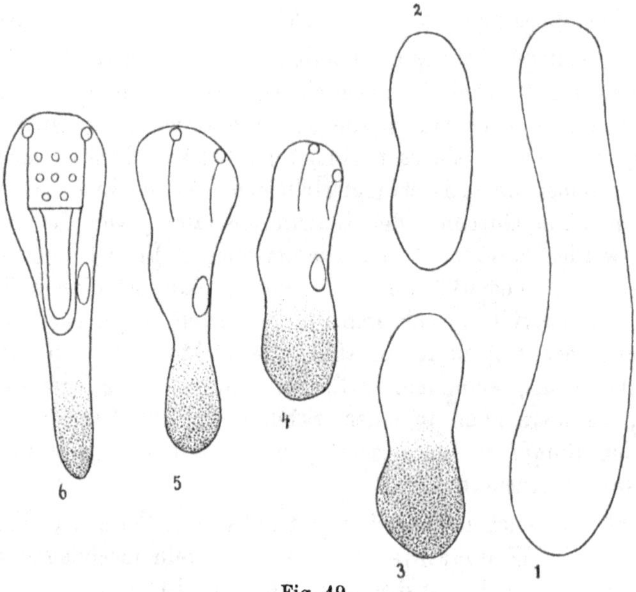

Fig. 49.

Fähigkeit, sich zu einer jungen Ascidie umzubilden. Er übergeht (vgl. Fig. 46) nach unten in das Stolonengeflecht, und es läßt sich auch für dieses erweisen, daß jedes beliebige Stück desselben die Fähigkeit zu dieser Umwandlung besitzt. Hat man irgend ein Stück aus diesem Geflechte herausgeschnitten (Fig. 49, 1), und überläßt es nun der isolierten Entwicklung, so tritt zunächst eine starke Schrumpfung der Stolomasse, sowohl der Länge wie der Breite nach, ein (Fig. 2, zwei Tage nach der Isolation), und das Objekt verliert an Durchsichtigkeit. Nach einigen Tagen beginnen sich die ersten Differenzierungsanzeichen wahrnehmbar zu machen, und zwar in Form eines Hellwerdens des proximalen[1]) Teiles des Stolo (3); „sehr bald sieht man an diesem hellen Ende einen terminalen und einen mehr seitlichen, bei auffallendem Lichte weißen, kleinen Kreis, die ersten Anlagen der Aus- und Einströmungsöffnung, auch die charakteristische Zeichnung des Kiemenkorbes gibt sich bei auffallendem Licht als weiße Streifung deutlich kund, von Kiemenöffnungen ist in diesem Stadium aber noch nichts sichtbar. Dagegen sieht man in der Mitte oder, bei kleinen Stücken, im letzten Drittel des Stolo deutlich die Pulsation des Herzens (Fig. 4 und 5), eines Gebildes, das oft sogar schon früher als jene anderen Phänomene zu unterscheiden ist. Bald erscheint die Ausprägung der jungen Ascide viel deutlicher: Man gewahrt

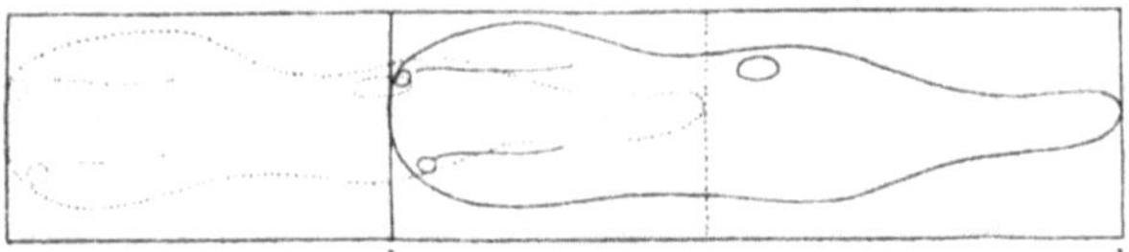

Fig. 50.

die Darmschlinge neben und vor dem Herzen, der spätere Kiemendarm hat sich aufgebläht und setzt sich vom übrigen Körper ab, die Öffnungen erscheinen deutlicher. Zuletzt erscheinen auch, nur in 2—3 Reihen geordnet und gering an Zahl, die Kiemenspalten (Fig. 6). Damit ist die junge Ascidie im wesentlichen fertig.“

Auch hier liegt, wie klar, eine Umarbeitung des restituierenden Materials zum Zwecke der Schaffung einer von vornherein bestimmten Form vor, und jeder Teil des Materials differenziert sich zu dem, was er seiner Lage nach in dem späteren Ganzen werden soll. Die Differenzierungsart eines Teiles hängt also — abgesehen natürlich von der Größe des sich differenzierenden Objektes — in erster Linie von der Lage ab, welche der Teil im Ganzen einnimmt.

Es läßt sich das gerade hier sehr deutlich erweisen. Wir sagten, daß jedes beliebige Stück des Stolo sich zu einer Ascidie umzubilden vermöge. Denken wir uns nun, das Rechteck der Fig. 50 mit der Grundlinie a—b_1 repräsentiere einen solchen Stolo, so kann der Experimentator aus diesem Stolo einmal ein Stück

[1]) Hierin gibt sich, wie auch bei den früheren Versuchen, eine gewisse Polarität zu erkennen. Daß aber nicht sie das eigentliche, die Differenzierung

von der Länge a—b herausschneiden, und dieses bildet sich nun zu einer (hier in punktiertem Umrisse dargestellten) Ascidie um; ebensowohl hätte aber auch das Stück b—b_1 herausgeschnitten werden können, und auch dieses würde sich zu einer (ihrem Umrisse nach mit einer ausgezogenen Linie wiedergegebenen) Planarie umbilden. Beiden Stücken ist nun die Stolostrecke b—a_1 gemeinsam, und die Figur zeigt nun, daß dieses gemeinsame Stück im ersten Falle das Hinter-, im zweiten aber das Vorderende einer Planaria geliefert hätte. Das gleiche Material kann also seiner in den beiden Fällen verschiedenen Ortsbeziehung in dem von dem betreffenden System zu bildenden neuen Ganzen entsprechend, in beiden Fällen wesentlich Verschiedenes aus sich hervorgehen lassen.

Überblicken wir nunmehr die im Vorangegangenen geschilderten Tatsachen.

Wir haben Organismen kennen gelernt, deren Restitutionskraft eine nahezu unbegrenzte genannt werden kann. Wir können ihrem Körper Teilstücke der verschiedensten, oft — bis zu einer sehr tiefen unteren Grenze — sehr geringen Größe entnehmen, und doch ergänzen sich dieselben zu einer neuen, zwar zunächst — dem Teilstücke entsprechend — kleinen, aber vollkommenen und typischen Form; es ist dabei gleichgültig, welchen Körperteil wir isolieren, und gleichgiltig, ob er einen „höher" oder „niedriger" organisierten Bestandteil des Individuums repräsentiert. Ja wir können aus dem Regenerate selbst wieder Teilstücke isolieren, und auch sie vermögen sich wiederum zu einer neuen Gesamtform zu ergänzen!

Märchenhaft dünkt uns diese Regenerationsfähigkeit, und sie scheint es noch mehr zu sein, wenn wir nicht nur beachten, was alles regeneriert werden kann, sondern wie, in welcher Art und Weise dies erfolgt. Da lehren uns die Isolationsversuche von Teilstücken, daß bei der Anlage des neuen Materials von vorneherein auf die erst zu schaffende Form des neuen Individuums Rücksicht genommen wird (vgl. Figur 39 u. a.), daß daher sichtlich ein Einfluß des erst zu schaffenden Ganzen auf die Differenzierungsart statthat; sie lehren ferner, daß dabei das

beherrschende Moment bilden kann, ergibt sich, wie Driesch in einem Falle zeigen konnte, daraus, daß die Differenzierung auch der (ursprünglichen) Polaritätsrichtung entgegengesetzt erfolgen kann.

alte Material förmlich in eine neue Form gegossen wird, daher eine Umbildung erfahren, und zu ganz anderen Gebilden sich differieren muß, als es in dem Stammtiere darstellte; die Verwachsungsversuche aber lehrten uns ganz besonders diese Umwandlung des alten Materials kennen, und sie zeigten uns, daß sie auch ohne Rücksicht auf die ursprüngliche „Polarität" des Teilstückes erfolgen könne.[1]) Dazu kommt noch, daß die Herstellung der neuen Ganzbildung auf verschiedene Art und Weise erfolgen kann, und daß, den verschiedenen Umständen entsprechend, unter welchen die Restitution erfolgt, auch bald diese, bald jene Restitutionsart gewählt wird: Das hungernde Planariastück wandelt sich, da es kein oder nur wenig neues Bildungsmaterial erzeugen kann, einfach in eine kleine Planaria um; das gefütterte aber wählt zu seiner Restitution nicht nur die Umbildung seines eigenen, alten Materials, sondern es setzt auch neues an, und verwendet es zum Aufbaue des neuen Körpers. Ähnlich liegen die Verhältnisse in den übrigen Fällen. Ein kleines Bruchstück von Clavellina wählt zu seiner Restitution den Modus der Umarbeitung, ein großes den der Regeneration im engeren Sinne, mit nachfolgender Umwandlung. Mannigfach ist auch die Art der Reaktionsweise bei Tubularia.[2])

---

[1]) Hier sei ferner auch an die Seite 285 erörterte Verschmelzung zweier embryonalen Anlagen zu einer Individualität erinnert.

[2]) Die Restitution erfolgt nicht allein in Hinsicht auf die Herstellung der normalen Form, sondern auch — bei intakter Form — zum Zwecke der Herstellung der normalen Funktionsfähigkeit. In dieser Beziehung ist folgende Beobachtung von Winkler von hohem Interesse: Man vermag bei einigen Cyclamen-Arten nicht allein durch Abschneiden der Spreite die regenerative Bildung einer neuen Spreite aus dem Blattstiele auszulösen, sondern auch dadurch, daß die Spreite an dem Stiele belassen, aber an der Ausübung ihrer Funktion durch Eingypsen oder Überziehen mit Kollodium oder Shellack verhindert wird. Es bildet sich in diesem Falle wenig unterhalb des Spreitenansatzes eine Ersatzspreite. Es ist das ein bedeutungsvolles Resultat, welches deutlich den Einfluß des Ganzen auf die Teile, vor allem in Hinsicht auf die Bestimmung der Differenzierungsart der letzteren, erkennen läßt. — Interessant sind auch die Beobachtungen von Zeleny an Hydroides dianthus. Schneidet man den Stiel des funktionierenden Operculums durch, so fängt das rudimentäre sehr bald an sich zu entwickeln, und erreicht die Größe des (früher) funktionierenden. Das angeschnittene früher funktionierende dagegen bleibt jetzt rudimentär, sodaß durch die Operation ein funktioneller Stellungsaustausch beider Opercula erreicht wurde.

Liegen auch die Verhältnisse nicht überall so klar, wie bei Planaria, schon die Tatsache, daß überhaupt eine mehrfache Restitutionsart möglich ist, ist von Bedeutung, und wir dürfen mit Recht vermuten, daß in allen diesen Fällen, wie bei Planaria, zwischen den Umständen, unter welchen die Restitution erfolgt, und dem gerade gewählten Modus der Restitution eine kausale Beziehung besteht.

Ist also eine gewisse Menge organischen Materials gegeben, gleichgültig ob in Form eines Eies, eines Eiteiles, eines großen oder kleinen Bruchstückes von einem oder — im Falle der Verwachsungsversuche — von mehreren bereits voll entwickelten Individuen, so differenziert es sich auch stets zu einer ganz bestimmten typischen Form. Die Menge des Ausgangsmaterials, d. h. also die Größe des Bruchstückes bestimmt wohl auch die Größe, nicht aber die Form des Endproduktes dieser Differenzierung. Diese Form ist eben mit jenem Materiale auch schon fest gegeben[1]), sie ist eine ihm inhärente Eigenschaft. „Lebend" ist jenes Material nur in dieser Form, es zerfällt, wenn ihm die Bildung dieser Form aus irgend welchen Gründen nicht möglich ist. Jeder einzelne Differenzierungsakt erfolgt in Rücksicht auf die Schaffung dieser Form, die ganze Differenzierung ist also zielstrebig. Mit Rücksicht auf diese stete Zielstrebigkeit könnte man sie auch „zweckmäßig" nennen, vorausgesetzt, daß man — und dies muß der teleologischen Naturauffassung gegenüber betont werden — hierunter nicht eine bewußt zweckmäßige Entwicklungs-

[1]) Erfährt das Materiale der Norm gegenüber Änderungen, so differenziert es sich auch — innerhalb gewisser Grenzen — zu einer der Norm gegenüber veränderten, immer aber bestimmten (pathologischen) Form. Hier liegt eben eine Regulatorik vor, aber die Faktoren, durch welche sie geleitet wird, liegen im Systeme selbst, sie sind abhängig von seiner Größe, seinen inneren Proportionen, von seiner — formalen — Konstanten. Diese Art der Regulatorik kommt bei Maschinen nicht vor; die maschinelle Auffassungsweise kann daher auf diese Lebensgeschehnisse nicht angewendet werden, sondern hier liegt eine eigene Gesetzlichkeit vor, die zwar auf das „Lebendige" allein nicht beschränkt (s. später S. 349), ihm aber — wegen der für es so hohen Bedeutung der Formgestaltung — ganz besonders eigentümlich ist. Die Formgestaltung erfolgt also nach einer den lebendigen Körpern ganz besonders zukommenden Gesetzlichkeit, und wir können so von einer „Autonomie" (Driesch) der Lebensvorgänge sprechen. Selbstverständlich wird hierdurch das Kausalitätsprinzip und das der Energetik nicht berührt.

art versteht, die schon aus dem Grunde ausgeschlossen ist, weil die Art und Weise der Differenzierung immer nur in einer gewissen Richtung möglich, und in den Bedingungen des betreffenden Systems festgelegt ist.

Mit dem Systeme ist also auch ein bestimmtes formales Ziel gegeben. Von dem letzteren hängt es ab, was jeder Teil des Systemes werden muß. Jeder Teil wird zu dem, was er, seiner Lage nach, in dem zu bildenden Ganzen repräsentieren muß. D. h. also: Die Lage im Systeme bestimmt das Schicksal der einzelnen Teile, die besondere Differenzierungsart der letzteren ist eine „Funktion“ ihrer Lage.

Die geschilderten Beispiele einer nahezu unbegrenzten Restitutionsfähigkeit sind unverkennbare Zeichen jenes Strebens nach Erlangung einer bestimmten Form, und so gleichzeitig auch jener Wirkung der Ortsbeziehung der Teile. Sie bezogen sich auf völlig entwickelte Tiere, nicht bloß auf Eier oder frühe Entwicklungsstadien. Wenn nun bei den fertigen Formen höher (im System) stehender Organismen jene Restitutionskraft bei weitem nicht in diesem Grade entwickelt ist, oder sogar ganz fehlt, so ist dies kein Widerspruch mit jenem als allgemein gültig bezeichneten Gesetze: Mit der fortschreitenden Arbeitsteilung geht auch eine immer größer werdende Spezialisierung der Teile einher; die Mittel zur Restitution schwinden immer mehr durch die immer einseitiger werdende Organisation des Plasmas der einzelnen Teile; die Restitution kann jetzt nur in dem Grade erfolgen, als es die neu ausgebildeten festen Richtungsbeziehungen der Teilchen (z. B. die Polarität)[1]) die chemische Spezialisierung der betreffenden Gewebs-

[1]) Hinsichtlich der Polarität muß hier darauf verwiesen werden, daß sie als eine allen differenzierten Zellen zukommende Eigenschaft anzuerkennen ist. Bei den hier erörterten Restitutionsprozessen dagegen haben wir zu berücksichtigen, daß die eventuell erkennbare Polarität (vgl. z. B. den Fall der Figur 49) schon ein, und zwar das erste, Zeichen der infolge jenes Strebens nach Restitution der Form bereits erfolgenden Differenzierung des betreffenden restituierenden Systems, nicht aber die primäre Ursache des bestimmt lokalisierten Geschehens darstellt. Ist einmal diese Polarität des Systems ausgebildet, dann erfolgt natürlich auch die weitere Differenzierung in Abhängigkeit von ihr. Daß aber die Polarität selbst nicht die primäre Ursache der bestimmt erfolgenden Differenzierung darstellen kann, darauf wurde schon früher verwiesen, und es gilt dies wohl allgemein. Wenn es sich bei unseren Objekten um tierisches Material handelt, so sei

art[1]), sowie eventuell ausgebildete Abhängigkeitsverhältnisse der Organe (z. B. durch das Nervensystem — vgl. S. 308) gestatten. Damit ist aber der Geltungsbereich jenes Gesetzes selbst nicht eingeschränkt, es spielt auch hier seine Rolle, nur der Effekt seiner Wirkung ist, der Beschränktheit der zur Verfügung stehenden Mittel entsprechend, eingeschränkt. Daß jenes Gesetz auch für diese höher stehenden Organismen gilt, beweist der Umstand, daß auch bei ihnen die Restitutionskraft eine immer größere wird, je jünger, je weniger spezialisiert sie also sind; und bei den Teilstücken ihrer Eier, den erstentstehenden Blastomeren, ist diese Restitutionskraft, wie für einige Arten direkt experimentell erwiesen ist, für die übrigen aus gewissen teratologischen Tatsachen erschlossen werden kann, ebenso vollkommen, wie bei den im Systeme niedrig stehenden Organismen. Nur ein gradueller, nicht ein essentieller Unterschied liegt hier vor.

„Leben“ ist ohne eine bestimmte „lebendige Form“ nicht möglich. Jede Formgestaltung aber, also auch die pathologische, wird von dem hier erörterten Gesetze beherrscht. In ihm liegt demnach eine für alle biologischen Vorgänge geltende Beziehung vor, zugleich aber — und dies ist von allgemeiner, erkenntnistheoretischer Bedeutung — ein „Letztes“, nicht weiter Erforschbares. Denn, wären wir auch schon so weit, daß wir alle physikalischen Vorgänge, unter denen die Formgestaltung

---

darauf hingewiesen, daß uns Winkler durch seine Untersuchungen an Bryopsis ein pflanzliches Objekt kennen lehrte, bei dem gleichfalls keine feste Polarität nachweisbar ist. Die Polarität, so allgemein sie auch den bereits differenzierten Elementen zukommt, ist demnach selbst nur ein Effekt der Differenzierung, hervorgerufen durch das mit jeder organischen Materialmenge gleichzeitig gegebene Gestaltungsbestreben. Allerdings — und dies muß noch näher ermittelt werden — ist vielleicht bei den verschiedenen Systemen die Polarität der Teile eine verschiedengradige, mehr oder weniger von vorneherein fixierte.

[1]) Sehr klar läßt sich dies an dem biologisch wichtigen Vorgange der Linsenregeneration aus der Iris erweisen: Von den ursprünglich vielen Differenzierungsqualitäten der Ektodermzellen ist in den von ihnen stammenden Iris- und Retinazellen nur eine Fähigkeit, die der Differenzierung in linsenfaserartige Gebilde, erhalten geblieben. Sie tritt denn auch bei Läsionen dieser Zellen in Aktion, und nur von den besonderen lokalen Verhältnissen hängt es ab, ob eine regelmäßige Linse (Iris), oder ein unregelmäßiges „Lentoid“ (Retina) gebildet wird (27).

stattfindet, daß wir alle chemischen Körper, aus welchen eine „lebendige Form„ sich zusammensetzt, aufs genaueste anzugeben, ja durch das Zusammenbringen solcher Körper eine neue „lebendige Form“ künstlich zu erzeugen imstande wären, so bliebe immer noch die Frage offen, warum eben mit jener Kombination von chemischen Kōrpern stets auch eine bestimmte Form und gewisse Reaktionsweisen der letzteren gegeben sind. Dieses Verhältnis müßten wir, auch bei jener idealen chemisch-physikalischen Erkenntnis, einfach — wie heute — als gegeben hinnehmen, es gibt keinen Weg, der uns auch nur die Aussicht eröffnete, in dieses Problem überhaupt eindringen zu können.

Es liegt hier aber kein für lebendige Körper eigentümliches, nur ihnen zukommendes „Letztes“ vor. Jene Beziehung zwischen der Materie und ihrer Form, beziehungsweise ihren Eigenschaften, ist eine ganz allgemein bei allen Körpern bestehende. Der Chemiker vermag wohl die Körper in ihre Bestandteile zu zerlegen, und so ihre Konstitution genauest zu ermitteln. Warum aber mit einer bestimmten Zusammensetzung, mit einer bestimmten Lagerung der — übrigens auch nur hypothetischen — „Atome“ im — hypothetischen — „Molekul“ stets auch bestimmte Eigenschaften des betreffenden Körpers verbunden sind, vermag er in keinem Falle anzugeben, er verzichtet überhaupt gänzlich auf die Beantwortung dieser Frage. Wenn bei den organischen Körpern speziell die Bedeutung der „Form“ in den Vordergrund des Interesses tritt, so können wir auch im Anorganischen wenigstens auf ein Analogon hierzu verweisen: Warum gewisse anorganische Körper stets in einer bestimmten Form — als Krystalle — auftreten, vermögen wir, trotz genauer Kenntnis ihrer chemischen Konstitution, nicht anzugeben. — In ähnlicher Weise führt der Physiker die Eigenschaften der Körper in letzter Linie auf ihm ihrem Wesen nach gänzlich unbekannte, und von ihm auch als nicht weiter auflösbar[1]) anerkannte Beziehungen, die sogenannten „Kräfte“ zurück. Wie sie wirken, vermag und

[1]) In seinen „Prinzipien der Mechanik“ (Leipzig, 1894) kommt H. Hertz auch auf diesen Punkt zu sprechen: In den „über Gebühr oft gehörten Behauptungen: das Wesen der Kraft sei noch rätselhaft, es sei eine Hauptaufgabe der Physik, das Wesen der Kraft zu erforschen“, scheint ihm ein unklarer Wunsch in einer unklaren Frage zum Ausdrucke zu kommen. „In gleichem Sinne bestürmt man den Elektriker immer wieder nach dem Wesen der Elektrizität. Warum fragt nun niemand in diesem Sinne nach dem Wesen des Goldes oder nach

sucht er zu ermitteln, sie selbst aber sind ihm ein Letztes, Unerforschbares.

Gleichwertig neben, nicht unter, jene letzten Grundtatsachen der Physik und Chemie sind demnach jene Beziehungen zwischen organischer Materie und ihrer Form zu setzen. Wie der Physiker, die Aussichtslosigkeit eines derartigen Beginnens erkennend, darauf verzichtet, das wahre Wesen der „Kräfte“ ermitteln zu wollen, und sich damit begnügt, nur ihre Wirkungsart genauest festzustellen, so wäre es auch ein vergebliches Bemühen des Biologen, die Lösung des Rätsels des „Lebens“ und der Entstehung der „lebendigen Form“, in dem hier erörterten Sinne, versuchen zu wollen. Denn der uns zur Erlangung einer „Erklärung“ einzig offene Weg, der der physikalisch-chemischen Untersuchung (im weitesten Sinne), versagt, wenn wir die Ermittelung des Wesens jener letzten Beziehung zwischen Materie und Form, zwischen der Differenzierung eines Teiles und seiner Lage im Ganzen, anzustreben versuchen. Diese Beziehungen müssen wir einfach als gegeben, als nicht weiter auf Physikalisch-Chemisches zurückführbar hinnehmen. Jener Untersuchung, und damit dem, was wir „Erklärung“ nennen, zugänglich sind wiederum, wie im Falle der rein physikalischen Erscheinungen

dem Wesen der Geschwindigkeit? Ist uns das Wesen des Goldes bekannter als das der Elektrizität, oder das Wesen der Geschwindigkeit bekannter als das der Kraft? Können wir das Wesen irgend eines Dinges durch unsere Vorstellungen, durch unsere Worte erschöpfend wiedergeben? Gewiß nicht.“ Wie hier Hertz die Unergründbarkeit letzter Beziehungen in Physik und Chemie klar ausspricht, so drückt er sich auch — dies mögen jene, welche in dogmatischer Form behaupten, das „Leben“ würde sich bis in seine letzten Elemente und ohne Rest physikalisch-chemisch begreifen lassen — außerordentlich vorsichtig selbst nur über die Zulässigkeit mechanischer Betrachtungsweise auf belebte Körper aus. Die Lebensäußerungen lassen sich nach Hertz, nicht ohne weiteres als „notwendige Folgen“ eines mechanischen Grundgesetzes darstellen, und es lassen sich nicht einmal bestimmte Hypothesen angeben, durch welche sie unter dieses Gesetz gefügt werden könnten. Da aber unsere Unkenntnis aller hierher gehörigen Systeme eine so große sei, daß auch der Beweis nicht geführt werden kann, daß solche Hypothesen überhaupt unmöglich sind, und daß die Erscheinungen dem Gesetze widersprechen, so könne man mechanische Grundgesetze auch auf belebte Körpersysteme übertragen, aber nur als Hypothesen. Es ist hier aber wohl zu beachten, daß Hertz nur die „Bewegungen“ dieser Systeme, also die Reaktionen belebter Körper im Sinne hat, nicht deren letzte Ursache, die auch er, nach dem früher Zitierten, folgerichtig für unaufklärbar halten muß.

nur die Wirkungsweisen, unter denen jene Beziehungen manifest werden[1]), die Mittel also, deren sie sich bedienen, um zu ihrem, mit ihnen selbst schon gegebenen Ziele zu gelangen. Was wir physikalisch-chemisch aufzuklären, d. h. im üblichen Sinne: zu „erklären“ vermögen, ist nicht das Wesen des Lebens und der Gestaltungsursache lebendiger Formen, sondern sind nur die physikalischen und chemischen Vorgänge, mit Hülfe deren sich jene Gestaltung vollzieht und das Gestaltete am Leben erhält.

Literaturverzeichnis.

1. E. Albrecht, Vorfragen der Biologie. Wiesbaden 1899.
2. R. Assheton, An Experimental Examination into the Growth of the Blastoderm of the Chick. Proc. R. Soc. London, V. 60, 1896.
3. Derselbe, A blastodermic vesicle of the sheep of the seventh day with twin germinal areas. Journ. of anat., V. 32.
4. E. Bataillon, La pression osmotique et les grands Problémes de Biologie. Arch. f. Entwicklungsmechanik, Bd. 11, 1901.
5. C. L. Bardeen, On the Physiology of Planaria macul. with especial reference to the phenomena of Regeneration. The Americ. Journ. of Physiol., Bd. 5, 1901.
6. D. Barfurth, Die experimentelle Regeneration überschüssiger Gliedmaßenteile bei den Amphibien. Arch. f. Entwicklungsmech., Bd. 1, 1894, Bd. 9, 1899.
7. Derselbe, Die experimentelle Herstellung der Cauda bifida bei Amphibienlarven. Arch. f. Entwicklungsmech, Bd. 9, 1899.
8. A. Birch-Hirschfeld u. S. Garten, Über das Verhalten implantierter embryonaler Gewebe im erwachsenen Tierkörper. Beitr. z. pathol. Anat. u. Path., Bd. 26, 1899.
9 R. Bonnet, Gibt es bei Wirbeltieren Parthenogenesis? Ergebn. d. Anat. u. Entwicklungsgesch., Bd. 9, 1899.
10. G. Born, Über Verwachsungsversuche mit Amphibienlarven. Arch. f. Entwicklungsmech., Bd. 4, 1897.
11. Th. Boveri, Die Polarität von Ovocyte, Ei und Larve von Strongylocentrotus lividus. Zoolog. Jahrb., Abt. f. Anat. u. Ontog., Bd. 14, 1901.
12. Derselbe, Über mehrpolige Mitosen als Mittel zur Analyse des Zellkernes. Verhandl. d. phys. med. Ges. Würzburg, Bd. 35, 1902.
13. C. Dareste, Recherches sur la production artificielle des monstruosités etc. 2me édit., Paris 1901.
14. A. Dohrn, Studien zur Urgeschichte des Wirbeltierkörpers. No. 18—21, Mitteil. d. zool. Stat. Neapel, Bd. 15, 1901.

---

[1]) In ihnen können, wie schon früher betont wurde (S. 323, Anmerkung) maschinelle Einrichtungen vorliegen, ohne daß das Wesen des Lebendigen selbst in maschinellem Sinne aufzufassen ist.

15. H. Driesch, Zur Analysis der Potenzen embryonaler Organzellen. Arch. f. Entwicklungsmech., Bd. 2, 1895.
16. Derselbe, Betrachtungen über die Organisation des Eies und ihre Genese. Ebendas. Bd. 4, 1896.
17. Derselbe, Die Lokalisation morphogenetischer Vorgänge. Ebendas. B. 8, 1899.
18. Derselbe, Resultate und Probleme der Entwicklungs-Physiologie der Tiere. Ergebn. d. Anat. u. Entwicklungsgesch., Bd. 8, 1898. (Hier auch genauere Angabe weiterer Arbeiten von Driesch.)
19. Derselbe, Die isolierten Blastomeren des Echinidenkeimes. Archiv f. Entwicklungsmech., Bd. 10, 1900.
20. Derselbe, Studien über das Regulationsvermögen der Organismen. IV. Die Verschmelzung der Individualität bei Echinidenkeimen. Arch. f. Entwicklungsmech , Bd. 10, 1900.
21. Derselbe, Über ein neues harmonisch-äquipotentielles System und über solche Systeme überhaupt. Arch. f. Entwicklungsmech., Bd. 14, 1902.
22. Derselbe, Studien über das Regulationsvermögen der Organismen. VI. Die Restitutionen der Clavellina lepadiformis. Ebendaselbst.
23. Derselbe, Neue Ergänzungen zur Entwicklungsphysiologie des Echinodermenkeimes. Ebendaselbst.
24. Derselbe, Zwei Beweise für die Autonomie von Lebensvorgängen. Verh. d. 5. internat. Zoolog.-Kongreß, Jena 1902.
25. A. Fischel, Experimentelle Untersuchungen am Ctenophorenei. I. Arch. f. Entwicklungsmech., Bd. 6, 1897; II—IV, ebendas. Bd. 7, 1898.
26. Derselbe, Über die Regeneration der Linse. Anat. Hefte, H. 44, 1900.
27. Derselbe, Weitere Mitteilungen über die Regeneration der Linse. Arch. f. Entwicklungsmech., Bd. 15, 1902.
28. Derselbe, Über einen sehr jungen, pathologischen, menschlichen Embryo. Zeitschr. f. Heilkunde, Bd. 24, 1903.
29. Derselbe, Entwicklung und Organ-Differenzierung. Arch. f. Entwicklungsmech., Bd. 15, 1903.
30. A. Fol, Sur le commencement de l'hénogenie. Arch. d. sc. phys. et nat. Genève, 1877.
31. Derselbe, Recherch. sur la fécond. et le commencem. de l'hénog. Mem. de la soc. de phys. et d'hist nat., Genève 1879.
32. L. Gerlach, Die Entstehungsweise der Doppelbildungen bei den höheren Wirbeltieren. Stuttgart 1882.
33. Derselbe, Über die Entstehungsweise der vorderen Doppelbildung. Deutsch. Arch. f. klin. Med., Bd. 42, 1888.
34. E. Grundmann, Über Doppelbildungen bei Sauropsiden. Anat. Hefte, H. 44, 1900.
35. A. P. Hazen, The Regeneration of a Head instead of a Tail in an Earthworm. Anat. Anz., Bd. 16, 1899.
36. C. Herbst, Über die Regeneration antennenähnlicher Organe an Stelle von Augen. Arch. f. Entwicklungsmech., Bd. 2, 1895 u. Bd. 9, 1899.

37. Derselbe, Experimentelle Untersuchungen über den Einfluß der veränderten chemischen Zusammensetzung u. s. w. Arch. f. Entwicklungsmech., Bd. 2 u. 5, 1896 u. 1897.
38. Derselbe, Formative Reize in der tierischen Ontogenese. Leipzig 1901.
39. O. Hertwig (u. R. Hertwig), Über den Befruchtungs- und Teilungsvorgang des tierischen Eies unter dem Einfluß äußerer Agentien. Jenasche Zeitschr. f. Med. u. Naturw., 1887.
40. Derselbe, Urmund und Spina bifida. Arch. f. mikr. Anat., Bd. 39, 1892.
41. Derselbe, Über den Wert der ersten Furchungszellen für die Organbildung des Embryo. Arch. f. mikr. Anat., Bd. 42, 1893.
42. Derselbe, Zelle und Gewebe. Jena 1893—1898.
43. W. His, Untersuchungen über die erste Anlage des Wirbeltierleibes. Leipzig 1868.
44. Derselbe, Unsere Körperform und das physiologische Problem ihrer Entstehung. Leipzig 1871.
45. Derselbe, Über die Bildung von Haifisch-Embryonen. Zeitschr. f. Anat. u. Entwicklungsgesch., 1877.
46. Derselbe, Neue Untersuchungen über die Bildung des Hühnerembryo. Arch. f. Anat. u. Entw., 1877.
47. Derselbe, Untersuchungen über die Entwicklung des Knochenfischembryo. Arch. f. Anat. u. Entw., 1877.
48. J. Jablonowski, Beiträge zur Beurteilung des Primitivstreifs des Vogeleies. Inaug.-Diss., Berlin, 1896.
49. Derselbe, Über einige Vorgänge in der Entwicklung des Salmonidenembryo u. s. w. Anat. Anz., Bd. 14, 1898.
50. S. Kaestner, Doppelbildungen bei Wirbeltieren. Arch. f. Anat. u. Entw., 1898.
51. Derselbe, Neue Beiträge zur Kasuistik der Doppelbildungen bei Hühnerembryonen. Ebendas. 1899.
52. Derselbe, Doppelbildungen an Vogelkeimscheiben. Ebendas. 1901 u. 1902.
53. H. D. King, Observations and Experiments on Regeneration in Hydra viridis. Arch. f. Entwicklungsmech., Bd. 13, 1901.
54. F. Klaußner, Mehrfachbildungen bei Wirbeltieren. München 1896.
55. F. Kopsch, Experimentelle Untersuchungen über den Keimhautrand der Salmoniden. Verhandl. d. anat. Ges., 1896.
56. Derselbe, Über eine Doppelgastrula von Lacerta agilis. Sitzungsber. d. preuß. Akad., Berlin, 1897.
57. Derselbe, Experiment. Untersuchungen am Primitivstreif des Hühnchens und an Scylliumembryonen. Verhandl. d. anat. Gesellsch., 1898.
58. Derselbe, Die Organisation der Hemididymi und Anadidymi der Knochenfische. Internat. Monatsschr. f. Anat. u. Hist., Bd. 16, 1899.
59. Derselbe, Über die Bedeutung des Primitivstreifs beim Hühnerembryo. Ebendas. Bd. 19, 1902.
60. J. Loeb, Über eine einfache Methode zwei oder mehr zusammengewachsene Embryonen aus einem Ei hervorzubringen. Pflügers Archiv, Bd. 55, 1894.
61. Derselbe, Beiträge zur Entwicklungs-Mechanik der aus einem Ei entstandenen Doppelbildungen. Arch. f. Entwicklungsmech., Bd. 1, 1895.

62. F. Marchand, Mißbildungen. Eulenburgs Realencyklopädie, Bd. 15, 1897.
63. A. Margulies, Über ein Teratom der Hypophyse beim Kaninchen. Neurol. Zentralbl., 1901.
64. P. Mitrophanow, Teratogenetische Studien, III. Arch. f. Entwicklungsmech., Bd. 10, 1900.
65. T. H. Morgan, Half Embryos and Whole Embryos from one of the first two Blastomeres of the Frogs Egg. Anat. Anz., Bd. 10, 1895.
66. Derselbe, The formation of the Fish Embryo. Journ. of Morphol., V. 10, 1895.
67. Derselbe, Experimental Studies of the Regeneration of Planaria maculata. Arch. f. Entwicklungsmech., Bd. 7, 1898.
68. Derselbe, Regeneration of Bipalium. Ebendas. Bd. 9, 1900.
69. Derselbe, Regeneration in Planarians. Ebendas. Bd. 10, 1900.
70. Derselbe, Regeneration in Planaria lugubris. Ebendas. Bd. 12, 1901.
71. Derselbe, Growth and Regeneration in Planaria lugubris. Ebendas. Bd. 13, 1901.
72. Derselbe, Regeneration. New York 1901 (hier auch weitere Arbeiten Morgans zitiert).
73. E. Neumann, Einige Bemerkungen über die Beziehungen der Nerven und Muskeln zu den Zentralorganen beim Embryo. Arch. f. Entwicklungsmech., Bd. 10, 1901.
74. J. Oellacher, Terata mesodidyma von Salmo salvellinus u. s. w. Sitzgber. d. Wiener Akad., Math.-naturw. Abt., Bd. 68, 1873.
75. F. Peebles, Experimental Studies on Hydra. Arch. f. Entwicklungsmech., Bd. 5, 1897.
76. Dieselbe, Some Experiments on the Primitive Streak of the Chick. Ebendas. Bd. 7, 1898.
77. Dieselbe, Experiments in Regeneration and in Grafting of Hydrozoa. Ebendas. Bd. 10, 1900.
78. Dieselbe, Further Experiments in Regeneration and in Grafting of Hydrozoa. Ebendas. Bd. 14, 1902.
79. G. Piana, Ricerche sulla polidactilia acquisita determinata sperimentale nei tritoni u. s. w. Ric. Lab. di Anat. norm. di Roma, T. 4, 1894.
80. A. Pick, Beiträge zur Pathologie und pathologischen Anatomie des Zentralnervensystems u. s. w. Berlin 1898.
81. C. Rabl, Homologie und Eigenart. Verh. d. deutsch. path. Ges. auf der Vers. in München, 1899.
82. H. W. Rand, Regeneration and Regulation in Hydra virid. Arch. f. Entwicklungsmech., Bd. 8, 1899.
83. H. Randolph, Observations and Experiments on Regeneration in Planarians. Arch. f. Entwicklungsmech., Bd. 5, 1897.
84. A. Rauber, Formbildung und Formstörung in der Entwicklung von Wirbeltieren. Morphol. Jahrb., Bd. 5, 6, 1879, 1880.
85. L. Rhumbler, Die Doppelschalen von Orbitolites und anderen Foraminiferen. Arch. f. Protistenkunde, Bd. 1, 1902.

86. W. Roux, Gesammelte Abhandlungen. Leipzig 1895.

87. H. Salzer, Ein Fall von medianer Unterlippen-Kiefer-Zungenspalte. Zeitschr. f. Heilkunde, Bd. 23, 1902.

88. F. Schlagenhaufer, Über das Vorkommen chorionepitheliom- und traubenmolenartiger Wucherungen in Teratomen. Wiener klinische Wochenschr., 1902.

89. F. Schmitt, Systematische Darstellung der Doppelembryonen der Salmoniden. Arch. f. Entwicklungsmech., Bd. 13, 1901.

90. Derselbe, Über die Gastrulation der Doppelbildungen der Forelle. Verh. d. deutsch. zoolog. Gesellsch., 1902.

91. B. S. Schultze, Über anormale Duplizität der Achsenorgane. Virchows Archiv, Bd. 7, 1854.

92. O. Schultze, Die künstliche Erzeugung von Doppelbildungen bei Froschlarven u. s. w. Arch. f. Entwicklungsmech., Bd. 1, 1895.

93. H. Spemann, Experimentelle Erzeugung zweiköpfiger Embryonen. Sitzungsber. d. phys.-med. Ges., Würzburg 1900.

94. Derselbe, Entwicklungsphys. Studien am Tritonei. Arch. f. Entwicklungsmech., Bd. 12, 1901.

95. Derselbe, Experiment. Erzeugung von Doppelbildungen. Verhandl. d. 5. internat. Zoolog.-Kongr. in Berlin, Jena 1901.

96. N. N. Stevens, Notes on Regeneration in Planaria lugubris. Arch. f. Entwicklungsmech., Bd. 13, 1901.

97. Derselbe, Regeneration in Tubularia mesembryanthemum. Ebendas.

98. O. L. zur Straßen, Über die Riesenbildung bei Ascariseiern. Arch. f. Entwicklungsmech., Bd. 7, 1898.

99. S. Tornier, Über experimentelle Erzeugung dreischwänziger Eidechsen und Doppelgliedmaßen von Molchen. Zoolog. Anz., 1897.

100. Derselbe, Über Operationsmethoden, welche sicher Hyperdactylie erzeugen u. s. w. Ebendas.

101. Derselbe, Über Amphibien-Gabelschwänze und einige Grundgesetze der Regeneration. Ebendas. 1900.

102. Derselbe, Neues über das natürliche Entstehen und experimentelle Erzeugen überzähliger und Zwillingsbildungen. Ebendas. 1901.

103. Derselbe, Überzählige Bildungen und die Bedeutung der Pathologie für die Biontotechnik. Verhandl. d. 5. internat. Zoolog.-Kongr., Jena 1902.

104. G. Wetzel, Über die Bedeutung der zirkulären Furche in der Entwicklung der Schultzeschen Doppelbildungen von Rana fusca. Arch. f. mikr. Anat., Bd. 46, 1895.

105. Derselbe, Drei abnorm gebildete Eier von Tropidonotus natrix. Anat. Anz., Bd. 18, 1900.

106. H. Winkler, Über Polarität, Regeneration und Heteromorphose bei Bryopsis. Jahrb. f. wissensch. Botanik, Bd. 35, 1900.

107. Derselbe, Über die Regeneration der Blattspreite bei einigen Cyklamenarten. Ber. d. deutsch. botan. Ges., 1902.

108. G. Wolff, Entwicklungsphysiolog. Studien. I. Die Regeneration der Urodelenlinse. Arch. f. Entwicklungsmech., Bd. 1, 1894.

109. T. A. Woods, Origin and Migration of the Germ-Cells in Acanthias. Americ. Journ. of Anatomy, Bd. 1, 1902.

110. O. Wucher, Über die Anordnung der Blutgefäße bei Doppelbildungen des Hühnchens. Anat. Hefte, H.'47, 1900.

111. Ch. Zeleny, A Case of Compensatory Regulation in the Regeneration of Hydroides dianthus. Arch. f. Entwicklungsmech., Bd. 13, 1902.

Diskussion.

Herr Albrecht: Zunächst möchte ich auf die Bestätigung hinweisen, welche die Mitteilungen von Herrn Fischel über die allgemeineren Potenzen der embryonalen Zellen für meine gestrige Hypothese betreffend die Entstehung von chorionepitheliomartigen Tumoren aus einem noch nicht zu Chorionzotten differenzierten Teil des Eies bringen.

Zu der von dem Vortragenden am Schlusse seiner lichtvollen Auseinandersetzungen gebrachten Heranziehung des Begriffes Vitalismus glaube ich bemerken zu sollen, daß diesem Namen, wie schon der von dem Vortragenden gebrauchte Vergleich mit den Elementar-Gesetzlichkeiten der anorganischen Welt dartut, weder mehr etwas von seinem alten mystischen Sinne anhaftet, noch auch derselbe mehr so weit von unseren mechanistischen Begriffen absteht, als es nach den früheren Publikationen von Driesch u. a. scheinen mochte. Ich bin allerdings, wie ich a. O. dargelegt habe, nicht der Ansicht, daß eine den anorganischen Elementargesetzlichkeiten koordinierte, nicht weiter zurückführbare, vitale Elementargesetzmäßigkeit statuiert werden darf und glaube, daß auch bei den angeführten Versuchen von Bardeen und Driesch schon der Mangel einer entsprechend genauen histologischen Untersuchung ein definitives Urteil in dieser Richtung verbietet. So lange wir nicht wissen, wie weit sich die Zellen bei Planaria und Clavellina u. s. w. entdifferenzieren, welcher Art ihre Beziehungen zur Umgebung werden, so lange können wir auch nicht einmal versuchsweise angeben, ob zur Erklärung dieser Regenerationen nicht doch bekannte Gesetzmäßigkeiten in entsprechender Anwendung ausreichen. Es könnte doch auch sein, daß mit der Entdifferenzierung für die betreffenden Zellhaufen, die ja unter gleichen Versuchsbedingungen doch tatsächlich streng Gleichmäßiges regenerieren, wieder eine ähnliche Lage im Ganzen, d. h. jene Wechselbeziehungen zu den benachbarten und allen übrigen Teilen des Soma restituiert würden, welche im embryonalen Entwicklungsgange an den entsprechenden Stellen die ursprünglichen Bildungen produzierten. Bei jenen Versuchen mit Clavellina, in denen scheinbar völlige Entdifferenzierung des Stücks mit Rückgang auf die Kugelform eintrat, scheint eine solche Erklärung sogar die nächstliegende. Was die „Lage im Ganzen" anlangt, welche der Herr Vortragende in teleologischem Sinne interpretierte, so betone ich, daß diese einen solchen nicht notwendig hat. Ebenso gut, als man sie final fassen kann — im Hinblick auf die Aufgabe des Teils, etwas Bestimmtes fürs Ganze zu bilden — ebenso gut, und für die vorliegenden Fälle ausreichend, kann man sie in rein kausaler Bedeutung — Ursachenzusammenhänge zwischen den einzelnen und allen übrigen Teilen des „Ganzen" — nehmen.

Herr Fischel: Ich möchte, tatsächlich berichtigend, nur betonen, daß auch der von Herrn Albrecht vermißte histologische Nachweis der Umformung innerhalb der regenerierenden Teile bereits erbracht ist, und zwar namentlich durch Stevens, und ferner durch entsprechende Angaben bei Driesch (vgl. S. 323 und 340).

Hinsichtlich der übrigen Angaben Herrn Albrechts bestehen zwischen ihm und mir vielleicht keine so prinzipiellen Gegensätze als es den Anschein hat; doch wird es sich wohl empfehlen, diese Erörterung, mit Rücksicht auf die hier zur Verfügung stehende, hierfür kaum ausreichende Zeit der privaten Auseinandersetzung zu überlassen. Betonen möchte ich jedoch hier noch ausdrücklich, daß meinen Ausführungen durchaus kein teleologischer Sinn zu Grunde liegt, wie eine genauere Erwägung derselben lehrt (s. S. 346).

Herr Albrecht: Die Arbeit von Stevens ist mir bisher nur aus den kurzen Notizen bei Driesch bekannt. Wenn er in der Tat so weitgehende Entdifferenzierung festgestellt hat, so spricht das m. E. sehr für meine Auffassung, welche die Frage jener seltsamen Regenerationen zu derjenigen der Potenz-Lokalisierung im Ei in Beziehung setzt und zu der Folgerung führt, daß in ihnen nicht eine neue Kategorie von Rätseln vorliegt, sondern die gleichen wie in der Lokalisation der Eipotenzen und ihre Realisierung in der normalen Embryogenese.

XXXIII.

Herr Lucksch-Prag:

Myeloschisis mit Darmausmündung.[1])

Ich möchte mir erlauben, zwei Fälle von Myeloschisis mit abnormer Darmausmündung vorzuzeigen. Bei dem ersten derselben findet sich Hemikephalie mit Rachischisis, dabei geht in der Mitte des Rückens der Kanal des Rückgrates auseinander und teilt sich in zwei, so daß nach rechts das Rückenmark, nach links ein dickes Nervenbündel in je einem knöchernen Kanal abbiegt; unterhalb dieser Teilungsstelle findet sich ein rhombenförmiges Feld, das bis zum Damme reicht und in dem sich drei Öffnungen befinden, von denen eine in den später zu beschreibenden Darm führt, die zwei anderen nach kürzerer Zeit blind endigen. Anus an gewöhnlicher Stelle fehlend. Der übrige Körper von außen ohne weitere Veränderungen. Von den Organen erwiesen sich die Nebennieren als auffallend klein. Kreuzbein und Steißbein fehlten; der Verdauungstrakt war bis zum Magen normal. Dieser war längs gestellt, ging wie gewöhnlich in den Darm über, welcher, nach hinten gegen den Rücken führend, in einer Öffnung dort ausmündete, außerdem waren noch zwei beiderseits blind endigende Darmstücke unter der Rückenhaut gelegen. Sämtliche dieser Stücke, auch die nach innen blind endigenden Einstülpungen der rhombischen Grube und diese selbst, zeigten mikroskopisch Darmstruktur.

Der zweite Fall zeigte ebenfalls Hemikranie und Rachischisis bis in die Hälfte des Rückens. Unter dem frei liegenden Clivus trat zwischen den gespaltenen Hals- und obersten Brustwirbeln eine Darmschlinge in die Rachischisis und öffnete sich nach außen. Die Sektion ergab eine Zwerchfellhernie rechts mit Einlagerung von Dünndarm in die rechte Pleurahöhle, von diesem Konvolut stieg im hinteren Mediastinum eine Schlinge bis zum Hals, wie oben beschrieben sich verhaltend und wieder absteigend ins Abdomen. Der übrige Darm lag im Abdomen und war derselbe normal gebildet. An den übrigen Organen fand sich nur an der rechten Lunge Zweilappung und Hypoplasie der Nebennieren.

---

[1]) Die ausführliche Beschreibung der 2 Fälle erfolgt in der Zeitschrift für Heilkunde, Abt. f. pathol. Anatomie.

Bezüglich der Erklärung der beiden Mißbildungen möchte ich die Persistenz des Canalis neurentericus bei denselben ausschließen und die Ursachen für die Entstehung derselben in die früheste Periode zurückverlegen, besonders bei der zweiten vor die Bildung der Chorda dorsalis, und glaube bei der ersten eine komplizierte Schädigung des Embryos für das Zustandekommen einer derartigen komplizierten Mißbildung verantwortlich machen zu müssen.

Angeregt durch die Untersuchung dieser Fälle habe ich Versuche mit Entenembryonen gemacht und versucht, durch Einschnitt eine längere Kommunikation zwischen Darm- und Medullarrohr zu erhalten, was auch in einem Falle glückte. Es wurde jedoch später die Methode gewechselt und dies mit Hülfe von Druck versucht; dabei erhielt ich, abgesehen von anderen Resultaten, Fälle von mehr oder weniger ausgebildeter Rachischisis, so daß ich diese Erscheinung auf pathologischen Druck in dem Stadium der offenen Medullarrinne zurückführen zu können glaube.

Diskussion.

Herr v. Recklinghausen: Ich möchte einerseits an den von Rindfleisch beschriebenen Fall erinnern, in welchem ein Darmstück durch einen Spalt der Halswirbelkörper in die offene Rinne einer Rachischisis zu Tage hing, andererseits die Frage aufwerfen, ob nicht der Ductus neurentericus auch einmal nach oben gegen den kranialen Teil der Körperachse hin mit dem Medullarrohr in Verbindung stehen könnte.

Herr Chiari-Prag: Ich darf wohl anführen, daß Herr Kollege Rabl auf unsere Anfrage sich gegen die Zulässigkeit der Annahme einer Persistenz des Canalis neurentericus für diesen Fall ausgesprochen hat.

Herr Marchand: Ich möchte an den Herrn Vortragenden die Frage richten, warum nicht die Entstehung der ganzen Mißbildung, Rhachischisis und Darmverlagerung, auf eine gemeinschaftliche mechanische Ursache, z. B. eine Knickung des Embryonalkörpers, zurückgeführt werden könnte.

Herr Lucksch: Ich glaube nicht, daß man eine derartig weit gehende Veränderung, besonders auch den Defekt des Kreuz- und Steißbeins, auf eine einfache Knickung zurückführen kann.

V. Wissenschaftliche Sitzung.

XXXIV.

Herr Hermann von Schrötter-Wien:

Zur Färbetechnik des Zentralnervensystemes.

Untersuchungen des Blutes, auf die ich hier nicht näher eingehen kann, haben mich veranlaßt, das alizarinsulfonsaure Natron, welches sich durch große Empfindlichkeit gegenüber Alkalien und Säuren auszeichnet, zur Färbung histologischer Präparate, insbesondere solcher des Zentralnervensystems heranzuziehen. Während destilliertes Wasser den gelbbraunen Farbenton der entsprechenden Lösung nicht verändert, bewirkt schon ein Zusatz von Brunnenwasser einen Umschlag des Farbentones in Rot, beziehungsweise nach Zusatz eines stärkeren Alkalis in Violett. Dieser Umstand ließ erwarten, daß der Farbstoff bei entsprechender Behandlung eine scharfe tinkturielle Differenzierung der einzelnen Gewebselemente gestatten würde.

Aus vielfachen Versuchen, deren Ergebnisse ich in den beiden vorläufigen Mitteilungen: „Neurologisches Zentralblatt“ No. 8 1902, sovie „Zentralblatt für pathologische Anatomie“ XIII. Bd. No. 8/9 1902 niedergelegt habe, möchte ich Ihnen heute kurz zusammenfassend über die drei folgenden Färbungsmethoden berichten, von denen sich die beiden ersten auf das alizarinsulfonsaure Natron beziehen, während die dritte das Galleïn betrifft, welches ich ebenfalls wegen seiner großen Empfindlichkeit gegenüber Veränderungen der chemischen Reaktion zur Tinktion herangezogen habe.[1])

I. Eine Färbung sämtlicher Gewebselemente des Rückenmarkes erreicht man einfach in der Weise, daß man die Schnitte 1—2 Stunden in einer 2—3 $^{0}/_{0}$ igen Lösung von alizarinsulfonsaurem Natron beläßt, dieselben dann durch 1 Minute in Brunnenwasser differenziert, bis der anfänglich braune Farbenton in einen rötlichen übergegangen ist; die Schnitte werden hierauf in absoluten Alkohol

[1]) Anmerkung bei der Korrektur: Wie mir erst nachträglich bekannt wurde, ist das Galleïn schon '1890 von Aronson in der Färbetechnik des Zentralnervensystems verwendet worden; vergl. dessen Aufsatz im Zentralbl. f. d. mediz. Wissenschaften, 1890, No. 30 u. 32.

gebracht, um sie dann weiter aufzuhellen. Die graue Substanz, basophil, hat einen violettbraunen, die weiße einen gelbbraunen Farbenton angenommen, da sich die Markscheiden acidophil erweisen. Bezüglich der näheren Details verweise ich auf meine erstgenannte Mitteilung.

II. Eine elektive Markscheidenfärbung wird dadurch erhalten, daß man die Präparate in eine mit 5 %iger Oxalsäure versetzte Lösung von alizarinsulfonsaurem Natron bringt: die so hergestellte Flüssigkeit soll orangegelben Farbenton besitzen. Die vorher weiters nicht behandelten Schnitten werden dann durch 2—3 Stunden in dieser Lösung belassen, mit destilliertem Wasser abgespült und in eine 3 %ige Sodalösung gebracht. Die weiße Substanz nimmt einen leuchtend roten Farbenton an, während der Farbstoff aus den nicht markhaltigen Anteilen der grauen Substanz ausgewaschen wird.

III. Um eine Färbung der Markscheiden mit Galleïn (Firma Grübler) zu erzielen, löst man diesen Farbstoff unter Kochen in Brunnenwasser bis zur Sättigung. Nach dem Erkalten werden die Schnitte auf zirka 1 Stunde — bei stärkerer Konzentration genügt kürzere Zeit —, in die tief dunkelrote Lösung gebracht, dann mit 5 % Sodalösung behandelt und mit destilliertem Wasser abgespült; dann Alkohol und Xylol. Sollte sich der Farbstoff aus der grauen Substanz nicht genügend entfernen lassen, so kann dieselbe noch dadurch schärfar differenziert werden, daß man statt Sodalösung Wasser mit Zusatz von 1—2 Tropfen Natronlauge verwendet, um zunächst einen dunkelblauen Farbenton der Markscheiden zu erzielen und hierauf mit einer leicht violetten Lösung von hypermangansaurem Kali zu entfärben. Die Lösung des leicht zersetzlichen Galleïnfarbstoffes muß stets frisch bereitet werden. Die damit gefärbten Präparate sind bei künstlicher Beleuchtung wegen des dunkleren Farbentones jenen mit saurem alizarinsulfonsaurem Natron (Verfahren II) tingierten vorzuziehen.

Es erscheint nicht ohne Interesse, daß die genannten, gegenüber Veränderungen der chemischen Reaktion so empfindlichen Farbstoffe gerade die Myelinscheiden in so electiver Weise färben. — Die Einfachheit der mitgeteilten Methoden gegenüber der Tinktion ach Weigert-Pal, die ja in allen ihren Modifikationen an die Verwendung einer größeren Zahl chemischer Reagentien gebunden ist, ließ mir meine Versuche mitteilenswert erscheinen. Die klassische Weigertsche Färbung wird wegen ihres distinkten, tiefschwarzen Farbentons stets souverän bleiben. Andererseits glaube ich aber, daß meine Methode wieder dort Vorteile bieten kann, wo es sich um das Studium der feineren Veränderungen der Markscheiden handelt, indem die Degradationsprodukte derselben bei Galleïnfärbung, sowie insbesondere bei der noch einfacheren Anwendung des alizerinsulfonsauren Natrons nicht überfärbt, sondern deutlich in ihren Strukturen gezeichnet werden.

Wenn sich die einfache Tinktion sämtlicher Gewebselemente mit alizarinsulfonsaurem Natron (Verfahren I) zur Färbung von Präparaten des Rückenmarkes vorzüglich bewährt, so ist dieselbe zur Färbung anderer, namentlich an Bindegewebe reicher Texturen nicht geeignet.

Diskussion.

Herr Rothmann-Berlin: Was zunächst die Markscheidenfärbung des Herrn v. Schötter betrifft, so möchte ich doch nach Einsichtnahme der Präparate betonen, daß sie einen Vergleich mit der schönen Weigertschen Methode nicht aushalten kann, und wir daher wohl gut daran tun werden, an letzterer festzuhalten. Herrn Neubauer möchte ich fragen, ob er sein Augenmerk auf die sich mit Osmium schwarz färbende Pigmentmasse der Ganglienzellen gerichtet hat. Über die Natur dieser Substanz, die ja bei alten Leuten fast die ganze Zelle ausfüllt, ist bisher keine Einigung erzielt worden. Daß dieselbe sich auch mit Sudan und Scharlach R färbt, dürfte ja gerade nach den Ausführungen des Herrn Neubauer von vornherein nichts für die Fettnatur derselben beweisen.

Herr H. v. Schrötter: Gegenüber dem Einwande, daß meine Färbung gegenüber jener von Weigert-Pal im Nachteile sei, darf ich daran erinnern, daß ich selber betont habe, letztere Färbung werde durch ihren schwarzen Farbenton souverän bleiben. Die Einfachheit aber und die Sicherheit der Tinktion ließen mir die Methode mitteilenswert erscheinen. Besonderes Gewicht möchte ich auf die erste Anwendungsweise, Färbung mit alizarinsulfonsaurem Natron allein, legen, da damit alle Elemente in klarer, elektiver Weise gefärbt werden. Im übrigen bitte ich Herrn Rothmann, sich die verschiedenen Präparate doch noch genauer anzusehen, um ein Urteil zu gewinnen.

XXXV.

Herr Oskar Fischer-Prag:

Einige Bemerkungen über die Färbung pathologischer Gliaformationen.

(Hierzu Taf. IV.)

M. H. Wer sich etwas näher mit dem Studium der Neuroglia befaßt hat, weiß, welche Schwierigkeiten es oft gibt, bevor man in einem Präparate, wenn überhaupt, ein paar Fasern gefärbt erhält, wogegen wieder ein anderes Mal, bei der gleichen Prozedur, sich die Glia in reichlicher Menge und präzis gefärbt darstellen läßt. Man sagt da eben, die Gliafärbemethoden und zwar alle haben ihre Launen, aber besser wäre es, zu sagen, die Glia selbst hat Launen, d. h. sie hat sehr labile „chemische“ Eigenschaften, deren Änderung nicht einfach von der Zeitdauer des Liegenbleibens nach dem Tode abhängt, sondern wohl auch auf andere Umständen zurückgeführt werden muß. Wir werden dann später noch zu dieser Behauptung zurückzukehren haben.

Schon die Menge von Gliafärbemethoden, und namentlich die schon große Zahl von Modifikationen der Weigertschen spezif. Gliafärbung beweisen die Unsicherheit der Färbbarkeit; so kommt es vor, daß man manchmal mit keiner der Methoden zu einem günstigen Resultat kommen kann, wenn man auch mit Sicherheit Glia vor sich hat. In einer solchen Lage war ich auch, als ich den in der Zeitschrift f. Heilk. Bd. XXII, H. XI. 1901 publizierten, von mir Sarcoma gliomatodes des Rückenmarks benannten Tumor untersuchte. Damals gelang es mir durch Modifizierung der Palschen Markscheidenfärbung eine ganz ausgezeichnete und unter gegebenen Umständen spezifische Färbung der Glia zu bekommen.

Die Modifikation besteht einfach in einer kräftigeren Beizung und Färbung, indem man am besten ohne Vorchromierung in Celloidin eingebettete Schnitte bei 45—50° C. in 0,2% Chromsäure durch 4—6 Stunden beizt, bei derselben Temperatur in 1% wässer. Hämatoxylinlösung durch 12—20 Stunden färbt, worauf man eine durch das Mikroskop zu kontrollierende Differenzierung nach Pal folgen läßt.

Darnach werden nun die Gliafasern, wie Sie sich in den hier eingestellten Präparaten überzeugen können, tiefschwarz gefärbt, ebenso die Kerne, das Zellplasma nimmt ein gelbliches Kolorit an, das ich durch Nachfärben mit Orange, dem eine Spur von Säurefuchsin zugesetzt ist, noch intensiver zur Darstellung bringe; Axencylinder und Bindegewebe bleiben leicht gelblich.

Diese Methode eignet sich sehr gut für solche Fälle, wo wenig oder gar keine Markscheiden sind, also für Sklerosen, Degenerationsherde und für Gliome, wogegen sich in normalem Nervengewebe nur sehr spärliche Fäserchen der Randzone des Rückenmarkes färben lassen; selbstverständlich sind dann dabei alle Markfasern intensiv mitgefärbt, sowohl in der grauen als auch in der weißen Substanz, die Gliafasern erscheinen da aber ungefärbt. Dort, wo gewucherte Glia mit Nervenfasern untermischt ist wie in Randpartien von Gliawucherungen, sind sowohl Glia als auch die Markfasern gefärbt; dann sind letztere dunkelblau, erstere tiefschwarz, sodaß eine Verwechslung schon durch die Farbe nicht leicht möglich ist. Dieses Verhalten dieser Färbung gegenüber ist entschieden sehr frappierend, umsomehr als es nach unserem heutigen Wissen keinem Zweifel unterliegen kann, daß das die Sklerosen und Gliome zusammensetzende Gewebe wirklich Glia ist. Wir hätten also hier eine Erscheinung, daß sich bei einer gewissen Prozedur nur die pathologische Glia färben würde bei ganz ungefärbtem, normalem Gliagewebe, ein Umstand, der sich nur so erklären ließe, daß die „chemische“ Beschaffenheit der pathologischen Glia eben etwas anders wäre als die der normalen. Dieses bei unserer Färbung so scharf hervortretende Verhalten kann man aber auch bei anderen Methoden machen, indem sich dabei die pathologische Glia immer viel intensiver färbt als die normale, ja es kommt auch da vor, daß letztere keine Farbe annehmen will, wogegen die erstere sehr gut gefärbt bleibt.

Die Färbung mit dieser Methode gelingt sehr leicht, auch dann, wenn die Weigertsche spezifische Gliafärbemethode durch längeres Liegen nach dem Tode nicht mehr gelingt. Das Resultat ist, wie schon gesagt, ein sehr instruktives, indem die Fasern sich durch ihre schwarze Farbe auch von den eventuell vorhandenen Markscheiden sehr deutlich abheben; außer diesen, die eine mehr bläuliche Farbe annehmen, werden nur noch die Kerne schwarz, sonst nimmt alles einen verschieden nüancierten gelblichen Ton an;

eventuell vorhandenes Fibrin färbt sich dabei stahlblau. Die Zahl der gefärbten Fasern ist dabei von dem Grade der Differenzierung abhängig; je stärker differenziert wird, desto weniger Fasern erscheinen in schwarzer Farbe, sondern werden bräunlich.

Noch einige Bemerkungen möchte ich mir erlauben bezüglich der Resultate, die man mit dieser Färbung in Wucherungen des Gliagewebes erzielen kann, namentlich in Bezug auf das Verhalten der Gliafasern zu den Gliazellen. Man kann da — in Gliosen wie auch in Gliomen — ein zweifaches Verhalten der Fasern zu den Zellen beobachten:

1. gibt es Fasern, die genau so um die Zellen resp. um die Kerne verlaufen, wie es Weigert von der normalen Glia beschrieben hat, nur mit dem Unterschied, daß die Fasern hier manchmal etwas dicker erscheinen und die Zellen zumeist einen größeren Protoplasmaleib aufweisen mit manchmal sehr reichlichen Protoplasmafortsätzen, welche der Zelle ein multipolares Aussehen verleihen. Diese Fortsätze sind aber bis auf die sub No. 2 genannten immer scharf von den Fasern durch die Färbung zu unterscheiden, welche die ersteren zumeist als schwarze Konturlinien abgrenzen, immer aber viel weiter verlaufen, als die Fortsätze selbst reichen.

2. gibt es Zellen, welche viel größer als andere Gliazellen sind, mit großen, reichlichen Fortsätzen und dadurch von ausgesprochen multipolarer Form. Um diese verlaufen die Fasern auch zum Teil so, wie es oben geschildert wurde, aber außerdem geht noch ein großer Teil derselben auch direkt in die Fortsätze über, indem sich entweder die Faser in resp. um den Fortsatz aufsplittert, oder indem die Faser durch allmähliche Abschattierung in den Fortsatz übergeht — ein Befund, den überdies auch schon andere bei Anwendung der Weigertschen Methode erheben konnten. Es decken sich also die Resultate unserer Methode ziemlich vollständig mit denen der Weigertschen, und hat dieser Umstand bei der Beurteilung der Struktur und des Wesens der Neuroglia insofern eine große Bedeutung, als diese zwei Methoden ganz verschieden sind.

Wir können nach den Erfahrungen, die wir mit unserer Methode machen konnten, Weigert vollständig beistimmen, daß die Gliafaser etwas vom Zelleib vollkommen Abdifferenziertes darstellt, nur mit einer Beschränkung, daß dies nur für die voll entwickelte Glia gilt. Es machen nämlich nur die sub 2 genannten Gliazellen eine

Ausnahme, indem da sichere Übergänge von Gliafasern in Zellfortsätze zu konstatieren sind; weil nun diese Zellen nur in wachsender Glia — Gliosen wie auch Gliomen — vorkommen, so ist der Schluß naheliegend, daß eben diese Zellen eine Art Jugendformen der Gliazellen darstellen, indem sie durch Umwandlung des Protoplasmas die neuen Fasern bilden; das wäre dann eine Entwicklung von Fasern, wie das auch von anderen Faserarten wie z. B. von den Bindegewebsfasern bewiesen ist. Es wäre ganz interessant, auch die embryonale Glia in ihrer Entwicklung zu verfolgen, doch gelingt dies weder mit der Weigertschen noch mit unserer Methode, noch mit anderen Gliafärbemethoden. Wir müssen uns also einstweilen mit den Erfolgen der Gliafärbemethoden nur in Fällen von embryonaler Gliaentwicklung begnügen, und dieselbe in der Embryonalzeit nur als analog erschließen.

Gegen die oben erwähnte zwar nicht ganz neue, aber erst von Weigert bewiesene Ansicht von den Wesen der Glia sprechen scheinbar die Resultate älterer Methoden, wie z. B. nach Anwendung der Golgischen Silberimprägnierung und der Malloryschen Hämatoxylin-Phosphor-Molybdänsäure-Färbung. Daß die Golgi-Bilder als Silhouetten gegen die Weigertsche Ansicht nichts beweisen, ist wohl ganz klar; ähnlich kann man das aber auch für die erwähnte Methode Mallorys beweisen, wenn man nach der Färbung eine geringe Differenzierung nachfolgen läßt. Dabei verwendete ich eine geringe Modifikation, indem ich anstatt des Hämatoxylins zur Bereitung der Farblösung Hämaetin nahm, wodurch die Farbe sofort brauchbar war. Nach der Färbung, welche ja immer eine Art Überfärbung darstellt, erscheinen wirklich die Gliafasern als eine direkte Fortsetzung der Fortsätze der Gliazellen; wenn aber die Schnitte nach der Färbung auf ganz kurze Zeit (10—20 Sek.) in eine sehr schwache Lösung von Lithium carbonicum (einige Tropfen einer konzentrierten wässerigen Lösung von Lith. carb. einer Schale mit destilliertem Wasser zugesetzt) gegeben werden, worauf man sie dann sofort, um die Entfärbung nicht so weit gedeihen zu lassen, in 96 % Alkohol überführt, so differenzieren sich die Schnitte derart, daß man Bilder erzielt, die den mit der Weigertschen erzielten sehr ähnlich sind. In den sub No. 2 geschilderten Zellen sieht man auch mit dieser Methode direkte Übergänge, nur mit dem Unterschiede, daß sich hier die Fasern nie aufsplittern, sondern immer nur durch allmähliche Abschattierung in den Fortsatz übergehen. Es zeigt sich dadurch, daß die durch die einfache Mallorysche Hämatoxylin-Methode erzeugten Bilder eine Art Kunstprodukt darstellen.

Diskussion.

Herr Saxer: So schön die Färbungen des Herrn Fischer, namentlich von multipler Sklerose sind, scheint mir, daß die Methode für die allgemeine Verwendung nicht gleichmäßig und sicher genug wirkt.

Herr Fischer: In betreff der Sicherheit meiner Methode möchte ich nochmals hervorheben, daß sie mich bei etwa 15 Fällen von pathologischen Gliaformationen noch nie im Stich gelassen hat, wogegen die Weigertsche etwa in 60% der Fälle versagte.

XXXVI.

Herr Ernst Pick-Jaroslau:

Über die Entstehung von Gelbsucht.

Es scheint mir nicht unpassend, das Thema der Pathogenese des Ikterus in Karlsbad zu besprechen, wo seit Jahrhunderten Gelbsüchtige mit großem Erfolge behandelt werden, obzwar das Wesen des Ikterus nach meiner Überzeugung hier, wie überall, fast gänzlich verkannt wird.

Noch glauben fast alle Ärzte, daß die gewöhnliche, sogenannte katarrhalische Gelbsucht durch einen Katarrh des Choledochus und die Gelbsucht bei der Gallensteinkolik durch das mechanische Hindernis im Choledochus verursacht sei, aber meiner Meinung nach ist der Tag nicht mehr fern, wo man erkennen wird, daß sich die mechanische Theorie des Ikterus zu Unrecht eines so großen Ansehens erfreut, daß man sie vielmehr wird aufgeben müssen, selbst wenn sich keine passende Hypothese finden sollte, die an ihre Stelle zu setzen wäre.

Ich leugne vor allem, daß überhaupt die Existenz eines Choledochuskatarrhs beim gewöhnlichen Ikterus bewiesen ist. Eine mikroskopische Untersuchung des Choledochuskatarrhs ist bis heute ausständig. Es mangeln Befunde, wie Schleimhauterosionen, submuköse Blutungen u. dgl., die die Vermutung, daß ein Katarrh bestanden, glaubhafter machten. Nach dem Satze, daß derjenige, der eine positive Behauptung aufstellt, auch verpflichtet sei, die Beweise beizubringen, müßte dies verlangt werden. Das Vorhandensein eines Schleimpfropfs im Choledochus kann nach den Darlegungen von Grawitz nicht ernstlich als Beweis für einen Choledochuskatarrh angesehen werden und daß der Katarrh im Leben bestanden habe, sich aber an der Leiche nicht mehr konstatieren lasse, ist nur eine Hülfsannahme, die Berechtigung hätte, wenn in anderen Fällen der Katarrh sicher nachgewiesen wäre.

Die Lehre vom Choledochuskatarrh ist also ganz hypothetisch und es müßte noch vieles, eigentlich alles nachgeholt werden, um sie genügend zu stützen. Ich gehe aber noch einen Schritt weiter, ich sage: Selbst wenn die Existenz des Choledochuskatarrhs bewiesen wäre, so wäre für die Erklärung der Entstehung des Ikterus nicht viel gewonnen. Ein Beweis für die Abhängigkeit des Ikterus vom Katarrh des Choledochus wäre nur geliefert, wenn es sicher wäre, daß der Katarrh auch zu einem Verschlusse des Lumens des Choledochus führt und die Galle sich vor dem Hindernis anstaut. Ein sicheres Merkmal der Gallenstauung kann ich aber nur in der Erweiterung der Gallengänge erblicken. Alle schönen Redensarten vom geringen Sekretionsdruck der Galle können einen Zweifler nicht überzeugen, der einerseits bei Tierexperimenten hat konstatieren können, wie sich die Galle selbst bei hochgradigen Choledochusstrikturen Bahn schafft und andererseits bei der Ligatur des Choledochus gesehen hat, wie bald sich hier bedeutende Dilatationen der Gallengänge und der Gallenblase entwickeln. Bis jetzt ist aber in keinem sicheren Falle eine solche Dilatation bei gewöhnlichem Ikterus des Menschen nachgewiesen worden.

Ebenso steht die Lehre, daß bei der Gallensteinkolik der Ikterus durch die Verstopfung dea Choledochus entstehe, mit den Tatsachen in Widerspruch.

Ich greife von den verschiedenen Einwänden, die ich gegen die Berechtigung der mechanischen Theorie erhoben habe, besonders ein Argument heraus, d. i. die Zeitdauer, die der Ikterus bei der Gallensteinkolik zur Entwicklung bedarf. Die Gelbsucht kann, wie Riedel mitteilt, schon 3 Stunden nach Beginn des Anfalls erscheinen und ist nach Naunyn gewöhnlich 12 Stunden nach Beginn des Anfalls ausgebildet. Das wäre nicht zu begreifen, wenn der Ikterus durch Verschluß des Choledochus entstünde. Denn man bedenke nur, daß Gallengänge und Gallenblase eine große Menge Galle aufnehmen können, bevor diese in das Blut zurückstaut und daß dann wieder eine Zeit vergehen muß, bevor das Blut Farbstoff genug hat, um die Haut zu färben. Das Tierexperiment lehrt uns denn auch, daß sich erst 36—48 Stunden nach der Choledochusunterbindung Galle im Urin zeigt.

Die übrigen Einwände gegen die herrschende Ikterustheorie will ich nur streifen, so den Umstand, daß Steine in der Gallenblase, die gar nicht in den Choledochus kommen, Ikterus hervorrufen, weiteres, daß bei ein und demselben Kranken der Kolikanfall bald von Gelbsucht begleitet ist, bald nicht, ohne daß sich die Steine an Größe unterscheiden, daß Ikterus auch bei kleinen Steinen und sehr weitem Choledochus, wie dies Operationen ergeben haben, entstehen kann etc.

Aus dieser kritischen Darlegung ergibt sich, daß selbst bei den Ikterusformen, deren Pathogenese am klarsten zu sein schien, die mechanische Theorie versagt. Sie trifft eben nur beim Kompressionsikterus und einigen Fällen von Obstruktionsikterus zu, wo der Choledochus vollkommen von außen, z. B. durch Geschwülste, oder von innen verschlossen wird. Für den sogenannten katarrhalischen Ikterus und den Ikterus bei der Gallensteinkolik, umsomehr für alle Ikterusformen bis auf die vorhin genannten, muß die Ursache der Entstehung der Gelbsucht anderswo gesucht werden. Etwa also in den Gallenkapillaren, in Veränderungen der Blutzirkulation oder in Alterationen der Gallenkonsistenz? Nun, die zahlreichen fehlgeschlagenen Versuche, dem Rätsel der Ikterusentstehung durch derartige Hypothesen beizukommen, lehren, daß man sich auch hier auf falscher Fährte befände. Speziell für die Galleneindickung, die noch immer von den meisten Autoren bei sonst unerklärten Formen von Ikterus zur Deutung herangezogen wird, möchte ich hervorheben, daß ich in exakter Weise nachgewiesen habe, eine nennenswerte Veränderung der Gallenkonsistenz finde erst zu einer Zeit statt, wo der Ikterus bereits entwickelt ist.

Da nun für die hämatogene Theorie heutzutage kein Platz ist, sondern es außer Zweifel steht, daß der Ikterus in der Leber entsteht, so kommt man auf rein logischem Wege, mit Ausschluß jeder Spekulation dahin, die Quelle des Ikterus in dem einzigen noch übrig bleibenden Leberbestandteil, den Leberzellen, zu suchen.

Das Problem der Pathogenese des Ikterus ist also vereinfacht. Während es sich früher darum handelte, festzustellen, warum die Galle aus der Leber statt in den Darm ins Blut gelangt, so können wir jetzt präziser die Frage stellen: Es ist zu erklären, warum die Galle aus den Zellen statt in die Gallenkapillaren in die Blut- oder Lymphkapillaren gerät.

Das geschieht, sage ich und im wesentlichen vor mir Minkowski, Liebermeister und andere, durch eine Sekretion in falscher Richtung, durch ein Abirren der Gallensekretion. Minkowski hat diese Funktionsanomalie Parapedese der Galle, ich Paracholie genannt.

Das ist die Hypothese, die ich zur Deutung der Ikterusformen in weitestem Umfang aufgestellt habe und die einen Kritiker veranlaßt hat zu sagen, daß sie bar eines jeden Substrates sei. In Wirklichkeit ist aber sehr wenig Hypothetisches in der Erklärung, sie ist fast nichts als eine Umschreibung der früher präzisierten Fragestellung.

Ich glaube also, daß abgesehen vom reinen Okklusionsikterus in jedem anderen Falle die Gelbsucht durch Paracholie zustande kommt und es erübrigt nur, sich eine Vorstellung zu bilden, wie dies bei den zahlreichen Formen von Ikterus im einzelnen geschieht. Hier ist natürlich der Hypothese Tür und Tor geöffnet und hier mußte ich auch die noch unbewiesenen Sekretionsnerven und supponierte Toxine zur Erklärung heranziehen. Ich bin aber bereit, die Annahme von Sekretionsnerven und Toxinen sofort fallen zu lassen, falls man mir ein anderes besser begründetes Moment angibt, das die Anomalie der Leberfunktion, die Paracholie, hervorrufen könnte.

Nervenreizung und Giftwirkung, auf diese zwei Faktoren führe ich alle so verschiedenartigen Ikterusformen zurück. Paracholie durch Nervenreizung ist die Ursache des Ikterus nach Schreck, insbesondere aber des Ikterus bei der Gallensteinkolik. Paracholie durch Toxine ist der Ikterus bei zahlreichen Infektionskrankheiten und auch der bis jetzt sogenannte katarrhalische Ikterus, der wahrscheinlich meist eine Infektionskrankheit ist. Paracholie durch Toxine, die im Darmkanal entstehen, ist der Ikterus neonatorum. Ich will hier nicht weiter die einzelnen Formen anführen, weil sich die Ableitung von selbst ergibt und weil ich auch in meinen zwei Publikationen die Erklärung aller Ikterusformen ausführlich geliefert habe.

Diskussion.

Herr Nauwerck: Gegenüber den Bemerkungen des Herrn Vorredners möchte ich feststellen, daß es zweifellos Fälle von Ikterus gibt, die gemäß dem Sektionsbefund auf einer katarrhalischen Entzündung des Ductus choledochus beruhen.

Herr Chiari-Prag: Bei Stauung der Galle muß nicht etwa immer eine besondere Dilatation des D. choledochus oder der Gallenblase zugegen sein. Und doch ist beträchtliche pathologische Veränderung zumal der kleineren Gallengänge in solchen Fällen gar nicht selten zu finden, woraus sich die Gallenstauung ganz gut erklären läßt. Man muß nur genau nachpräparieren.

Herr Ponfick: In Bezug auf die meines Erachtens auch noch heute nicht zu unterschätzende Bedeutung mechanischer Momente für die Genese der Gelbsucht schließe ich mich ebenfalls den Darlegungen des Herrn Nauwerck an.

Was sodann deren hämatogene Ursachen anlangt, so verdienen diese immerhin ernstere Beachtung, als es der sie gänzlich ausschließende Standpunkt des Herrn Vortragenden zuzugeben geneigt ist. Denn wenn Blutzerstörung auch nicht direkt zu Ikterus führt, so wissen wir doch aus vielen Experimental-Untersuchungen, daß sie eine so übermäßige Konzentration des Sekrets erzeugt, um Verstopfungen der feineren und feinsten Drüsenkanäle und infolgedessen Gallenstauung hervorzurufen.

Statt also für die Gelbsucht die wenig durchschlagenden, überdies einstweilen lediglich hypothetischen Ursachen verantwortlich zu machen, welche der Herr Vortragende herangeholt hat, liegt es offenbar weit näher, zunächst das bewährte Moment der Verlegung der sei es extra-, sei es intrahepatischen Gänge gelten zu lassen, mag diese nun einem örtlichen mechanischen Hemmnisse ihren Ursprung verdanken, oder in letzter Linie auf dem Zerfalle roter Blutkörperchen beruhen.

Herr Körte-Berlin: Die Chirurgen neigen zu der Ansicht, daß Infektion und Entzündung der Gallenwege neben den mechanischen Momenten eine überwiegende Rolle bei der Entstehung des Ikterus spielen — worauf die Experimente von Ehret und Stolz besonders hinweisen. Ich möchte betonen, daß man bei Entzündungen der Gallenwege — auch ohne Steine — Ikterus sieht, der nach Drainage der Gallenwege schwindet. Ich kann ferner sagen, daß man bei

Operationen jeden Grad der Entzündung in der Blase und auch in den Gallenwegen (Choledochus etc.) finden kann, sowie Geschwüre, Narben und Divertikelbildung, die nur auf dort abgelaufene Entzündungen zu schieben sind. Wir legen gerade auf die genaue Inspektion der Gallengänge (Hepaticus und Choledochus) jetzt das entscheidende Gewicht bei den Operationen, und öffnen dieselben daher jetzt häufig.

Herr Albrecht: Im Anschluß an die Ausführungen des Herrn Körte möchte ich darauf hinweisen, daß auf die scheinbare Intaktheit der großen Gallengänge bei Cholecystitis und Cholangiolitis kein großer Wert gelegt werden darf. Ich habe wiederholt hochgradige eitrige Cholecystitiden und eitrige ausgedehnte Cholangitis intrahepatica gesehen, bei welchen die großen Gallengänge mikroskopisch ganz unverändert erschienen; und ich erkläre nun dieses Verhalten damit, daß die großen Gallengänge in solchen Fällen durch die noch vorhandene Bespülung mit Galle gewissermaßen dauernd irrigiert werden, während an jenen Orten sich die Entzündungserreger stauen und so die höhergradigen Veränderungen erzeugen.

Herr Pick: Ich bin meist nur von experimentellen Tatsachen ausgegangen und die stehen mit den gegenwärtigen Anschauungen über die Entstehung von Ikterus in Widerspruch. Ich wäre sehr dankbar, wenn die Herren bei dem großen Material, das ihnen zur Verfügung steht, endlich in einwurfsfreier Weise feststellen würden, daß Choledochuskatarrh bei Ikterus tatsächlich vorkommt und mit der Entstehung von Gelbsucht in ursächlichem Zusammenhang steht.

XXXVII.

Herr Oskar Fischer-Prag:

Ein Fall von Pachymeningitis chronica externa spinalis idiopathica.

Die Pachymeningitis chronica externa spinalis[1]) gehört zu den seltensten Erkrankungen der Dura mater spinalis. Die sehr wenigen einschlägigen Fälle aus der Literatur, die meist älteren Datums

[1]) Die Interna soll nicht berücksichtigt werden.

sind, werden zum Teile als luetisch aufgefaßt, zum Teile als tuberkulös geschildert. Zu den letzteren gehören die Fälle von Schamschin uud Spitzer, zu den ersteren die Fälle von Virchow, Heubner und Strubel, wobei zum Teile ausgesprochene luetische Veränderungen auch in anderen Organen waren, zum Teile aber auch fehlten, in welch letzteren Fällen nur der eigenartige schwielig-bindegewebige Bau mit hie und da vorhandener lokaler Arteriosklerose an Syphilis zu denken veranlaßte. Ein in letzter Zeit im deutschen pathologisch-anatomischen Institute in Prag von mir sezierter Fall würde deswegen von einem besonderen Interesse sein, umsomehr als er mikroskopisch besondere Eigentümlichkeiten zeigte.

Es handelt sich um eine 44jähr. Köchin, die am 24. April 1902 im k. k. allgem. Krankenhause zu Prag in der Klinik des Herrn Prof. Dr. R. von Jacksch verstorben war und am nächsten Tage seziert wurde. Aus der mir von dem genannten Herrn freundlichst überlassenen Krankengeschichte wäre folgendes hervorzuheben:

Patientin, die früher angeblich immer gesund gewesen war, verlegte den Beginn ihrer Krankheit in den Juli 1901, wo Schmerzen in der Wirbelsäule auftraten, die häufig bis in die Magengegend ausstrahlten. Später gesellte sich noch Schwäche in den Beinen dazu, die sich im September 1901 so steigerte, daß Patientin von da an mit Ausnahme etlicher Tage einer geringen vorübergehenden Besserung immer das Bett hüten mußte. Außerdem traten noch häufig Zuckungen und Kontrakturen in den unteren Extremitäten auf. Harn und Stuhl gingen oft unfreiwillig ab.

Weder der Gesundheitszustand der Eltern, noch der der vier Kinder der Patientin ließen auf irgend eine hereditäre Prädisposition schließen. Die Menses waren seit dem 17. Lebensjahre regelmäßig aufgetreten. Venerische Infektion wurde negiert, von Alkoholgenuß wurden $2^1/_2$ Liter Bier per Tag angegeben.

Der am 20. Januar 1902 aufgenommene Status wies am Kopfe, Hals, Thorax und den oberen Extremitäten ganz normale Verhältnisse auf. Am Rücken fand sich rechts von der Wirbelsäule in der Höhe des 10.—12. Brustwirbels eine tumorähnliche flächenhafte Resistenz von etwa Taubeneigröße, die weder druckschmerzhaft war, noch Fluktuation zeigte. Links von der Wirbelsäule und etwas tiefer gelegen zeigte sich eine 2 cm lange Narbe nach einem (vor Jahren) gespaltenem Abszesse.

Die unteren Extremitäten waren gelähmt, im Knie- und Hüftgelenk gebeugt, setzten passiven Bewegungen einen ziemlichen Widerstand entgegen. Bei Beklopfen der Unterschenkelmuskulatur traten klonische Krämpfe daselbst auf. Die Sensibilitätsprüfung ergab im ganzen eine Verlangsamung der

Empfindungsleitung. Die Patellarreflexe waren beiderseits gesteigert. Der Harn enthielt keine pathologischen Bestandteile.

Während des Aufenthaltes auf der Klinik gestaltete sich der Verlauf der Krankheit derart, daß bis in die erste Hälfte des Februar 1902 sich die Kontrakturen der unteren Extremitäten häufig wiederholten, wonach sie bis zum Ende März sistierten, um dann von neuem aufzutreten. In dieser Zeit entwickelte sich auch Incontinentia urinae, zu der sich im April eine vollständige Incontinentia alvi zugesellte. Der zuerst normale Harn zeigte schon Ende Januar bei saurer Reaktion reichliche Leukozyten, im April wurde er alkalisch und stark eiweißhaltig. Gegen das Lebensende der Patientin vergrößerte sich ein schon im Februar aufgetretener Decubitus am Sacrum trotz permanentem Wasserbade sehr rasch, die Sprache wurde schwer und dann ganz unverständlich, dann traten noch Zittern und spastische Krämpfe an den unteren Extremitäten hinzu, und am 24. April 1902 erfolgte der Exitus.

Die Temperatur bewegte sich immer in normalen Grenzen, nur an drei nicht aufeinanderfolgenden Tagen im Anfange April stieg sie bis auf 39,5 ° C.

Die klinische Diagnose lautete: Transversale Erkrankung des Rückenmarkes in der Höhe des unteren Dorsalmarkes. Decubitus gravis. Cystitis.

Bei der pathologisch-anatomischen Sektion richtete sich selbstverständlich das Hauptaugenmerk auf das Gehirn und Rückenmark. Am Schädel und am Gehirn fand sich nichts Abnormes; ebenso zeigte sich die Wirbelsäule normal. Die Dura mater spinalis zeigte normale Verhältnisse bis auf die obere Partie des Dorsalmarkes, wo dem 3.—6. Dorsalsegment entsprechend dieselbe zwar etwas fester, aber mit dem Messer immerhin noch leicht lösbar dem Wirbelbogen adhärierte. Diese festere Verbindung war bedingt durch eine schwielige tumorartige Auflagerung auf die hintere und beide seitlichen Flächen der Dura mater, wobei die größte Dicke in der Mitte derselben bis 1 cm maß und nach oben und unten allmählich dünner werdend verschwand. Am Durchschnitte bestand die Auflagerung aus einer harten weißlich-gelben homogen glänzenden Masse, die die Spinalnervenwurzeln namentlich rechterseits eng umschloß, wobei letztere verdünnt und grau aussahen. Die Innenfläche des Duralsackes sowie die inneren Meningen waren normal; das Rückenmark erschien an der betreffenden Stelle etwas dünner, jedoch makroskopisch sonst ganz normal.

Die übrige Sektion ergab eine Cystitis mit konsekutiver Pyelonephritis, metastatischen Abzessen und mehreren lobulären Verdichtungsherden in der Lunge und einen großen gangränösen Decubitus am Kreuzbein.

Die schon in der Klinik aufgefallene Verwölbung am Rücken erwies sich als durch einen abgesackten subkutanen Abzeß bedingt; auch unter der ebendaselbst erwähnten Narbe fand sich ein kleiner abgesackter Eiterherd. In beiden diesen Herden fanden sich nur spärliche Kokken; auch die histologische Untersuchung zeigte nur das Bild gewöhnlicher Eiterung.

Die pathologisch-anatomische Diagnose lautete: Pachymeningitis chronica externa spinalis in regione segmenti dorsalis III.—VI. subsequente compressione medullae spinalis et radicum nervorum spinalium. Cystitis et pyelonephritis suppurativa. Abscessus metastatici lobi inf. pulmonis dextri. Cicatrices cutis dorsi post phlegmonem suppurativam ante annos nonnullos. Abscessus duo cutis dorsi. Decubitus ad os sacrum. Adenomata glandulae thyreoideae.

Die mikroskopische Untersuchung zeigte, daß die tumorartige Masse der sonst normal geschichteten und beschaffenen Dura mater aufsaß, und aus einem schwieligen Bindegewebe bestand, das nur an der Peripherie etwas kleinzellige Infiltration zeigte und verstreut spärliche Fettzellen einschloß. Das Bindegewebe verlief in verschieden angeordneten Bündeln, stellenweise hatte es das Aussehen schärfer abgesetzter Knäuel, wobei das diese Knäuel abgrenzende Bindegewebe durch großen Reichtum an elastischen Fasern auffiel, sodaß dadurch eine entfernte Ähnlichkeit mit obliterierten Gefäßen entstand; doch ist die Entstehung dieser Bildungen auf diese Art kaum möglich, da der Durchmesser derselben ein so großer war, daß solche Gefäße hier so gut als unmöglich waren. Auch in dem übrigen Gewebe fanden sich elastische Fasern wenn auch in viel spärlicherer Menge; in den hier verlaufenden größern arteriellen Blutgefäßen sah man Verdickung und Auffaserung der Intima.

In der dicksten Partie der Auflagerung fanden sich zwischen den Bindegewebsbündeln mehrere lichte Knötchen, welche in ihrem Aussehen sehr an Miliartuberkel erinnerten, sich aber bei genauerer Untersuchung wesentlich von denselben unterschieden. Sie lagen zwar auch in einer kleinen Gruppe, waren aber durch starke Bindegewebszüge voneinander abgetrennt; ihr Gewebe bestand aus einer homogenen, im van Gieson-Präparate schwach gelblich gefärbten Masse, in der sich Zellen vom Charakter der Lympho- und Leukozyten befanden. Außerdem fanden sich dort auch epitheloide Zellen und Riesenzellen vor, welche denen bei der Tuberkulose vorkommenden sehr ähnlich waren. Die Grenze der Knötchen gegenüber dem Bindegewebe war nicht scharf, sondern die Bindegewebsfasern strahlten am Rande in verschieden reichlichem Maße in die Knötchen ein. Nirgends konnte weder eine Spur von Verkäsung noch Tuberkelbazillen gefunden werden.

Die Untersuchung des Rückenmarkes nach Marchi und Weigert ergab an der Stelle der Kompression eine nicht sehr reichliche Degeneration aller Stränge, namentlich aber der peripheren Partien der Seitenstränge, im übrigen Rückenmarke eine entsprechende auf- und absteigende Degeneration. Die graue Substanz war überall normal. Die in der Schwiele gelegenen Wurzeln namentlich die hinteren zeigten deutliche fettige Degeneration und Faserschwund.

Der pathologisch-anatomische Befund erklärte darnach das klinische Krankheitsbild vollständig, sowohl die zuerst aufgetretenen Wurzelsymptome als auch die späteren einer Querschnittsläsion.

Für die Ätiologie dieses Prozesses kommen nur die Tuberkulose und Syphylis in Betracht. Erstere ist wegen Mangel an Verkäsung und Fehlen der Tuberkelbazillen, außerdem aber auch des oben geschilderten Aufbaues des Erkrankungsherdes wegen zu mindest unwahrscheinlich; dagegen spricht der eigenartig schwielige Aufbau der Bindegewebsmasse, die bei Tuberkulose ungewohnte

Anordnung der Knötchen nicht gegen Lues, eher im Gegenteil, wenn auch solche tuberkelähnliche Knötchen zu den selteneren Erscheinungen gehören. Daß im ganzen Körper sonst keine Spur von anderweitiger Lues zu finden war, beweist selbstverständlich gar nichts gegen diese, im Gegenteil kommt dies viel häufiger bei Lues vor als bei Tuberkulose.

Demonstration des makroskopischen Präparates des Rückenmarkes und von mikroskopischen Schnitten des Tumors.

Diskussion.

Herr Ponfick: Da ich in einem Falle eine ähnlich ausgebreitete Auflagerung auf der Dura spinalis eines Mannes gefunden habe, der an multipler Myelombildung litt, welche auch die Wirbelsäule heimgesucht hatte, so möchte ich den Herrn Vortragenden fragen, ob etwa bei der von ihm beobachteten Kranken gleichfalls ein Übergreifen der Wucherung von letzterer aus in Betracht zu ziehen sei.

Herr Fischer: In dem von mir beobachteten Falle hat die Wirbelsäule ganz normale Verhältnisse gezeigt.

XXXVIII.

Herr H. Chiari-Prag:

Zur Kenntnis der Lipome im kleinen Becken.

Lipome im kleinen Becken werden zu den Seltenheiten gerechnet, wenn auch öfters bei umfänglichen Lipomen des retroperitonealen Zellgewebes im eigentlichen Bauchraume die Lipombildung auch im kleinen Becken konstatiert werden konnte.[1])

Es sei mir daher gestattet, im nachfolgenden einen Beitrag zu diesem Thema aus meiner Seziersaalserfahrung zu liefern und will ich zunächst einen Fall von selbständiger symmetrischer Lipombildung am unteren Ende beider Ureteren schildern,

---

[1]) Vide die bezügliche Zusammenstellung bei Heinricius: Über retroperitoneale Lipome, D. Zeitschr. f. Chir. 56. B. 1900.

der am 7. März 1899 seziert wurde. Es handelte sich um einen 40j. Potator strenuus, der, wie ich aus der von Herrn Hofr. Prof. Dr. Pribram mir gütigst mitgeteilten Krankengeschichte entnehme, am Tage vor seinem Tode in komatösem Zustande in das Spital gebracht worden war. Nach den Angaben seiner Frau hatte derselbe schon öfters an „Nierenentzündung" gelitten, war jetzt seit 3 Wochen krank und seit $2^1/_2$ Wochen bewußtlos gewesen. Seit 1 Woche hatte er immer nur wenige Tropfen Urins entleert. Im Spitale konstatierte man eine Pneumonie im l. Unterlappen, Hydrops ascites und Ödem an den Füßen, sowie aus dem reichlichen Eiweißgehalte des mit dem Katheter aus der Blase entnommenen spärlichen Harns chronische Nephritis, auf die man auch das als urämisch angesehene Koma bezog. Außerdem wurde noch die Vermutung auf einen Tumor vesicae urinariae ausgesprochen, da man beim Palpieren des Unterleibes über der Symphysis ossium pubis in der Blasengegend größere Resistenz tasten konnte.

Bei der 11 Stunden nach dem Tode ausgeführten Sektion fand sich in Bestätigung der klinischen Diagnose eine croupöse Pneumonie im Unterlappen der l. Lunge, chronischer Morbus Brightii mit Granularatrophie der Nieren, Hydrops ascites und Ödem an den Füßen, weiter eine ganz frische serös-fibrinöse Perikarditis, chronischer Katarrh des Magens, Steatosis hepatis und Ödem der verdickten Meningen und des Gehirns. Als dann die Beckenorgane präpariert wurden, zeigten sich rechts und links von der Mittellinie, vollkommen symmetrisch, dem untersten Abschnitte der Ureteren von innen und hintenher angelagert, zwei walzenförmige, schräg von oben außen nach unten innen gestellte, härtlich anzufühlende, geschwulstartige Körper, welche 10 cm lang und 5 cm dick waren. An den Enden waren diese Körper stumpf zugespitzt. Die oberen Enden standen 8 cm, die unteren $2^1/_2$ cm weit voneinander ab. Die Vasa deferentia sowie die Samenblasen lagen nach einwärts von den beiden Körpern. Querschnitte durch die beiden Körper ließen erkennen, daß dieselben aus einem derben, stellenweise braun pigmentierten Fettgewebe bestanden, das gegen das benachbarte gewöhnlich weiche Fettgewebe scharf abgegrenzt war, hier und da auch eine kapselartige Hülle aus faserigem Bindegewebe besaß. (Im Museum konserviert sub No. 5231). Das Fettgewebe sonst im kleinen Becken wie auch das im eigentlichen Bauchraume war nicht abnorm reichlich. Die Ureteren, mit denen die beiden Fettgewebskörper innig zusammenhingen, waren durch diese augenscheinlich komprimiert gewesen und stimmte damit der Befund einer ziemlich starken Dilatation der oberen Abschnitte der Ureteren und der Nierenbecken und Kelche. Die Harnblase war von hinten nach vorne abgeplattet und enthielt nur wenige Tropfen klaren Harns. Mikroskopisch erwiesen sich die beiden walzenförmigen Körper als Fibrolipome, d. h. sie bestanden aus Fettgewebe mit mehr Bindegewebe, als sonst dem Fettgewebe zukommt. Stellenweise waren in das Fettgewebe Gruppen lymphoider Zellen und weiter auch braune Pigmentkörner eingelagert. Um kleine Blutgefäße fanden sich ab und zu allerdings nicht zahlreiche mehrkernige Leukocyten. Reichlich war die Zahl der Nerven und Ganglienzellengruppen, welche in den aus verschiedenen Stellen der Lipome angefertigten Schnitten getroffen wurden.

Nach diesem anatomischen Befunde waren also hier in ganz symmetrischer Weise aus dem Fettgewebe entlang des untersten Abschnittes der beiden Ureteren Fibrolipome zur Entwicklung gekommen, welche wie die Harnblase so die untersten Abschnitte der Ureteren komprimiert hatten, das Abfließen des Harns durch die Ureteren in die Harnblase behindert und auf diese Art zu Stauung des Harns in den oberen Ureterabschnitten und den Nierenbecken und Kelchen geführt hatten. Sie hatten dadurch wahrscheinlich mitgeholfen an der Erzeugung der chronischen Nierenerkrankung, wenn sich diese allerdings auch durch den Alkoholismus allein ganz gut erklären ließ. Der reichliche Gehalt der Lipome an Nerven- und Ganglienzellengruppen scheint zu beweisen, daß die Lipome aus dem lokalen Fettgewebe ihren Ursprung genommen hatten. Das stellenweise in ihnen vorhandene lymphatische Gewebe entspricht auch den normalen Verhältnissen des Fettgewebes im Becken, welches ja ganz gewöhnlich da und dort Gruppen lymphoider Zellen zeigt. Keinesfalls möchte ich mir etwa daraus den Schluß erlauben, daß die beiden Lipome aus Lymphdrüsen hervorgegangen waren, wie das in dem sehr interessanten Falle war, den vor kurzem Askanazy[1]) mitgeteilt hat. Das Pigment in den Lipomen, welches augenscheinlich hämatogener Natur war, rührte wahrscheinlich von leichteren mechanischen Insulten her, denen die zwischen Harn-

[1]) Askanazy: Zur Entstehung der multiplen Lipome. Virch. Arch. 158. B. 1899.

blase und Rektum eingelagerten Tumoren durch den verschiedenen Füllungsgrad dieser Gebilde ausgesetzt gewesen sein mochten. Ein solcher Lipombefund war mir früher nie vorgekommen und konnte ich auch in der Literatur darüber nichts finden.

Seit der Zeit richtete ich nun speziell meine Aufmerksamkeit auf das Fettgewebe im kleinen Becken, in der Idee, wenn auch nicht so ausgebildete Lipome wie in diesem Falle, so doch vielleicht Anfänge davon an den unteren Ureterenabschnitten zu finden. Auch untersuchte ich das Fettgewebe in der Umgebung der unteren Abschnitte der Ureteren dahin, ob sich nicht hier unter normalen Verhältnissen eine Art Fettkörper darstellende, besser abgegrenzte Fettgewebsmassen fänden. Diese Bemühungen waren aber resultatlos, dafür hatte ich jedoch hierbei einen anderen Erfolg, indem ich das relativ häufige, geradezu einen Typus darstellende Vorkommen von stärkerer, mitunter deutlich lipomartiger Fettgewebshyperplasie an einer anderen Stelle des kleinen Beckens, nämlich im Spatium retrorectale[1]), konstatieren konnte.

Als Paradigmata hierfür möchte ich einen Fall von einem 55jährigen Manne und einen Fall von einem 20jährigen Weibe anführen.

Die Leiche des 55jährigen Mannes stammte auch von der Abteilung des Herrn Hofr. Prof. Dr. Pribram und gelangte am 15. Mai 1901 mit der klinischen Diagnose: Bronchitis, Pneumonia, Alcoholismus chronicus (Intumescentia hepatis, Icterus gradus levioris, Pachymeningitis haemorrhagica?, Delirium tremens, Nephritis chronica, Myodegeneratio cordis) zur Sektion. Nach den Angaben der Angehörigen war der Patient seit 3 Monaten krank gewesen und zwar mit Appetitlosigkeit, Abmagerung und Irresein. Der Harn war blutig gewesen und hatten Diarrhoen bestanden. Einen Tag nach der Aufnahme in das Spital erfolgte der Exitus letalis. Die Sektion ergab eine kroupöse Pneumonie im Unterlappen der l. Lunge, chronisch katarrhalische Bronchitis, Cirrhosis hepatis mit leichtem Ikterus, geringere Hirnatrophie mit Verdickung der inneren Meningen, chronischen Magenkatarrh, chronischen Morbus Brightii, Cholelithiasis und obsolete Tuberkulose in der linken Lungenspitze. Der Panniculus adiposus subcutaneus war von geringer Mächtigkeit,

---

[1]) Vide Waldeyer: Das Becken, in Joessel-Waldeyer: Lehrb. der topographisch-chirurgischen Anatomie 1899.

ebenso auch das subperikardiale Fettgewebe. Hingegen zeigte sich reichlichere Entwicklung eines weichen, gelblichweißen, etwas ins Grünliche spielenden Fettgewebes im ganzen Unterleibe, zumal in der Capsula adiposa renum und im Mesenterium des Dünndarmes. Als nun hier die Organe des kleinen Beckens herausgenommen wurden, fiel auf, daß hinter dem Rektum in der Exkavation des Kreuzbeins ein keilförmiges, aus derbem Fettgewebe bestehendes Gebilde lagerte, welches mit seiner Basis in der Höhe des Promontoriums sich befand und mit seiner abwärts gewandten Schneide etwa 6 cm über dem Anus endete. (Im Museum konserviert sub Nr. 5336.) Die Länge dieses Keiles betrug 12 cm, seine größte Dicke und Breite an der Basis i. e. am Promontorium betrug 8 resp. 7 cm. Durch das Promontorium war an der hinteren Fläche der Basis des Keiles eine tiefe, quere Impression erzeugt worden und zeigte das Gewebe des Keiles hier eine geradezu schwielige Beschaffenheit. Oberhalb des Promontoriums war das derbe Fettgewebe noch eine kurze Strecke — etwa 5 cm — weit nach aufwärts vor der Lendenwirbelsäule zu verfolgen, dann hörte es ziemlich plötzlich auf und schloß sich daran das weiche, übrige, retroperitoneale Fettgewebe an. Im kleinen Becken war die Grenze des den Keil konstituierenden Fettgewebes sowohl nach den Seiten zu als nach unten hin eine sehr deutliche und ziemlich scharfe, indem plötzlich die derbe Konsistenz dieses Fettgewebes aufhörte und weiches Fettgewebe folgte. Das Rektum war durch das keilförmige Gebilde stark nach vorne gedrängt und abgeplattet. Die mikroskopische Untersuchung erwies im Bereiche des keilförmigen Gebildes Fettgewebe mit reichlicherem faserigem Bindegewebe, vielen Nervenbündeln und Ganglienzellengruppen und hier und da kleinen Herden von Lymphocyten sowie auch kleinen Lymphdrüsen.

Der Fall von dem 20jährigen Weibe verhielt sich bezüglich der Lipombildung ganz gleich. Er kam am 16. November 1901 von der Klinik des Herrn O. S. R. Prof. Dr. von Jaksch zur Lustration und wurde bereits in anderer Hinsicht publiziert.[1]) Der Panniculus adiposus subcutaneus und das subepikardiale Fettgewebe waren auch hier nur gering entwickelt, ebenso hier aber im

[1]) Hoke, Über ein an den Bantischen Symptomenkomplex erinnerndes Krankheitsbild, wahrscheinlich hervorgerufen durch kongenitale Lues. Berl. kl. Wochenschr. 1902, No. 16., und Chiari, Über Morbus Bantii. Prag. med. Wochenschr. 1902. Nr. 24.

allgemeinen auch das subperitoneale Fettgewebe. Nur hinter dem Rektum fand sich in der Exkavation des Kreuzbeins ein mächtiger harter Fettgewebskeil, dessen Schmalende 4,5 cm über dem Anus, dessen Basis in der Höhe des Promontoriums lagerte. (Im Museum konserviert sub Nr. 5335.) Die Basis des Keiles maß von rechts nach links und von vorne nach hinten 5 cm, seine Länge betrug 8 cm. Die Abgrenzung dieses Keiles gegen die Nachbarschaft war ziemlich scharf, indem plötzlich die sehr derbe Konsistenz des Keiles aufhörte und gewöhnlich weiches, spärliches Fettgewebe an seine Stelle trat. Nach oben zu setzte sich das derbe Fettgewebe der Basis des Keiles noch 2—3 cm weit vor die Körper der Lendenwirbelsäule fort, dann endigte es fast ganz unvermittelt, sodaß auch hier seine Grenze eine scharfe zu nennen war. Das Rektum war nach vorne gedrängt. Auf Einschnitten zeigten sich in dem Fettgewebe des Keiles stärkere bindegewebige Septa, besonders in der Umgebung der größeren Blutgefäße. Dem entsprach auch der mikroskopische Befund, indem, soweit das harte Fettgewebe reichte, der Panniculus adiposus viel mehr Bindegewebe als sonst enthielt, was besonders deutlich an solchen Schnitten hervortrat, die von den Grenzpartien angefertigt worden waren. Nervenfasern und Ganglienzellen, kleine Lymphdrüsen und umschriebene Häufchen von Lymphocyten konnten auch hier in dem Lipom vielenorts getroffen werden. Hingegen fehlten jegliche Spuren von Entzündung und Pigmentation.

Diese beiden Fälle zeigen die exquisiteste Analogie. In beiden Fällen war es im Spatium retrorectale resp. in der Tela adiposa retrorectalis zu einer Hyperplasie des Fettgewebes gekommen, welche ganz und gar den Eindruck einer Lipombildung machte und zwar einerseits durch ihre scharfe Begrenzung, andererseits durch die von der Nachbarschaft differente, nämlich bindegewebsreiche Struktur des Fettgewebes. Die Konturen dieser Lipombildung entsprachen deutlich den Grenzen der Tela adiposa retrorectalis, i. e. den Stellen des seitlichen und unteren Überganges der Fascia pelvis parietalis in die Fascia recti. In beiden Fällen war dadurch das Rektum nach vorne gedrängt worden, im ersten Falle hatte es auch eine deutliche Abplattung erfahren, ohne daß jedoch in einem der beiden Fälle aus der Krankengeschichte Anhaltspunkte für eine Behinderung der Passage des Dickdarminhaltes durch das Rektum hätten erhoben werden können.

Diese retrorectale Fettgewebshyperplasie gehört nach meinen Erfahrungen durchaus nicht zu den Seltenheiten und finden sich namentlich geringere Grade relativ häufig, besonders bei fettreichen Individuen. Wenn man bei solchen Leichen die gesamten Beckenorgane herauspräpariert, so sieht man hinter dem Rektum in der Exkavation des Kreuzbeins nicht selten ein mehrere Zentimeter dickes Fettgewebspolster, welches die den früheren Fällen entsprechende Begrenzung zeigt, mitunter auch etwas über das Promontorium nach aufwärts sich erstreckt und meist, zumal wenn es etwas mächtiger ist, deutlich derbere Konsistenz besitzt als das übrige Fettgewebe des Unterleibes. Bei geringerer Entwicklung wird man das noch als einfache Hyperplasie anzusprechen haben, bei größerer ist der Eindruck ganz der einer autonomen Fettgewebswucherung, also eines Lipoms. Soweit ich diese Befunde beurteilen kann, halte ich es nicht für ausgeschlossen, daß durch ein solches retrorectales Lipom gegebenenfalls, wenn dasselbe größere Dimensionen erreicht, auch eine Störung der Darmentleerung gesetzt werden könnte und so diese Formation für den Träger derselben bedeutungsvoll werden könnte. Dafür, daß ein solches Lipom wirklich raumbehindernd sein kann, spricht ein Detail des Falles von dem 55jährigen Manne, nämlich die daselbst erwähnte tiefe quere Impression der Basis des Lipoms durch das Promontorium, welche doch nur durch einen stärkeren Gegendruck, den das Lipom zu erfahren hatte, erklärt werden kann. Vielleicht ist darauf auch zurückzuführen die bei den mächtigeren Hyperplasien des Fettgewebes konstant vorhandene Vermehrung des faserigen Bindegewebes im Fettgewebe.

Was schließlich die Frage betrifft, warum sich gerade retrorectal häufiger eine solche Hyperplasie des Fettgewebes findet, so ist darüber nichts bestimmtes zu sagen. Vielleicht trifft hier die Theorie zu, welche Schein[1]) über die Ursachen des Wachstums des Fettgewebes ausgesprochen hat, wonach das wesentliche Moment für ein lebhafteres Wachstum des Fettgewebes läge in einem steten Wechsel der Weite und Spannung des Raumes, in dem sich das Fettgewebe befindet. Ein solcher Wechsel im Volumen und Druck wäre hier durch den stetig wachsenden Füllungsgrad des Rektums gegeben.

[1]) Schein: Über das Wachstum des Fettgewebes. Wien. klin. Wochenschrift 1895. No. 38.

Diskussion.

Herr Ponfick: Ähnliche Wucherungen des para- und retrorectalen Fettgewebes habe ich ebenfalls beobachtet. Da sie, soweit ich mich erinnere, regelmäßig mit einem anämischen Zustand der Betroffenen verbunden gewesen sind, also ein ursächlicher Zusammenhang zwischen den beiden Erscheinungen nahegelegt ist, möchte ich den Herrn Vortr. fragen, wie sich das von ihm beobachtete Mädchen in dieser Hinsicht verhalten habe.

Herr Chiari: Das Mädchen war anämisch gewesen (Splenomegalie, Cirrhosis hepatis).

XXXIX.

Herr Lucksch-Prag:

Eigenartiger Magenpolyp.[1]

Ich möchte über einen eigenartigen Magenpolypen in einem Falle, wo klinisch Karzinom diagnostiziert worden war, berichten. Das betreffende Individuum hatte bei der Untersuchung einen Tumor in der Pylorusgegend gezeigt, dabei an anfallsweise auftretenden heftigen Magenschmerzen gelitten; diese waren 3 Monate vor dem Tode aufgetreten; dazu gesellte sich starke Mattigkeit, und war die Patientin auch in der letzten Zeit stark abgemagert, im Anfange der Krankheit hatte sie stets nach der Mahlzeit erbrochen.

Bei der Sektion fand sich außer einer chronischen Tuberkulose der Lungen, des Darmes und des Peritonaeums, welche die Abmagerung des Individuums sehr gut erklären, ein Schleimhautpolyp im Magen, der in der Pars pylorica aufsaß und an einem langen Stiele durch den Pylorus hindurch bis ins Duodenum reichte, an letzter Stelle war derselbe etwas kolbig aufgetrieben, in der Gegend des Pylorusringes komprimiert. Dieser Polyp hatte also einen Verschluß des Pylorus herbeigeführt, hatte so zu Erbrechen, Schmerzen und Tumorbildung in dieser Gegend die Veranlassung abgegeben und klinisch ein Karzinom vorgetäuscht. Als Seitenstück dazu verweise ich auf einen ähnlichen Fall, von Chiari (Prag. med. Wochenschr. 1881) seinerzeit publiziert, bei dem durch einen Polypen, der ebenfalls durch den Pylorus hinausreichte, ein Teil der Magenwand invaginiert worden war.

[1]) Die Publikation erfolgt in der Prager med. Wochenschrift.

XXXX.

Herr A. Heller-Kiel:

Über einige Folgen der Druckerhöhung im Schädel, besonders bei Hydrocephalus.

Seitdem mein Kollege Quincke durch Einführung der Lumbalpunktion eine neue Ära in der Pathologie der Hirn- und Rückenmarkskrankheiten eröffnet hat, sind zahlreiche Arbeiten erschienen, welche diese neue Methode für die Diagnose und Therapie derselben zu verwerten suchten. Die pathologisch-anatomischen Veränderungen haben weniger Beachtung gefunden. Ich möchte mir erlauben, über drei verschiedene Arten von Befunden, welche ich allerdings zum Teil schon von meinen Schülern habe veröffentlichen lassen, die aber fast gar keine Beachtung gefunden haben, hier kurz zu berichten.

Die Angaben über die Todesart der Hydrocephaliker sind sehr allgemein gehalten. Meist findet sich die Bemerkung, daß sie an Hirndruck sterben, eine genauere Angabe findet sich aber nicht; die Kenntnis der wirklichen letzten Ursache ist aber von praktischer Bedeutung. Ich habe nun im Laufe der Jahre einige Beobachtungen gemacht, welche über diesen Punkt Aufschluß geben.

Die Hydrocephaliker sterben in vielen Fällen an Erstickung. Es wird das wohl erwähnt, doch ohne genügende Begründung. Ein gutes Beispiel gibt folgender Fall:

Ein 23 Jahre alter Student war ganz plötzlich gestorben, die nachträglich von mir erhobene Anamnese ergab: Im 10. Lebensjahre von einem Baugerüst gestürzt, blieb er längere Zeit bewußtlos liegen und erholte sich erst ganz allmählich. Von da an litt er häufig an Kopfschmerzen; sie nahmen allmählich an Heftigkeit zu, doch konnte er das Abiturienten-Examen machen und bezog die Universität; nach Aussage seiner Wirtin lebte er immer sehr mäßig und trank fast nie geistige Getränke. Am Abend vor dem Tode war er im Kreise von Freunden, soll aber sehr wenig getrunken haben. Darnach stellten sich die Kopfschmerzen mit ungewohnter Heftigkeit ein; das Bewußtsein verlor er nach der bestimmten Aussage seiner Wirtin erst unmittelbar vor dem Tode; dieser trat plötzlich unter Röcheln ein. Die am folgenden Tage von mir zur Feststellung der Todesursache gemachte Sektion ergab alle Erscheinungen des Erstickungstodes, sehr starken chronischen Hydrocephalus, dritter und vierter Ventrikel sehr stark erweitert, die Rautengrube besonders ausgebuchtet und statt der Spitze des Calamus scriptorius eine sackförmige Erweiterung der

Rautengrube 1 cm weit in die Medulla oblongata hinein fortgesetzt, die Brücke und Medulla dadurch sehr breit und abgeplattet. Die Ventrikel-Flüssigkeit enthielt Spuren von Zucker; der sehr reichliche blasse Urin ist klar und enthält 2,1 % Zucker.

Unter den Befunden bei Hydrocephalikern sind auch Blutungen erwähnt, jedoch auch ohne genaueres Eingehen auf ihre Bedeutung und die Art ihres Zustandekommens. Diese Blutungen kommen oft infolge von verhältnismäßig geringen Erschütterungen zu stande und werden zur Todesursache. Zwei solche Fälle kamen zur Sektion, welche ich als sehr lehrreiche Beispiele mitteilen möchte.

Ein 10 Jahre alter Knabe fiel drei Stufen herunter; zwei Tage darnach traten heftige Kopfschmerzen, undeutliche Sprache und dann auch Krämpfe auf. Am dritten Tage nach dem Falle trat der Tod ein. Die Sektion ergab sehr starken Hydrokefalus und massenhafte Blutungen in die Kammerscheidewand. Der zweite Fall betraf einen 14 Jahre alten Knaben. Am Nachmittage hatte er im Garten gespielt und war beim Übersteigen über einen Zaun gefallen; am Abend des Tages erkrankte er kurze Zeit nach dem Schlafengehen unter plötzlichem Aufschreien mit Erbrechen; er gab an, nichts mehr zu sehen. An den folgenden Tagen tiefer Schlaf, aus dem er durch lautes Anrufen erweckt werden kann. Die linken Glieder waren völlig gelähmt, die Hautreflexe undeutlich, rechts Ptosis und geringere Beweglichkeit der Augen als links. Im tiefen Sopor starb der Kranke am 15. Tage nach dem Falle. Die Sektion ergab sehr starken chronischen Hydrokefalus mit braunroten Gerinnseln in den abhängigen Teilen der Ventrikel; im stark gedehnten Septum der Ventrikel hinten rechts ovaler flacher Substanzverlust mit leicht rostfarbener Wand und leicht verdicktem Rand, ein ebensolcher im linken Ventrikel; sie führen in einen dem Splenium angehörenden, nach unten von den Plexus choroides begrenzten Raum. Im linken Seh- und Streifenhügel befindet sich ein kleiner hämorrhagischer Herd, im rechten Streifenhügel nach hinten in den Sehhügel hineinziehend ein ca. 10 cm breiter und 1 cm hoher mit dunkelkirschrotem Gerinnsel gefüllter Hohlraum. Das Ependym der Ventrikel ist gleichmäßig leicht gelblich, stellenweise besonders in die Unterhörner hinein stark rostfarben.

In beiden Fällen war also starker chronischer Hydrocephalus vorhanden, in beiden hatte ein Fall aus mäßiger Höhe stattgefunden. Ein solcher würde bei normalem Hirne sicherlich ohne jede Folge geblieben sein. Die eingetretenen schweren Folgen dürften vielleicht so zu erklären sein, daß die in Bewegung gesetzte größere Flüssigkeitsmenge bei der durch das Auffallen des Kopfes plötzlich eintretenden Hemmung entweder durch die direkte oder die zurücklaufende Welle den durch die Falx festgehaltenen Balken und das Septum der Ventrikel zerriß.

Die dritte Art von Veränderung ist von Chiari zuerst beschrieben;[1]) er berichtete auf dem Deutschen Naturforscher- und Ärztetage 1891 über zapfenförmige Verlängerung der Kleinhirntonsillen in das Foramen magnum hinein. Ebenso machte Ophüls[2]) in einer sorgfältigen Arbeit aus dem Pathologischen Institute zu Göttingen eingehende Mitteilungen über gleiche Veränderungen.

Die Ansicht Chiaris, daß für die von ihm beschriebenen zapfenartigen Verlängerungen des Kleinhirns neben Druckerhöhung, wie sie der Hydrocephalus congenitus mit sich bringt, auch abnormes Wachstum der betroffenen Teile nach unten in Betracht kommen müsse, konnte ich in einem Falle bestätigen.

Bei einem zwei Tage alten Kinde (S. N. 69. 1901), bei dem noch doppelseitige Hasenscharte, Verschluß beider Augenlider (Fehlen der Augen?), Spina bifida, Uterus hemiseptus und anderes gefunden wurde, fand ich eine eigentümliche Tiefrückung des Kleinhirns in das erweiterte Foramen magnum und den Wirbelkanal hinein in Form einer $2^1/_2$ cm langen zungenförmigen Verlängerung. Das Foramen magnum hatte etwa 1,8 cm im Durchmesser, der Abstand zwischen Atlas und Hinterhauptsbein betrug 1,16 cm, während die entsprechenden Zahlen bei einem etwa zwei Monate alten 0,7 und 0,5 cm waren.

Es kann keinem Zweifel unterliegen, daß hier die von Chiari angenommene Wachstumsverlängerung vorliegt. Während nun aber Chiari in seiner damaligen Arbeit nur Fälle von kongenitalem Hydrokefalus als Ursache dieser Veränderung anerkannte, hat bereits Ophüls diese auch bei anderen Fällen von Raumbeengung im Schädel beschrieben; ebenso habe ich Fälle zur Verfügung, in denen bei Raumbeengung jeder Art dieselben Veränderungen in mehr oder weniger hohem Grade ausgebildet waren; chronischer und akuter Hydrocephalus, spontane und traumatische Hirnblutungen, Hirnödem, Meningealödem, namentlich auch Geschwülste verschiedenen Sitzes mit und ohne Hydrocephalus boten sie dar. Die in das Foramen magnum hineinragenden Zapfen waren in den seltensten Fällen auf beiden Seiten gleich lang, meist war auch die Dicke der vorgeschobenen Teile ungleich; in vielen Fällen war die Spitze des einen Zapfens, seltener beider ödematös und nicht selten auch mehr oder weniger stark hyperämisch, ja oft hämorrhagisch infiltriert. Diese Veränderung ist bei der üblichen Art, das Hirn herauszunehmen, vorher nicht leicht zu sehen; eine andere

---

[1]) Chiari, Denkschr. d. math.-naturw. Klasse d. Akad. d. Wissensch. Wien, 1895. Bd. 63, S. 71.

[2]) Ophüls, Virchows Archiv, 151. S. 513. 1898.

Art aber ist bei pathologischen Sektionen aus Rücksicht auf die Hinterbliebenen nicht gut möglich. Bei sorgfältiger Prüfung nun einer größeren Zahl von Sektionen auf das Verhalten der unteren Kleinhirnfläche ergab sich, daß alle Übergänge von leichter Vorwölbung des Lobus posterior und der Tonsillen durch eine stärkere Ausprägung der Incisura jugularis bis zu der stärksten zapfenartigen Hineintreibung vorkommen; prüft man dann das Verhalten des Foramen magnum, so findet man hier sehr große Mannigfaltigkeit. Es hat schon Ophüls sehr schöne Versuche in dieser Beziehung angestellt, welche die große Verschiedenheit im Verhalten des Foramen zeigen. Jedenfalls entsteht der Eindruck, daß schon normal in vielen Fällen ein gewisser Grad von Tiefstand, möchte ich es nennen, der hinteren Kleinhirnabschnitte vorhanden ist, auch wenn Druckerhöhung im Schädelinnern nicht besteht. Treten dann pathologische Zustände mit Druckerhöhung ein, so wird es zu umso höheren Graden von zapfenförmiger Vortreibung in das Foramen magnum kommen können, je günstiger die Verhältnisse hierfür sind. In manchen Fällen kommt es zweifellos zu einem förmlichen Einkeilen der Zapfen in den Wirbelkanal; es geht das aus dem starken Grade der Stauungshyperämie und des Ödems, sowie der hinzutretenden Blutung hervor, welche die vorgeschobenste Spitze des Zapfens betreffen.

Ein durch seine sekundären Veränderungen besonders interessanter Fall ist in seinem klinischen Teile schon von Nölke[1]) veröffentlicht.

Ein 25 Jahre alter Knecht, der seit einem Jahre an häufigen Schwindelanfällen litt, in letzter Zeit heftige Kopfschmerzen und Sehstörungen hatte, wurde in die medizinische Klinik aufgenommen. Die objektiven Symptome waren unsicherer Gang, Schwäche der Extremitäten, geringe Nackensteifigkeit, beiderseitige Stauungspapille, links mit beginnender Atrophie. Am 14. August Lumbalpunktion, Anfangsdruck 440 mm, rasches Sinken desselben, langsames Abtropfen in Höhe von 150 mm; nach Entleerung von 15 ccm plötzlich stärkere Kopfschmerzen, daher Abbruch der Punktion. Am andern Mittag plötzlich Exitus letalis. Die Sektion (S. N. 373. 1897) ergab: Erweiterung aller Ventrikel, Inhalt 80 ccm, starke zapfenartige Einpressung des Kleinhirns in das Foramen magnum; die Arachnoidea besonders der rechten Tonsille dunkelblaurot, ödematös, die Venen der Oberfläche sehr stark gefüllt und geschlängelt. Auf dem Durchschnitte des gehärteten Präparates zeigt sich die rechte vorgetriebene Tonsille von einem in der Länge 2,5 cm, in der Breite bis 1,9 cm

[1]) Nölke, Deutsch. Mediz. Wochenschr. 1897. S. 620.

messenden dunkelroten Tumor eingenommen, der nach oben nur noch geringe Rest von Hirnsubstanz zwischen sich und Arachnoidea erkennen läßt, nach unten eine bis 1,4 cm lange, 6—9 mm dicke komprimierte Schichte. Weiter oben stößt der Tumor an eine bis 1,4 cm lange, bis 1,7 cm breite spindelförmige Cyste mit dicker graulich-gallertiger Wand. Darum herum in der Substanz zahlreiche kleine Blutpunkte. Bei schwacher Vergrößerung bietet der Schnitt das Bild einer teleangiektatischen Geschwulst; weite und enge blutgefüllte Gefäße nehmen den größten Teil des Präparates ein; daneben finden sich einzelne Räume mit homogenen zarten Massen gefüllt; diese Räume zeigen sich bei stärkerer Vergrößerung meist nicht scharf umgrenzt, zum Teil aber scheinen sie mit Endothel ausgekleidet zu sein. Es handelt sich also wohl größtenteils um eiweißreiches Ödem, welches das Gewebe infiltriert und auseinander drängt. Sowohl diese ödematösen Spalten wie die zahlreichen weiten Gefäße liegen in einem Gewebe, das einem einfachen Gliome so ähnlich ist, daß wohl von gliomatöser Entartung gesprochen werden darf. An vielen Stellen ist die Körnerschichte darüber gut erhalten, an anderen verschmälert sie sich allmählich und verschwindet endlich ganz. Die Purkinjeschen Zellen sind zum Teil gut erhalten, zum Teil verschoben, sodaß sie dem Verlaufe der Körnerschicht parallel laufen; endlich schwinden auch sie ganz.

Die Masse der veränderten Hirnsubstanz würde man als teleangiektatisches Gliom bezeichnen, wenn man dasselbe mikroskopische Bild unter anderen Umständen fände. Ob es hier als ein solches, hervorgerufen durch den lange dauernden Reiz, angesehen werden muß, möchte ich noch offen lassen. Der ganze Befund beweist jedenfalls, daß der Zustand schon längere Zeit bestanden haben muß, weil es sonst nicht zu so reichlicher Zellwucherung hätte kommen hönnen.

Ob die Lumbalpunktion in diesem Falle den Ausgang beschleunigt hat, wie Gumbrecht[1]) glaubt annehmen zu dürfen, erscheint mir sehr zweifelhaft; denn es liegen genügende Erfahrungen vor, in welchen ganz ähnliche Fälle ohne jeden Eingriff einen ebenso raschen, unerwarteten Ausgang nahmen; vgl. den oben berichteten Fall. Jedenfalls darf dieser Gesichtspunkt nicht aus den Augen gelassen werden.

Soviel scheint aus unseren Beobachtungen hervorzugehen, daß diese zapfenförmige Eintreibung von basalen Kleinhirnteilen unter den Veränderungen, welche die Zirkulation der Cerebrospinal-Flüssigkeit zu stören vermögen, obenan steht; es wird mit ihr künftig mehr gerechnet werden müssen.

---

[1]) Gumbrecht, ebenda 1900, S. 386.

Als diese kleine Arbeit abgeschlossen war, erhielt ich von meinem Kollegen Quincke eine soeben erschienene Mitteilung von Schwalbe, welcher einen großen Teil der zapfenförmigen Verlängerungen als normal ansehen will. Ob nun die Grenze der Veränderungen, welche als durch Druckerhöhung ober- oder unterhalb des Tentorium entstanden anzusehen sind, etwas weiter gesteckt werden muß, wie ich es oben getan, oder enger, wie es Schwalbe tut, muß weiteren Untersuchungen vorbehalten bleiben.

Diskussion.

Herr Ponfick: Die von Herrn Heller besprochene Koinzidenz von Hydrocephalus mit Blutungen erinnert mich, soweit sich der traumatische Ursprung des letzteren ausschließen läßt, an mehrere Fälle, wo ein Hydrocephalus mit gewaltiger Blutansammlung im subduralen Raume verbunden war. Hier war nicht nur eine Lumbal-Punktion voraufgegangen, sondern mehrere Male hintereinander eine erhebliche Menge von Flüssigkeit entleert worden. Da nun das Alter der regressiven Veränderungen des ergossenen Blutes zugleich auf eine Zeitdauer hinwies, welche mit der seitdem verstrichenen Frist übereinstimmt, drängt sich unwillkürlich der Verdacht auf, daß dieser Eingriff, d. h. die plötzliche Entlastung der Gefäße der weichen Hirnhaut, die sich daran knüpfte, jene Extravasate bedingt habe.

Im Hinblick auf solche Erfahrungen, mit deren Veröffentlichung ich gerade beschäftigt bin, dürfte es angezeigt sein, immer dann, wenn Lumbal-Punktionen ausgeführt sind, dem Inhalte des intermeningealen Raumes sorgfältigste Beachtung zu schenken.

Herr Sträußler: Im Anschlusse an die interessanten Mitteilungen des Herrn Vortragenden möchte ich über ein in der neurologischen Sektion demonstriertes Präparat einer Kleinhirnverlagerung in den Zentralkanal berichten. Es stammt von einem neuntägigen Kinde mit enormem Hydrocephalus und scheint der Deutung der Kleinhirnverlagerung als Folge von Druckerhöhung in der Schädelhöhle zu widersprechen. Der Fall gehört in den 2. Typus der von Chiari beschriebenen Beobachtungen von Verlagerung von Kleinhirnsubstanz in den verlängerten, in den Wirbelkanal hineinreichenden vierten Ventrikel. Von diesen Fällen, in welchen die Verlagerung nur auf einen kleinen Teil des Medullarrohres beschränkt war, unterscheidet er sich aber dadurch, daß der größte

Teil des Zentralkanales und zwar vom Aquaeductus Sylvii bis hinunter ins Rückenmark, bis an eine bestehende Rachischisis reichte. Der Umstand, daß der Kleinhirnfortsatz vom Sitze des Kleinhirns aus nicht nur kaudalwärts, sondern auch cerebralwärts zu verfolgen war, steht der Annahme entgegen, daß veränderte Druckverhältnisse in der Schädelhöhle die Ursache der Kleinhirnverlagerung seien. Eine solche Mißbildung kann daher nur in einer sehr frühen Entwicklungsperiode entstehen, in welcher Raumbeengung in der Schädelhöhle noch nicht in Betracht kommen kann.

Herr v. Recklinghausen: Ich bin von meinem Straßburger Kollegen Schwalbe bei seinen Untersuchungen auf diesem Gebiete der Pathologie des Kleinhirns oft zu Rate gezogen worden und kann daher nach eigener Besichtigung seiner Präparate bezeugen, daß kein nennenswerter Hydrocephalus vorhanden war. Schwalbes Ansicht über die Entstehung dieser „zapfenförmigen Fortsätze" oder kragenartigen Protuberanzen, besonders der Tonsillen des Kleinhirns in seinem Vortrag in der Anatomenversammlung ist dahin zusammenzufassen, daß das Ursächliche jener Mißbildung in einer Beschränkung des Raumes für das Kleinhirn, namentlich in einem mangelhaften Wachstum dieses Raumes im Verhältnis zu seinem Inhalt zu suchen ist, weniger in einer Vergrößerung des Großhirns und einer konsekutiven Beschränkung des Kleinhirnraumes, wie sie bei Steigerung des intrakraniellen Druckes stattfinden und durch das Tieferstehen des Tentoriums zum Ausdruck kommen kann.

Herr Chiari-Prag: Ich halte dafür, daß auch in dem Falle von Sträußler an ein mechanisches Moment gedacht werden kann. Hydrocephalusflüssigkeit konnte ja auch durch den Aquaeductus Sylvii nach aufwärts ausweichen und so Kleinhirnsubstanz auch nach oben auswachsen.

Bezüglich der Kleinhirnfortsätze meine ich, daß die größeren Fortsätze stets durch intrakranielle Drucksteigerung bedingt sind und daß dabei ganz gewöhnlich Hydrocephalus congenitus das veranlassende Moment ist.

XXXXI.

Herr A. Heller-Kiel: Über Oxyuris vermicularis.

Veranlaßt durch die interessante Veröffentlichung Chiaris über einen Befund von im Douglas'schen Raume festgewachsenen Oxyuren und eine ganz unzutreffende Erklärung dieses Befundes durch P. Vuillemin, sowie durch die in den meisten Büchern gegebenen ungenügenden oder sogar direkt falschen Darstellungen der Entwicklung und Pathologie der Oxyuris lege ich meine auf Veranlassung von F. A. Zenker gemachten Untersuchungen vor, welche noch nicht ausführlich veröffentlicht sind, doch in ihren Ergebnissen genügend durch Zenkers Mitteilung bekannt sein könnten. Die Unkenntnis dieser Verhältnisse ist schuld daran, daß noch heute Wirte dieses so scheußlichen Quälgeistes sich vergeblich an ihre Ärzte wenden und schließlich den Kurpfuschern zulaufen.

Wenn reife Embryonen enthaltende Eier von Oxyuris in den Magen von Menschen gelangen, so brechen die Embryonen an einer ganz bestimmten Stelle nahe dem Kopfende an der gewölbten Seite des Eies durch die Schale; sie begeben sich sogleich in den Dünndarm, machen dort zwei, vielleicht auch mehr Häutungen durch, wie zweifellos diese von mir vor jetzt etwa 30 Jahren angefertigten Zeichnungen zeigen. Nach der zweiten oder dritten sind sie geschlechtsreif, begatten sich und dann steigen die Weibchen in das Cöcum hinunter von mehr oder weniger zahlreichen Männchen begleitet. Dort verweilen die Weibchen die längste Zeit; ist ihr Uterus mit Eiern gefüllt und beginnen die Eier sich weiter zu entwickeln, so wandern sie langsam in das aufsteigende, das Quer- und endlich das absteigende Kolon. Im Mastdarme enthalten die Weibchen meist Eier, die einen kaulquappenförmigen Embryo einschließen. Dort werden die Eier auf die Schleimhaut oder in den die Kotballen überziehenden Schleim abgesetzt, indem die Weibchen heftige schlängelnde Bewegungen machen. Diese Bewegungen sind es, welche die unerträglichen kitzelnden Empfindungen bei den Wirten hervorrufen. Die Weibchen können mit dem Kote nach außen entleert werden oder sie kriechen auch zu anderer Zeit nach außen und bereiten dabei dem Besitzer ebenfalls sehr unangenehme Empfindungen. Die Oxyuren-Embryonen kriechen nicht im Mastdarme aus; sie können deshalb auch nicht, wie in einem viel gebrauchten Werke zu lesen, durch den ganzen Darm hinauf wandern. Die Eier gelangen auf dem sehr unästhetischen, darum aber nicht weniger betretenen Wege in den Magen, indem die Finger mit ihnen oder sogar mit ganzen Weibchen verunreinigt werden. Besonders abends sind die Weibchen sehr lebhaft; bewußt oder unbewußt wird beim Einschlafen dem unerträglichen Kitzel mit dem Finger zu steuern versucht; es ist leicht, bei Oxyuren-Besitzern im Nagelschmutze reife embryonenhaltige Eier nachzuweisen. Verunreinigt nun der betreffende seine oder andere Nahrungsmittel, indem er sie mit ungewaschenen Händen anfaßt oder hat er die Gewohnheit, an den Fingern zu saugen oder zu kauen, so ist die Erhaltung der Art genügend gewährleistet. Die aus der Aftermündung ausgekrochenen Weibchen können bei schwitzender Haut, wie durch sichere Beobachter festgestellt ist, sich von da weiter entfernen, ja sogar bis in die Achselhöhle hinaufkriechen und allenthalben ihre Eier absetzen. In den Eiern entwickeln sich in wenigen Stunden aus den kaulquappenförmigen die wurmförmigen Embryonen. Noch bequemer ist der Weg in die weiblichen Geschlechtsorgane; ich selbst habe ein Weibchen im Scheidengewölbe bei der Sektion gefunden, ein solches wurde von Westphal durch das Spekulum im Muttermunde gesehen. Es ist zweifellos, daß Chiaris Erklärung seines Befundes vollkommen zutreffend ist, die im Douglasschen Raume gefundenen Weibchen sind durch Vagina, Uterus und Tuben dorthin gelangt. Die Erklärung, welche Vuillemin gibt, wonach die Oxyuren die Fähigkeit haben sollten, die ganze Dickdarmwand zu durchbohren und so in die Bauchhöhle oder in dem von ihm mitgeteilten Falle in das Beckenzellgewebe zu gelangen, ist unnötig für die Erklärung der Fälle. Die Diagnose ist einfach; entweder entnimmt man mit einem Spatel etwas Mastdarmschleim oder von einem Kotballen etwas Schleim, in dem man bei einigermaßen zahlreichen Oxyuren leicht die Eier mikroskopisch nachweisen kann; noch bequemer ist es, bei dem Auftreten von Kitzel ein kleines Klystier von etwa 30 ccm frischen Wassers zu machen. In ganz kurzer Zeit wird das Wasser wieder entleert; mit Leichtigkeit findet man darin die Tierchen.

Die Prophyllaxis ergibt sich aufs einfachste aus der Entwicklungsgeschichte: Die Erwerbung erfolgt nur durch Übertragung reifer Eier von einem Wirte auf ein anderes Individuum und zwar auf dem kürzesten Wege; denn Austrocknen vertragen die Embryonen nur ganz kurze Zeit. Durch die Luft in getrocknetem Zustande dürften sie, wenn überhaupt je, gewiß nur sehr selten übertragen werden; ebenso ist die Übertragung durch Gemüse von keiner Bedeutung, noch weniger die Verbreitung durch Salat, denn die Eier gehen durch den Essig sehr schnell zu Grunde.

Die Therapie ist einfach und sicher. Entfernung der im Dünndarme befindlichen jungen Tiere; Zerstörung der im ganzen Dickdarm vorhandenen erwachsenen Weibchen durch Füllung des Darms in Knie-Ellenbogenlage mit einer halbprozentigen Lösung von Sapo medicatus. Nach 8 Tagen Wiederholung der Kur, um die etwa im Processus vermiformis oder sonst versteckt erhalten gebliebenen Tiere zu entfernen. Unerläßlich ist es, alle Familienmitglieder, welche Oxyuren besitzen, zugleich davon zu befreien, damit nicht die etwa noch mit Oxyuren behafteten die übrigen wieder anstecken. Die Wirte von Oxyuren müssen auch über die Art der Infektion unterrichtet werden, damit sie sich vor neuer, namentlich vor wiederholter Selbstansteckung schützen.

XXXXII.

Herr Reger-Hannover:

Die gesetzmäfsige Periodizität im Verlauf der Eiterkrankheiten.

(Mit Demonstration.)

(Hierzu Taf. V.)

Meine Herren! Gestatten Sie mir, daß ich Ihnen eine Temperaturkurve aus dem Krankheitsverlaufe eines durch ein Geschütz in Pr.-Stargard am 31. Mai 1899 überfahrenen Kanoniers vorlege. Der Mann hatte einen Bruch des linken horizontalen Schambeinastes und Zerreißung der Harnröhre erlitten und schien der Verlauf nach Ausführung des Blasenstichs und des Harnröhrenschnitts ein völlig zufriedenstellender zu werden, als am 23. September ein heftiges Fieber einsetzte, welches nach 6 Tagen wieder absank. Es folgte dann eine 6tägige Periode, in der die Abendtemperatur nicht über 37,5° stieg, dieser folgte ein neuer Fieberanfall, der wieder 6 Tage dauerte, dann ein Zeitraum von 26 Tagen, in welchem die Abendtemperatur nur am 24. Oktober die Höhe von 38,2° erreichte. Am 6. November setzte neues Fieber ein, welches in einzelnen wohlcharakterisierten Abschnitten von 6—8, durchschnittlich 7 Tagen mit nur 2 Unterbrechungen von 14 und 7 Tagen bis zu dem am 12. März eintretenden Tode anhielt. Sie sehen hier also ein ganz eigenartiges Bild. Anfall folgt auf Anfall mit einer ganz erstaunlichen Regelmäßigkeit in der Zeitdauer der einzelnen Abschnitte und zwar fast $^1/_2$ Jahr hindurch, indem die Temperatur entweder plötzlich im Laufe eines Tages oder gradatim in einigen Tagen bei morgendlichen Remissionen abends bis 40,5° steigt und an den bestimmten Tagen wieder zur Norm bezw. unter die Norm fällt. Sicherlich wird wohl niemand sagen können, daß dieser eigenartige Verlauf ein Spiel des Zufalls sei, zumal da ich im Verlaufe der Krankheit die kommenden Tage der neuen Anfälle den Kollegen der Garnison Danzig — wohin der Kranke transportiert war — vorausgesagt habe; sicherlich wird jeder mir zugeben müssen, daß es sich um eine Gesetzmäßigkeit handelt, die der Erklärung bedarf.

Aus dem klinischen Verlaufe wissen wir, daß es sich um eine Eiterkrankheit handelt, um eine Krankheit, welche durch die verschiedensten Eitererreger hervorgerufen wird: in unserem Falle waren die Streptokokken überwiegend. Nehmen wir nun an, daß die Entwicklung dieser Mikroorganismen derart vor sich geht, daß sie allein durch Proliferation, durch Knospung und Teilung sich vermehren, so würde ein Krankheitsbild entstehen müssen, welches allmähliches Zunehmen der Krankheitssymptome und speziell auch des Fiebers zeigen müßte und ebenso ein allmähliches Abnehmen derselben, je nachdem die Mikroben an Zahl zu- oder abnehmen: keineswegs könnten wir Bilder erhalten, wie es die demonstrierte Kurve zeigt. Sehen wir ein solches, so sind wir gezwungen anzunehmen, daß die Mikroben eine ganz besondere biologische Entwicklung auf dem Menschen durchmachen, daß es sich nur handeln kann um den gesetzmäßigen Regenerationsprozeß, um die Bildung von Generationen, um die Bildung von reifen Keimen, Sporen (nicht Dauersporen), bezw. Vegetationsformen. Ich komme also zu demselben Ergebnis, welches ich bei meinen epidemiologischen Untersuchungen gefunden, über welche ich seit langen Jahren auf den verschiedenen wissenschaftlichen Versammlungen berichtet habe.[1])

Diese beweisen, daß die bezüglichen Mikroben „Menschenpilze“ sind und daß sie zu ihrer vollen Ausbildung des menschlichen Nährbodens bedürfen, daß sie Reifungen ihrer Keime durchmachen, bei deren Freiwerden einesteils der Wirt selbst erkrankt und anderenteils die Übertragung auf andere Wirte erfolgt, auf welchen sie nach bestimmten Inkubationszeiten wieder ihren cyklischen Lebenslauf beginnen; daß diese Inkubationszeit in gewissen Grenzen schwankt und durchschnittlich 7 Tage beträgt[2]) und daß die Rückfälle, Komplikationen der Krankheiten ebenso an diese

---

[1]) cfr. meine Broschüre: Zur Lehre von den kontagiösen Infektionskrankheiten, Berlin 1890 bei Kornfeld, sowie die Verhandlungen des Kongresses für innere Medizin von 1892, 1893, 1895, sowie des Chirurgenkongresses von 1894 bezw. Langenbecks Archiv Bd. XLVIII Heft 3.

Wenn in dem veröffentlichten Material zu meinem großen Bedauern sich einige Fehler (Druckfehler, bezw. Fehler bei Übertragungen aus einer Liste in die andere) eingeschlichen haben, so ändern diese an dem Resultate nichts: das von mir seither bis in die neueste Zeit gesammelte Riesenmaterial ergibt in unzweideutiger Weise die Richtigkeit meiner Schlußfolgerungen: Eine jede Methode hat ihre Schattenseiten und Fehlerquellen, — namentlich bei anfänglicher mangelnder Übung —, bei jeder Veröffentlichung spielt der Druckfehlerteufel seine Rolle. Aber ein Scheffel herrlicher Früchte ist nicht zu verwerfen, wenn auch einige sich schließlich als wurmstichig erweisen!

[2]) Wenn ich in meinen ersten Veröffentlichungen als Durchschnittszahl 10 angegeben habe, so bezog sich diese auf die Gesamtheit der von mir studierten Krankheiten. Allerdings glaubte ich auch anfänglich für die Eiterkrankheiten, inkl. Pneumonie und Gelenkrheumatismus, für die Diphtherie, Scharlach, Influenza auch längere Inkubationszeiten annehmen zu müssen. Doch haben meine fortgesetzten Studien insofern eine Modifikation ergeben, als sich, nachdem ich auch 6 und 5tägige Inkubationszeiten gefunden, die 10—14tägigen als das Multiplum der 5—7tägigen Inkubationen entpuppten. Die Inkubationszeiten für die oben genannten Krankheiten schwanken demnach — wie ich dies seit langem meinen Zuhörern demonstriert habe — je nach der Abstammung u. s. w. zwischen 5—9 Tagen: nur ganz ausnahmsweis kann eine Abweichung hiervon beobachtet werden.

Ich will ferner, um Mißverständnisse zu vermeiden, darauf hinweisen, daß sich diese Inkubationszeiten auf die Zeit von der durch die gewöhnliche Übertragung (s. S. 19 meiner Broschüre „Zur Lehre von den kontagiösen Infektionskrankheiten“, Berlin, 1890, bei Fischer) der reifen Mikroben auf die bestimmten Tage gebunden sind. Gerade dieser letztere Umstand veranlaßte mich, die Krankengeschichten und Temperaturkurven zu studieren, indem ich schloß, daß die Erscheinung sich gerade im Verlaufe der letzteren klarlegen müsse: meine Erwartung ist nicht getäuscht, die einzelnen Abschnitte der Kurven im klinischen Verlaufe der Eiterkrankheiten stimmen überein mit den epidemiologisch von mir für die Weiterverbreitung von Mensch zu Mensch festgestellten Zeiten derselben, sie sind der Ausdruck der gesetzmäßigen cyklischen Entwicklung der Eitererreger auf demselben Wirt mit Bildung von Generationen. Diese Erscheinung tritt oftmals in meinen Temperaturkurven über lange Monate an bestimmten Tagen in 5, 6, 7, 8, auch 9tägigem Typus derart absolut regelmäßig auf, daß man die Abschnitte nach den Marken eines Maßstabes messen kann, dann aber erfolgt wohl auch eine Änderung des Typus um einen, selten einmal um zwei Tage. Es handelt sich dabei unbedingt um eine physiologische Schwankung in der biologischen Entwicklung, deren Gründe ja mannigfach sein können. Genau so, wie im Makrokosmos die Früchte des Feldes, Kartoffeln, der Hafer oder das Obst etc. nicht zu unbedingt gleichen Zeiten reifen, ebenso verhält es sich bei den Mikroorganismen: äußere oder innere Einwirkungen müssen dabei eine Rolle spielen, aber immer ist die Schwankung in der typischen Zahl nur so geringfügig, daß das Gesetz nicht durchbrochen wird. Interessant und überaus wichtig ist nun der Umstand, daß zwischen den einzelnen ausgeprägten Anfällen Unterbrechungen vorkommen, Zeitabschnitte, in welchen die Temperatur des Kranken sich nicht oder nur wenig über die Normale erhebt; doch auch hier sehen wir das Gesetz, indem diese fieberfreien Abschnitte sich bezüglich ihrer Tageszahl mit den Tageszahlen der einzelnen Anfälle decken und zwar im Ein- oder Vielfachen![1]) Und diese Tat-

Haut, bezw. die Schleimhaut der ersten Wege bedingten Ansiedelung bis zum Ausbruche der Krankheit beziehen, daß aber bei „Impfungen", bezw. diesen gleich zu achtenden infektiösen Verletzungen, wo die Mikroben direkt in das Gewebe, die Blut- und Lymphbahnen gelangen, eine wesentliche Verkürzung, ja das Fehlen einer Inkubationszeit je nach dem Vegetationsstadium des übertragenen Erregers die Regel ist und daß dann aber später die wirkliche Inkubationszeit in den Abschnitten der Temperaturkurven hervortritt (vgl. Kurve III und VI auf Taf. V).

[1]) Auf Tafel V sind einige weitere diese Erscheinung illustrierende Temperaturkurven — Kurven III—X — abgedruckt.

sache ist ein Beweis dafür, daß der cyklische Entwicklungsprozeß der Mikroben nicht unterbrochen ist, daß ebenfalls Reifung von Generationen stattgefunden, daß aber die Absonderung der das Fieber erzeugenden Gifte nicht, oder nur in so geringem Maße stattgefunden hat, daß eine stärkere Giftwirkung nicht eintreten konnte, bezw. daß der menschliche Organismus entweder an und für sich oder unter Mitwirkung besonderer Einflüsse die Giftwirkung paralysiert, verhindert hat. Wir sehen also in diesem Vorgange genau das Analoge zu dem von mir gefundenen und seit langen Jahren immer wieder demonstrierten eigentümlichen Verhalten der Bakterien bei der Fortpflanzung einer Epidemie durch Übertragung von Mensch zu Mensch, wo zwar längere Zeit hindurch absolut regelmäßige, lückenlose Ketten von bezüglichen nach gesetzmäßigen Zeiten auftretenden Krankheitsfällen nachzuweisen sind, wo dann aber gelegentlich ein oder das andere Glied oder mehrfache Glieder der Krankheitskette hintereinander in typischer Weise fehlen und somit die Kette auf den ersten Blick unterbrochen erscheint. (Latenz der Zwischenglieder im einfachen Typus oder im Multiplum.)

In den meisten Fällen, wo einigermaßen richtige Temperaturmessungen stattgefunden haben, zeigt der fieberfreie Intervall eine leicht konvexe Linie, wenn man die einzelnen Abendtemperaturen verbindet im Gegensatz zu der normalen, eine fast gerade Linie zeigenden, Temperaturkurve, und diese Erscheinung zu kennen, ist außerordentlich wichtig und von großer praktischer Bedeutung. Denn sie zeigt an, daß die Gefahr noch nicht vorüber, daß unter der Asche noch das Feuer glimmt und plötzlich wieder zum Ausbruch kommen kann, indem neue Generationen der Mikroben wieder lebensfähiger und dem Organismus verhängnisvoll werden können.

Die Erscheinungen sind in der vorgeführten geradezu klassisch zu nennenden Kurve außerordentlich charakteristisch: nicht immer sind sie so prägnant zu erkennen: wir müssen dann dabei bedenken, daß Unregelmäßigkeiten der Messung, der Beobachtung, Einwirkung von Operationen und medikamentöse Beeinflussungen, besondere Vorkommnisse, z. B. Losreißen von Thromben durch Bewegungen u. s. w. das Bild leicht trüben können und ferner, daß auch nicht jeder Bakterienstamm bei der Verschiedenheit der ihm als Nährboden dienenden menschlichen Organismen dergleichen schöne ausgesprochene Kurven zeitigt. Häufig sind die erreichten Temperaturen nicht so hoch, die Abschnitte markieren sich weniger scharf und durch alles dieses kann eine genaue Entzifferung der Kurve schwierig, ja schließlich selbst für den Geübten fast unmöglich werden. Aber vorhanden ist die Erscheinung in allen Fällen: ich verfüge zur Zeit über ein überaus reichhaltiges Material, über alle möglichen Krankheitszustände aus den verschiedensten Zeiten, den verschiedensten Orten, von den verschiedensten Beobachtern, von denen einzelne sich über ein Jahr erstrecken, ja ich besitze eine solche Temperaturkurve, wo sich die Erscheinung 640 Tage — Fall eines Beckenabszesses infolge von Pfählung — Garnisonlazaret Thorn — verfolgen läßt.[1])

Daß sich die Erscheinung nur durch Annahme von cyklischer Reifung von Generationen, von Vegetationsformen erklären läßt, dürfte auf der Hand liegen. Wenn die Bakteriologen im großen und ganzen sich dieser Annahme widersetzen, indem sie sagen, daß sie keine solche Reifezustände nachweisen können, so kann und muß dies daran liegen, daß entweder ihre Nährböden nicht die geeigneten sind — Mastkulturen — oder daß die Methoden der Untersuchung noch nicht genügend ausgebildet sind.

In neuester Zeit scheinen indessen die Untersuchungen von Marx und Woithe[2]) Licht in das Dunkel zu bringen, indem wahrscheinlich die Babes-Ernstschen Körperchen in Beziehung zu den hypothetischen Vegetationsformen zu bringen sind.

Um die Richtigkeit meiner Annahme noch mehr zu stützen, verweise ich auf die Temperaturkurve eines Krankheitsfalles, dem ein Mikroorganismus zu Grunde liegt, welcher Sporen bildet, eines von Dr. Kernig-St. Petersburg in der Zeitschrift für klinische Medizin (Bd. XII. 1887) veröffentlichten Falles von Rotz, welcher das gleiche typische Verhalten in ausgezeichneter Weise dartut.[3])

---

[1]) Auf Taf. V ist ein Abschnitt von 282 Tagen aufgezeichnet.

[2]) Morphologische Untersuchungen zur Biologie der Bakterien. Aus der chirurgischen Universitätsklinik des Geh. Rt. v. Bergmann-Berlin. — Zentralblatt f. Bakteriolog., Parasitenkunde u. Infektionskrankheiten. Bd. XXVIII. No. 1.

[3]) Ein Abschnitt der Temperaturkurve, in welchem die oben beschriebene eigenartige Kurvenform von fieberlosen Generationen unter dem Einfluß von Hg. deutlich zu erkennen ist, befindet sich auf Taf. V, Kurve X.

Ist denn nun die von mir in den Temperaturkurven festgelegte Erscheinung etwas ganz Außergewöhnliches, bisher noch nicht Beschriebenes? Nein, meine Herren, nil novi subter solem: die Erscheinung ist so alt, als es Mikroorganismen gibt, sie ist so alt, daß unsere älteste Literatur sie kennt, sie ist einfach der Beweis für die kritischen Tage des Hippokrates! Aber nicht sind diese zu erklären mit der abnormen Mischung der Säfte im alten Sinne, mit dem Einfluß von Sonne und Mond, mit dem mystischen Dunkel der pythagoräischen Zahl 7 oder mit philosophischen Erklärungen, wie sie die verschiedensten Forscher aller Zeiten bis zu Henle aufgestellt haben. Dieser große Meister hat endlich den Gedanken, daß es sich um Entwicklungsphasen der Krankheitsursache der Miasmen oder Kontagien handelt, zuerst ausgesprochen, wennschon er positive Beweise dafür nicht gibt. Obschon nun die Henlesche Lehre die Vorläuferin für die später mächtig aufstrebende Bakteriologie gewesen ist, so ist dennoch die Lehre von den Krisen unter dem mächtigen Aufschwung, welche neue Forschungsdisziplinen, die Anatomie, Physiologie, anatomische Pathologie und schließlich die Bakteriologie im vorigen Jahrhundert nahmen, welche mit ihren faszinierenden Erfolgen die gesamte ärztliche Forscherwelt in ihre Bahnen zogen, einfach derart in Vergessenheit geraten, daß sie als nichtexistierend in die Rumpelkammer geworfen, daß sie den jüngeren Ärzten nur noch als geschichtliche Reminiszenz von den Lehrkanzeln vorgetragen wird.

Nun aber ist es Zeit, daß sie wieder zu Ehren gebracht wird; meine Forschungen, über welche ich binnen kurzem ein größeres zusammenfassendes Werk zu beendigen hoffe,[1]) haben die Wahrheit

---

[1]) Siehe auch meinen Vortrag: Die gesetzmäßige Periodizität im Krankheitsverlaufe. — Verhandlungen des XV. Kongresses für innere Medizin. Außer in den auf S. 619 daselbst aufgezählten Krankheiten habe ich dieselben Verhältnisse gefunden auch für die gonorrhoischen Erkrankungen. Für die Tuberkulose — gleichgültig welcher Organe — stellen sich die einzeinen Abschnitte der Temperaturkurve nicht wie bei den Eitererregern u. s. w. auf 5—9 Tage, sondern nur auf 3—4; nur ausnahmsweise einmal auf 2 oder 5 Tage: eine Erscheinung, welche für die Frühdiagnose einer solchen — bei richtiger Messung und längerem Bestehen — von der größten Wichtigkeit ist. Für Typhus abdom. stellt sie sich auf 5—12 Tage.

Auf weitere Auseinandersetzungen bezüglich der zahlreichen in Betracht kommenden wichtigen Verhälinisse muß ich hier verzichten, da hierzu ein überaus großes beweiskräftiges Material gehört, welches in dem erwähnten

der eigentümlichen Krisenerscheinung dargetan — und zwar betone ich, daß ich ganz selbständig ohne Kenntnis der Henleschen Werke auf Grund meiner epidemiologischen Untersuchung zu der Entdeckung gekommen bin. Die Erscheinung ist bedingt überall, wo sie vorkommt, durch die gesetzmäßige biologische Entwicklung der Mikroben, bei den Eiterkrankheiten speziell der Eitererreger auf dem Nährboden „Mensch“ und wenn auch die kritischen Tage im allgemeinen je nach der Örtlichkeit, je nach der Virulenz der Mikroorganismen, auch infolge verschiedenster Einflüsse leichten Variationen unterworfen sind, eben weil es sich um biologische Prozesse handelt, so ist die Konstanz der Erscheinung zweifellos und damit der Ausdruck eines Naturgesetzes gefunden.[1])

Diese Erkenntnis ist aber nicht nur von allgemein-wissenschaftlicher Bedeutung, sie ist wichtig vor allem für den Arzt, für Erkenntnis der Weiterverbreitung, für Vorbeuge, Voraussage und Behandlung der Krankheiten.

In letzter Beziehung weise ich darauf hin, daß ein aktives Vorgehen gegen die Mikroorganismen die Entwicklung derselben hemmen oder vernichten muß und wenn das Messer des Chirurgen den Herd nicht freilegen kann, sei es, daß er den Sitz der Erkrankung nicht festzustellen vermag, sei es, daß er wegen relativ zu großer Gefährlichkeit eine Operation für nicht ausführbar erachtet, dann zögere er nicht mit der inneren Antiseptik den Feind anzugreifen, welche dann allein oder wenigstens die relativ größte Aussicht auf Erfolg bietet. Und zur Ausführung derselben empfehle ich vornehmlich die Silberpräparate (Credé), die Quecksilberpräparate (Bacelli), vor allem das Cyanquecksilber (Reger), den Terpentin (Fochier) sei es als Einreibungen in die Haut, Einspritzungen in das Unterhautzellengewebe oder in die Venen, sei es in Anwendung durch den Mund oder durch den After. Für geringe Tiefen dürfte auch der Spiritus (Salzwedel) in Betracht kommen. Und wenn auch im allgemeinen das Wort Billroths zu Recht besteht, daß der innere Arzt für gewisse Fälle chirurgischer werden solle, so

---

großen Werk veröffentlicht werden soll. Wegen der hohen Kosten kann dies aber nur mit staatlicher Hilfe geschehen; bei der überaus großen Wichtigkeit der Sache in wissenschaftlicher und praktischer Beziehung zweifle ich nicht, auf die Unterstützung der kompetenten Behörden rechnen zu dürfen.

[1]) Wennschon ich über ein außerordentlich großes Material verfüge, so würde ich für Überlassung weiteren Materials überaus dankbar sein.

sage ich umgekehrt mit gleichem Rechte, daß auch der Chirurg in vielen Fällen interner werden muß.[1])

Die Scheidung der Ärzte in die verschiedenen Spezialitäten ist zwar durchaus angemessen und entspricht dem praktischen Bedürfnis, aber die Grenzen ihres Wirkungsbereiches sind nicht starr festgelegt, sondern verschieblich. Auf dem gemeinsamen Boden der Erforschung der Natur, des Suchens nach Erkenntnis der alles Leben regelnden Gesetze derselben und des Strebens, die gefundenen Gesetze zum Heile der Menschheit anzuwenden stehend, muß jede einzelne Disziplin unserer großen Gesamtwissenschaft die Errungenschaften der anderen sich zu eigen machen und Stellung nehmen: hier stehen wir vor einem neugefundenen Naturgesetz. In Lapidarschrift zeigen meine Kurven das Gesetz biologischer Entwicklungsvorgänge unserer Todfeinde, der Mikroben im Menschen: hier heißt es Stellung nehmen und Konsequenzen ziehen!

Erklärung zu den Temperaturkurven auf Taf. V.

In den Temperaturkurven sind Morgen- und Abendtemperaturen — mit den seltenen Ausnahmen, wo nur eine Messung am Tage oder gar keine in den Krankenblätterkurven verzeichnet war — eingetragen. Die einzelnen Abschnitte der Temperaturkurven, welche den gesetzmäßigen — physiologischen Schwankungen von 5—9 Tagen je nach den verschiedenen Stämmen der Bakterien einhergehenden — periodischen Verlauf der Eiterkrankheiten charakterisieren und als Ausdruck der Einwirkung immer neuer Generationen der Bakterien im Menschen aufzufassen sind, werden durch Bogen über den Kurven, der Typus derselben und die sog. kritischen Tage durch das Zeichen + unter der Kurve gekennzeichnet. Ist die Bogenlinie unterbrochen, steht ein ? in der Typuslinie, so ist die Erscheinung nicht ganz deutlich ausgesprochen:

[1]) Die Hoffnung auf einen günstigen Erfolg des Anti-Streptokokkenserums bei den Eiterkrankheiten kann ich auf Grund meiner Kurven nicht teilen: Die Serumbehandlung kann meiner Ansicht nach nur bei solchen Krankheiten Aussicht auf Erfolg haben, bei denen das einmalige Überstehen eine absolute, resp. wenigstens relative Immunität verleiht (also bei Typhus, Diphtherie, Scharlach, Röteln, Masern, Ziegenpeter, Keuchhusten, Pocken, Windpocken u. s. w.), aber nicht bei solchen, wo im Gegenteil nach dem Überstehen derselben eine Schwäche des Organismus gegenüber den bezüglichen Mikroben zurückbleibt (Pneumonie, Gelenkrheumatismus, Erysipelas, Eiterkrankheiten, Influenza). Die bisher erzielten scheinbar günstigen Erfolge sind deshalb sorgsamst darauf zu prüfen, ob nicht ein irrtümlicher Schluß gezogen ist: Wie oft hat sich nicht bis in die jüngste Zeit das von ersten Autoritäten als „reinstes Gold“ proklamierte Forschungsergebnis als „eitel Glimmer“ herausgestellt.

so wird z. B. der 6tägige Typus in Kurve IV unterbrochen durch eine 7- und 5tägige Generation (7 + 5 = 12, dividiert durch 2 = 6); was die eine Generation zu viel hat, hat die andere zu wenig: hier bestätigt die Ausnahme die Regel.

Ein Fragezeichen in der Temperaturkurve selbst bedeutet, daß eine andere Temperatur zu erwarten und daß unbekannte Einflüsse — s. Text — in Frage kommen.

Kurve I. Pyämie nach Quetschung des Beckens mit Zerreißung der Harnröhre und Bruch des horizontalen Schambeinastes. Kan. Bers . . . 7/36 Art. Pr. Stargard-Danzig. (No. 1000 der Sammlung.) 31. Mai 1899 überfahren durch Geschütz und sofortige Aufnahme im Garnisonlazarett Pr. Stargard. Nach Blasenstich und äußerem Harnröhrenschnitt anfangs guter Verlauf, dann am 23. September Beginn des Eiterfiebers. 14. Dezember Überführung in das Garnisonlazarett Danzig, woselbst 26. Februar 1900 größere Operation. Gegen Ende des Lebens Auftreten eines Lungenkatarrhs, Nierenreizung, Dekubitus am Kreuzbein, Schwellung des r. Handgelenks, Abszeß an der Schulter. Tod 13. März. — Sektion ergab Abszeßhöhle hinter geheiltem Schambein, Vereiterung des l. Warzenfortsatzes mit eitriger Sinusthrombose: im Eiter des letzteren Reinkultur von Streptokokken.

Kurve II. Phlegmone des Beckens nach Pfählung. Musk. Mart . . . 2/44 Thorn. (No. 932 der Sammlung.) — Am 13. September 1897 fuhr dem Pat. in Dt. Eylau ein Gewehrwischstock durch einen unglücklichen Zufall in den After. Krankmeldung am 15. März, Lazarettbehandlung in Dt. Eylau bis 16. Juli 1897, von da ab im Garnisonlazarett Thorn. Bis zum 3. Juli 1898, dem Beginn des beigefügten Kurvenabschnitts, sind in der Temperaturkurve 63 Abschnitte von 5—6 Tagen zu erkennen. Auf dem abgedruckten Kurvenabschnitte befinden sich 49 weitere Perioden von 5, 6 und 7 Tagen. Nach 640tägiger Behandlung in Thorn mit Beckenfistel invalide entlassen.

Kurve III. Phlegmone und eitrige Sehnenscheidenentzündung. Gefr. Friedh . . . 9/77 Celle. (No. 1204 der Sammlung.) — Am 4. Januar 1901 mit der l. Hand durch ein Fenster gefahren, wobei mehrfache Wunden mit Durchschneidung der Strecksehne des 4. Fingers. Im Lazaret Sehnennaht, Auftreten einer eitrigen Zellgewebs- und Sehnenscheidenentzündung, in deren Verlauf vielfache Incisionen und die Unterbindung des arcus volar. nötig wurde.

Kurve IV. Angina foll. Otitis med. pur. Thrombos. sin. sigm. sin. + abscessus cerebelli. — Husar W . . . . 4. Hus. 15. Wandsbek-Altona. (No. 998 der Sammlung.) Am 1. Januar 1899 an ang. foll. erkrankt, angeblich am 4. Januar Ohrenschmerzen, 5. Januar rötlich-seröser Ohrenfluß, Lazaretaufnahme 6. Januar 1899. Hier 8. Januar Paracentese des Trommelfells, 26. Januar Aufmeißelung des antrum, 29. Januar Ausschneidung der lateralen Wand des sin. sigm., 1. Februar Abhebelung des Periosts an der hinteren Pyramidenwand, 6. Februar Operation am Hinterhauptsbein, Eröffnung eines Abscessus cerebelli, 15. Februar

Punktion des Gehirns mit Nadel (Eiterherd mit Streptokokken), 25. Februar Radikaloperation mit Ausräumung der Paukenhöhle. Heilung. O. St. A. Wilberg.

Kurve V. Pleuritis duplex. — Kan. Fad.. 5. Fuß-Art.-Reg. 2, Danzig. (No. 240 der Sammlung.) 18. Dezember 1893 mit Schüttelfrost und heftigen Seitenstichen rechts erkrankt. 19. Dezember Revier, 21. Dezember Lazaret. Daselbst auch linksseitige Pleuritis.

Kurve VI. Erysipelas faciei. — Gren. Ehl... 7/5 Danzig. (No. 1018 der Sammlung.) — 4 Tage vor der am 15. März 1900 erfolgten Lazarettaufnahme erkrankt. 27. März Rückfall, 4 April Weiterkriechen auf Rücken.

Kurve VII. Erysipelas faciei. Kan. Ba... 6/10 Art. Hannover. (No. 1196 der Sammlung.) — Angeblich 25. November 1901 mit Nase gegen Tür gestoßen und kleine Hautabschürfung davon getragen. Am selben Tage Schüttelfrost, Kopfschmerzen, Rötung der Nase, doch noch Dienst getan bis zu der am 28. November erfolgenden Lazarettaufnahme. Nach dem am 10. Dezember die Rose verschwunden zu sein schien, Rückfall am 13. Dezember.

Kurve VIII. Pneumonia duplex. — Pionier Rosan...... 2/2 Pion. Thorn (No. 882 der Sammlung). Angeblich am 16. Mai 1898 überanstrengt, am 17. Mai Schwindel und Stiche.

Kurve IX. Pneumonia duplex. — Kan. Thi... 4/36 Art. Danzig (No. 1098 der Sammlung). Abschnitt. — 24. Oktober 1899 erkrankt, 25. Oktober linksseitige Lungenentzündung, 5. November rechtsseitige, Rückfall 10. Dezember.

Kurve X. Malleus. (Dr. Kernig, Zeitschr. f. kl. Med. Bd. XII. 1887.) No. 700 der Sammlung. Abschnitt. — Prosektor Albrecht-St. Petersburg hatte sich 19. Februar 1883 bei Sektion eines Rotzkranken infiziert. Bis 13. September waren 32 Generationen von 5—7 Tagen aufgetreten. Außer den überaus schönen charakteristischen Perioden ist das Sinken des Fiebers unter dem Einflusse einer Schmierkur dringend zu beachten. Aber auch bei scheinbar normalen Temperaturen ist die leicht bogenförmige Form der Kurve in den einzelnen Perioden und die kritischen Tage — s. Text — deutlich erkennbar. Mit dem Nachlassen der Hg. Wirkung Wiederansteigen des Fiebers in der früheren Weise bis zu dem am 598. Tage nach der Infektion nach Bildung von 96 Generationen von 5—7 Tagen am 12. Oktober 1884 erfolgten Tode.

Kurve I.

Kanonier Bers.... 7/36. Art.-Reg. Pr. Stargard-Danzig. Phlegmone des Beckens nach Überfahren mit dem Geschütz (Bruch des horizontalen Schambeinastes links, Zerreißung der Harnröhre) Pyämie.

1899			26. 9.	38,0	38,7	30. 9.	36,6	36,8	4. 10.	36,6	36,9
23. 9.		39,5		37,1	37,3	1. 10.	36,9	37,5	5. 10.	36,5	37,2
	40,2	39,4		36,7	36,9		36,7	37,2		37,7	38,7
25. 9.	39,0	39,9		36,7	37,3		36,6	36,9		38,0	39,7

8. 10.	38,2	39,5	17. 11.	38,4	39,1	27. 12.	36,3	37,0	3. 2.	38,4	38,6
	37,7	37,8		37,0	38,0		36,3	36,8		37,7	38,6
10. 10.	36,8	36,9		36,7	38,5		36,3	36,6	5. 2.	37,6	38,4
	36,5	36,9	20. 11.	39,8	40,3	30. 12.	36,3	36,6		38,9	40,2
	36,6	36,8		39,9	40,3		36,3	37,5		38,2	40,3
	36,4	36,7		39,1	39,8					39,0	39,3
	36,5	36,8		39,2	38,7		1900			39,0	39,3
15. 10.	36,5	36,7		37,4	38,3	1. 1.	36,5	37,9	10. 2.	38,9	39,2
	36,4	36,6	25. 11.	36,2	37,6		37,1	39,8		37,8	38,7
	36,5	36,8		37,5	38,6		39,7	40,5		37,2	37,4
	36,5	36,7		39,4	39,4		38,5	38,4		37,9	40,1
	36,4	36,7		39,0	39,2	5. 1.	37,2	37,6		37,4	40,4
20. 10.	36,6	36,7		38,4	39,3		37,3	37,6	15. 2.	37,0	38,4
	36,8	37,0	30. 11.	36,4	37,3		36,6	36,7		37,9	39,9
	36,9	36,9	1. 12.	36,0	36,2		36,0	36,6		37,7	39,3
	36,7	36,9		37,2	36,5		36,5	37,1		37,5	39,0
	36,9	38,2		36,1	36,9	10. 1.	36,3	37,2		37,7	38,9
25. 10.	36,8	37,3		36,3	36,7		36,5	37,2	20. 2.	37,6	38,1
	36,7	36,9	5. 12.	36,5	36,6		36,4	36,7		37,9	38,3
	36,7	37,2		36,4	36,6		36,5	36,9		37,6	38,2
	36,7	36,9		36,4	36,8		36,3	36,8		37,7	38,6
	36,8	37,2		36,6	37,0	15. 1.	36,6	39,7		37,7	38,9
30. 10.	36,8	37,0		36,4	37,0		38,6	40,3	25. 2.	37,8	38,5
	36,7	37,0	10. 12.	36,4	36,9		38,4	39,3		37,1	39,0
1. 11.	36,6	37,1		36,3	37,0		37,1	38,1		37,1	37,3
	36,7	37,0		36,6	37,2		36,5	37,6	28. 2.	37,4	37,8
	36,6	37,0		36,5	37,1	20. 1.	36,6	37,5	1. 3.	37.5	37,8
	36,8	37,1		36,5	36,8		36,0	36,5		36,7	38,7
5. 11.	36,8	36,9	15. 12.	36,5	38,0		36,4	36,9		36,8	38,0
	36,7	38,0		40,2	40,3		36,6	37,5		37,4	37,6
	37,0	39,3		39,7	39,9		37,1	39,7	5. 3.	37,9	38,4
	37,8	39,3		37,7	38,7	25. 1.	38,5	40,0		38,1	39,2
	37,5	39,2		37,3	37,6		38,7	38,3		37,9	39,4
10. 11.	38,8	39,1	20. 12.	36,1	37,1		39,3	40,0		37,7	38,7
	37,1	37,4		36,5	37,4		38,3	38,7		37,9	38,9
	38,7	39,1		36,8	37,5		36,8	37,3	10. 3.	37,8	38,5
	40,5	40,4		38,5	39,3	30. 1.	37,1	37,5		38,7	38,8
	39,3	39,5		37,6	38,8		38,0	38,8		37,7	
15. 11.	38,7	39,2	25. 12.	37,5	38,6	1. 2.	38,5	39,4	† Morgens 9,45		
	38,5	39,5		37,2	37,9		38,3	39,6			

Kurve II.

Musketier Mart . . . 2/44 Thorn. Phlegmone des Beckens nach Pfählung. (Abschnitt).

1898			4. 7.	36,5	38,3	6. 7.	36,5	38,4	8. 7.	36,6	39,1
3. 7.	36,4	37,8	5. 7.	36,5	38,8		36,5	38,2		37,4	39,5

10. 7.	36,5	39,0	25. 8.	37,0	38,2	10. 10.	36,6	37,1	25. 11.	37,0	37,4
	36,9	38,6		36,5	39,7		—	37,6		36,4	37,4
	36,5	38,3		36,5	36,8		37,0	38,5		36,5	37,3
	36,6	38,8		36,3	37,1		36,8	39,5		37,0	37,5
	36,6	38,3		36,4	37,0		36,8	39,2		36,4	37,2
15. 7.	36,5	37,8	30. 8.	37,0	37,1	15. 10.	36,6	37,9	30. 11.	36,8	37,0
	37,3	38,6		36,8	38,7		36,8	38,6	1. 12.	36,6	37,0
	36,6	38,3	1. 9.	36,8	37,4		36,6	38,0		36,6	38,3
	36,9	38,3		36,5	37,5		36,5	37,7		37,1	38,4
	36,9	37,8		36,4	40,6		36,5	37,5		36,6	39,1
20. 7.	36,4	39,1		36,4	40,3	20. 10.	36,6	37,0	5. 12.	36,6	37,7
	36,4	37,7	5. 9.	36,4	38,4		36,5	36,8		36,8	38,4
	36,4	38,2		36,5	37,4		36,6	38,6		37,4	37,0
	36,8	37,8		36,8	40,2		36,7	37,8		36,6	37,4
	36,8	37,6		36,4	37,8		37,4	38,2		36,6	37,3
25. 7.	36,6	38,8		36,5	38,2	25. 10.	36,6	36,8	10. 12.	36,6	37,4
	36,6	39,0	10. 9.	37,2	38,0		36,8	37,2		36,6	37,5
	36,6	38,8		36,8	38,4		36,8	38,5		37,3	38,2
	37,5	38,9		36,8	37,3		37,3	37,5		36,6	39,3
	37,0	38,4		36,5	38,5		36,6	36,9		37,0	37,6
30. 7.	36,9	38,8		37,1	38,7	30. 10.	36,6	37,3	15. 12. — 28. 12.		
	37,1	39,9	15. 9.	37,2	37,0		36,5	39,3	fehlen		
1. 8.	36,6	40,2		36,5	37,6	1. 11.	36,6	38,4	29. 12.	37,2	37,4
	36,8	39,9		36,3	37,5		36,5	36,8		37,4	39,4
	36,6	37,9		36,4	36,9		36,5	37,0	31. 12.	37,6	38,5
	36,5	38,0		36,4	36,9		36,5	37,0			
5. 8.	36,4	38,0	20. 9.	36,6	37,9	5. 11.	36,6	38,1	1899		
	36,5	38,6		37,0	37,1		37,2	37,0	1. 1.	37,5	38,0
	36,4	37,9		36,5	37,6		36,6	37,1		37,6	39,3
	36,4	38,3		36,5	38,1		36,6	37,1		37,6	38,2
	36,4	38,8		36,9	37,6		37,3	37,2		36,5	38,0
10. 8.	37,0	38,0	25. 9.	36,8	37,1	10. 11.	37,2	37,0	5. 1.	37,2	37,7
	36,4	37,7		36,4	37,0		37,6	39,6		36,8	37,6
	36,5	38,1		36,6	36,8		36,4	37,0		37,9	37,8
	37,0	38,4		36,4	39,0		36,6	36,9		37,0	38,4
	36,5	37,6		36,8	37,0		37,0	38,1		36,5	37,4
15. 8.	37,4	39,9	30. 9.	37,1	37,8	15. 11.	36,6	37,5	10. 1.	36,4	37,2
	37,6	39,6	1. 10.	36,8	37,5		36,4	37,2		36,4	37,5
	37,0	38,2		36,8	37,0		36,5	37,0		36,6	37,1
	36,6	38,3		37,2	37,4		36,2	37,1		36,6	36,8
	36,6	38,8		—	37,4		36,3	38,8		36,4	37,3
20. 8.	37,0	38,2	5. 10.	—	37,2	20. 11.	37,0	37,4	15. 1.	36,0	37,4
	36,4	37,5		—	37,7		36,6	40,0		37,2	37,8
	36,6	37,6		38,7	39,3		36,5	38,2		36,4	37,4
	36,4	39,3		36,8	37,0		36,6	37,3		36,2	37,1
	36,6	39,6		36,6	37,3		36,8	37,0		36,2	36,8

20. 1.	36,0	37,3	10. 2.	36,9	37,8	2. 3.	37,1	38,1		36,4	39,5
	36,6	37,2		37,2	37,8		37,3	38,2		36,3	37,8
	36,6	37,4		37,0	37,8		36,8	37,4		36,4	36,6
	37,3	37,4		36,9	38,8	5. 3.	36,9	37,7	25. 3.	36,0	36,9
	36,5	37,4		36,8	37,7		37,1	37,9		36,4	37,5
25. 1.	36,8	39,9	15. 2.	36,5	38,0		36,9	37,7		36,8	38,4
	36,8	39,0		37,5	38,4		37,2	38,2		36,4	37,6
	37,3	37,5		36,5	37,3		36,6	38,0		36,5	37,6
	36,8	37,6		36,7	37,4	10. 3.	36,5	37,9	30. 3.	36,4	37,2
	36,7	37,3		36,4	37,4		36,3	37,6		36,5	37,6
30. 1.	36,5	37,4	20. 2.	36,4	37,9		36,4	38,3	1. 4.	36,9	38,1
	36,5	37,2		36,4	37,0		36,8	38,3		36,5	37,6
1. 2.	36,8	39,5		37,1	38,3		37,6	38,3		36,2	37,0
	36,4	37,2		37,1	37,1	15. 3.	36,4	38,3		36,7	37,4
	36,2	38,0		36,8	37,1		36,3	39,9	5. 4.	36,2	38,1
	36,8	37,1	25. 2.	36,3	36,7		36,5	38,9		37,9	38,2
5. 2.	36,5	37,3		36,5	37,1		36,0	37,3		36,4	37,5
	37,0	37,8		36,6	37,0		36,3	37,4		36,8	37,6
	36,3	37,6	28. 2.	36,9	37,5	20. 3.	36,4	37,5		36,5	37,2
	36,8	38,8	1. 3.	37,4	37,8		36,4	37,8	10. 4.	36,5	38,1
	36,7	37,3									

Kurve III.

Gefr. Friedh . . . 9/77 Celle (No. 1204 meiner Sammlung). Phlegmone und eitrige Sehnenscheiden-Entzündung nach Schnittwunden der linken Hand. Am 4. 9. 1901 mit der linken Hand durch ein Fenster gefahren. Verschiedene Wunden und Durchschneidung der Strecksehne des 4. Fingers. Sehnennaht.

1901			19. 9.	36,9	38,0	2. 10.	36,2	36,6	15. 10.	36,8	37,0
7. 9.	37,1		20. 9.	36,9	37,4		36,4	36,5		36,7	37,5
	37,5	37,9		36,7	37,9		36,4	36,5		36,9	37,3
	36,9	37,3		36,4	38,5	5. 10.	36,3	36,6		36,5	37,1
10. 9.	37,1	39,7		36,6	37,6		36,5	36,7		36,6	37,1
	38,5	39,5		36,9	38,6		36,5	36,6	20. 10.	36,7	37,1
	38,5	39,1	25. 9.	37,6	39,3		36,4	36,6		36,4	37,7
	38,1	39,0		38,6	40,6		36,4	36,6		36,8	38,2
	37,6	38,4		37,2	38,4	10. 10.	36,6	36,6		37,0	37,4
15. 9.	37,6	38,5		37,3	37,5		36,4	36,6		36,5	36,8
	37,1	39,0		36,7	36,8		36,2	38,0	25. 10.	36,4	36,6
	38,2	39,1	30. 9.	36,4	36,4		36,7	37,8		36,0	36,2
	36,9	38,2	1. 10.	36,4	36,4		37,8	37,4			

Kurve IV.

Husar W. . . . 4/Hus. 5 Wandsbeck-Altona (No. 998 meiner Sammlung). Ang. foll. + Otit. med. pur. + Thromb. sin. segm. pur. + absc. cerebelli. Angeblich 1. 1. 99. an Ang. erkrankt, 4. 1. Ohrenschmerz, 5. 1. Ohrenfluß rötlich serös. rec. 6. 1. Lazarett.

1899			24. 1.	36,7	37,9	12. 2.	36,9	37,0	3. 3.	36,4	37,6
6. 1.	37,8		25. 1.	36,9	39,6		36,9	37,4		37,7	36,5
	37,5	38,3		39,3	38,4		36,7	37,9	5. 3.	36,9	37,1
	39,5	39,9		39,3	39,5	15. 2.	37,3	38,0		36,4	37,0
	39,1	37,5		38,3	39,1		37,9	38,3		36,5	37,0
10. 1.	38,0	38,5		36,3	39,4		37,3	37,8		37,1	37,7
	36,9	37,8	30. 1.	36,8	37,6		36,9	37,4		36,7	37,1
	36,6	36,7		36,5	37,8		37,0	37,4	10. 3.	36,3	37,0
	36,0	37,6	1. 2.	37,2	37,9	20. 2.	36,9	37,4		36,3	36,8
	36,6	37,4		36,5	39,7		36,9	37,2		36,7	36,8
15. 1.	36,8	37,3		37,2	39,6		36,6	37,1		36,5	37,0
	36,8	37,1		37,3	38,0		36,8	37,1		36,7	36,9
	36,6	37,0	5. 2.	37,3	39,8		37,0	37,2	15. 3.	36,7	37,0
	36,5	36,8		37,1	37,7	25. 2.	36,9	36,8		36,6	37,1
	36,6	38,4		37,0	37,5		36,9	37,4		36,4	37,2
20. 1.	37,9	38,3		36,7	37,3		37,2	37,7		36,5	37,1
	37,2	38,2		36,9	37,3	28. 2.	36,8	37,4		36,5	37,0
	37,2	37,7	10. 2.	37,1	37,4	1. 3.	36,8	37,2	20. 3.	36,7	37,2
	37,2	36,9		36,5	37,4		36,5	36,9		36,5	37,1

Kurve V.

Kanon. Fadt . . . 5. Fuß-Art. 2. Danzig (No. 240 m. Sammlung). Pleuritis duplex. Angeblich 18. 12. 1893 Schüttelfrost und heftige Schmerzen r. Seite. 19.—21. 12. Revier. 21. 12. Lazarett.

1893			9. 1.	36,7	37,2	30. 1.	36,3	37,0	20. 2.	36,8	38,0
21. 12.	39,7		10. 1.	36,5	36,7		36,4	36,9		37,8	38,5
	40,1	40,2		36,4	37,0	1. 2.	36,2	37,0		36,9	37,2
	38,5	39,7		36,4	38,0		36,3	36,9		36,5	37,4
	38,5	39,0		37,3	38,6		36,2	36,9		37,1	37,2
25. 12.	37,9	38,4		38,1	39,6		36,4	36,9	25. 2.	36,8	37,0
	37,1	37,8	15. 1.	38,0	40,0	5. 2.	36,4	37,0		36,4	37,0
	37,3	38,0		37,3	38,8		36,5	37,0		36,7	37,5
	37,5	38,0		36,3	38,1		36,7	37,4	28. 2.	36,8	37,3
	37,5	39,0		36,7	37,0		36,3	37,3	1. 3.	36,6	37,4
30. 12.	37,0	39,3		36,3	36,9		36,5	36,8		36,9	37,3
	38,1	40,4	20. 1.	36,6	37,0	10. 2.	36,5	37,0		36,2	38,0
1894				36,3	36,8		36,4	37,1		36,4	36,8
1. 1.	39,0	40,2		36,4	36,8		36,6	37,0	5. 3.	36,2	37,2
	38,1	39,5		36,3	36,9		36,6	36,8		36,0	37,5
	37,0	38,8		36,1	37,1		36,4	37,0		36,0	36,9
	37,9	38,9	25. 1.	36,0	36,7	15. 2.	36,5	36,9		36,5	36,9
5. 1.	37,6	38,7		36,3	37,3		36,4	36,5		36,3	36,9
	37,8	38,6		36,3	37,2		36,5	36,8	10. 3.	36,5	37,0
	38,1	39,1		36,4	37,5		36,4	37,1		36,3	36,9
	37,4	38,3		36,3	37,8		36,4	37,4		36,5	37,4

Kurve VI.

Grenad. Ehl .... 7/5 Danzig (No. 1018 m. Sammlung). Erysipelas fac. Angeblich vor 4 Tagen Kopfschmerz. rec. 15. 3. 1900 mit gerötetem Rachen und Erysipel an Nase und im Gesicht.

1900			21. 3.	36,5	36,9	28. 3.	38,7	39,8	4. 4.	37,4	38,8
15. 3.	38,2	39,4		36,4	36,9		40,0	39,0	5. 4.	36,8	38,5
	38,8	39,2		36,5	36,8	30. 3.	38,1	39,5		36,7	37,4
	39,2	40,3		36,5	36,8		38,0	39,5		36,8	37,2
	38,1	39,2	25. 3.	36,6	36,8	1. 4.	37,7	39,4		36,8	37,0
	36,5	36,9		36,5	36,9		38,0	39,2		36,6	37,0
20. 3.	36,6	36,9		38,0	40,3		37,7	38,6	10. 4.	36,5	37,0
										36,6	37,0

Kurve VII.

Kan. Ba . . 6/10 Art. Hannover (No. 1196 meiner Sammlung). Erysip. faciei. Angeblich 25. 11. 1901 mit der Nase gegen Tür gestoßen. Kleine Hautabschürfung. Am selben Tage angeblich Schüttelfrost, Kopfschmerzen, Rötung der Nase. Am 26. 11. wieder Frost, doch Dienst getan bis 28. 11.

1901			4. 12.	36,4	36,0	11. 12.	36,5	36,8	18. 12.	38,3	39,7
28. 11.		38,7		36,3	36,4		36,3	37,0		38,6	39,0
	37,5	38,7		36,2	36,5		36,7	37,5	20. 12.	37,2	37,3
30. 11.	37,7	38,2		36,4	36,6		38,0	39,5		37,0	36,5
1. 12.	37,8	37,5		36,5	36,6	15. 12.	37,7	40,8		36,4	36,9
	36,8	36,8		36,2	36,7		39,3	40,4			
	36,8	36,5	10. 12.	36,3	36,9		38,2	40,4			

Kurve VIII.

Pion. Rosan ...... 2/2 Pion. Thorn (No. 882 m. Sammlung). Pneum. dupl. Nach Überarbeitung am 16. 5., am 17. 5 angeblich mit Schwindel und Hitze erkrankt.

1899			23. 5.	36,2	36,4	30. 5.	36,8	38,0	6. 6.	37,2	38,2
17. 5.		39,3		36,1	36,5	31. 5.	36,1	36,8		37,0	37,2
	40,3	40,5	25. 5.	36,2	36,5	1. 6.	36,8	37,0		36,4	37,1
	39,0	39,5		36,2	36,5		36,3	36,6		36,1	36,8
20. 5.	40,2	39,1		36,2	36,7		36,7	36,9	10. 6.	36,4	36,5
	39,9	39,5		36,2	36,5		36,2	36,8			
	36,6	36,5		37,5	38,4	5. 6.	36,6	39,4			

Kurve IX.

Kan. Thi . . . 4/36 Art. Danzig (No. 1098 meiner Sammlung). Pn. dupl. Angeblich 24. 10. 1899 erkrankt, 25. 10. wegen linksseitiger Lungenentzündung Lazarettaufnahme. Abschnitt.

1899			8. 11.	37,2	37,6	12. 11.	36,2	36,4	16. 11.	36,2	36,6
5. 11.	36,7	40,4		36,8	36,7		36,5	36,4		36,2	37,2
	38,9	39,0	10. 11.	36,6	36,8		36,6	36,8		36,4	36,6
	37,4	37,8		36,5	36,9	15. 11.	36,6	36,8		36,4	36,6

20. 11.	36,2	36,6	28. 11.	36,5	36,8	6. 12.	36,0	36,4	14. 12.	38,3	38,4
	36,1	36,6		36,6	36,7		36,1	36,7	15. 12.	38,0	38,4
	36,1	36,6	30. 11.	36,5	37,0		36,3	36,6		37,8	38,1
	37,4	36,9	1. 12.	36,6	36,6		36,2	36,6		37,4	37,4
	36,5	37,0		36,2	36,7	10. 12.	38,9	40,6		36,8	37,5
25. 11.	36,6	36,9		36,1	36,4		39,5	39,7		36,9	37,4
	36,5	37,0		36,1	36,3		38,6	39,0	20. 12.	36,9	37,3
	36,8	37,1	5. 12.	35,9	36,2		38,1	39,7		36,7	37,1

Kurve X.

Prosector Albrecht, St. Petersburg (Dr. Kernig, Zeitschrift f. klin. Medizin Bd. XII 1887). (No. 700 meiner Sammlung.) Rotz. Hatte sich 19. 2. 1883 bei Section eines Rotzkranken inficiert. Bis 13. 9. 83 waren in Sa. 32 Generationen von 5—8 Tagen entwickelt.

1883			14. 10.	36,7	37,1	15. 11.	36,7	37,2	19. 12.	36,4	37,1
13. 9.	36,6	37,2		36,8	37,1		36,7	37,0		36,3	37,1
	36,6	38,9		36,8	37,0		36,7	37,0		36,6	37,5
15. 9.	38,8	39,5		37,0	37,6		36,5	37,0		36,4	37,2
	36,8	37,8		36,8	37,6		36,5	37,0		36,5	37,4
	36,3	36,9		36,8	37,5	20. 11.	36,4	37,2		37,2	40,0
	36,6	36,8	20. 10.	36,7	37,1		36,4	36,8	25. 12.	37,8	38,6
	36,6	37,4		36,7	37,1		36,5	37,7		36,6	37,3
20. 9.	37,2	36,9		36,7	37,2		36,6	36,7		36,3	36,7
	37,6	38,5		36,8	37,2		36,7	36,8		36,2	37,0
	37,1	38,1		36,4	37,4		36,4	36,8		36,3	37,0
	36,5	38,5	25. 10.	36,9	37,2	26.—28. 11.	fehlt		30. 12.	37,0	38,2
	36,6	36,9		36,2	37,4	29. 11.	37,5	38,4		37,8	38,7
25. 9.	36,2	36,8		36,5	37,4	30. 11.	36,8	37,4			
	36,4	36,8		36,8	37,1	1. 12.	36,4	37,3	1884		
	36,4	37,2		36,9	37,2		37,0	37,0	1. 1.	36,6	37,3
	36,8	38,0	30. 10.	36,5	36,7		39,9			36,2	37,0
	36,8	38,0		36,6	37,4		37,3	37,9		36,1	37,1
30. 9.	36,7	38,2	1. 11.	36,7	37,4	5. 12.	36,8	37,1		36,4	36,9
1. 10.	36,8	38,2		36,6	37,4		36,4	37,0	5. 1.	36,9	38,1
	37,0	37,6		36,9	37,5		36,3	37,1		37,2	39,2
	36,2	37,8		36,5	37,0		36,3	37,1		37,0	37,7
	37,0	37,9	5. 11.	36,6	37,0		36,8	38,5		36,8	37,6
5. 10.	36,7	37,6		36,8	37,0	10. 12.	38,8	38,8		36,4	37,2
	36,8	37,9		36,6	37,1		36,8	37,4	10. 1.	36,5	37,1
	36,9	38,0		37,0	37,4		37,0	37,2	(Sa. 18 Generation.)		
	37,0	37,3		36,6	37,7		36,3	37,0	dann folgen bis zum		
	36,9	37,3	10. 11.	37,0	37,5		36,2	37,0	Tode am 12. 10. 84		
10. 10.	37,0	37,3		36,5	37,4	15. 12.	36,6	37,2	noch 46 Generation.		
	36,6	37,6		36,6	37,2		36,8	37,5			
	37,0	37,7		36,4	37,2		36,4	38,8			
	36,8	37,5		36,5	37,4		37,3	38,8			

Diskussion.

Herr R. Kraus-Wien: Ich möchte nur kurz bemerken, daß die Hypothese vom Entwicklungszyklus der Bakterien bereits vor einigen Jahren von einem italienischen Autor, ich glaube es war Marigliano (Berl. kl. Woch.), aufgestellt wurde. Dieser Autor versucht es, den Fiebertypus bei Infektionskrankheiten mit einem Entwicklungszyklus des Bakteriums in Zusammenhang zu bringen. Das Fieber hängt ja nicht vom Bakterium allein, sondern auch vom Organismus ab. Der Typus der Fieberkurve, die Herr Vortragender demonstriert, macht mir den Eindruck einer Kurve bei chronischer Septikämie, wobei auf fieberfreie Intervalle wieder Fieber auftritt. Solange es uns nicht gelungen ist, einen Zyklus der Entwicklung bei Bakterien nachzuweisen, wie wir es bei Protozoen können, sind wir nicht berechtigt, diese Annahme zu machen.

Herr Reger: Ich konstatiere, daß ich die bezüglichen Untersuchungen bereits seit dem Jahre 1890 der Öffentlichkeit übergeben habe: „Zur Lehre von den kontagiösen Infektionskrankheiten", (Berlin bei Kornfeld) und daß ich auch in Rom, wo ich in zwei Sitzungen Vorträge gehalten und teils in der Ausstellung, teils im Policlinico Demonstrationen meiner graphischen Darstellungen veranstaltet hatte, sowie auf den verschiedensten wissenschaftlichen Kongressen darüber Mitteilung gemacht habe. Auch Marigliano war in Rom, soviel ich glaube, mein Zuhörer. Sein Verdienst um die Sache will ich durchaus nicht schmälern, doch wird ein Vergleich seiner Veröffentlichung mit meinen Ausführungen doch wesentliche Abweichungen ergeben.

XXXXIII.

Herr Hermann v. Schrötter-Wien:

Über Schädigungen des Organismus bei Verminderung des äufseren Luftdruckes.

(Hierzu Taf. VI.)

Die folgenden Mitteilungen, über die ich hier in Kürze berichten will, sind einer größeren Versuchsreihe entnommen, welche sich mit den chronischen Schädigungen des Organismus bei Verminderung des Barometerdruckes beschäftigen. Wenn es auch heute über allem Zweifel sicher steht, daß die bei Verminderung des Luftdruckes unterhalb bestimmte Grenzwerte einsetzenden pathologischen Erscheinungen durch ungenügende Sauerstoffversorgung der Gewebe (P. Bert) verursacht werden, so sind doch jene Veränderungen, welche bei längerem Aufenthalte in verdünnter Luft aus der genannten Ursache auftreten, noch nicht hinreichend studiert worden.

Meine Untersuchungen hatten hauptsächlich den Zweck, jene noch nicht klargestellte Einwirkung protahierter Sauerstoffinsuffizienz auf das Blut, worüber Sellier sowie Schaumann und Rosenqvist gearbeitet haben, insbesondere aber die anatomisch nachweisbaren Schädigungen der Organe experimentell festzulegen. Auf die morphologischen Veränderungen des Blutes, bezüglich welcher ich zwischen physiologischen Reaktionsphänomen und degenerativen Erscheinungen unterscheiden möchte, soll hier nicht eingegangen werden, ich will mich nur auf die letztgenannten Befunde beziehen. Experimente in dieser Hinsicht liegen bisher nur von Lewinstein vor, welcher auf Veranlassung von N. Zuntz im Jahre 1896 Tierversuche mit der Luftpumpe angestellt hat.

Aus diesen ging hervor, daß die Tiere unter einem Drucke von ca. 300—400 mm Quecksilber regelmäßig am 2. bis 3. Versuchstage starben; bei der histologischen Untersuchung konnte hochgradige fettige Degeneration der Organe, insbesondere des Herzens nachgewiesen werden.

Mein instrumenteller Apparat war naturgemäß im wesentlichen derselbe, den mein Vorgänger benutzte. Es versteht sich, daß für genügende Ventilation in der Glocke gesorgt werden, daß stets frische Luft nachströmen muß. Überdies war gegen eine Verschlechterung der Respirationsluft aus anderen Ursachen Vorkehrung getroffen. Nach 24 Stunden wurde der Apparat auf ca. $^1/_2$ Stunde außer Funktion gesetzt, um den Versuchstieren — ich benutzte ausschließlich Meerschweinchen und Tauben — frische Nahrung zuführen zu können.

Es muß bemerkt werden, daß die Tiere, namentlich dann, wenn die Druckverminderung nicht schon vom Beginne an eine allzu rasche war, selbst unter sehr niedrigen Druckwerten noch hinreichend fraßen, so daß bezüglich der erhobenen Befunde Inanitionserscheinungen nicht in Betracht kommen. Überdies wurden die erhaltenen Bilder noch durch eine große Reihe histologischer Präparate kontrolliert, die von sämtlichen Organen normaler Tiere angefertigt worden waren. Zum Nachweise der Veränderung kam Osmium nach der Methode von Marchi in Anwendung; außerdem wurden die üblichen Färbungen benützt.

Der mittlere Druck, welchem meine Meerschweinchen ausgesetzt wurden, betrug ca. 350 mm Quecksilber und darunter, was, um anschaulicher zu sein, in unserer Atmosphäre einer Höhe von ca. 6000 m und darüber entsprechen würde. Unter diesen Werten gelingt es nur schwer, Meerschweinchen länger als 3 Tage am Leben zu halten. Vögel dagegen erweisen sich ungleich resistenter gegen die damit verbundenen Schädigungen und ich war in der Lage, eine Taube, welche in den letzten Tagen sogar unter einem Drucke von nur 250 mm und darunter belassen wurde, abzüglich den behufs Fütterung notwendigen, jedoch belanglosen Unterbrechungen durch mehr als 10 Tage am Leben zu erhalten.

Aus meiner Versuchsreihe möchte ich nur folgende Befunde als Beispiele herausgreifen:

Meerschweinchen II. Dauer des Versuches 74 Stunden: Herz: Die Muskulatur des rechten und linken Ventrikels ist in gleich intensiver Weise ergriffen. Die Degeneration ist auch an den Papillarmuskeln sehr schön nachzuweisen; ebensolche Veränderungen zeigt die Wand der Vorhöfe. In der Niere sind die Harnkanälchen allenthalben von Fetttröpfchen durchsetzt; bei schwacher Vergrößerung differenziert sich bei Osmiumfärbung die blasse Rinde deutlich von dem geschwärzten Marke. In der Leber ist namentlich die Peripherie der einzelnen Azini reichlich fettig infiltriert. Im Bereiche der Schultermuskulatur keine Veränderungen, wohl aber solche vereinzelt in den Muskeln beider Oberschenkel; das Diaphragma zeigt streifenförmige Schwärzung. An der Muscularis mediae einzelner Arterien schwarze Punktierung. Im Rückenmarke keine auffallenden Veränderungen. Das Blut zeigt kernhaltige Erythrocyten und Polychromatophilie der roten vielfach vergrößerten Blutscheiben.

Meerschweinchen III: Dauer des Versuches ebenfalls 74 Stunden: Am Herzen der gleiche Befund wie beim Tiere II; die Stammmuskulatur erweist sich nur da und dort ergriffen, indem am Längsschnitte dunkle Streifen, am Querschnitte dementsprechend vereinzelte grau bis schwarz gefärbte Felder zu erkennen sind. Auch die Niere zeigt hier wieder reichliche Fettinfiltration ihrer Tubulizellen. Gehirn normal; im Bereiche des Brustmarkes kapilläre Hämorrhagien namentlich um den Zentralkanal herum.

Meerschweinchen VI: Versuchsdauer 15 Stunden: An den Organen keine Veränderungen.

Meerschweinchen VII: Versuchsdauer 22 Stunden: In der Muskulatur des Stammes nur hier und da beginnende Degeneration der Fasern; im Herzen bereits deutliche Veränderungen.

Meerschweinchen VIII: Versuchsdauer 2 Tage: Im Blute kernhaltige Erythrocyten. Das Tier wird durch weitere 5 Wochen am Leben gelassen. Die Veränderungen im Blutbilde sind nach einigen Tagen zurückgegangen. Sektion: Der Herzmuskel intakt. Im Bereiche des Brustmarkes ist im Gebiete des Vorderstranges Verfettung der Kapillaren nachzuweisen. Auch im Gehirne ist dieser Befund da und dort zu konstatieren.

Meerschweinchen V: Versuchsdauer über 3 Tage. Außer den bereits geschilderten Veränderungen der Organe degenerative Vorgänge im Blute, Polychromatophilie; keine Vermehrung der punktierten Erythrocyten.

Taube: Versuchsdauer über 10 Tage. Es findet sich zunächst hochgradige Hyperämie der Visceralorgane; das Hirn dagegen anämisch. An der Stammesmuskulatur nur ganz vereinzelt fleckweise Schwärzung einzelner Fasern. Herzmuskel ohne nachweisbare Veränderungen. Fettige Degeneration der Endothelien der Leberkapillaren, sowie der feinen Gefäßramifikationen in der Nierenrinde.

Wie aus obigen Notizen hervorgeht, konnte somit in Bestätigung der von Lewinstein gemachten Angaben unter Anwendung von Osmium Degeneration namentlich im Bereiche des Herzmuskels sowie der großen Drüsenapparate festgestellt werden. Diese war schon im Herzfleische meines Meerschweinchens deutlich ausgesprochen, welches 22 Stunden in verdünnter Luft zugebracht hatte. Tiefgreifend aber waren die Veränderungen bei jenen beiden Tieren, welche 74 Stunden dem Drucke einer halben Atmosphäre ausgesetzt waren. Hier war vor allem das Herz in so hochgradiger Weise degeneriert, daß die nach Marchi behandelten Schnitte fast vollkommen schwarz erschienen. Nächst diesem boten Leber und Niere degenerative Veränderungen dar. Die quergestreifte Muskulatur war in wechselnder Intensitäten ergriffen; bald erschienen nur einzelne Fasern fein gekörnt, oder sie waren auf verschieden lange Strecken schwarz verfärbt, bald waren mehrere Fasern nebeneinander affiziert und hierdurch das fleckige oder streifige Aussehen der entsprechenden Schnitte bedingt. Immerhin aber blieben die Schädigungen der Stammesmuskulatur hinter jener des Herzens zurück, welches ja gemäß seiner hohen Arbeitsleistung einen besonderen Anspruch auf eine genügende Sauerstoffversorgung macht.

Im Rückenmarke konnten nur bei einem Tiere nennenswerte kapilläre Hämorrhagien im Bereiche der grauen Substanz nachgewiesen werden. Über den Befund an den Ganglienzellen, bei Methylenblaufärbung möchte ich mir noch kein abschließendes Urteil gestatten, jedoch betonen, daß schwere Veränderungen nicht zu verzeichnen waren.

Auffallend gering waren im Vergleich zu den so schweren Schädigungen bei den Meerschweinchen die Befunde an zwei genau untersuchten Tauben, da sich bei diesen nur in den Visceralorganen sowie in einzelnen Muskeln des Stammes Degenerationsherde nachweisen ließen, während das Herz selbst jener Taube, welche über 10 Tage in „Himalaja-Höhe" verweilt hatte, keine Veränderungen aufwies.

Wie ich schon an anderer Stelle bemerkt habe, drängt dieses Verhalten zu der Annahme, daß die Bindungsverhältnisse des Vogelblut-Hämoglobines andere beziehungsweise ungleich günstigere sind, als jene bei Säugetieren. Es findet bei Vögeln eine Adaptierung selbst noch an so niedere Grade der Luftverdünnung statt, unter denen bei den Meerschweinchen solche Veränderungen der Gewebselemente eintreten, daß deren Funktion in eingreifender Weise geschädigt wird.

Bei einem Tiere, welches mit Rücksicht auf die Möglichkeit einer späteren Entwicklung von Degenerationen im Rückenmarke 5 Wochen nach dem Experimente getötet worden war, konnten weder solche, noch auch Veränderungen im Herzmuskel mittels Osmiumfärbung gefunden werden. Das betreffende Tier wurde nach 2 Tagen, zu einer Zeit aus der Glocke genommen, als es bereits dem Tode nahe war.

Die im obigen mitgeteilten Befunde ausgedehnter degenerativer Prozesse im Bereiche funktionell so wichtiger Gewebsgebiete lassen jene Ergebnisse verständlich erscheinen, welche die chemische Untersuchung der Respiration und Sekretion unter bedeutender Luftverdünnung als Zeichen des gestörten Zellchemismus geliefert hat. So konnten A. Löwy u. a. eine Steigerung des respiratorischen Quotienten, Araki und v. Terray die Bildung von Milch- und Oxalsäure nachweisen.

Ich kann schließlich nicht unterlassen, noch darauf hinzuweisen, daß die hier mitgeteilten Befunde auch für manche am Menschen beobachtete Erscheinungen von Bedeutung sind, und uns ein Verständnis für jene pathologischen Zustände abgeben, unter welchen Personen in hohen Gebirgsregionen zu leiden haben. So traten beispielsweise bei dem Ingenieur Imfeld, der seinerzeit mit der Erbauung des Observatoriums auf dem Mont Blanc betraut war und längere Zeit auf der Vallothütte in 4400 m Höhe leben mußte, vorübergehend schwere Störungen der Gesundheit ein.

Meine bisherigen Versuche werden unter gleichzeitiger Rücksichtnahme auf noch andere konkomitierende Einflüsse der Höhenluft fortgesetzt werden; auch erübrigt es noch, nähere Aufschlüsse über die Natur der in den Muskeln bei mangelnder Sauerstoffzufuhr sich einstellenden, komplizierten Degradationsprozesse zu erlangen, für welche die Schwärzung mit Osmium nur einen Ausdruck darstellt. Mit Bezug auf die eben gemachten Ausführungen von Neubauer wird man annehmen dürfen, daß es sich bei den im Muskel gebildeten Stoffen um Körper mit doppelter (Oleinfett) oder dreifacher Kohlenstoffbindung handelt.

Ich behalte mir schließlich noch vor, Untersuchungen in serologischer Richtung anzustellen, da mir die Frage nicht unwichtig erscheint, wie sich die Bildung spezifischer Körper u. a. bei Sauerstoffmangel gestaltet.

Erklärung der Abbildungen auf Taf. VI.

Mit Osmium behandelte Schnitte von den Organen eines Meerschweinchens (I), bei schwacher Vergrößerung.

Fig. 1. Herzmuskel.
Fig. 2. Leber.
Fig. 3. Niere.
Fig. 4. Zwerchfell.

XXXXIV.

Herr R. Kraus-Wien:

Über den Nachweis von Schutzstoffen gegen Hundswut beim Menschen.

Daß im Serum der mit Lyssavirus behandelten Tiere spezifische Schutzstoffe auftreten, ist zuerst im Jahre 1889 von Babes und Lepp nachgewiesen worden. Durch diese und die weiteren Arbeiten von Babes, Tizzoni und ihren Schülern, die sich mit der Serumtherapie der Lyssa beschäftigen, hat auch die Frage über den Mechanismus der Pasteurschen Schutzimpfung einen wesentlichen Fortschritt erfahren.

In einer früheren Arbeit konnten wir zeigen (Kraus, Keller und Clairmont), daß das ins Gehirn gegen Lyssa immunisierter Kaninchen eingebrachte Virus nicht mehr nachweisbar sei. Diese Tatsache zusammengehalten mit dem erbrachten Nachweise der Schutzstoffe im Blut solcher Tiere, führte uns zu der Annahme, daß die Schutzimpfung nach Pasteur auf entstehende Immunstoffe zurückzuführen sein dürfte und als aktive Immunisierung analog den Schutzimpfungen gegen Cholera, Typhus, Pest etc. aufzufassen sei.

Wenn auch durch unsere Versuche die Möglichkeit einer solchen Auffassung der Schutzimpfung zugestanden werden konnte, haben weitere Versuche (Kraus und Maresch) doch nach einem direkten Beweise verlangt. Wir konnten nämlich in weiteren Untersuchungen zeigen, daß nicht bei allen Tierarten, trotz aufgetretener Immunität, Schutzstoffe gegen Hundswut entstehen, sodaß der für Kaninchen und Hunde angenommene und begründete Mechanismus der Schutzimpfung nicht ohne weiteres eine Verallgemeinerung zuläßt.

Um zu sehen, ob diese Theorie der Schutzimpfung gegen Hundswut auch für den Menschen Geltung habe, war es nun notwendig, den Nachweis zu erbringen, daß auch im Blute der nach Pasteur behandelten Menschen Schutzstoffe vorkommen. Wenn auch Babes in der Festschrift für Leyden es als eine feststehende Tatsache hinstellt, daß „das Blut immunisierter Menschen kräftiger immunisiert als jenes von Tieren“, so müssen wir demgegenüber behaupten, daß dieser Nachweis für den Menschen bisher noch nicht erbracht worden ist. Nachdem außer der nicht beweiskräftigen Arbeit von Babes keine weiteren Arbeiten in der Literatur vorliegen, wollen wir es versuchen, der Frage, ob Schutzstoffe nach der Schutzimpfung nach Pasteur beim Menschen entstehen, näher zu treten.

Unsere Versuche, die ich gemeinschaftlich mit Herrn Dr. Kreisl ausgeführt habe, werden in derselben Weise ausgeführt wie die früheren an Tieren. Es wurde zunächst Serum von gesunden Menschen auf seine rabiziden Eigenschaften geprüft. Das frische Serum wurde in verschiedenen Mengen von 1 cm^3 bis 0.1 cm^3 auf 1 cm^3 einer aufs 100fache verdünnten filtrierten Gehirnemulsion der Virus fixe durch 24 Stunden bei Zimmertemperatur einwirken gelassen. Danach wurden davon ca. 0.2 cm^3 subdural Kaninchen injiziert.

Das Serum normaler Menschen besitzt, wie die Versuche lehren, kein rabizides Vermögen, denn Virus fixe wird in Mengen bis zu 1 cm^3 in seiner Wirksamkeit nicht beeinträchtigt. Auch noch weitere Versuche in dieser Richtung, die später angeführt werden, führen zunächst zu demselben Resultat.

Im weiteren gingen wir nun daran, zu untersuchen, ob im Serum von Menschen, die nach Pasteur gegen Tollwut behandelt sind, Schutzstoffe auftreten, die experimentell nachweisbar sind.

Zu diesem Zwecke wurde Blut von Patienten der Lyssaanstalt die ihre Einwilligung dazu gegeben haben, sofort nach der letzten Injektion in der üblichen Weise untersucht. Nachdem wir aus den früheren Versuchen wissen, daß das Serum normaler Menschen in Mengen von 1 cm^3 für gewöhnlich nicht wirksam war, so konnten wir auf die vorherige Prüfung des Sera verzichten und innerhalb dieser bestimmten Grenzen das Serum auf seine Schutzkraft prüfen.

Es enthält das Serum von Menschen sofort nach der 14tägigen Impfung nach Pasteur gewöhnlich keine Schutzstoffe. Das Serum verhält sich ebenso wie normales Serum.

Dieses negative Ergebnis war für uns nicht überraschend. Wissen wir doch namentlich aus den Arbeiten von Tizzoni und Centanni, daß Schutzstoffe gegen Hundswut bei Tieren langsam entstehen sollen. Tizzoni und Centanni finden die höchsten Werte erst am 20. Tage nach der letzten Impfung.

Um die Frage, ob beim Menschen nach der Pasteurschen Schutzimpfung Immunstoffe entstehen, einwandsfrei lösen zu können, war es nach dem eben Angeführten unerläßlich, das Blut der Geimpften in einem späteren Zeitraum nach der Impfung daraufhin zu untersuchen. Das war nun bei den im Institute behandelten Fällen unmöglich. Dadurch, daß wir uns selbst und mehrere Kollegen der Schutzimpfung unterzogen haben, war es möglich, diese Untersuchungen durchzuführen.

Die Impfung nach Pasteur wurde ebenso durch 14 Tage ausgeführt wie bei den gebissenen Menschen. Das Blut wurde zuerst vor der Impfung, dann 18—22 Tage nach der letzten Impfung untersucht.

Zunächst geht aus diesen Versuchen sowie aus den früher angeführten hervor, daß das normale Serum von Menschen für gewöhnlich nicht im stande ist, Virus fixe unschädlich zu machen. Im Serum schutzgeimpfter Menschen fanden sich jedoch Immunstoffe allerdings erst einige Zeit (18 bis 22 Tage) nach der letzten Impfung.

Weiter geht hervor, daß der Gehalt des Serums an rabiziden Substanzen in den untersuchten Fällen trotz der gleichen Behandlungsmethode verschieden sei. Wir sehen also auch hier wie bei den nicht näher angeführten analogen Tierversuchen und auch bei anderen künstlichen Immunisierungen, daß das individuelle Moment die Entstehung und den Wert der Immunsubstanzen zu beeinflussen scheint. In einem Falle sehen wir sogar, daß das Serum auch 18 Tage nach der Impfung keine Schutzstoffe enthält.

Die Kenntnis dieser Tatsache, daß nämlich nach der Pasteurschen Schutzimpfung nicht in jedem Falle entsprechende Werte an Immunstoffen auftreten, dürfte vielleicht von einer gewissen Bedeutung sein.

Daß es Todesfälle an Wut trotz der regelrecht durchgeführten Behandlung gibt, ist bekannt. Wodurch diese Todesfälle bedingt sind, dafür hat man bisher keine sicheren Anhaltspunkte gewonnen.

Abgesehen davon, daß der Ort der Verletzung (Gesichtsbisse), Virulenz, Grad und Menge des Virus hierbei eine bedeutende Rolle spielen, ließe sich vielleicht für einige Todesfälle die Ursache des Mißerfolges auch darin finden, daß gerade die betreffenden Individuen auf die Immunisierung mit Virus fixe nicht entsprechend reagieren und keine nennenswerten Mengen von rabiziden Substanzen produzieren. Wenn wir diese Annahme noch nicht beweisen können, wäre die Möglichkeit derselben doch nicht absolut von der Hand zu weisen. Wir konnten nämlich in einem Falle der Anstalt, der trotz Schutzimpfung an Lyssa gestorben ist, im Serum keine Schutzstoffe nachweisen. Ob Schutzstoffe sofort nach der Impfung vorhanden waren oder ob überhaupt keine Immunität eingetreten ist, läßt sich jetzt nicht mehr feststellen. Um diesen Fall dennoch verwerten zu können, war es vor allem notwendig, nachzuweisen, daß die künstliche Immunität nach der Schutzstoffimpfung von längerer Dauer ist. Es war daher angezeigt, das Serum der geimpften Fälle nach einem längeren Zeitraume nach der Impfung noch einmal zu prüfen, um zu erfahren, ob die vorhandenen Schutzstoffe sich irgendwie geändert haben. Es wurde daher das Blut bei den schutzgeimpften Versuchspersonen 85 Tage nach der Impfung neuerdings geprüft. Aus diesem Versuch ergibt sich, daß die rabiziden Substanzen noch nach Monaten im Organismus in ihren Werten konstant bleiben können. Gleichzeitig geht aus den Versuchen hervor, daß (in einem Falle) die rabiziden Substanzen auch mit der Zeit aus dem Blute verschwinden können.

Danach scheint es zulässig, die negativen Ergebnisse, die mit dem Serum der verstorbenen geimpften Fällen erhoben worden, darauf zurückzuführen, daß entweder geringwertige Schutzstoffe nach der Immunisierung aufgetreten sein dürften oder daß sie bald nach der Impfung im Werte abgenommen haben.

Ob der tödliche Ausgang mit dem Mangel an Schutzstoffen im Blute überhaupt in Zusammenhang gebracht werden kann, läßt sich bisher nicht bestimmt behaupten.

Die Lösung dieser Frage hätte ja nicht nur theoretisches Interesse, sondern wäre auch in praktsicher Hinsicht von Wichtigkeit. Würden die weiteren Versuche tatsächlich ergeben, daß trotz Schutzimpfung bei manchen Menschen und Tieren keine oder nur sehr geringwertige Schutzstoffe auftreten, bald verschwinden und daß die Mißerfolge der Schutzimpfung darauf zurückzuführen wären, dann müßte die Methode der Schutzimpfung entsprechend geändert werden.

Aber auch noch in anderer Richtung scheinen diese Versuche danach angetan zu sein, auf die von Pasteur inaugurierte Schutzimpfung einiges Licht zu werfen. Die mitgeteilten Versuche, zusammengehalten mit den früheren Arbeiten, gestatten es, die bereits entwickelten Vorstellungen über die Schutzimpfung aufrechtzuerhalten und auch auf den Menschen auszudehnen.

Wir sind berechtigt, anzunehmen, daß die Immunisierung mit Virus fixe als eine aktive Immunisierung aufzufassen sei und in den bestehenden präventiven Impfungen gegen Cholera, Pest, Typhus etc. ihr Analogon findet.

Schlußfolgerungen.

1. Die Schutzimpfung nach Pasteur ist eine aktive Schutzimpfung wie die mit bekannten Erregern.

2. Im Blutserum gesunder Menschen sind in der Regel keine Schutzstoffe gegen das Virus für Hundswut nachzuweisen.

3. Das Serum der Menschen enthält sofort nach erfolgter Schutzimpfung nach Pasteur keine Schutzstoffe.

4. Am 22. Tage nach vollendeter Schutzimpfung lassen sich im Serum geimpfter Menschen sicher Schutzstoffe gegen das Wutgift nachweisen; doch variieren dieselben bei verschiedenen Menschen in ihren Werten.

5. Die Schutzstoffe lassen sich längere Zeit nach erfolgter Impfung nachweisen.

6. Einzelne Mißerfolge der Schutzimpfung nach Pasteur könnten in der ungenügenden Produktion der Immunsubstanzen ihre Ursache haben.

Geschäfts-Sitzung
der Deutschen Pathologischen Gesellschaft,

gehalten zu Karlsbad

am Mittwoch dem 24. September 1902, Vormittags 9 Uhr.

(Zahl der Anwesenden: 27.)

---

1. Der stellvertretende Vorsitzende, Herr v. Recklinghausen, eröffnet die Sitzung mit dem Ausdrucke der Trauer über das Fehlen des bisherigen Vorsitzenden, Herrn Rudolf Virchow.

Zugleich beantragt er, an Frau Geheimrat Virchow ein Telegramm nach Berlin abzusenden, welches diesen Empfindungen Ausdruck verleiht:

„Die Deutsche Pathologische Gesellschaft sendet in tiefster Bewegung und treuem Andenken an das geistige Haupt, welches sie verloren, ihren ehrfurchtsvollen Gruß."

2. Im Anschluß hieran schlägt er vor, auf dem Titelblatte der „Verhandlungen" ein Erinnerungs-Zeichen an den Gründer der Gesellschaft anzubringen.

Nachdem Herr v. Hansemann angeregt hat, diesen Gedanken dadurch zu verwirklichen, daß die Gesellschaft den Namen „Virchow-Gesellschaft" annehme, und Herr Marchand befürwortet hat, das Titelblatt der „Verhandlungen" mit einer Vignette zu versehen, die Virchows Medaillon-Bildnis mit einer angemessenen Inschrift enthalten solle, empfiehlt Herr v. Recklinghausen der Versammlung, beide Vorschläge anzunehmen.

Unter Ablehnung der von Herrn v. Hansemann gegebenen Anregung wird der Antrag Marchand mit großer Mehrheit angenommen.

3. Herr Marchand befürwortet, folgende Punkte in den Satzungen zu ändern:

§ 2 Al. 2 fällt weg.

§ 8 Al. 2 erhält nachstehende Fassung:

„Nicht angemeldete Vorträge dürfen nur mit Zustimmung des Vorstandes in die Tagesordnung eingeschoben werden."

§ 11 Al. 1. Statt „Schriftführer" soll stehen „Schatzmeister".

Al. 2. Statt „Länger als 1 Jahr" soll stehen: „Bis zum Ablaufe des Kalenderjahres".

Al. 3. Statt dieses Satzes soll es heißen: „Kann aber ohne weiteres wieder eintreten".

§ 13 Al. 2. Der Schlußsatz: „Aber schon jetzt u. s. w." kommt in Wegfall.

§ 15 Al. 3. Anstatt der hierzu gehörenden Anmerkung wird im Texte die alte Fassung wiederhergestellt, welche bis zu dem 1898 angenommenen Antrage des Herrn v. Recklinghausen in Geltung gewesen ist.

§ 18 fällt weg.

Sämtliche Änderungen werden angenommen.

4. Der Schriftführer, Herr Ponfick, erstattet Bericht zunächst über das Wachstum der Mitgliederzahl, sodann über die mancherlei Hemmnisse, welche sich bei der Veröffentlichung der Verhandlungen ergeben haben.

5. Der Schatzmeister, Herr Marchand, erbittet und empfängt Entlastung für die Rechnungslegung des abgelaufenen Jahres.

6. Der stellvertretende Vorsitzende bringt den Antrag des Herrn Orth zur Kenntnis:

a) die den Referenten zu gewährende Zeit ihnen selber zu überlassen;

b) die Referenten zu verpflichten, daß sie ihre Referate nur in den „Verhandlungen" veröffentlichen dürfen.

7. Der Vorsitzende teilt den Antrag Lubarsch mit:

a) eine Kommission für Krebsforschung zu ernennen;

b) für die nächstjährige Tagung ein Referat über „Die Ergebnisse der Krebsforschung" vorzubereiten.

Im Hinblick auf die Abwesenheit der beiden Antragsteller wird indes beschlossen, die Erledigung dieser beiden Anträge sei es dem Vorstande anheimzugeben, sei es — spätestens — der nächstjährigen Geschäftssitzung zu überlassen.

8. Der stellvertretende Vorsitzende bittet die Versammlung, neue zu Referaten geeignete Themata in Vorschlag zu bringen.

Nachdem Herr Schmorl „Fettige Degeneration und fettige Infiltration“ empfohlen hat, Herr Aschoff „Erkrankungen des Pankreas“, Herr Albrecht „Eklampsie und Cirrhosis hepatis“, Herr Chiari „Endarteriitis bei Paralysis progressiva“, wird beschlossen, der mit der Vorbereitung betrauten Kommission die Entscheidung darüber vorzubehalten.

9. An der Erörterung, welche die Mitteilungen des Herrn stellvertretenden Vorsitzenden über die wegen der Tafeln und der Sonderabdrücke gegen den Verleger geltend gemachten Beschwerden hervorrufen, beteiligen sich die Herren Ponfick, v. Hansemann und Marchand. Nach eingehender Darlegung der in dieser Hinsicht zu überwindenden Schwierigkeiten wird auf Antrag des Vorsitzenden beschlossen:

„Eine aus den Herren Orth, Ponfick und Marchand bestehende Kommission zu ermächtigen, im Rahmen der für die Verhandlungen zu bewilligenden 1800 M. einen auf 1 Jahr bemessenen Vertrag unter möglichst günstigen Verlagsbedingungen abzuschließen“.

Hierbei wird zugleich der Erwartung Ausdruck gegeben, daß die zu diesem Zweck geführten Verhandlungen der Kommission für den Vorstand eine Grundlage liefern werden, um bei der nächstjährigen Tagung Vorschläge für einen auf längere Frist gültigen Vertrag zu machen.

10. Bei der Neuwahl des Vorstandes wird ernannt zum:

Vorsitzenden: Herr Orth,
Stellvertretenden Vorsitzenden: Herr Chiari,
Schriftführer: Herr Ponfick,
Schatzmeister: Herr Marchand, zu
Beisitzern: Herren v. Recklinghausen, Ziegler und v. Baumgarten,
Ersatzmann: Herr Schmorl.

Satzungen der Deutschen Pathologischen Gesellschaft.

Zweck.

§ 1.

Die deutsche pathologische Gesellschaft verfolgt den Zweck, bei dem stetig wachsenden Umfange der Forschung einen Mittelpunkt für gemeinsame wissenschaftliche Arbeit zu bilden und zur Vereinigung der Fachgenossen beizutragen.

Tagungen.

§ 2.

Um in diesem Sinne einen persönlichen Gedankenaustausch herbeizuführen, veranstaltet die Gesellschaft für ihre Mitglieder periodisch wiederkehrende Tagungen und im Bedürfnisfalle außerordentliche.

§ 3.

Die ordentlichen jährlich abzuhaltenden Tagungen werden in zeitlicher und örtlicher Verbindung mit den „Versammlungen der deutschen Naturforscher und Ärzte“ abgehalten.

Außerordentliche Tagungen werden, je nachdem sich das Bedürfnis dazu herausstellt, durch den Vorstand angeordnet und zwar entweder in Berlin oder in einer anderen, im deutschen Sprachgebiete gelegenen Stadt, falls sich darin die für Demonstrationen erforderlichen Mittel und Werkzeuge beibringen lassen.

§ 4.

Für die ordentlichen Tagungen trifft der Vorstand die Vorbereitungen unter Mitwirkung des „Einführenden“ der gleichnamigen Sektion der jeweiligen Naturforscher-Versammlung.

Der Vorsitzende und der Einführende unterzeichnen gemeinsam die Einladung zu dieser Vereinigung und treffen vorläufige Bestimmung über die Reihenfolge der dafür angemeldeten Vorträge.

§ 5.

Für außerordentliche Tagungen trifft der Vorsitzende die Vorbereitungen im Verein mit dem Schriftführer der Gesellschaft.

Sitzungen.

§ 6.

Die während der ordentlichen Tagung stattfindenden wissenschaftlichen Sitzungen der Gesellschaft fallen mit denen der Naturforscher-Versammlung zeitlich zusammen.

Sondersitzungen greifen nur insoweit Platz, als Gegenstände zu verhandeln sind, welche sich auf die Organisation und Verwaltung der Gesellschaft beziehen, jedenfalls also zum Zwecke der jährlich wiederkehrenden Vorstandswahl.

§ 7.

Den Beschlüssen dieser Sondersitzungen sind ferner vorbehalten alle Veränderungen, welche bezüglich

a) des Jahres-Beitrages,

b) der Satzungen,

c) des Fortbestandes der Gesellschaft

etwa beabsichtigt werden.

Die betreffs dieser Punkte zu stellenden Anträge sind zugleich mit der Einladung zu der bevorstehenden Sitzung anzukündigen.

Veröffentlichung der Verhandlungen.

§ 8.

Die Tagesordnung für die einzelnen wissenschaftlichen Sitzungen wird vom Vorsitzenden im Verein mit dem jeweiligen Einführenden der Sektion festgestellt und alsdann im Tageblatt jedesmal bekannt gemacht.

Nicht angemeldete Vorträge dürfen in die Tagesordnung nur mit Zustimmung des Vorstandes eingeschoben werden.

§ 9.

Für die Herausgabe der in den Sitzungen gehaltenen Vorträge und gepflogenen Verhandlungen sorgt die Gesellschaft mittels einer selbständigen Veröffentlichung, ohne damit die gewohnte Aufnahme eines Auszuges in die Berichte der Naturforscher-Versammlung auszuschließen.

Über die Veröffentlichung solcher Vorträge, welche Nichtmitglieder gehalten haben, bleibt dem Vorstande, je nach Befinden, nähere Rücksprache mit dem Redner und die endgültige Entscheidung vorbehalten.

Die Schriftleitung der herauszugebenden Verhandlungen liegt dem Schriftführer ob, falls nicht ein besonderer Redakteur vorgesehen wird.

§ 10.

Jene jährlich wiederkehrende Veröffentlichung, ein Bericht über die in der jeweiligen Tagung gehaltenen Vorträge und Erörterungen, erscheint als besondere Schrift und steht jedem Mitgliede zu ermäßigtem Preise zu.

Mitgliedschaft.

§ 11.

Die Mitgliedschaft wird erworben durch schriftliche Anmeldung bei dem Schatzmeister und Zahlung des Jahresbeitrages von zehn Mark, welche in der ersten Hälfte des Kalender-Jahres zu erfolgen hat.

Ein Mitglied, welches trotz zweimaliger Mahnung seitens des Schatzmeisters bis zum Ablaufe des Kalenderjahres im Rückstande bleibt, gilt als ausgeschieden und wird aus der Liste der Gesellschaft gestrichen, kann aber ohne weiteres wieder eintreten.

§ 12.

Nur Mitglieder sind berechtigt, in den Sitzungen der Gesellschaft das Stimmrecht auszuüben.

Vorstand.

§ 13.

Der Vorstand setzt sich zusammen aus:

a) Vorsitzendem,

b) stellvertretendem Vorsitzenden,

c) Schriftführer,

d) Schatzmeister,

e—g) 3 anderen Mitgliedern.

Neben den genannten 7 Mitgliedern wird ein Ersatzmann gewählt, der im Falle des Ausscheidens eines Mitgliedes nachzurücken berufen ist.

Außerdem tritt jeweils der „Einführende der Sektion für pathologische Anatomie" der künftigen Naturforscher-Versammlung dem Vorstande bei.

§ 14.

Für den Fall vorübergehender Behinderung des Schriftführers ist der Vorsitzende berechtigt, für die jeweilige Einzelsitzung einen Stellvertreter zu ernennen.

§ 15.

Die Mitglieder des Vorstandes nebst dem Ersatzmann werden in einer besonderen Sitzung der jährlichen ordentlichen Tagung von den Anwesenden mittels schriftlicher Abstimmung gewählt.

Jede Wahl gilt auf ein Jahr und zwar mit Einschluß der nächsten ordentlichen Tagung.

Die alsdann ausscheidenden Mitglieder sind sofort wieder wählbar. Nur der Vorsitzende kann als solcher nicht von neuem in den nächstjährigen Vorstand gewählt werden.

§ 16.

Dem Vorstande bleibt nicht nur die Regelung seiner eigenen Tätigkeit, seiner Verhandlungs- und Abstimmungsweise vorbehalten, sondern auch die Schaffung einer Geschäftsordnung für die Sitzungen der Gesellschaft.

§ 17.

Ferner liegt ihm die verantwortliche Verwaltung des Gesellschafts-Vermögens ob, sowie deren Vertretung nach außen, auch in gerichtlicher Hinsicht.

Für sämtliche in letzteren beiden Richtungen geschehenen Schritte ist er verpflichtet, in der nächsten Tagung die Genehmigung der Gesellschaft einzuholen, sowie über alle wichtigeren Vorgänge, etwaige Verhandlungen, welche er in deren Interesse mit anderen gepflogen hat und Ähnliches, Bericht zu erstatten.

Mitglieder

der

Deutschen Pathologischen Gesellschaft*).

Aufgestellt Ende 1902.

Vorstand:

J. Orth-Berlin, I. Vorsitzender.
H. Chiari-Prag, II. Vorsitzender.
E. Ponfick-Breslau, Schriftführer.
F. Marchand-Leipzig, Schatzmeister.
F. v. Recklinghausen-Straßburg i/Els.
E. Ziegler-Freiburg i/Br.
P. v. Baumgarten-Tübingen.
Ersatzmann: G. Schmorl-Dresden.

Mitglieder:

1. Albrecht, E., Prosektor am patholog. Institut. München.
2. Albrecht, Heinrich, a. o. Prof. Wien IX.
3. Arnold, J., o. Prof. d. path. Anat., Geh. Hofrat. Heidelberg, Gaisbergstraße 1.
4. Aschoff, L., Prof., Privatdozent d. path. Anat. u. 1. Assistent. Göttingen (später: o. Prof. Marburg).
5. Askanazy, M., Privatdozent der patholog. Anat. und 1. Assistent. Königsberg.
6. Aufrecht, Direktor der inneren Abteilung des Städt. Krankenhauses, Geh. San.-Rat, Magdeburg.
7. Babes, O., o. Prof. u. Direktor des Instituts für Pathologie und Bakteriologie. Bukarest.
8. Bardenheuer, Prof., Geh. San.-Rat, Dirig. Arzt am Bürger-Spital, Köln.

*) Der Doktor-Titel ist weggelassen worden.

9. v. Baumgarten, P., o. Prof. d. path. Anat. Tübingen.
10. Bates Block, E., Atlanta, Georgia USA. Empire Building 713—714.
11. Benda, C., Privatdozent, Prof., Prosektor am Städt. Krankenhaus Am Urban. Berlin, Kronprinzen-Ufer 30.
12. Bendz, H., o. Prof. d. path. Anat. Lund.
13. Best, Privatdozent der Ophthalmologie. Gießen.
14. Beneke, R., Prof., Privatdozent d. path. Anat. (Göttingen), Prosektor am Städt. Krankenhaus. Braunschweig (später: a. o. Prof. Göttingen).
15. Binswanger, o. Prof. der Psychiatrie, Geh. Hofrat. Jena.
16. Blanchard, R., Prof. à la Faculté de médecine. Paris, 226 Boulevard St. Germain.
17. Boddaert, R., o. Prof., Dir. d. med. Univ.-Klinik. Gent, Coupure 46.
18. Bollinger, O., o. Prof. d. path. Anat., Obermedizinalrat. München, Goethestraße 54.
19. Borrmann, R., Privatdozent, Assistent am patholog. Institut. Marburg (später: Göttingen).
20. Borst, M., Privatdozent d. path. Anat. Assistent. Würzburg.
21. Bostroem, E., o. Prof. d. Path. Anat., Geh. Med.-Rat. Gießen.
22. Bouchard, Ch., Prof. à la Faculté de méd. Paris, 174 Rue de Rivoli.
23. Busse, O., Prof., Privatdozent d. path. Anat. Assistent. Greifswald.
24. Chiari, H., o. Prof. d. path. Anat. an der deutschen Universität, Hofrat. Prag II, Krankenhausgasse 4.
25. Delbanco, E., Hamburg, Ferdinandstr. 71.
26. Dietrich, A., Assistent am path. Institut. Tübingen.
27. Dinkler, Prof., Leit. Arzt am Luisen-Hospital. Aachen.
28. Dürck, H., Privatdozent und Assistent am path. Institut, Prosektor am Städt. Krankenhaus r. d. Isar. München, Nußbaumstr. 2a.
29. Eberth, C., o. Prof. d. path. Anat., Geh. Med.-Rat. Halle a. S.
30. Ebstein, W., o. Prof. der inneren Medizin, Geh. Med.-Rat. Göttingen, Weenderstr. 8.
31. v. Eiselsberg, Frh., o. Prof. der Chir., Direktor der 2. chir. Klinik. Wien I.
32. Eppinger, H., o. Prof. d. path. Anat. Graz, Goethestr. 8.
33. Ernst, P., o. Prof. d. path. Anat. Zürich.
34. Ewald, C. A., a. o. Prof., Geh. Med.-Rat, Dirig. Arzt am K. Augusta-Hosp. Berlin W., Rauchstr. 4.
35. Fleischhauer, San.-Rat. Düsseldorf.
36. Foà, Pio, o. Prof. d. path. Anat. Turin, Via Esposizione 15.
37. Fraenkel, E., Prosektor des neuen allgem. Krankenhauses. Hamburg-Eppendorf, Alsterglacis 12.
38. Friedrich, O. L., a. o. Prof., Direktor der chirurg. Poliklinik. Leipzig (später: o. Pr. Greifswald).
49. Fritsch, H., o. Prof. d. Gynäkologie, Geh. Med.-Rat. Bonn.
40. Fujinami, A., Prof., Kyoto, Japan.
41. Gaylord, Harvey, R., Director of the State Patholog. Laboratory, University Buffalo, N.-Am.

42. Ghon, A., a. o. Prof., Assist. am. path. Institut. Wien IX.
43. Glockner, Assistent a. d. Univ.-Frauenklinik. Leipzig, Stefanstr. 7.
44. Graser, o. Prof. d. Chir. Erlangen.
45. Grawitz, P., o. Prof. d. path. Anat. Greifswald.
46. Gusserow, o. Prof. der Gynäk., Geh. Med.-Rat. Berlin, Roonstr. 4.
47. v. Hansemann, D., Prof., Privatdozent, Prosektor a. städt. Krankenhaus Friedrichshain. Berlin, Grunewald, Winklerstr. 27.
48. Hauser, E., o. Prof. d. path. Anat. Erlangen.
49. Heller, A., o. Prof. d. path. Anat., Geh. Med.-Rat. Kiel.
50. Henke, E., Privatdozent und 1. Assistent am path. Institut. Breslau, Lützowstr. 4.
51. Homén, E. A., o. Prof. d. path. Anat. Helsingfors.
52. Hueter, Prosektor am städt. Krankenhause in Altona.
53. Jores, L., Prof., Privatdozent d. path. Anat. Bonn.
54. Israël, O., a. o. Prof. und Assistent am path. Institut zu Berlin. Charlottenburg, Knesebeckstr. 1.
55. Jürgens, Privatdoz., Prof., Kustos am pathol. Institut. Berlin, Brücken-Allee 27.
56. v. Jürgensen, o. Prof. d. inneren Medizin. Tübingen.
57. Ivanovicz, Georg, Assistent am Institut f. exp. Pathol. Wien IX 3, Schwarzspanierstr. 20.
58. v. Kahlden, C., a. o. Prof. d. path. Anat. Freiburg i. Br. († 1903.)
59. Kast, o. Prof. der inneren Medizin, Geh. Med.-Rat. Breslau. († 1903.)
60. Katsurada, F., Prof. an d. Kais. Japan. mediz. Akademie Okayama, Japan.
61. Kaufmann, E., o. Prof. d. path. Anat. Basel.
62. Klebs, E., Prof. Hannover, Lange Laute 20.
63. Kockel, R., a. o. Prof. d. gerichtl. Medizin. Leipzig, Dorotheenstr. 2.
64. König, Fr., o. Prof. d. Chirurgie, Geh. Med.-Rat. Berlin NW. 23, Brücken-Allee 35.
65. Koester, K., o. Prof. d. path. Anat., Geh. Med.-Rat. Bonn.
66. Kolaczek, a. o. Prof. der Chirurgie. Breslau, St. Josef-Krankenhaus.
67. Kraemer, C., Arzt am Sanatorium Böblingen-Württemberg.
68. Kraus, Fr., o. Prof. d. inneren Medizin. Geh. Med.-Rat. Berlin.
69. Krehl, L., o. Prof. d. inneren Medizin. Tübingen.
70. Kretz, R., Dozent f. path. Anat., Prosektor. Wien IV, Meyerhofgasse 4.
71. Kromayer, Privatdozent d. Dermatologie. Halle a. S., Poststr. 8.
72. Krückmann, E., a. o. Prof., Assistent an der Augenklinik. Leipzig.
73. Kuestner, o. Prof., Geh. Med.-Rat. Dir. d. Frauenklinik. Breslau.
74. Kuhn, C. H., o. Prof. d. path. Anat. Amsterdam, Oosteende 15.
75. Langerhans, P., Prof., Privatdozent d. path. Anat. und Prosektor am städt. Krankenhaus Moabit. Berlin, Brücken-Allee 11.
76. Langhans, Th., o. Prof. d. path. Anat. Bern.
77. Lassar, O., a. o. Prof. d. Dermatologie. Berlin NW., Carlstr. 19.
78. Lesser, A., a. o. Prof. der gerichtl. Medizin. Breslau, Schweidnitzer Stadtgraben 32.

79. v. Leyden, E., o. Prof. der inneren Medizin, Geh. Med.-Rat, Berlin W., Bendlerstr. 30.
80. Liebreich, O., o. Prof. der Pharmakologie, Geh. Med.-Rat. Berlin, Neustädt. Kirchstr. 9.
81. Litten, M., a. o. Prof. der inneren Medizin. Berlin, Lützowplatz 6.
82. Löwit, M., o. Prof. d. allg. Pathologie. Innsbruck.
83. Lubarsch, O., Prof., Vorst. d. path. Abt. d. Hyg. Instituts. Posen.
84. Lucksch, Fr., Privatdozent, 1. Assistent am path.-anat. Institut. Prag.
85. Lübimoff, N., Prof. d. path. Anat. Kasan.
86. Lüpke, F., Prof. a. der tierärztl. Hochschule. Stuttgart.
87. Mallory, F. B., Assistent-Prof. of Pathol. Harvard med. School. Boston U. S. 688 Bryhton Str.
88. Manasse, a. a. Prof. Straßburg i. Els., Thomasstaden 6.
89. Marchand, F., o. Prof. der pathol. Anat., Geh. Med.-Rat. Leipzig, Salomonstr. 5.
90. Marckwald, Prosektor am städt. Krankenhaus. Barmen.
91. Martin, A., o. Prof. d. Gynäkologie. Greifswald.
92. Martinotti, G., o. Prof. d. path. Anat. Bologna.
93. Meltzer, S. J., Arzt. New-York, 66 East 124 Street.
94. v. Mikulicz-Radecki, o. Prof. d. Chirurgie, Geh. Med.-Rat. Breslau.
95. Morpurgo, B., Prof. d. allgem. Pathol. Siena.
96. Most, A., Primärarzt des St. Georgs-Hospital. Breslau X, Matthiasplatz 4.
97. Muir, R., Prof. of Pathology. Glasgow.
98. Müller, F., o. Prof. der inneren Medizin. München, Bavaria-Ring 6.
99. Müller, W., o. Prof. der Chirurgie. Rostock.
100. Naunyn, o. Prof. der inneren Med. Straßburg i. E.
101. Nauwerck, C., Prof., Prosektor am Städt. Krankenhaus. Chemnitz.
102. Neißer, A., a. o. Prof., Direktor d. dermat. Klinik, Geh. Med.-Rat. Breslau.
103. Neumann, E., o. Prof. d. path. Anat., Geh. Med.-Rat. Königsberg i. Pr.
104. Nothnagel, Prof. der inneren Medizin, Hofrat. Wien, Rathausstraße 13.
105. Orth, J., o. Prof. d. path. Anat, Geh. Med.-Rat. Berlin, Grunewald.
106. Ostertag, Prof. an der Tierärztlichen Hochschule. Berlin NW., 6, Luisenstr. 56.
107. Paltauf, R., o. Prof. der path. Histologie und allg. Pathol. Wien II, Lackirergasse 1.
108. Pappenheim, Hamburg, Georgplatz 4.
109. Pearce, Richard Mills, University of Pennsylvania. Philadelphia.
110. Pfannenstiel, o. Prof. der Gynäkologie. Gießen.
111. Plimmer, H. G., Lecturer on Pathology and Bacteriology, St. Mary's Hospital, 28 St. Johns Wood Road, London.
112. Pommer, G., o. Prof. d. path. Anat., Innsbruck.
113. Ponfick, E., o. Prof. d. path. Anat., Geh. Med.-Rat. Breslau, XVI, Novastraße 3.
114. Prudden, Mitchell, T., Department of Pathology, College of Physicians and surgeons, New-York, 437 West 59. Street.
115 Quensel, U., Laborator d. path. Anat. a. Carolinischen Instit. Stockholm.

116. v. Recklinghausen, F., o. Prof. der pathol. Anat. Straßburg i. E., Thomasgasse 15.
117. Reddingius, R. A., o. Prof. d. path. Anat. Groningen.
118. Reger, E., Generaloberarzt. Hannover.
119. Ribbert, H., o. Prof. d. path. Anat. Marburg i. H. (später: Göttingen).
120. Richter, a. o. Prof., Geh. Med.-Rat. Breslau, Kaiser Wilhelmstr. 115.
121. Riedel, o. Prof. der Chirurgie, Hofrat. Jena.
122. v. Rindfleisch, E., o. Prof. d. path. Anat., Geh. Rat. Würzburg.
123. Risel, W., 1. Assistent am patholog. Institut. Leipzig.
124. Rischpler, A., Karlsruhe, Kaiserstr. 187.
125. Rosenthal, W., Erlangen.
126. Ruge, C., Prof., San.-Rat. Berlin W, Jägerstr. 61.
127. Saltykow, S., Assistent am path. Institut. Basel.
128. Saxer, Fr., a. o. Prof. und Prosektor am patholog. Institut. Leipzig, Wächterstr. 28.
129. Schlagenhaufer, Prosektor am k. k. Elisabeth-Spital. Wien XIV, 8.
130. Schmaus, H., a. o. Prof. und 1. Assistent am path. Institut. München, Lindwurmstr. 17 I.
131. Schmidt, M. B., a. o. Prof. und 1. Assistent am path. Institut. Straßburg i. E., Kochstaden 6.
132. Schmorl, G., Ober-Med.-Rat, Pros. am Städt. Krankenhaus. Dresden, An der Falkenbrücke.
133. v. Schrötter, H., Wien IX, Mariannengasse 3.
134. Schütz, Prof. an der Tierärztlichen Hochschule, Geh. Reg.-Rat, Berlin, Luisenstr. 56.
135. Schumann-Leclercq, Karlsbad.
136. Schwalbe, E., Privatdozent, Assistent am path. Institut. Heidelberg, Bergheimerstr. 66.
137. Seiffert, M., Privatdozent, Pros. d. Kinderkrankenhauses. Leipzig.
138. Senator, H., a. o. Professor der inneren Medizin, Geh. Med.-Rat. Berlin NW., Bauhofstr. 7.
139. Shattock, Joint Lecturer on Pathology and Bacteriology St. Thomas Medical School. Pathological Curator of the Hunterian Museum, Royal College of Surgeons, Lincoln's Inn Fields. London.
140. Simmonds, Prosekt. am Krankenh. St. Georg. Hamburg, Johns-Allee 50.
141. Soltmann, O., o. Hon. Prof. u. Med.-Rat, Direktor d. Kinderkrankenhauses. Leipzig, Dorotheenstr. 4.
142. Stangl, E., Assistent der I. chir. Klinik. Wien.
143. Stern, R., a. o. Prof., Direktor der medizin. Poliklinik. Breslau.
144. Sternberg, C., Prosektor-Adjunkt am Patholog.-Bakteriolog. Institut im Rudolf-Spital. Wien III.
145. Stilling, H., o. Prof. d. path. Anat. Lausanne.
146. Stintzing, o. Prof. d. inneren Med. Jena.
147. Stroebe, H., Prosektor am städt. Krankenhause. Hannover, Herrnhäuser Kirchweg 17.
148. Sundberg, C., Prof. d. Pathologie. Stockholm.

149. Thierfelder, A., o. Prof. d. path. Anat. Rostock.
150. Thoma, R., em. Prof. d. path. Anat. Magdeburg, Kaiser Friedrichstr. 8.
151. Thorel, Ch., Prosektor am städt. Krankenhause. Nürnberg.
152. Tillmanns, a. o. Prof. der Chirurgie, Med.-Rat, General-Oberarzt à la suite. Leipzig, Wächterstr. 30.
153. Trendelenburg, o. Prof. der Chirurgie, Geh. Med.-Rat. Leipzig, Königstr. 33.
154. Unna, P. G., Hamburg, Große Theaterstraße 31.
155. Waldeyer, o. Prof. der Anat., Geh. Med.-Rat. Berlin W. 62, Lutherstr. 35.
156. Walz, Oberamtsarzt, Privatdozent (Tübingen). Oberndorf a. Neckar.
157. Weichselbaum, A., o. Prof. der pathol. Anat., Hofrat. Wien IX, Lichtensteinstr. 43.
158. Weigert, C., Prof. und Geh. Med.-Rat. Senckenberg's path. Institut Frankfurt a. M.
159. Weintraud, Prof., Direktor der inner. Abteil. d. städt. Krankenhauses. Wiesbaden.
160. Werth, o. Prof. der Gynäkologie, Geh. Med.-Rat. Kiel.
161. Wilms, W., Privatdozent, Assistent a. d. chir. Klinik. Leipzig.
162. Winkler, C., Priv.-Doz. und Assistent am patholog. Institut. Breslau, Augustastr. 89.
163. Wölfler, A., o. Prof. der Chirurgie der deutschen Universität Prag, Tonnengasse 2.
164. Wysokowicz, W., o. Prof. d. path. Anat. Kiew.
165. Zahn, F. W., o. Prof. d. path. Anat. Genf.
166. Ziegler, E., o. Prof. d. path. Anat., Geh. Hofrat. Freiburg i. Br.

Durch den Tod ausgeschieden:

v. Ziemßen, München. † 29. Januar 1902.
Knauß, R., Stuttgart. † 23. Juni 1902.
Virchow, R., Berlin. † 5. September 1902.
Schede, M., Bonn. † 30. Dezember 1902.

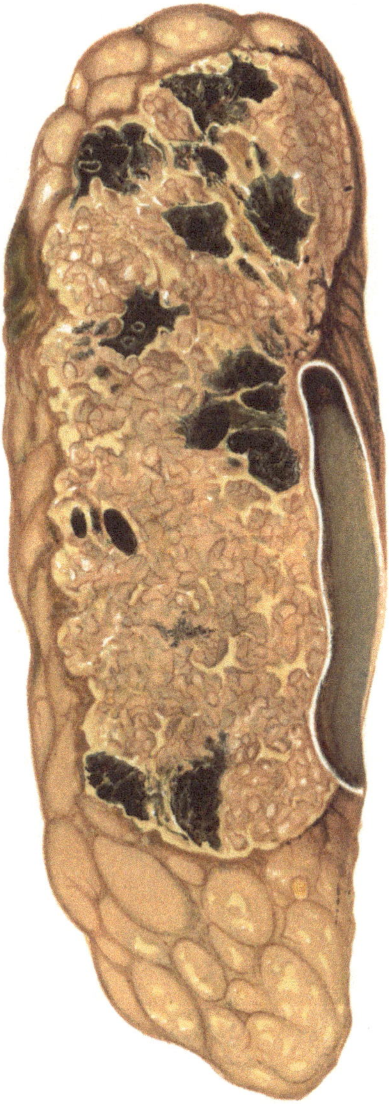

Dr. E. Loeschmann fec. L. J. Thomas, Lith. Inst., Berlin S. 53

Fig. 1.

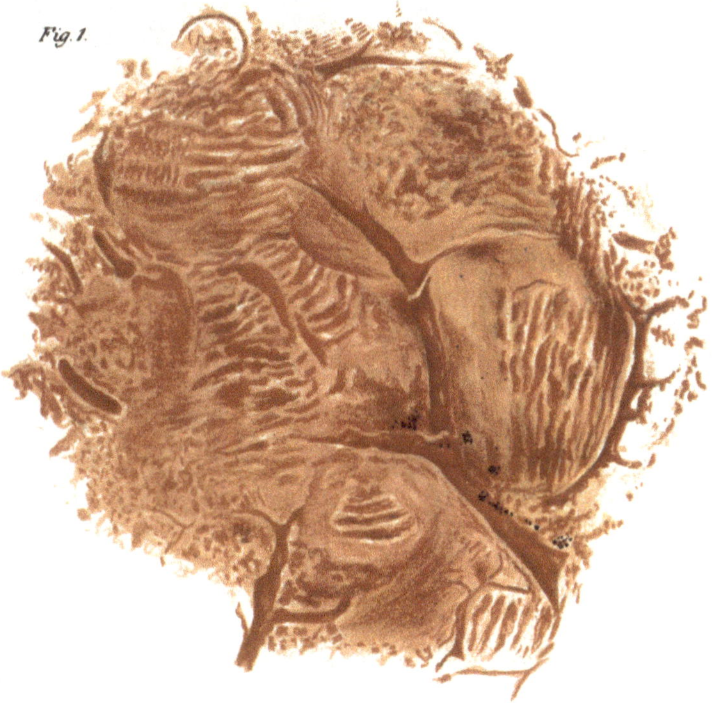

Fig. 2.

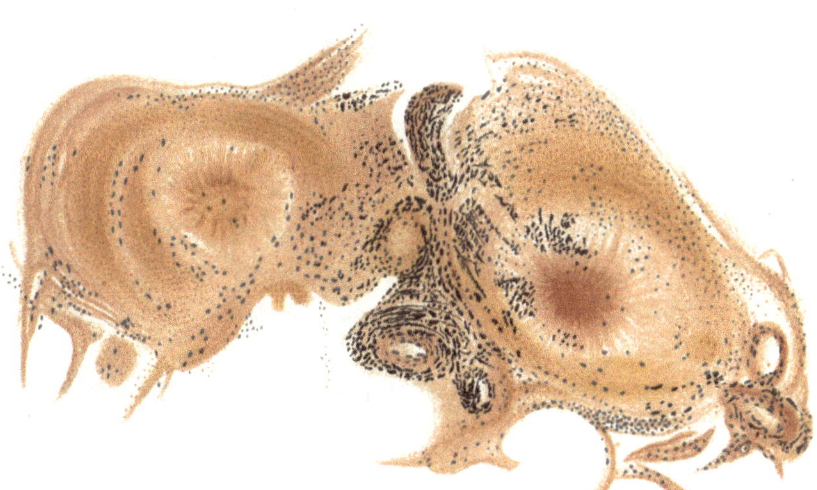

L. J. Thomas Lith. Inst. Berlin. S. 53.

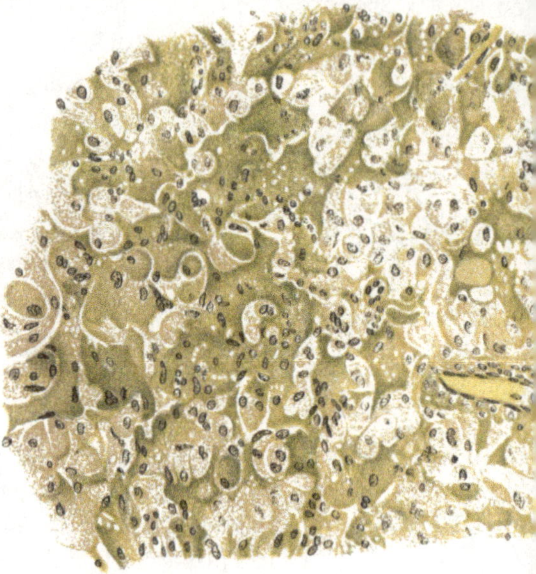

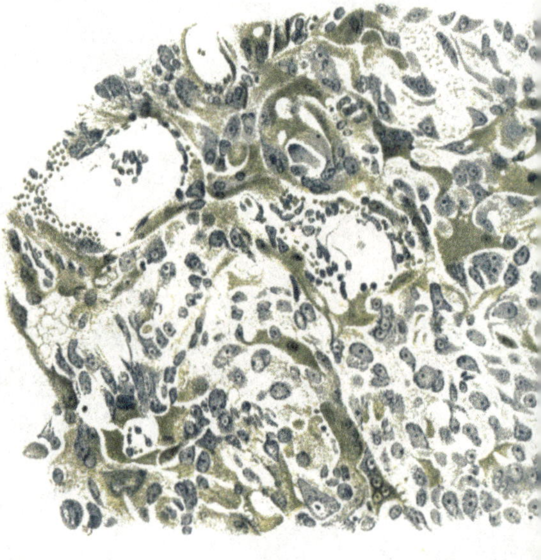

J. Wenzl. pinx.

Fig. 3.

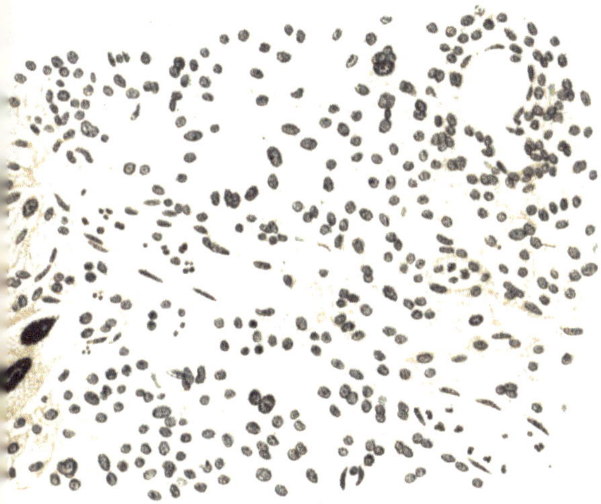

Fig. 2.

L. J. Thomas, Lith. Inst., Berlin S. 53

Fig. 1.

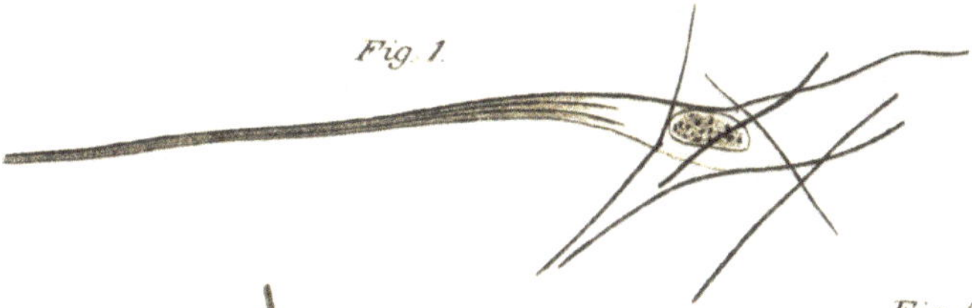

Fig. 2.

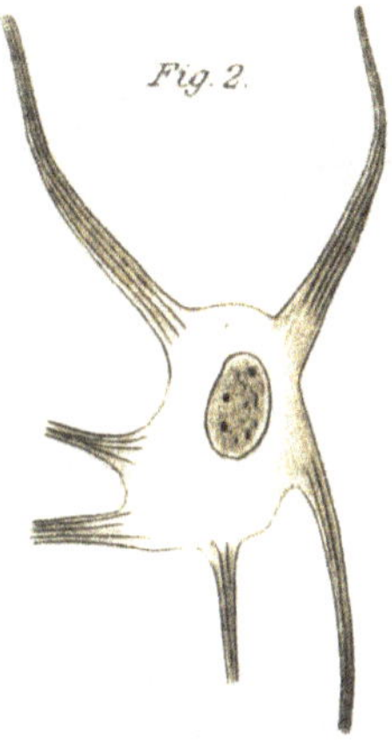

Fig. 3.

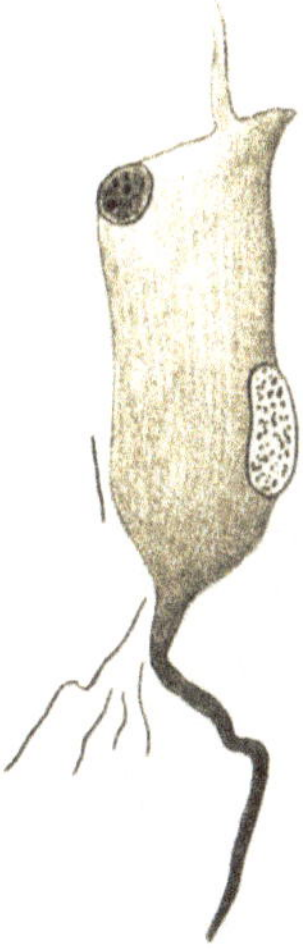

Fig. 4.

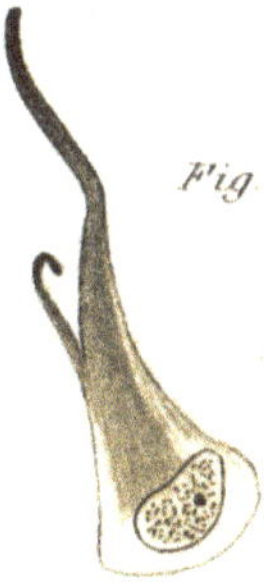

Fig. 5.

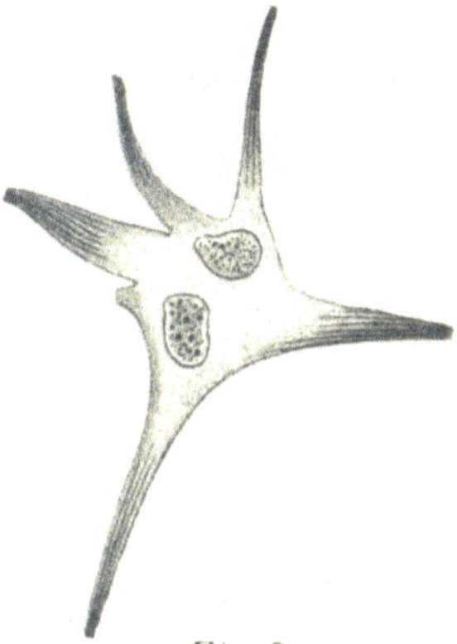

Fig. 6.

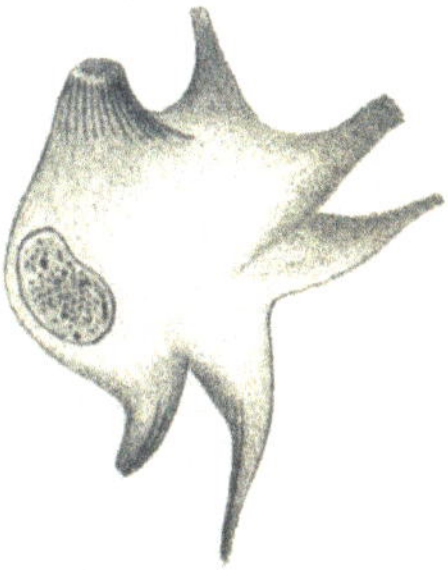

Fig. 7.

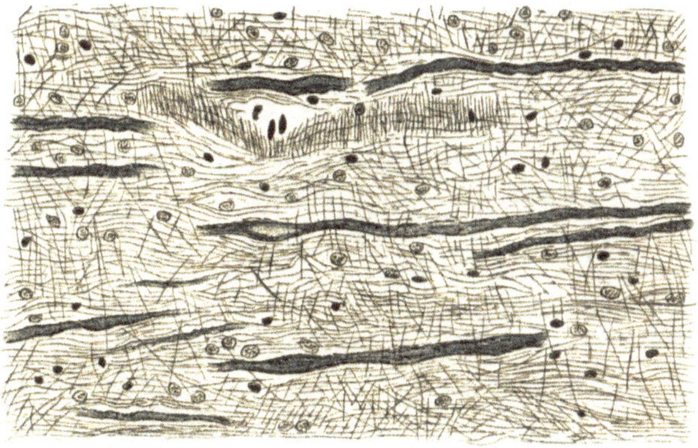

L. J. Thomas, Lith. Inst. Berlin S. 53.

Kurve I.

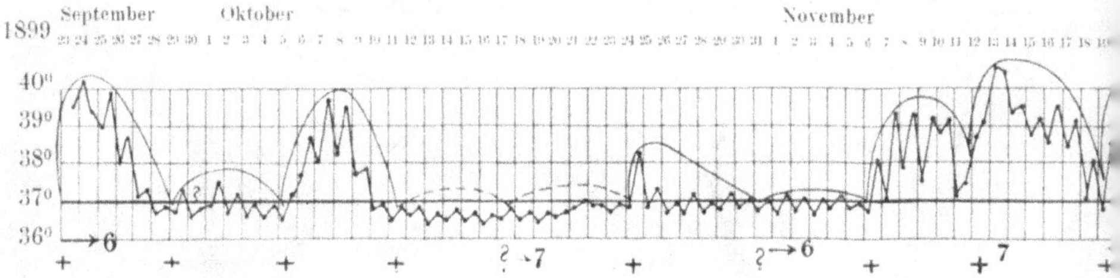

Kurve II.

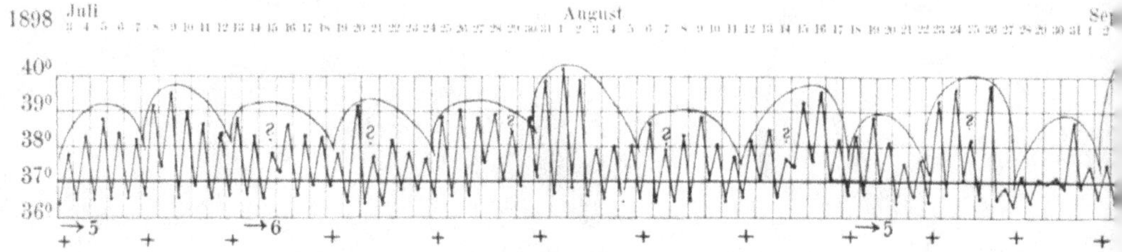

Kurve IV.

Husar W. . . 4/Hus. 15. Wandsbeck-Altona. (No. 9
augin. foll. + Otitis med. pur. + Thrombos. sin. sigm. pu

Angeblich 1. Januar 1899 an Angina erkrankt. 4. Jan. Ohrenschmerz. 5. Jan. Ohrenfluß rötlich serös. rec. 6. Jan.

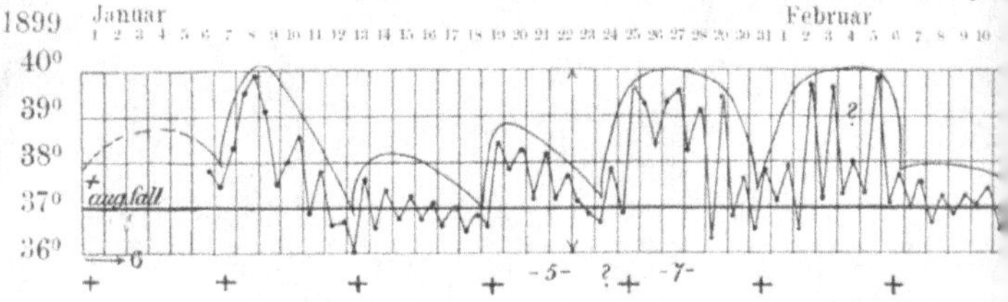

Kurve VII. (Kanon. Ba. . . 6./10. Art. Hannover. (No. 1196 m. Samml.) Kurve VIII. Pion. Rosau. . . 2./2.

Erysipelas faciei.

Angebl. 25. Nov. mit der Nase gegen Thür gestoßen und kleine Hautabschürfung erlitten. Am selben Tage angeblich Schüttelfrost, Kopfschmerzen, Rötung der Nase. Am 28. Nov. wieder Frost, doch Dienst getan.
rec. 28. Nov.

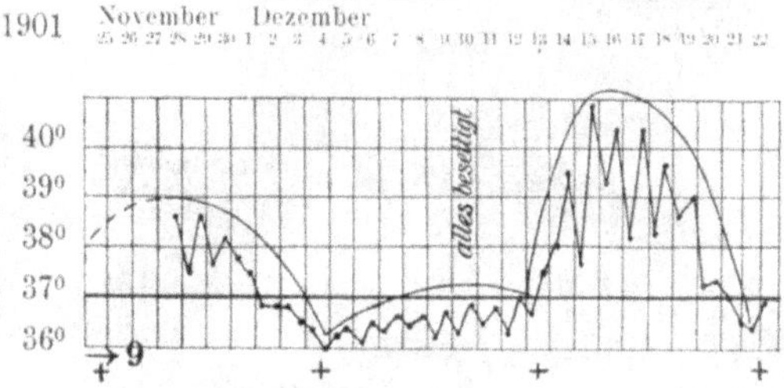

Angeblich nach Überarbeitung am 16. Mai am 17. Mai mit Schwindel und Hitze erkrankt.

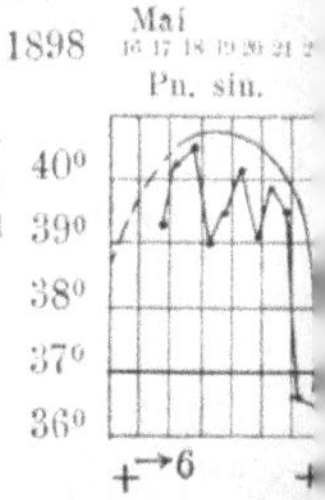

. 7/36 Art.-Reg. Pr. Stargard-Danzig. (No. 1000 meiner Sammlung.)

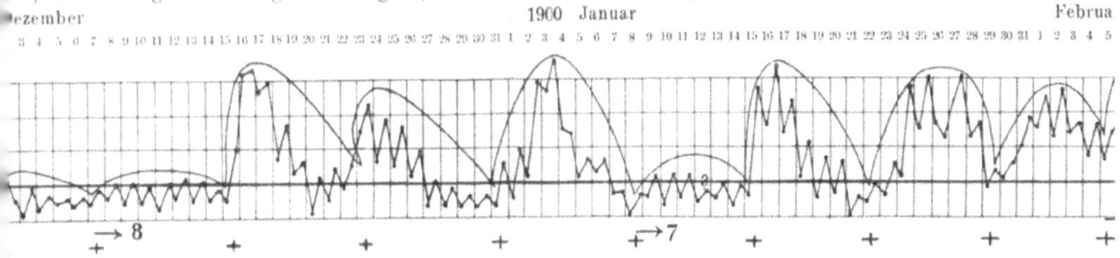

Musketier Mart. . . 2/44 Thorn. — Abschnitt de

Phlegmone im Beck

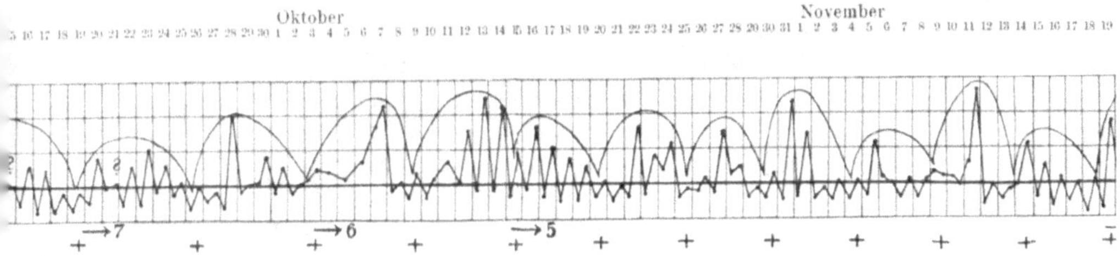

g.)

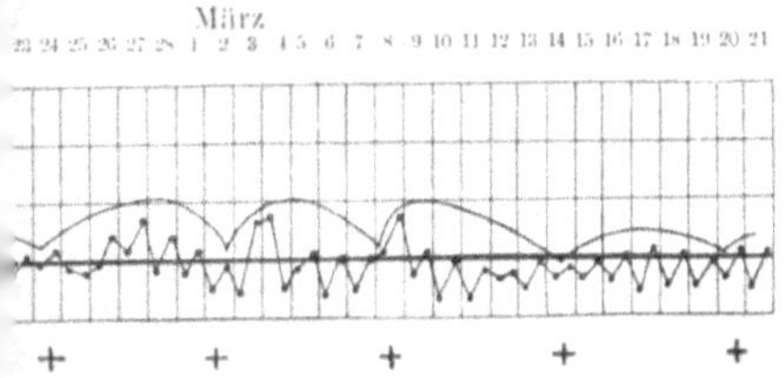

Kurve V.

Angeblich 18. Dezember 1893 Schüttelfrost u. heft. Schmerzen in r. Seite. 19.—21. Dezember Revier. 21. Dez. Lazarett.

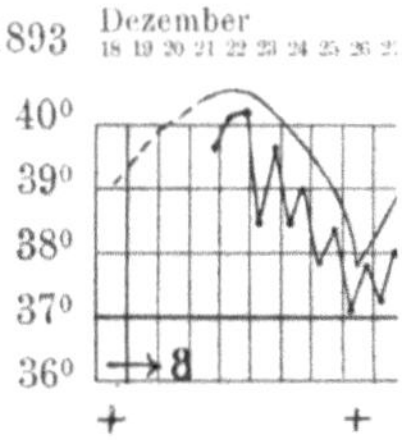

382 m. Samml.) Kurve IX.

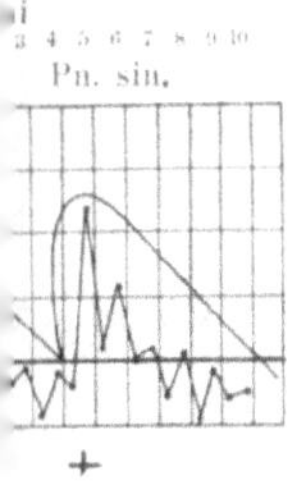

Angebl. 24. Oktober erkrankt. rec. 25. Okt. mit linkss. Lungenentzündung.

Kanon. Thi. . . 4./36. Art. Danzig. (No. 1098 meiner Sammlung.)

Abschnitt. Pneum. dupl.

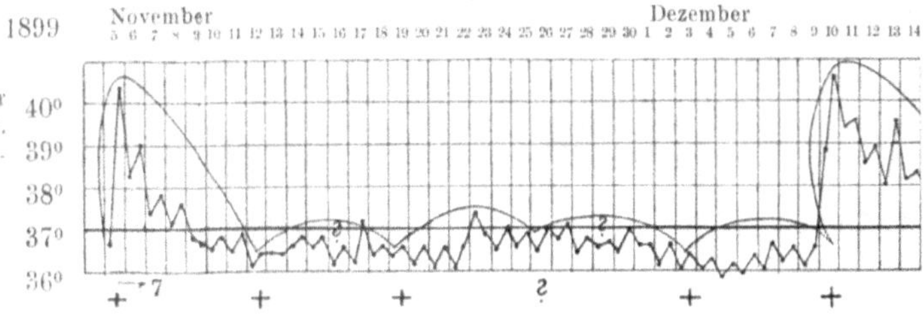

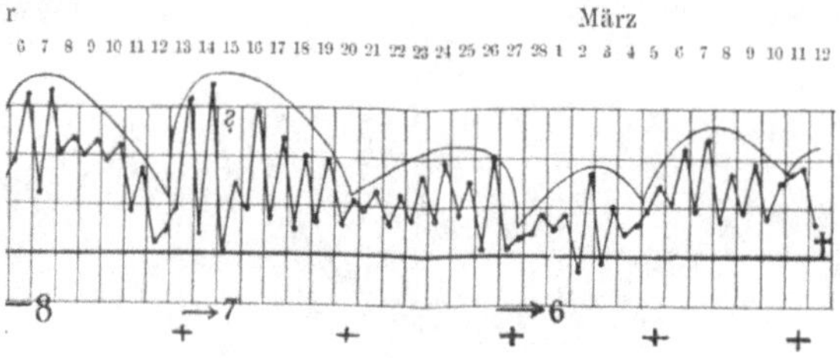

r Temperaturkurve. (No. 932 meiner Sammlung.)
ten nach Pfählung.

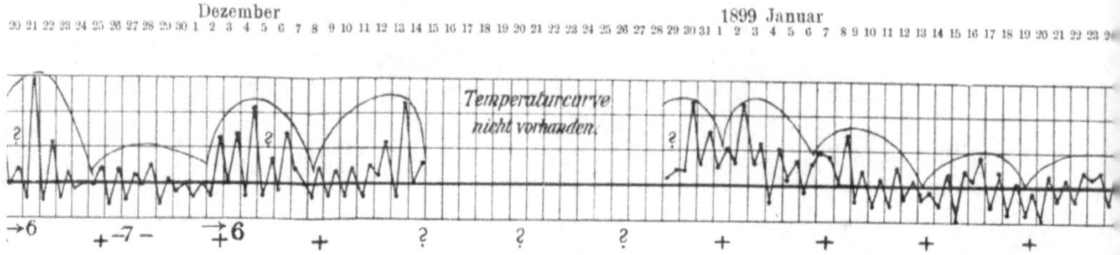

Kanon. Fad. . . 5/Fußart. 2. Danzig. (No. 240 meiner Sammlung.)
Pleuritis duplex.

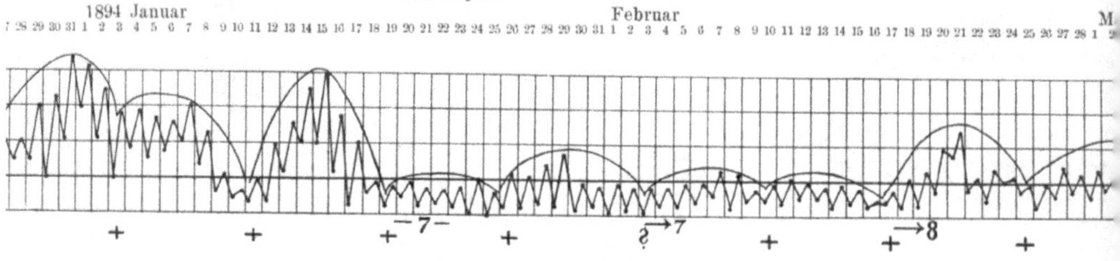

Kurve X.

Prosektor Albrecht, St. Petersburg (Dr. K

Abschnitt.

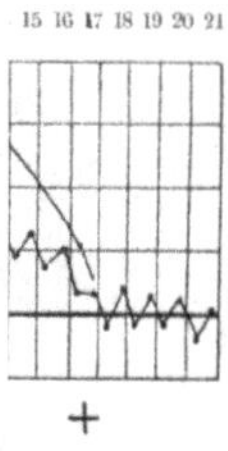

Hatte sich 19. Febr. 1883 bei Sektion eines Rotzkranken infiziert. Bis 13. Sept. in Sa. 32 Generationen von 5–8 Tagen.

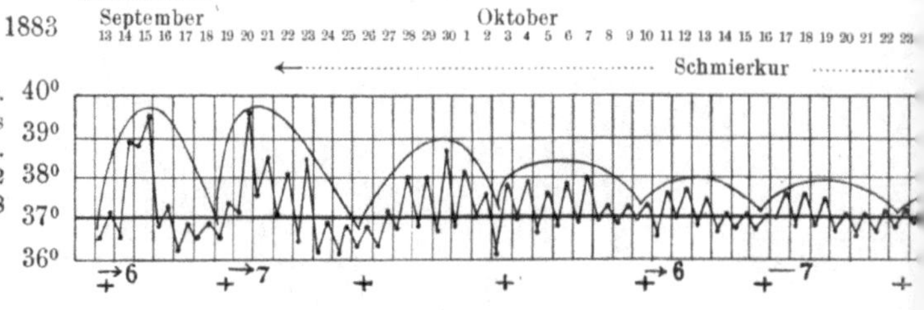

III. Gefr. Friedh. . . 9/77 Celle. (No. 1204 meiner Sammlung.)

Phlegmone und eitrige Sehnenscheiden-Entzündung nach Schnittwunde der linken Hand.

mit der
Fenster
Wunden
Streck-
Sehnen-

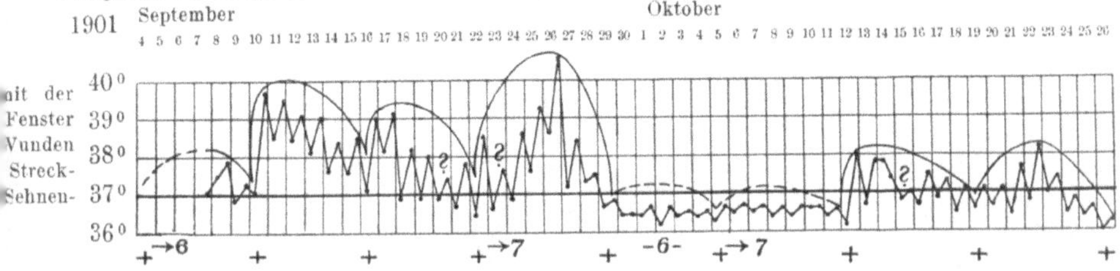

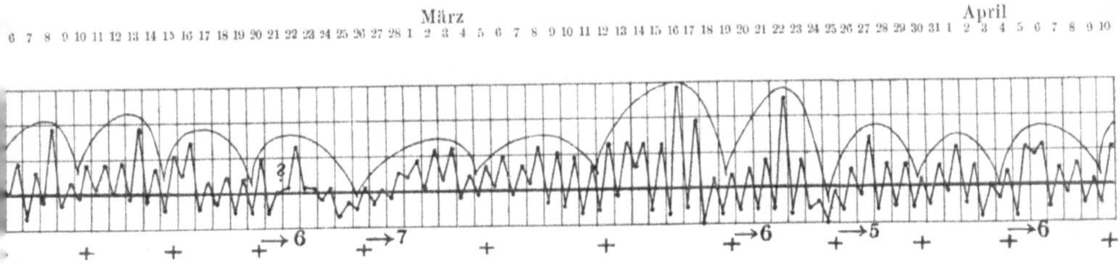

Kurve VI. Grenad. Ehl. . . 7./5. Danzig. (No. 1018 meiner Sammlung.)

Erysipelas faciei.

Angeblich vor 4 Tagen Kopfschmerz. rec. 15. März Rachen gerötet, Erysipel an Nase und Gesicht.

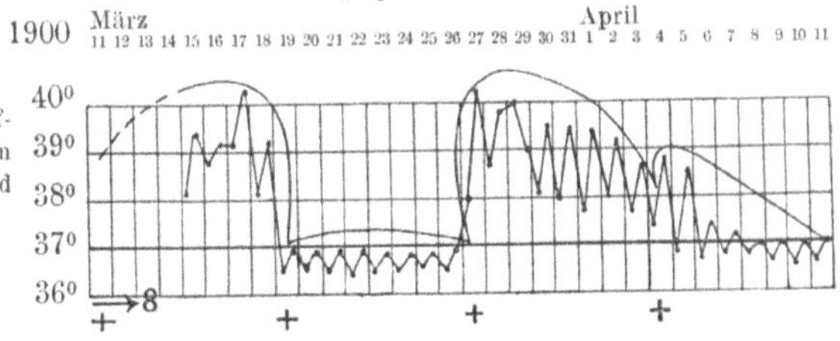

lin. Medizin, Bd. 12, 1887). (No. 700 meiner Sammlung.)

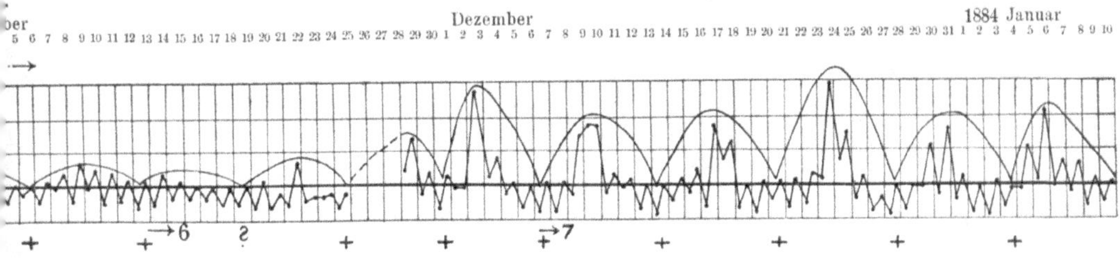

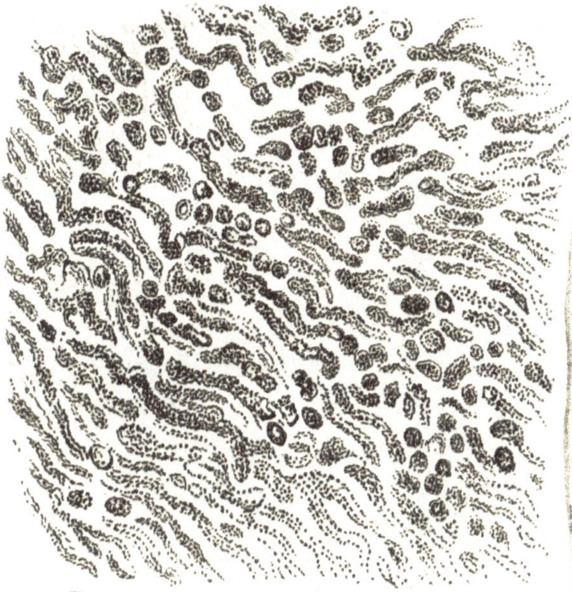

Fig. 1

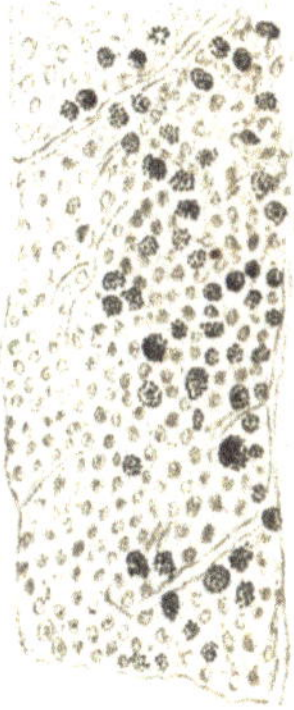

Fig. 2.

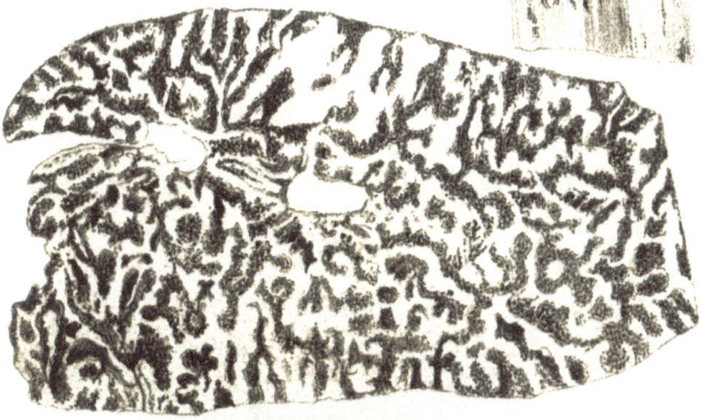

Fig. 3.

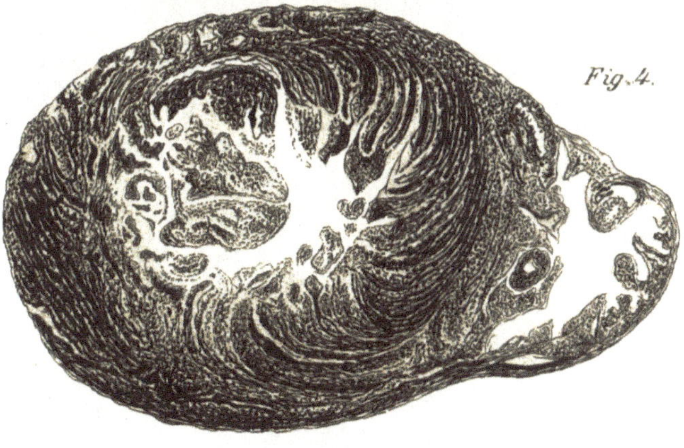

Fig. 4.

L J Thomas, Lith Inst, Berlin S.53.

FSC
www.fsc.org
MIX
Papier | Fördert
gute Waldnutzung
FSC® C083411

Kolibri 360 GmbH
Ferdinand-Jühlke-Straße 7
99095 Erfurt, Deutschland
produktsicherheit@kolibri360.de